D1572192

Reinicia el cerebro de tu hijo

VICTORIA L. DUNCKLEY

Reinicia el cerebro
de tu hijo

*Un plan de cuatro semanas para acabar
con las crisis emocionales, mejorar las calificaciones escolares
y potenciar las habilidades sociales de tu hijo.*

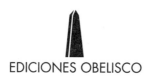

EDICIONES OBELISCO

Si este libro le ha interesado y desea que le mantengamos informado
de nuestras publicaciones, escríbanos indicándonos qué temas son de su interés
(Astrología, Autoayuda, Ciencias Ocultas, Artes Marciales, Naturismo,
Espiritualidad, Tradición…) y gustosamente le complaceremos.

Puede consultar nuestro catálogo en www.edicionesobelisco.com

*Los editores no han comprobado ni la eficacia ni el resultado de las recetas, productos,
fórmulas técnicas, ejercicios o similares contenidos en este libro. Instan a los lectores
a consultar al médico o especialista de la salud ante cualquier duda que surja.
No asumen, por lo tanto, responsabilidad alguna en cuanto a su utilización
ni realizan asesoramiento al respecto.*

Colección Psicología
REINICIA EL CEREBRO DE TU HIJO
Victoria L. Dunckley

1.ª edición: octubre de 2017

Título original: *Reset Your Child's Brain*

Traducción: *David N. M. George*
Corrección: *M.ª Ángeles Olivera*
Maquetación: *Juan Bejarano*
Diseño de cubierta: *Enrique Iborra*

© 2015, Victoria Dunckley.
Publicado en Estados Unidos por New World Library.
(Reservados los derechos)
© 2017, Ediciones Obelisco, S. L.
(Reservados los derechos para la presente edición)

Edita: Ediciones Obelisco, S. L.
Collita, 23-25 - Pol. Ind. Molí de la Bastida
08191 Rubí - Barcelona - España
Tel. 93 309 85 25 - Fax 93 309 85 23
E-mail: info@edicionesobelisco.com

ISBN: 978-84-9111-273-0
Depósito Legal: B-20.618-2017

Printed in Spain

Impreso en España en los talleres gráficos de Romanyà/Valls, S.A.
Verdaguer, 1 - 08786 Capellades (Barcelona)

Para todos los padres, niños y adultos jóvenes con los que he trabajado y que tomaron el camino menos trillado optando por librarse de las pantallas. Vuestros esfuerzos, vuestras sinceras críticas constructivas y vuestras ideas creativas ya han ayudado a muchos otros, y es de esperar que ayuden a muchos más a través de este libro.

Os saludo a todos.

ALGO MALVADO SE ACERCA

Hace varios meses, una colega a la que apenas conocía me llevó aparte mientras pasaba al lado de ella por el pasillo del trabajo. «¿Puedo hablar contigo?», me susurró encarecidamente. Sin esperar ninguna respuesta, se lanzó a explicarme la letanía de problemas que estaba teniendo con Ryan, su hijo de ocho años. A lo largo del último año, Ryan se había vuelto cada vez más deprimido, irritable y aislado. Las crisis nerviosas y las lágrimas por incidentes aparentemente nimios se habían convertido en algo cotidiano. Estaba pasando menos tiempo con sus amigos, y prefería quedarse solo en su habitación durante horas, jugando a juegos en su teléfono móvil. Estaba suspendiendo casi todas las asignaturas en la escuela y sus profesores estaban frustrados por su gran capacidad para distraerse y su falta de organización.

Ryan había sido evaluado y tratado por dos psiquiatras infantiles y tres terapeutas a lo largo de un período de seis meses. Al principio le diagnosticaron un trastorno por déficit de atención, luego autismo altamente funcional y finalmente trastorno bipolar. Se encontraba en su cuarta prueba con fármacos, pero su madre pensaba que cada medicación no le hacía sino empeorar.

«No sé qué hacer, llegada a este punto –me dijo–. Siento como si estuviéramos pasando algo por alto. Quería conocer tu opinión sobre toda esta medicación».

Esquivando la cuestión de la medicación, le expliqué que veo a chicos con el «problema» de Ryan cada día, y le di algunas bases sobre cómo los aparatos electrónicos con pantalla irritan el cerebro e hiperestimulan el sistema nervioso, en especial en los niños. Y le aconsejé que probara con un plan aparentemente radical antes de pensar en más cambios: eliminar todos los videojuegos, los aparatos electrónicos portátiles, los ordenadores y los teléfonos móviles de las manos de Ryan durante tres semanas: en esencia, someter a Ryan a un «ayuno electrónico».

A medida que fuimos hablando más, la explicación empezó a tener sentido para ella, especialmente cuando le vino a la cabeza que Ryan había recibido su primer teléfono móvil (uno «inteligente») el año anterior, poco antes del inicio de sus problemas. Desesperada por conseguir alguna mejora, mi colega se puso manos a la obra de inmediato y se ciñó al plan que le había bosquejado.

Cuatro semanas después me buscó y me informó, emocionada, de que a Ryan le estaba yendo «mucho, MUCHO mejor». Su rostro, su cuerpo e incluso su pronunciación parecían más relajados. Se vio inspirada a seguir con la «abstinencia electrónica», y seis meses después Ryan dejó de tomar todos sus medicamentos. Sus calificaciones habían mejorado y volvía a salir a jugar fuera de casa con sus amigos.

«Ha vuelto a ser él mismo», me dijo orgullosa.

¿Por qué habían diagnosticado tan mal el problema de Ryan, incluso profesionales muy reputados (dos de los cuales eran profesores en una importante institución académica de Los Ángeles)? ¿Y por qué le habían recetado tantos medicamentos, ninguno de los cuales pareció ser de ayuda? Lamentablemente, la experiencia de Ryan recibiendo un tratamiento ineficaz para un trastorno de la salud mental dista mucho de ser algo singular. Pero antes de entrar en las razones subyacentes, tengamos en cuenta algunas tendencias emergentes relativas a los trastornos de la salud mental infantil. En el simple período de diez años que va de 1994 a 2003, el diagnóstico de trastorno bipolar en niños se multiplicó por cuarenta.[1] Los trastornos psiquiátricos infantiles como el TDAH (trastorno de déficit de atención con hiperactividad), los trastornos del espectro del autismo y los tics nerviosos van en aumento.[2] Entre 2002 y 2005, las recetas de medicamentos para el TDAH crecieron un 40 %.[3]

La enfermedad mental es ahora la primera razón de entre los expedientes de discapacidad de niños, lo que representa la mitad de todas las solicitudes presentadas en 2012 en comparación con sólo el 5 o el 6% de las solicitudes hace veinte años.[4]

Ahora piensa que este incremento en los problemas psicosociales y del desarrollo neurológico infantiles se ha dado al mismo ritmo que el aumento de la exposición a pantallas electrónicas en la vida cotidiana. Los niños no sólo están expuestos a cantidades cada vez mayores de tiempo frente a pantallas en el hogar y la escuela, sino que dicha exposición comienza a edades cada vez más tempranas. Los niños de entre dos y seis años pasan ahora entre dos y cuatro horas diarias pegados a una pantalla (durante un período en su vida en el que una cantidad suficiente de juegos saludables son vitales para su desarrollo normal).[5] La enseñanza de informática durante los primeros años de educación escolar (incluyendo la etapa *preescolar*) se ha vuelto algo normal, a pesar de la falta de información a largo plazo relativa a lo que provoca esto sobre el aprendizaje y el desarrollo.[6] Y según una encuesta a gran escala llevada a cabo por la Kaiser Family Foundation en 2010, los niños de entre ocho y dieciocho años pasan ahora una media de casi *siete horas y media* al día delante de una pantalla: un aumento del 20% con respecto a cinco años antes.[7]

Los dispositivos portátiles y móviles son los responsables de la mayor parte del crecimiento reciente. Estos aparatos agravan la toxicidad debido al hecho de que se sostienen más cerca de los ojos y el cuerpo, se usan con más frecuencia a lo largo del día y tienden a utilizarse durante actividades que anteriormente facilitaban la conversación (como ir en coche o salir a comer fuera de casa). Desde 2005 hasta 2009, el número de niños que tenían teléfono móvil se duplicó. En la actualidad, alrededor de la tercera parte de los niños de diez años tiene su propio teléfono móvil.[8] Las dos terceras partes de los adolescentes estadounidenses tienen teléfonos móviles, y el 70% tiene un iPad, una tableta o un dispositivo similar con conexión a Internet.[9] Y de acuerdo con un informe de Nielsen (una compañía que estudia los hábitos de consumo), los adolescentes estadounidenses escriben mensajes de texto más de cuatro mil veces al mes, o unas ciento treinta veces al día.[10]

Sin duda, la vida moderna cotidiana expone a retos únicos al cerebro, la mente y el desarrollo social de los niños a los que ni los progenitores ni los médicos se habían enfrentado antes. La explosión del uso de Internet, de los videojuegos, de la utilización de teléfonos móviles y de la redacción de mensajes de texto es un fenómeno relativamente nuevo, y todavía deben averiguarse todas las implicaciones de una exposición tan excesiva a la tecnología. Mientras escribo esto, el iPad y otras tabletas han arrasado en tan sólo unos pocos años. A pesar de las cada vez más pruebas que sugieren que la exposición a aparatos electrónicos con pantalla provoca daños por naturaleza (más allá del simple hecho de perder el tiempo y ser sedentarios), gran parte de las investigaciones sobre estas novedades siguen siendo dispares, muy técnicas o demasiado enfocadas en problemas limitados, como los juegos violentos o la adicción a Internet. La revisión de las investigaciones sobre el uso «normal» es difícil de valorar, en parte porque lo que es normal es algo que evoluciona constantemente, y en parte porque se están llevando a cabo estudios relevantes en diversidad de áreas que van desde la sociología a la física cuántica, haciendo que los hallazgos resulten difíciles de asimilar.

Para sumarse a la confusión, tenemos el desgraciado hecho de que el público recibe, diariamente, mensajes contradictorios en la prensa sobre los efectos que los aparatos electrónicos tienen sobre el cerebro. La gente no dispone de una forma fácil de determinar si se considera que cierto estudio tiene una metodología sólida, si cualquiera de los investigadores tenía conflictos de intereses económicos, si los medios explotan los hallazgos con fines sensacionalistas o si los generalizan en exceso, qué muestra la mayoría de los estudios no sesgados, o si se está oyendo hablar de un estudio de forma tan prominente debido a un comunicado de prensa generosamente financiado y orquestado con mucho cuidado. A los progenitores se les dan vagos consejos sobre la «moderación» del uso y se les suele llevar a pensar que limitar el tiempo que se pasa delante de una pantalla sólo se aplica a los videojuegos. Se les dice que eviten los juegos violentos, pero que los juegos educativos podrían aportar a un niño una «ventaja» sobre sus compañeros o incluso potenciar su inteligencia. Han oído hablar sobre la adicción a

Internet y a los juegos, pero se les anima a que se sientan tranquilos si su hijo no cumple unos criterios estrictos de adicción.

Sin embargo, muchos progenitores perciben, de forma intuitiva, que las actividades con pantallas electrónicas tienen efectos no deseados sobre el comportamiento y el estado de humor de sus hijos, pero no están seguros sobre qué hacer al respecto. Se sienten impotentes debido a la enorme preponderancia de dispositivos electrónicos en el hogar y la escuela. Al mismo tiempo, los padres son *sumamente* conscientes de que se ha vuelto cada vez más frecuente que las familias tengan por lo menos un «hijo problemático» que esté sufriendo un trastorno en un grado suficientemente importante como para que un progenitor o un maestro busque ayuda. Como los problemas del niño suelen incluir crisis nerviosas, suspensos en la escuela o la pérdida de amistades, los padres se sienten ahora cada vez más desesperados para encontrar respuestas.

Así pues, ¿qué le está sucediendo realmente a nuestros hijos? Al igual que Ryan, muchos jóvenes muestran unos síntomas imprecisos pero perturbadores que confunden a los médicos, los maestros y los progenitores por igual, dando lugar a unos diagnósticos prematuros o erróneos en un intento equivocado por poner un nombre al problema y emprender acciones. En una palabra, estos niños están *desregulados* (es decir, tienen problemas para modular sus respuestas emocionales y sus niveles de excitación cuando están estresados). De hecho, en 2013, un nuevo y controvertido diagnóstico (el trastorno de desregulación disruptiva del estado de ánimo, o TDDEA) vio la luz en la anhelada quinta edición del *Manual diagnóstico y estadístico de los trastornos mentales* (*Diagnostic and Statistical Manual of Mental Disorders*, o DSM-5). La aparición de un niño con irritabilidad crónica, mala concentración, ataques de ira, crisis nerviosas o emocionales y un comportamiento rebelde y desafiante perturbador se ha vuelto inquietantemente común, y hay unas preocupaciones legítimas por el hecho de que estos niños puedan recibir un mal diagnóstico consistente en un trastorno bipolar u otros problemas y que les receten medicaciones antipsicóticas.[11] Frente al incremento en estos diagnósticos, los psiquiatras pensaron que era necesario definir un nuevo trastorno que encajara de forma más precisa con los síntomas de estos niños, a pesar de la falta de pruebas definitivas de que estos síntomas representaran un verdadero trastorno mental orgánico.

Pero ¿qué pasa si este «trastorno» caracterizado por la desregulación no es una nueva plaga misteriosa, sino que está relacionada con el entorno? Si nos preguntamos: «¿Cuál ha sido el mayor cambio en el entorno de nuestro hijo en comparación con hace tan sólo una generación?», la respuesta no es el gluten, los pesticidas, los plásticos ni los colorantes alimentarios,* sino la aparición de Internet, los teléfonos móviles y la comunicación sin cables. ¿Podría el TDDEA realmente ser simplemente un subproducto del bombardeo constante procedente de dispositivos electrónicos con pantalla que provocan que el cerebro se cortocircuite?

¿Y qué sucedería si la eliminación sistemática de estos dispositivos con pantalla proporcionara un muy necesario alivio casi de inmediato?

El viaje de un médico

Fui consciente por vez primera de los efectos negativos del tiempo que se pasa frente a una pantalla a principios de la década de 2000 mientras trabajaba con pacientes especialmente sensibles. Se trataba de niños con trastornos psiquiátricos complicados por traumas psicológicos. Algunos de estos chicos vivían en hogares grupales, otros estaban en casas de acogida temporal y otros habían sido adoptados por una nueva familia. Independientemente de su situación en ese momento, todos compartían una serie de síntomas debidos a cambios universales que el cerebro y el organismo llevan a cabo cuando se enfrentan a repetidos traumas: en concreto una respuesta de «gatillo hipersensible» ante lo que se considera estrés que pone a su pequeño cuerpo en un estado casi constante de «lucha o huida». Este estado estaba marcado por la reactividad emocional, los problemas para obedecer las órdenes, las crisis

---

* Ciertamente, todos ellos son agresores de la salud mental, pero no constituyen el mayor cambio en una generación.

nerviosas frente a pequeñas frustraciones y una elevada excitación psicológica («revolucionarse» con facilidad).

A través de la observación regular de estos niños sensibles a lo largo de meses y años, descubrí que incluso las pequeñas cantidades de entretenimiento con videojuegos desencadenaban esta respuesta de lucha o huida (la misma respuesta que estábamos intentando aliviar con terapia y mitigar con medicación). Empecé a aconsejar a los padres y a los empleados de los hogares grupales que evitaran que estos niños tuvieran acceso a cualquier videojuego. Estos niños ya se enfrentaban a suficientes problemas: ¿por qué añadir leña al fuego? Aunque mi consejo solía toparse con resistencias, cuando se siguió esta actuación, muchos de los síntomas más evidentes se redujeron con bastante rapidez.

Una intervención especialmente sorprendente se dio en un centro residencial para el tratamiento donde trabajaba con los niños (y los empleados) *in situ*. Cada semana, cuando el equipo de tratamiento se reunía, me veía bombardeada con todos los desgraciados sucesos que se habían dado a lo largo de la semana anterior y me veía presionada para realizar cambios en la medicación para alterar el comportamiento de los chicos. Cada «hogar» de este centro disponía de consolas de videojuegos que se usaban como incentivos por el buen comportamiento, y cada semana oía cosas como: «Jacob pegó a Robert en la cabeza mientras estaban jugando juntos a un videojuego el sábado» o «Joaquín fue el único niño que tuvo un buen comportamiento en el hogar el miércoles, así que le recompensamos con algo de tiempo de entretenimiento con videojuegos, pero se puso muy nervioso, volviéndose bastante agitado, y lanzó una silla».

Con frecuencia me exasperaba y preguntaba cosas como: «Ya para empezar, ¿por qué siquiera tenemos videojuegos en los hogares?». La mayor parte del tiempo mis quejas caían en saco roto, pero un día, parte de los empleados de un hogar se me acercaron después de la reunión semanal y me dijeron que ellos también sospechaban que los videojuegos suponían un problema. Los jefes del hogar celebraron una reunión y decidieron que querían intentar retirar los videojuegos para ver si esto ayudaba a mantener el hogar más tranquilo. Como era de esperar, un mes después, el número de «informes de incidentes especiales» (que se reservaban para comportamientos graves, como actos agresivos manifiestos) de ese hogar se redujo en un tercio. Lo interesante es que el personal también se dio cuenta de que los niños dejaron de preguntar por los videojuegos bastante rápidamente y recurrieron de forma natural a actividades más saludables. Años más tarde, uno de los empleados (un hombre) que había iniciado la retirada de los videojuegos se puso en contacto conmigo para preguntarme si seguía trabajando para hacer crecer la concienciación sobre el uso de esta actuación y se ofreció a escribir un testimonio. La enorme diferencia que aquello supuso en el comportamiento de los niños de ese hogar le marcó.

Otro grupo de pacientes que pronto vi que eran sensibles a jugar con videojuegos eran aquellos con tics nerviosos o con el síndrome de Tourette.* En el caso de estos niños, áreas hiperactivas del cerebro estaban provocando una actividad motora involuntaria. La exacerbación de los síntomas provocada en este grupo por los videojuegos era incluso más obvia. En el caso de algunos chicos, jugar a videojuegos aumentó la frecuencia general de sus tics nerviosos y su gravedad, y en el caso de otros, los tics se intensificaban mientras jugaban a videojuegos o estaban frente a un ordenador. Más de un progenitor me mostró un vídeo de su hijo jugando con el ordenador mientras sus tics nerviosos aumentaban enormemente. Una vez más, la retirada de los videojuegos provocó un alivio significativo y a veces nos ayudó a evitar la medicación.

En el caso de todos estos niños, había algo relacionado con jugar a videojuegos que parecía exacerbar sus síntomas neurológicos y psicológicos haciendo que su cerebro y su organismo se pusieran a toda velocidad. Aunque mis observaciones y esfuerzos se centraban concretamente en los videojuegos, con el tiempo se puso de manifiesto que las reacciones de lucha o huida se daban también con otros aparatos con pantallas interactivas, como los ordenadores portátiles y los teléfonos móviles inteligentes. Por último averigüé que estos efectos eran evidentes no sólo en niños con trastornos psiquiátricos importantes,

---

* El síndrome de Tourette se caracteriza por dos o más tics motores y uno o más tics vocales.

sino también en chicos con «simples y clásicos» síntomas del TDAH. Por último, me di cuenta de que incluso los niños «normales» (sin ningún diagnóstico de problemas) podían experimentar síntomas menos extremos pero, no obstante, perturbadores, lo que significaba que no eran sólo los niños sensibles o aquellos con trastornos psiquiátricos los que eran vulnerables a los efectos adversos, sino que potencialmente lo era cualquier chico.

Con la certeza de que había establecido un vínculo importante, empecé a recetar la restricción de los videojuegos de forma más amplia y estricta (con resultados sorprendentes). Aunque quizás sólo una minoría de niños sean verdaderamente «adictos» a los videojuegos, observé cómo la amplia mayoría de los chicos mostraban ciertos síntomas relacionados con los videojuegos (unos síntomas muy parecidos a la exposición a las anfetaminas) que se resolvían al cabo de días o semanas de abstinencia completa. Observé lo que sucedía antes y después de la intervención, a la que di el nombre de *ayuno electrónico*, hice un seguimiento de las mediciones objetivas (como las calificaciones o la culminación de las tareas escolares), y vi lo que sucedía cuando los progenitores «reintroducían», inevitablemente, pantallas. Presté atención a lo que costó convencer a los padres de que el ayuno valía la pena, las ansiedades que mostraban sobre cómo hacerlo y el impacto que había tenido mi mensaje. Aprendí, mediante la observación de los niños a lo largo de un dilatado período de tiempo, lo que funcionaba y lo que no, y me di cuenta de que su desarrollo crecía a pasos agigantados en los casos en los que más se restringía el uso de pantallas. También observé cómo el tiempo que se pasaba frente a pantallas tenía una forma taimada de reintroducirse en las vidas de las familias y que (de forma muy parecida a la gestión de la dieta o de las finanzas) la gestión del tiempo pasado frente a pantallas era un proceso continuo.

Lo que resulta importante es que me di cuenta de que cuanta más información poseían los padres y cuanto mejor comprendían los mecanismos subyacentes entre el tiempo pasado frente a pantallas y los síntomas, mejor se les daba regular la exposición y más rápidamente podían mantener bajo control los problemas antes de que se salieran de madre. Cuando organicé un curso en Internet basado en mi experiencia (con el título de «Salva el cerebro de tu hijo»), recibí docenas de correos electrónicos de madres de todo el mundo, y también aprendí de esos ejemplos. Muchas de las madres decían que pensaban, de forma intuitiva, que las pantallas podían ser la causa de los síntomas de sus hijos, pero que sus preocupaciones eran ignoradas por el médico o el terapeuta de sus retoños. Oír acerca de las experiencias de otros progenitores les ayudó a mantenerse firmes y eliminar las pantallas, y me vi estimulada por el hecho de que mi mensaje estuviera tocando un aspecto sensible y estuviera teniendo un efecto tan positivo.

Quizás casualmente, incluso mientras seguía asesorando a los progenitores acerca de la reducción de la exposición de sus hijos a las pantallas electrónicas, empecé a experimentar, yo misma, una pronunciada sensibilidad a ellas. Si pasaba varias horas escribiendo, y especialmente si pasaba largos ratos en Internet leyendo investigaciones con atención, acababa como en una nube, olvidando cosas, siendo insolente con mi marido y durmiendo mal. Incluso si usaba el ordenador portátil durante mucho tiempo, me salía una erupción en la cara, alrededor de los ojos. Me vi forzada, por necesidad, a dar con formas de hacer que mi cerebro y mi cuerpo toleraran el tiempo que necesitaba trabajar frente a mi ordenador. Afortunadamente, ideé numerosas estrategias útiles de las que hablaré más adelante en este libro.

Por último, hace unos cinco años, empecé a ampliar mis estudios sobre el fascinante mundo de la medicina integral. Los médicos integrales aprenden a observar a los pacientes de forma holística y a descubrir, sistemáticamente, influencias ambientales (como la dieta, la falta de ejercicio o la exposición a toxinas) que podrían estar desencadenando y manteniendo los síntomas del paciente. La modificación de estos factores no sólo reduce el agravamiento, sino que deja libre al cuerpo para que se cure a sí mismo. En general, para la mayor parte de los trastornos crónicos, los facultativos integrales prefieren los métodos naturales frente a los farmacéuticos. Recetan medicamentos, pero intentan usarlos con moderación. Esto se debe a que, aparte de los desagradables efectos secundarios, estamos descubriendo ahora que muchos fármacos (incluyendo los psicotrópicos) merman varios nutrientes o provocan algún otro tipo de desequilibrio metabólico en el cerebro o el organismo. En psiquiatría, suele suceder que la medicación resuelve un problema pero provoca otro. Por ejemplo, los medicamentos que son de ayuda para la capacidad de atención suelen causar problemas con el sueño, y los fármacos que se ocupan del estado de ánimo suelen provocar aletargamiento o ganancia de peso. Así pues, no se puede hacer suficiente hincapié en la importancia de evitar una medicación innecesaria en los niños (cuyo cerebro y organismo son más sensibles). Con esto no quiero decir que los fármacos para los problemas psiquiátricos no sean adecuados para los niños en ningún caso: de hecho, tienen un papel importante, pero deberían usarse con mucha moderación, teniendo siempre presentes los riesgos y los beneficios, y siempre junto con otras intervenciones que minimicen la necesidad de su administración. Y, desde luego, no deberían usarse simplemente para contrarrestar la hiperestimulación debida a influencias ambientales que podamos controlar.

Es sorprendente ver cuántas enfermedades crónicas son provocadas por las elecciones relativas al estilo de vida; pero aunque conlleva más energía, tanto por parte del médico como del paciente, curar de una forma natural e integrada en lugar de, simplemente, conseguir un apaño rápido con una receta, es también sorprendente cuánto se puede revertir.

Cómo usar este libro

Este libro tiene la intención de exponer y explicar cómo el tiempo que se pasa frente a pantallas interactivas genera y exacerba los síntomas psiquiátricos, y proporciona a los progenitores una solución práctica y probada para revertir tales cambios. La Parte 1 presenta el fenómeno que llamo *Síndrome de la Pantalla Electrónica* (SPE): una constelación de síntomas producto de la exposición a aparatos electrónicos con pantalla que se caracteriza por un estado de hiperexcitación (lucha o huida) y de desregulación del estado de ánimo, y examina casos prácticos que van desde el niño gravemente alterado desde el punto de vista emocional hasta el chico con autonomía pero con problemas aislados de comportamiento o sociales. Estudiaremos cómo los dispositivos con pantallas interaccionan con los sistemas fisiológicos del niño, alterando la química cerebral, el nivel de excitación, las hormonas y el sueño, interfiriendo, por último, en el pensamiento, el estado de humor y las habilidades sociales. Veremos cómo estos cambios pueden, con el tiempo, hacerse pasar por trastornos psiquiátricos en todo su esplendor, tanto si el muchacho padece algún trastorno subyacente como si no, además de cómo un cerebro «liberado de las pantallas» mejora a lo largo de las siguientes semanas, meses y años.

La Parte 2 nos muestra el plan detallado y paso a paso que he utilizado con más de quinientos niños y padres para minimizar y revertir los efectos perniciosos del SPE. Este programa de cuatro semanas de duración y de probada eficacia consiste en una fase de preparación de una semana y de un ayuno electrónico de tres semanas, y puede «reiniciar» de forma eficaz el cerebro de un niño. Gran parte del plan depende de una planificación y estructuración adecuadas, y recibirás abundantes instrucciones prácticas sobre cómo prepararte para el éxito, además de cómo manejar cualquier dificultad con la que te encuentres, como gestionar la resistencia por parte de los demás. También aprenderás cómo ocuparte del tiempo frente a una pantalla después del Reinicio, tanto en el período inmediatamente siguiente como a largo plazo. La Parte 3 se ocupa de las preocupaciones que, inevitablemente, exponen los padres al embarcarse en el programa: qué hacer con el tiempo que se pasa, en la escuela, frente a una pantalla; cómo proteger a los niños si no es posible una falta total de exposición a pantallas; y cómo desarrollar una conciencia al respecto en la comunidad. También hay tres apéndices: uno bosqueja los distintos efectos fisiológicos del tiempo pasado frente a pantallas con un formato de tabla; otro describe los efectos potenciales sobre la salud de la radiación de tipo electrónico; y otro responde a las preguntas más frecuentes que oigo formular a los progenitores.

Aunque puede que te veas tentado a saltar directamente al mismísimo Reinicio (Parte 2), para sacarle todo el jugo al libro y para maximizar la eficacia del programa, recomiendo que leas antes la Parte 1. Cuanto más comprendas acerca de la naturaleza del SPE, más convicción y motivación tendrás para seguir hasta el final. Si, no obstante, estás ansioso por llegar al meollo, podrías leer la Parte 1 durante la primera parte del ayuno. Mi esperanza es que este libro te otorgue el poder para emprender las acciones y te inspire a implementar una estrategia para el tratamiento que sea eficaz, de amplio alcance, cien por cien segura y esencialmente libre.

Así pues ¿que puedes esperar del Reinicio? Basándome en la utilización de un ayuno electrónico estricto en más de quinientos niños, adolescentes y adultos jóvenes, y observando los cambios durante y tras el ayuno, he visto que en los niños con trastornos psiquiátricos diagnosticados, alrededor de un 80 % mostró una franca mejoría (una reducción de los síntomas de por lo menos el 50 %) *en todas las categorías de síntomas y diagnósticos psiquiátricos*. En aquellos niños sin un trastorno subyacente, el porcentaje puede ser incluso mayor, y entre aquellos que respondan de forma positiva, alrededor de la mitad mostrará una *resolución* completa de los síntomas (es decir, el cese de las rabietas, la irritabilidad crónica, la mala concentración, etc.), y la otra mitad mostrará una marcada mejoría. Puedes esperar ver a un niño más feliz, con una mejor concentración y organización, un mejor cumplimiento de las normas y unas interacciones sociales más maduras. Más allá del alivio de los peores aspectos del SPE, mi objetivo para tu hijo no es sólo la mitigación de los síntomas, sino la optimización del cerebro, la mente y el desarrollo social.

PARTE I

¿CORRE PELIGRO EL CEREBRO DE TU HIJO?

La incómoda verdad sobre los aparatos electrónicos con pantalla

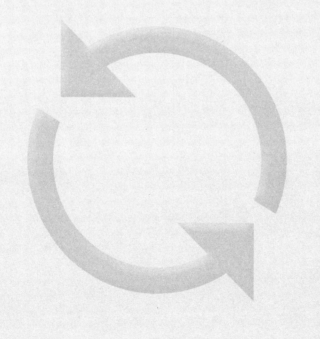

CAPÍTULO 1

EL SÍNDROME DE LA PANTALLA ELECTRÓNICA

Un trastorno no reconocido

> *«Al diagnosticar, piensa primero en lo fácil».*
> MARTIN H. FISCHER

Ten en cuenta las siguientes preguntas:

- ¿Parece que tu hijo está alterado gran parte del tiempo?
- ¿Tiene tu hijo crisis nerviosas ante frustraciones de poca importancia?
- ¿Tiene tu hijo ataques de ira a gran escala?
- ¿Se ha vuelto tu hijo cada vez más rebelde, desafiante o desorganizado?
- ¿Se vuelve tu hijo irritable cuando se le dice que ya es hora de dejar de jugar con videojuegos o de dejar el ordenador?
- ¿Te has dado cuenta alguna vez si las pupilas de tu hijo estaban dilatadas después de haber utilizado dispositivos electrónicos?
- ¿Lo pasa mal tu hijo para establecer contacto ocular después de haber pasado tiempo frente a una pantalla o en general?

- ¿Describirías a tu hijo como alguien atraído por las pantallas «como una polilla a la luz»?
- ¿Sientes alguna vez que tu hijo no es feliz como debería serlo o que no está disfrutando con actividades con las que solía disfrutar?
- ¿Tiene tu hijo problemas para hacer o conservar amigos debido a un comportamiento inmaduro?
- ¿Te preocupas por el hecho de que las cosas que le interesan a tu hijo se hayan reducido recientemente o que giren en torno a pantallas? ¿Sientes como si su sed de conocimiento y su curiosidad natural se hubiesen aplacado?
- ¿Están empeorado las calificaciones de tu hijo o éste no tiene un rendimiento académico conforme a su potencial (y nadie sabe por qué)?
- ¿Te han insinuado los profesores, pediatras o médicos que tu hijo podría padecer trastorno bipolar, TDAH, un trastorno de ansiedad o incluso psicosis, y no existe un historial familiar de estos problemas?
- ¿Han dado distintos médicos diagnósticos diferentes o contradictorios relativos a tu hijo? ¿Te han dicho alguna vez que tu hijo necesita medicación pero esto no te parece bien?
- ¿Padece tu hijo un problema previo, como autismo o TDAH, cuyos síntomas parecen estar empeorando?
- ¿Parece tu hijo nervioso y cansado, como si estuviera agotado pero no pudiera dormir, o aunque duerma no siente que haya descansado?
- ¿Parece tu hijo perezoso o con poca energía y presta poca atención a los detalles?
- ¿Describirías a tu hijo como estresado, a pesar de la existencia de pocos o ningún factor estresante que puedas señalar?
- ¿Está tu hijo recibiendo asistencia en el colegio que parece no resultarle de ayuda?

Si estas preguntas te resultan familiares, puede que, como muchos otros progenitores, te estés enfrentando a dificultades demasiado comunes en el mundo actual, tan saturado de aparatos electrónicos. En la actualidad, la educación de un niño que se esté enfrentando a problemas comportamentales, del estado de ánimo o cognitivos se ve plagada de confusión y frustración: ¿qué es lo que está provocando el problema? ¿Hacia dónde concentramos nuestros recursos? ¿Debe mi hijo someterse a pruebas médicas formales? ¿Deberíamos tener una segunda opinión?, ¿y de quién?: ¿un neurólogo?, ¿un psiquiatra?, ¿un psicólogo o un pedagogo?, etc. Muchos progenitores se sienten perdidos; no están seguros de lo que está sucediendo y suelen recibir consejos contradictorios, lo que hace que se sientan como si estuvieran tirando de ellos en distintas direcciones. Buscan diferentes opiniones, exploran en Internet en busca de información, preguntan a otros padres qué es lo que ha funcionado en su caso, y se angustian con respecto a si probar con medicaciones. Los progenitores suelen informar de que el proceso acaba haciéndoles sentir como si caminaran trazando círculos. Esta parálisis del análisis tiene un precio en términos de tiempo, dinero, recursos y la autoestima del niño.

Puede que te des cuenta de que las preguntas anteriores cubren una amplia variedad de disfunciones, pero todas ellas representan escenarios (relacionados con síntomas, el rendimiento o la eficacia del tratamiento) que pueden suceder cuando un niño empieza a operar desde una parte más primitiva del cerebro. Durante este estado tienden a pasar dos cosas: 1) los síntomas y el rendimiento empeoran, y 2) las intervenciones no funcionan muy bien. Así pues, el objetivo consiste en averiguar qué es lo que está provocando este estado. Independientemente de cuáles sean los problemas concretos de tu hijo, si no se están gestionando adecuadamente, se puede asumir con bastante seguridad que *se está pasando algo por alto*. ¿No estaría bien que ese *algo* pudiera ser la *misma* cosa para todos y cada uno de estos problemas? ¿No sería genial si abordar una cosa mejorara el rendimiento global, independientemente de si tu hijo padeciese muchos problemas diagnosticados o ninguno en absoluto?

Para ver cómo esto podría ser posible, ten en cuenta los siguientes tres casos:

Michael, que tenía seis años y al que diagnosticaron autismo, estaba recibiendo asistencia conductual en casa. Cuando, repentinamente, empezó a desarrollar síntomas obsesivo-compulsivos graves, el equipo que se ocupaba de su tratamiento me llamó para consultarme. Tras saber que estaba ganándose, a diario, tiempo jugando a videojuegos a modo de recompensa, convencí a su familia y al equipo que le trataba de que probaran el Programa de Reinicio antes de iniciar cualquier medicación. Cuatro semanas después, sus síntomas obsesivo-compulsivos habían disminuido considerablemente, y como premio extra estableció mejor contacto ocular y mostró un estado de ánimo más positivo.

Calla era una estudiante que estaba en primero de enseñanza secundaria y que se enfrentaba a unos graves altibajos en su estado anímico y al insomnio. Los médicos que proporcionaban tratamiento sospechaban que era bipolar, y su actitud desafiante y las aparatosas muestras de sus emociones habían hecho que hubiera acabado, hacía poco, en un aula reservada a los niños con problemas emocionales, lo que no hizo más que empeorar las cosas. Frustrada después de que cierto ensayo clínico con una medicación le provocara una rápida ganancia de peso, Calla y su madre acabaron en mi consulta. Tras mucho debatir, acordaron probar con el ayuno electrónico como parte de un plan general de tratamiento. Seis semanas después, la dulce muchacha que se encontraba enterrada bajo toda esa confusión salió a la superficie. Al cabo de seis meses, Calla dormía profundamente, obedecía las normas en casa y en la escuela, y había perdido casi cinco kilos. Hacia el final del curso escolar, volvió a las aulas para alumnos normales.

Sam, que tenía ocho años, era el típico chico sin ningún diagnóstico clínico formal que siempre había disfrutado aprendiendo, pero en el tercer curso de primaria, sus calificaciones en matemáticas y en nivel de lectura descendieron inexplicablemente, y empezó a sentir terror por ir al colegio. Se metía casi cada día en problemas por ser conflictivo, y tanto su profesor como el psicólogo escolar sugirieron a su madre que Sam podría estar padeciendo el TDAH. Pese a ello, al cabo de dos meses de completar el Programa de Reinicio, Sam entregaba más tareas escolares, obtenía informes brillantes de su profesor sobre su «cambio de actitud» y hacía progresos constantes en matemáticas y lectura.

Aunque los cuadros clínicos de cada uno de los muchachos variaba, cada uno de ellos se encontraba, en esencia, en un estado de *desregulación* (es decir, carecía de la capacidad de modular su estado de ánimo y de capacidad de atención, y/o su nivel de excitación de una forma adecuada para el entorno o estímulo dado). Algo estaba irritando el sistema nervioso de estos niños, haciéndoles difícil gestionar su vida cotidiana. Los tres niños se sentían abatidos y fuera de control, sus familias se sentían como rehenes de aquello que se había apoderado de su hijo, y sus equipos de apoyo se debatían por identificar qué estaban pasando por alto. Pese a ello, los tres muchachos respondieron a la misma sencilla intervención. El hecho de que el sistema nervioso de cada niño volviera a la normalidad con un ayuno electrónico sugiere que el tiempo pasado frente a pantallas desempeñaba un papel en el desarrollo del declive de cada chico.

El amanecer de un nuevo trastorno

Al igual que muchos otros aspectos de nuestro estilo de vida con un ritmo acelerado pero frecuentemente sedentario, el tiempo frente a pantallas está introduciendo nuevas variables en la ecuación de la salud. El tiempo que se pasa frente a las pantallas afecta a nuestro cerebro y nuestro cuerpo a múltiples niveles, manifestándose en forma de distintos síntomas de la salud mental relacionados con el estado de ánimo, la ansiedad, la cognición y el comportamiento. Como los efectos del tiempo pasado frente a pantallas son complicados y variados, he encontrado útil conceptualizar la constelación de fenómenos comunes en forma de un síndrome: lo que yo llamo *Síndrome de la Pantalla Electrónica (SPE)*. Lo que resulta importante es que el SPE puede darse en ausencia de un trastorno psiquiátrico pero pese a ello emular a uno, o puede darse frente a un trastorno subyacente y exacerbarlo.

El SPE es, en esencia, un trastorno de desregulación. Como es tan estimulante, el tiempo que se pasa frente a pantallas interactivas hace que el sistema nervioso se desplace hacia un modo de lucha o huida que conduce a la desregulación y la desorganización de distintos sistemas biológicos. A veces, esta respuesta al estrés es inmediata y obvia, como mientras se juega a videojuegos. En otros momentos, la respuesta al estrés es más sutil, dándose gradualmente a partir de una interacción repetitiva con pantallas, como cuando escribimos mensajes de texto o utilizamos las redes sociales con frecuencia. O puede que se demore, cociéndose bajo la superficie pero estando suficientemente controlada, aunque entre en erupción una vez que se han acumulado años de tiempo frente a pantallas. Independientemente de ello, a lo largo del tiempo, el comportamiento de lucha o huida y la hiperestimulación del sistema nervioso producto de los dispositivos electrónicos acabará desembocando en un niño con desregulación. El cuadro «Las características del Síndrome de la Pantalla Electrónica en los niños» (página siguiente) proporciona una buena idea de cómo se muestra el SPE.

Una forma de pensar en el síndrome consiste en considerar a los dispositivos electrónicos como estimulantes (en esencia, no muy distintos a la cafeína, las anfetaminas o la cocaína): el uso de aparatos electrónicos con pantalla pone al organismo en un estado de elevada excitación e hiperconcentración, seguido de una «colisión». Esta hiperestimulación del sistema nervioso puede provocar variedad de alteraciones químicas, hormonales y del sueño de la misma forma en que pueden causarlos otros estimulantes; y al igual que el consumo de drogas puede afectar al consumidor mucho tiempo después de que todos los restos de la droga hayan desaparecido del organismo, los dispositivos electrónicos pueden afectar al sistema nervioso mucho después de que el aparato culpable haya sido usado. Además, al igual que con el consumo de drogas, puede que el rendimiento no se vea afectado de inmediato, y puede que en algunos casos hasta mejore al principio, pero luego empeora. De hecho, el abuso y la adicción a las drogas estimulantes como la cocaína y la metanfetamina tienen un cuadro clínico muy similar al del SPE, incluyendo cambios en el estado de humor, problemas de concentración e intereses limitados fuera de la sustancia o la actividad elegida.

Las características del Síndrome de la Pantalla Electrónica en los niños

1. El niño muestra síntomas relacionados con el estado de ánimo, la ansiedad, la cognición, el comportamiento o las interacciones sociales debidos a la hiperexcitación (y a un sistema nervioso hiperexcitado), que provocan una disfunción significativa en la escuela, en el hogar o con los compañeros. Los signos clínicos y los síntomas clínicos imitan a los del estrés crónico o la falta de sueño, y pueden incluir un estado de ánimo irritable o deprimido, o cambios de humor rápidos, unas rabietas excesivas o inapropiadas para la edad, una baja tolerancia a la frustración, un autocontrol deficiente, un comportamiento caótico, conductas rebeldes y desafiantes, un mal espíritu deportivo, inmadurez social, un contacto ocular deficiente, insomnio/sueño no reparador, dificultades de aprendizaje y una mala memoria a corto plazo. También pueden darse tics nerviosos, tartamudeo, alucinaciones y una actividad convulsiva sutil o franca. La irritabilidad y unas funciones intelectuales superiores[*] deficientes se dan en la mayoría de los casos y son sellos distintivos del trastorno.

2. Los síntomas del SPE pueden darse en ausencia o presencia de otros trastornos psiquiátricos, neurológicos, comportamentales o del aprendizaje, y pueden imitar a o exacerbar prácticamente cualquier trastorno relacionado con la salud mental.

3. Un niño con SPE suele ser descrito por sus progenitores y profesores como «estresado», «revolucionado», «nervioso» o «fuera de sí». Los miembros de la familia suelen remarcar que «tienen que tener un cuidado exquisito» con el niño.

4. Los síntomas mejoran ostensiblemente o se resuelven con un ayuno electrónico: es decir, la eliminación estricta de los dispositivos electró-

---

[*] Las funciones intelectuales superiores incluyen el razonamiento, la capacidad de juicio, la realización de las tareas, la planificación, la resolución de problemas y el pensamiento crítico. Se dan, principalmente, en el lóbulo frontal del cerebro.

nicos con pantallas interactivas durante varias semanas. Para que tenga un impacto duradero suele ser necesario un ayuno de tres semanas de duración, pero en algunos casos puede que no resulte suficiente.

5. Los síntomas suelen volver a darse con la reintroducción de dispositivos electrónicos tras un ayuno, especialmente si el tiempo de exposición a pantallas vuelve a los niveles anteriores. Tras un ayuno, algunos niños pueden tolerar pequeñas cantidades de tiempo frente a pantallas, mientras que otros parecen recaer de inmediato si vuelven a verse expuestos.

6. Con frecuencia, el niño se verá intensamente atraído hacia los dispositivos con pantalla y tendrá dificultades para alejarse de ellos.

7. Ciertos factores incrementan el riesgo de sufrir el SPE. Entre ellos se incluyen pertenecer al sexo masculino; las edades más jóvenes; los problemas preexistentes de tipo psiquiátrico, del desarrollo neurológico, de aprendizaje o del comportamiento; los factores psicosociales estresantes concurrentes o pasados; las tendencias adictivas o un historial familiar de adicciones; una edad joven al verse expuesto por primera vez; y unas mayores cantidades de exposición a lo largo de la vida. Entre los posibles factores de riesgo se incluyen los problemas médicos sensibles a los cambios en el entorno, como el asma, las sensibilidades alimentarias o químicas y la disfunción sensorial. En general, los chicos (de sexo masculino) con TDAH y/o trastornos del espectro del autismo corren un riesgo particularmente alto.

Es el medio, no el mensaje

Ahora que hemos definido ampliamente el SPE, permíteme aclarar algunos términos y abordar algunas preguntas candentes que puede que los lectores se hagan, llegados a este punto.

Por ejemplo, si los problemas de salud mental surgen debido al tiempo pasado frente a pantallas, la primera pregunta suele ser: ¿se debe a la simple cantidad de tiempo pasado frente a pantallas, debido al *tipo de actividad*, o debido a la *naturaleza* de lo que se ve? La verdad es que las investigaciones sugieren que *todas* las actividades con una pantalla proporcionan una estimulación antinatural al sistema nervioso y pueden provocar efectos adversos. Pero contrariamente a la creencia popular, el contenido no es tan importante como la cantidad, y el tiempo pasado frente a pantallas interactivas provoca más disfunciones que el tiempo frente a pantallas pasivas.

En un sentido estricto, el término *tiempo frente a una pantalla* hace referencia a cualquier cantidad de tiempo pasada frente a cualquier dispositivo electrónico con una pantalla, e incluye ordenadores, televisores, videojuegos, teléfonos inteligentes, iPads, tabletas, ordenadores portátiles, cámaras digitales, libros electrónicos, etc. Incluye cualquier actividad, ya sea de trabajo, de la escuela o por placer. Esto engloba el tiempo que se pasa escribiendo textos, con videoconferencias, navegando por Internet, jugando, enviando correos electrónicos, participando en medios sociales, usando aplicaciones, haciendo compras en la red, escribiendo y procesando textos, leyendo de un dispositivo e incluso desplazándose por una pantallas para mirar las fotografías almacenadas en un teléfono móvil.* Incluye actividades como jugar al Scrabble o al solitario electrónicos, los juegos o aplicaciones electrónicos «educativos» y leer un libro electrónico.

El tiempo frente a pantallas interactivas *versus* pasivas

En términos de impacto, puede que la distinción más importante sea entre el tiempo frente a pantallas interactivas y pasivas. *El tiempo frente a una pantalla interactiva* hace referencia a actividades con pantallas en las que el usuario interacciona regularmente con un dispositivo, ya sea

---

* Menciono esta actividad concreta debido a que algunas de mis pacientes adolescentes (chicas) pasan bastante tiempo desplazándose por una pantalla para ver fotografías o filmando escenas breves de las cosas que suceden a su alrededor y viéndolas a lo largo del día. A veces, éste era el único tiempo frente a pantallas en el que participaban: usar un teléfono o una cámara con este fin representa una fuente que podría pasarse por alto.

una pantalla táctil, un teclado, una consola, un detector de movimiento, etc. *El tiempo frente a una pantalla pasiva* hace referencia a ver películas o programas de televisión en un televisor desde el otro lado de una sala o habitación. En la actualidad, los progenitores suelen dejar a sus hijos ver programas de televisión o películas en un iPad, un ordenador o un dispositivo portátil, pero como ver los medios de esta forma es más estimulante y desregulador (por razones en las que entraré más adelante), considero que esto es tiempo frente a una pantalla interactiva.

En general, tanto el tiempo frente a pantallas interactivas como pasivas está relacionado con problemas de salud. Las investigaciones indican que ambos tipos están implicados en la obesidad, los problemas en la capacidad de atención, una mayor lentitud en el desarrollo de la capacidad de lectura, depresión, problemas de sueño, una menor creatividad y un estado de ánimo decaído, por nombrar sólo algunos.[1] Lo que es, de algún modo, contrario a la intuición en el caso del SPE es que el tiempo frente a una pantalla interactiva es mucho peor que el tiempo frente a una pantalla pasiva. Muchas familias con las que trabajo ya limitan el tiempo frente a pantallas pasivas (como la televisión), pero no el tiempo frente a pantallas interactivas. Esto se debe a que relacionamos la visión pasiva con la inactividad, la apatía y la pereza. De hecho, se suele animar a los progenitores a que proporcionen tiempo frente a pantallas interactivas (especialmente antes que tiempo frente a pantallas pasivas), con el razonamiento de que seguro que este tipo de actividad hace que el cerebro del niño se implique. Se fuerza a los niños a que piensen y resuelvan cosas en lugar de simplemente mirar, así que debe ser mejor, ¿no? Pero la interacción es, en sí misma, uno de los principales factores que contribuye a la hiperexcitación,[2] así que antes o después, cualquier beneficio potencial de la interactividad se ve superado por las reacciones relacionadas con el estrés. Además, la interactividad es lo que mantiene al usuario enganchado al proporcionarle una sensación de control, la capacidad de realizar elecciones y una gratificación inmediata, pero lamentablemente, estos atributos son los mismos que activan los circuitos de recompensa y conducen a un uso prolongado, compulsivo e incluso adictivo.[3]

Las crecientes investigaciones que comparan ambos tipos de tiempo frente a pantallas respaldan esta teoría de que el tiempo frente a pantallas interactivas es más desregulador para el sistema nervioso que el tiempo frente a pantallas pasivas. Un estudio de 2012 que medía los hábitos de más de dos mil niños de jardines de infancia y de enseñanza primaria y secundaria averiguó que la cantidad mínima de tiempo frente a pantallas relacionada con las alteraciones en el sueño era de sólo treinta minutos para el tiempo frente a pantallas interactivas (uso de ordenadores o videojuegos) en comparación con las dos horas en el caso del tiempo frente a pantallas pasivas (uso de la televisión).[4] Una investigación de 2007 demostró que el sueño y la memoria se veían afectados de forma significativa tras una única sesión de excesivo tiempo de juego con videojuegos, mientras que una sesión de tiempo excesivo viendo la televisión provocaba sólo una leve alteración del sueño y no tenía efectos sobre la memoria.[5] Y una importante encuesta de 2001 a adolescentes estadounidenses demostró que la utilización de dispositivos interactivos antes de irse a dormir estaba fuertemente relacionada con problemas para quedarse y mantenerse dormido, mientras que el uso de medios pasivos no lo estaba.[6] En particular, este estudio también reveló que los adolescentes y los adultos jóvenes de menos de treinta años eran el grupo de edad que era más probable que usaran dispositivos interactivos antes de irse a la cama, y también experimentaban la mayor cantidad de alteraciones del sueño. Además, entre aquellos que experimentan problemas con el sueño, el 94 % informó de un impacto en por lo menos un área de actividad: el estado de ánimo (85 %), la escuela/el trabajo (83 %), la vida hogareña/familiar (72 %) y la vida social/las relaciones (68 %). No es casual que éstas sean las mismísimas áreas de actividad que aborda el Programa de Reinicio. Y por último, sabemos que el *daño cerebral* real se da a partir de un uso excesivo de Internet y de los videojuegos y que se parece en gran medida al que se da como producto del abuso de las drogas y el alcohol,[7] así que algo de la naturaleza interactiva, ya sea directa (mediante la hiperexcitación) o indirectamente (mediante procesos adictivos), hace que el tiempo frente a pantallas interactivas sea más intenso, además de distinto.

Al implementar el ayuno electrónico en el Programa de Reinicio, por lo general permito pequeñas cantidades de televisión o películas bajo ciertas condiciones (tal y como se discutirá en el capítulo 5). Si se cumplen estas condiciones, el ayuno sigue siendo muy eficaz. Por otro lado, permitir incluso pequeñas cantidades de videojuegos o juegos de ordenador suele hacer que el Reinicio resulte inútil. Por tanto, para el Programa de Reinicio, estamos principalmente preocupados por el tiempo frente a pantallas *interactivas*. Además, la mayoría de los padres se sienten abrumados ante la idea de confiscar todos los aparatos electrónicos, así que permitir una pequeña cantidad de visión pasiva de contenidos adecuados y tranquilos proporciona un respiro a los progenitores. Dicho esto, no me tomo los efectos de la televisión a la ligera, en especial en los niños muy pequeños,* y aplaudo a cualquiera que elimine *todo* el tiempo frente a pantallas pasivas, además de cumplir con el resto de los requisitos del ayuno. Con respecto al uso de ordenadores con fines escolares, suelo permitirlo durante el Reinicio, pero hay ciertas excepciones y normas (tal y como se comenta en los capítulos 5 y 10).

Ideas equivocadas comunes sobre el tiempo problemático frente a pantallas

Las ideas erróneas abundan cuando se trata del tiempo frente a pantallas, incluso entre los profesionales de la salud mental. Para empezar, no son sólo los videojuegos violentos los que pueden provocar desregulación, sino cualquier videojuego, incluyendo los educativos o los juegos aparentemente benignos, como los rompecabezas o los juegos de construcción. Otro mito es que son sólo los niños «adictos» a los videojuegos, al uso de Internet o las redes sociales los que experimentan problemas, o que el tiempo pasado frente a pantallas sólo se convierte en un problema cuando los progenitores no lo restringen. De hecho, muchos niños muestran síntomas como consecuencia del tiempo frente a pantallas sin ser adictos *per se*, y algunos chicos se hiperesti-

---

* La Academia Estadounidense de Pediatría (American Academy of Pediatrics) recomienda que los niños de menos de tres años vivan libres de pantallas (tanto de actividades con pantallas pasivas como interactivas).

mulaban y desregulaban con sólo cantidades mínimas de exposición a pantallas. Veo a muchas familias en las que los progenitores limitan el uso en grados que se encuentran al nivel o por debajo de lo que recomienda la Academia Estadounidense de Pediatría (American Academy of Pediatrics): no más de una o dos horas diarias frente a pantallas,[8] pero si algo o la mayor parte de ese tiempo es interactivo, puede generar un problema fácilmente.

Lo cierto es que cada niño se ve afectado de forma distinta. Comparar el tiempo que tu hijo pasa frente a pantallas con el de sus compañeros tampoco es de ayuda, ya que no proporciona información necesariamente si es menos que el de los demás. El niño promedio recibe una exposición a dispositivos electrónicos con pantallas que es varias veces superior en comparación con hace sólo una generación, por no mencionar el bombardeo constante de comunicación inalámbrica que suele acompañarle.

Este hecho merece que se enfatice que el «uso moderado» de hoy equivale a exponer a tu hijo a niveles de uso de aparatos electrónicos nunca antes vistos en la historia.

Ésa es la razón por la cual advierto a los padres contra intentar distinguir entre tiempo «bueno» y «malo» frente a pantallas o entre «demasiado» y «sólo un poco». Aunque es comprensible, esta mentalidad resulta peligrosa. El objetivo del Reinicio es proporcionar al cerebro un borrón y cuenta nueva y un descanso adecuado para volver a su estado natural. Lo cierto es que probablemente haya muchas variables (demasiadas como para ordenarlas) entre distintas actividades con pantallas y el temperamento y las vulnerabilidades de cada chico. Pero incluso aunque pudiéramos distinguirlas todas, estas diferencias tal vez carecerían de sentido en el contexto general. Entre los distintos tipos de tiempo problemático frente a pantallas, las investigaciones están descubriendo más similitudes que diferencias. Así pues, al abordar un Reinicio, lo más fácil y productivo que podemos hacer es agrupar dentro del mismo saco todo el tiempo frente a pantallas interactivas.

Libros electrónicos, dibujos animados y carga cognitiva

Así pues, ¿por qué leer un libro antes de irse a dormir es relajante mientras que hacerlo con un libro electrónico puede tener el efecto contrario? En cualquier caso, estamos leyendo los mismos contenidos, independientemente de que sean una historia de aventuras o un relato histórico. Lo que pasa es que es el propio medio el que afecta a la forma en la que procesamos y sintetizamos la información, que es lo que los investigadores llaman *carga cognitiva*. Los progenitores suelen preguntar si los libros electrónicos de distintas marcas «cuentan» como dispositivos electrónicos. Después de todo, estos aparatos concretos no emiten luz, usan «tinta» electrónica y se supone que se leen igual que un libro tradicional de papel. Pero no es así. Los estudios muestran que la lectura es más lenta y que el recuerdo y la comprensión se ven dificultados al usar un libro electrónico, lo que sugiere que el cerebro no procesa la información tan fácilmente.[9] Por el contrario, las investigaciones sugieren que el *feedback* sensorial de un libro real nos ayuda a incorporar información: el peso, la textura y la presión que se siente al sujetar un libro; el suave crujir de su lomo y el pasar sus páginas; la acumulación de hojas pasadas, que nos aporta una sensación de cuánto hemos avanzado en el relato: todo ello reduce la carga cognitiva necesaria para captar la información. Por último, mientras los monitores de tinta electrónica cansan menos la vista que las pantallas LCD, siguen siendo difíciles de procesar visual y cognitivamente porque están formadas por píxeles, visualizamos un «flash» al refrescar la pantalla entre páginas y no proporcionan una información tridimensional.

La carga cognitiva elevada también es la razón por la cual elimino los dibujos animados con un ritmo rápido durante el ayuno. Si se permite algo de televisión, lo que se vea debería tener, por encima de todo, un ritmo pausado. Los dibujos animados de cualquier tipo tienen, en la actualidad, un ritmo mucho más acelerado. Los cambios de escena, los movimientos entre escenas y los giros en la trama se despliegan muy rápidamente, y el cerebro debe digerir todo esto. Una investigación reciente mostró que tan sólo nueve minutos de visionado de unos dibujos animados con un ritmo acelerado afectaban a la memoria, a la capacidad de obedecer órdenes y a la de postergar la gratificación en los niños en comparación con el visionado de unos dibujos animados con un ritmo más lento.[10] Tampoco consiste sólo en el ritmo. Los colores intensos, los sucesos fantásticos y los ruidos súbitos o fuertes también contribuyen a la sobrecarga sensorial y cognitiva.

La controversia con los campos electromagnéticos y la salud

¿Desempeñan los campos electromagnéticos (CEM) creados por el hombre un papel en el SPE o en otros problemas de salud? Nadie niega que los CEM creados por el hombre, y que surgen de los aparatos electrónicos además de la comunicación inalámbrica (como el WiFi o las frecuencias de los teléfonos móviles), tienen efectos biológicos. Es un principio básico de la física que los campos electromagnéticos cercanos se influyen entre sí. La pregunta es si esos efectos biológicos son significativos. En otras palabras: ¿se traducen unos niveles diarios más elevados de exposición a los CEM en forma de verdaderos problemas de salud que la persona media no hubiera experimentado en caso contrario?

En la actualidad, las investigaciones relativas a los tipos de campos provocados por la comunicación inalámbrica siguen siendo relativamente «recientes», y los hallazgos no son siempre congruentes. Sin embargo, existe una creciente recopilación de estudios científicos objetivos y no patrocinados por la industria (que incluyen investigaciones de instituciones muy respetadas como las universidades de Columbia, Yale y Harvard) que sugieren que podrían ser nocivas.[11] Parte de ellas son muy técnicas y difíciles de comprender: por ejemplo, algunas pruebas indican que los campos muy débiles pueden ser más perjudiciales que los más fuertes. Lo que resulta interesante es que algunos de estos hallazgos son sorprendentemente similares a los encontrados en los estudios sobre el tiempo pasado frente a pantallas, así que puede que se estén dando mecanismos sinérgicos, en especial en el caso de personas con una constitución sensible. Personalmente, creo que existen pruebas bastante claras de que, como mínimo, los CEM creados por el hombre provocan inflamación. También creo que valorar cómo pueden interaccionar con el sistema nervioso (que es, después de todo, eléctrico y genera su propio campo electromagnético) se suma a nuestros conocimientos sobre el impacto que los aparatos electrónicos tienen sobre nosotros. Mi mejor apuesta sería que los CEM constituyen una parte del estrés procedente de los dispositivos electrónicos, y que la proporción varía ampliamente dependiendo de la constitución química y eléctrica del individuo.

Con independencia de ello, *el principio de precaución* dicta que cuando la ciencia relativa a los riesgos de una nueva tecnología no es todavía completamente concluyente (y en este caso no lo será durante décadas) deberíamos proceder con precaución y minimizar la exposición siempre que sea posible, en especial cuando se trata de niños. Al mismo tiempo, cuando uno comprende del todo la ciencia de los CEM y cree que podría incluso existir un posible riesgo para el niño en crecimiento, esto abre una nueva caja de Pandora, especialmente teniendo en cuenta el desarrollo explosivo de las comunicaciones inalámbricas en lugares públicos, como las escuelas.

Como éste es un asunto tan complicado y con tanta carga emocional, la mayor parte de la información relevante sobre los CEM se presenta en el apéndice B: «Los campos electromagnéticos (CEM) y la salud». Además, como no es totalmente necesario apreciar o aceptar el papel de los CEM para abordar el Síndrome de la Pantalla Electrónica, «porcionarlo» reduce la cantidad de información que necesitarás procesar para emprender acciones. Puedes pensar en el apéndice sobre los CEM como en una capa adicional que digerir cuando estés preparado.

Una verdad incómoda

Afrontémoslo. Oír que los videojuegos, escribir mensajes de texto y el iPad quizás deberían prohibirse en la vida de tu hijo no le llena a uno de un gozo sublime. En lugar de eso, a muchos les genera la necesidad urgente de dar con una forma de desacreditar la información o de esquivarla. A veces, cuando les digo a los padres qué es lo que tienen que hacer para revertir las cosas, percibo que les estoy perdiendo: apartan la mirada, se avergüenzan y parece como si estuvieran en el punto de mira. Esto no es lo que quieren oír. Es como si les estuviera diciendo que tienen que vivir sin electricidad: así de arraigadas están las pantallas en nuestra vida. Los inconvenientes de lo que estoy proponiendo pueden parecer agobiantes. Sin embargo, aparte de temer los inconvenientes, hablar sobre el SPE y el Reinicio suele provocar otros sentimientos negativos. Algunas personas sienten como si su capacidad para educar a sus hijos estuviera siendo juzgada, o como si sus esfuerzos y su nivel de agotamiento fueran infravalorados. Otros progenitores se sienten culpables o irresponsables por no marcar, ya para empezar, unos límites más saludables en lo tocante al tiempo frente a pantallas, o se vuelven muy conscientes de que su propio uso del tiempo frente a pantallas está desequilibrado.

Profundicemos un poco más en otras reacciones negativas que experimentan los padres al oír hablar de los efectos de los dispositivos electrónicos o del propio ayuno. Éstos son sentimientos que a veces se apartan de la conciencia cotidiana, y estos mismos sentimientos, si son ignorados, pueden minar tu éxito. Por el contrario, ponerse en contacto con el punto del que procede cualquier resistencia te ayudará a resolver eso y también a comprender la resistencia de otros. Se discute acerca de estos retos a lo largo de todo el libro, pero como estas preocupaciones pueden ser agobiantes, me gustaría reconocerlas aquí. A continuación tenemos algunas de las reacciones que experimentan comúnmente los progenitores:

- Los padres se sienten abrumados por la verdadera omnipresencia de las pantallas, y están convencidos de que eliminarlas todas será «demasiado difícil».
- Los progenitores temen la reacción del niño y les preocupa que un ayuno provoque ira, desesperación y rabietas.
- Los padres se sienten culpables por eliminar una actividad placentera, y/o están preocupados por el hecho de que el niño ya no encaje con sus compañeros.
- Los progenitores se preocupan, e incluso están resentidos, por perder a su «niñera electrónica», y se preguntan cómo llevarán a cabo sus tareas domésticas sin ella.

- Los padres dudan de que los dispositivos electrónicos sean el problema, o no creen que eliminarlos vaya a resolver los problemas de su hijo.
- Los progenitores se preocupan por lo que otros (en su familia o comunidad) vayan a pensar. ¿Minarán los demás sus esfuerzos para limitar las pantallas o les considerarán extremistas o alarmistas y, por tanto, no se tomarán sus preocupaciones en serio?
- Los padres están molestos por los inconvenientes de eliminar o restringir los ordenadores portátiles, los iPads y los dispositivos móviles que ellos mismos usan.

De todas las reacciones, puede que la más difícil con la que tratar sea la culpabilidad. Ningún progenitor quiere sentir que ha contribuido, inconscientemente, a las dificultades de su hijo; y muchos padres ya albergan culpabilidad con respecto al uso de aparatos electrónicos. Independientemente de las normas que hayan marcado o del uso que permitan, suelen sentir, ya de antemano, que están permitiendo «demasiado» y que el uso que hacen de ellos no marca el buen ejemplo que les gustaría asentar. Tampoco ningún progenitor quiere hacer algo que sabe que hará que su hijo alcance un estado de desesperación. Para algunos padres, incluso la *idea* de eliminar los dispositivos electrónicos hace que se sientan torturados.

La culpabilidad es una emoción exquisitamente incómoda y, como tal, es propio de la naturaleza humana intentar evitar sentirla. Cuando se trata de los aparatos electrónicos, una forma en la que los padres mitigan la culpabilidad consiste en racionalizar su uso: «El tiempo frente a pantallas es el único rato en el que mis hijos están tranquilos y en silencio». «Los dispositivos electrónicos me permiten hacer mis tareas». «El tiempo frente a pantallas es el único motivador que funciona». «Es lo que hacen todos los niños y, de cualquier forma, mi hijo las usa mucho menos que otros». «Sólo dejo que juegue a juegos educativos», etc. Si te encuentras racionalizando el uso de dispositivos electrónicos, simplemente sé más tolerante y sigue leyendo. No quiero que te obsesiones con lo que ya ha sucedido, sino que sólo deseo mostrarte que *hay una salida*. Por otro lado, si piensas que podrías estar racionalizando el uso de aparatos electrónicos para evitar los sentimientos de culpabilidad por eliminarlos, entonces simplemente reconoce este hecho y sé consciente de que estos sentimientos disminuirán cuando emprendas acciones y empieces a ver cambios positivos.

Aparte de culpabilidad, los padres también experimentan ansiedad relativa al impacto potencial de un ayuno electrónico sobre su hijo: les preocupa cómo reaccionará el chico, lo que pensarán sus compañeros (especialmente si el muchacho ya sufre problemas sociales) y si las restricciones con las pantallas alimentarán un resentimiento y añadirán más tirantez a una relación progenitor-hijo ya de por sí tensa. Incluso cuando los padres coinciden en que el tiempo frente a pantallas es un problema, muchos temen que el Reinicio no haga sino provocar *más* estrés: más dolores de cabeza, más lágrimas, más trabajo. Aunque muchos progenitores se sienten agobiados al principio, la mayoría informa de que el Reinicio es mucho más fácil de lo que habían imaginado. Esto se debe, en parte, a que el niño «lo supera» mucho más rápidamente de lo que los padres esperaban, y en parte porque a medida que el alivio y el placer aumentan al ver que tu hijo va siendo más feliz, se comporta mejor y muestra más concentración, el seguimiento de las restricciones se vuelve más fácil para todos.

Por último, algunos padres se cuestionan el concepto del Síndrome de la Pantalla Electrónica. Quieren *pruebas científicas* que respalden mis afirmaciones. Después de todo, ¿cómo podría haberse pasado por alto un problema tan generalizado hasta ahora y por qué no aparecen, de forma regular, estudios «positivos» relativos al tiempo frente a pantallas interactivas? Tengo dos respuestas a esta pregunta. La primera es que debo enfatizar que a pesar de los estudios con resultados aparentemente opuestos presentados en la prensa popular, existe un consenso firme en la comunidad médica de que el tiempo frente a pantallas está relacionado con múltiples consecuencias negativas (entre las que se incluyen problemas académicos, emocionales, relacionados con el sueño, comportamentales y físicos), y que estos efectos pueden ser duraderos.[12] Ciertamente, este conjunto de estudios de investigación se cita a lo largo de todo el libro, y ha habido un esfuerzo por parte de la Academia Estadounidense de Pediatría para animar a los médicos a hablar con los padres sobre los riesgos del tiempo frente a pantallas.[13] ¿Y qué hay de los estudios positivos? Incluso yo admito que puede haber casos especiales en los que los videojuegos pueden ser de ayuda, como para la recuperación de una extremidad tras una lesión grave; pero esos casos son la excepción, y no la norma. La amplia mayoría de hallazgos positivos no se traslada al desempeño en la vida real o son conclusiones que no se consideran sólidas desde el punto de vista metodológico. Nunca existirá un consenso del cien por cien entre los investigadores de ningún campo, pero en el caso de las investigaciones relativas a las pantallas, los estudios son, con frecuencia, financiados por corporaciones u organizaciones poderosas con intereses financieros y políticos particulares. Los hallazgos de estos estudios son sospechosos, ya para empezar, y, además, están sesgados positivamente en términos de importancia.

Por ejemplo, en referencia al uso de la tecnología en la educación, puede *parecer* que existe una división en la opinión científica relativa a los riesgos *versus* los beneficios. No obstante, a pesar del gran bombo publicitario y las numerosas promesas, todavía no existen pruebas sólidas de que el software educativo potencie el aprendizaje o el desarrollo cerebral, mientras que hay pruebas cada vez más claras de que el uso de ordenadores puede dificultar ambos. Mientras, prácticamente todas las investigaciones «positivas» están financiadas por la industria.[14] Los legisladores del campo de la educación suelen estar confundidos por estas investigaciones, y sus decisiones llegan a los directores de las escuelas, que entonces compran software y contratos de licencias, y así es la vida.

En contraste, tanto si su foco es médico, psicológico o educativo, los investigadores serios que no tienen intereses creados tampoco tienen grandes departamentos de relaciones públicas, razón por la cual no siempre se oye hablar de su trabajo. No hay nada inherentemente radical sobre relacionar el tiempo de uso de pantallas con los problemas comportamentales. Puede que la cosa más radical que haya hecho sea reunir una amplia variedad de síntomas diferentes bajo un único nombre y crear un programa eficaz para abordarlo.

Lo que me lleva a mi segunda respuesta a esta pregunta. Independientemente de lo que muestren los estudios específicos, y sin importar lo que creas sobre el tiempo de uso de pantallas, el Programa de Reinicio funciona. El hecho de que funcione supone la mejor prueba de que el tiempo de uso de pantallas puede, en sí mismo, provocar problemas comportamentales, de ánimo y cognitivos. Incluso aunque los progenitores no estén seguros, los riesgos de intentar un ayuno electrónico son prácticamente inexistentes. El Programa de Reinicio no implica ningún gasto real, ni ningún medicamento, y no tiene efectos secundarios. Es seguro, ampliamente aplicable y se ha visto que es muy eficaz en múltiples campos. Sí, existen inconvenientes pero, ¿qué son al lado de las dificultades que está experimentando tu hijo? ¿Qué es, en último término, más inadecuado: perder el estado de las cosas en lo relativo al tiempo frente a pantallas o tener un hijo que se enfurece, que no puede concentrarse lo suficiente para aprender o que hace que los demás se alejen debido a sus comportamientos? ¿Qué hay de los inconvenientes de no dormir de noche porque estás preocupado, de conducir una y otra vez para asistir a citas infructuosas, o de gastar dinero en tratamientos porque no sabes qué más hacer? Reaccionar ante la información aquí expuesta requiere energía mental y un salto de fe, pero la recompensa puede ser enorme.

A lo largo del libro expongo las historias y los casos clínicos de niños reales. Muchas de estas historias se basan en mi trabajo académico con mis propios pacientes, en mi experiencia informal con hijos de mis amigos y mi familia, y algunos son informes que he recibido de padres, abuelos, profesores y terapeutas que han completado el curso en mi página web, han leído mis artículos o me han oído hablar. Para proteger las identidades he cambiado detalles descriptivos y en ocasiones he creado personajes compuestos, pero los efectos del tiempo frente a pantallas y del Programa de Reinicio se corresponden con lo que sucedió realmente. Dicho esto, incluso aunque me costó no exagerar los resultados, soy consciente de que algunas historias parecen en exceso bonitas para ser verdad. ¿Es posible que algo tan sencillo como un ayuno electrónico pueda resolver tantos problemas y situaciones tan limpiamente? De hecho, sí. Si se lleva a cabo correctamente, el Programa de Reinicio es así de eficaz, y sus beneficios son así de amplios. Además, estos beneficios pueden mantenerse siempre que se conserven las restricciones adecuadas relativas al tiempo frente a pantallas. Eso no significa que siempre sea fácil, pero para muchos progenitores, la prueba más convincente de que el Síndrome de la Pantalla Electrónica es real consiste en ver cómo el Programa de Reinicio mejora la vida de su hijo.

Puntos del capítulo 1 que hay que recordar

- Cuando los recursos tradicionales para la salud mental o los recursos educativos sean ineficaces o insuficientes para tratar a los niños con problemas psicosociales, una causa ambiental puede ser el tiempo de uso de pantallas que se manifiesta en forma del Síndrome de la Pantalla Electrónica (SPE).
- La introducción y el uso generalizado de aparatos con pantallas interactivas representa una nueva y muy difundida fuente de toxicidad ambiental, y su capacidad de provocar la desregulación del sistema nervioso se subestima en gran medida.
- Los síntomas y los problemas relacionados con el SPE no sólo se deben a la adicción a las pantallas o a su contenido violento. Incluso un tiempo «moderado» frente a pantallas puede desencadenar reacciones de lucha o huida.
- El concepto del SPE se desarrolló para captar las características unificadoras que explican la variedad de síntomas y disfunciones que puede inducir el tiempo frente a pantallas.
- EL SPE se caracteriza por una hiperestimulación e hiperexcitación y se define por la presencia de síntomas relacionados con el estado de ánimo, cognitivos y/o comportamentales, que se alivian con la eliminación estricta de los aparatos electrónicos (el Programa de Reinicio).
- El tiempo frente a pantallas interactivas tiene mayores probabilidades de generar una hiperexcitación y desregulación en comparación con el tiempo frente a pantallas pasivas, y es más probable que altere el sueño y esté relacionado con problemas del estado de ánimo, cognitivos y sociales.
- Los dispositivos electrónicos generan campos electromagnéticos (CEM), pero si los CEM tienen un impacto negativo sobre el cerebro y cómo es un asunto controvertido y complicado, para saber más, consulta el apéndice B: «Los campos electromagnéticos (CEM) y la salud».
- La incertidumbre acerca del SPE y la reticencia o la resistencia a probar un «ayuno electrónico» son normales. El Programa de Reinicio requiere cambios en la vida cotidiana de todos en términos del tiempo de uso de pantallas. Tener previstos estos cambios y reconocerlos y esperar que haya resistencia es esencial para el éxito.

CAPÍTULO 2

COMPLETAMENTE REVOLUCIONADO Y SIN NINGÚN LUGAR ADONDE IR

Cómo los aparatos electrónicos con pantalla afectan al cerebro y al organismo de tu hijo

«No es el estrés el que nos mata, sino nuestra reacción frente a él».
HANS SELYE

La víspera de la graduación en el instituto de su hermana mayor Liz, Aiden, de nueve años, está sentado junto a sus padres y familiares a la mesa de una cena de celebración, aburrido con su conversación «de adultos» e irritado por todas las atenciones que recibe Liz.* No puede esperar para volver a jugar con su videojuego. Antes de la cena, mamá le había dicho (de forma irritante) que dejara el juego para reunirse con la familia, y luego se enfadó cuando Aiden pasó algunos minutos para llegar al siguiente nivel y guardar los progresos en su juego. La cantidad de gente que hay en casa que le pone nervioso, se retuerce incómodo y tamborilea con sus dedos sobre la mesa, esperando que le den permiso para levantarse e irse.

---

* Esta historia es una dramatización basada en hechos reales.

Finalmente, le permiten levantarse de la mesa y se sienta en un rincón de la sala de estar a jugar con su Nintendo DS (una consola portátil). Durante la siguiente hora, más o menos, es completamente ajeno a la gente que hay en casa. Aunque ya ha jugado durante mucho más tiempo que al que su madre le gusta, ella le deja seguir, conocedora de que estas reuniones familiares son un poco agobiantes para él. Y, además, el juego le mantiene ocupado. «¿Qué mal hay? –piensa ella–. Es sólo por hoy».

Sin embargo, y mientras tanto, se está cociendo la tormenta perfecta. Mientras el juego prosigue, el cerebro y la psique de Aiden se hiperestimulan y excitan: ¡están ardiendo! Su sistema nervioso pone la marcha directa y ahí se queda, mientras él intenta dominar distintas situaciones, traza estrategias, sobrevive, acumula armas y defiende su terreno. Su ritmo cardíaco aumenta desde los 80 hasta casi los 100 latidos por minuto, y su presión sanguínea pasa de los 9/6 normales a los 14/9: está listo para combatir, excepto porque está sentado en el sofá y no moviendo mucho más que sus ojos y sus pulgares. La pantalla de la Nintendo DS hace que, prácticamente, sus ojos queden fijos en una posición y envía una señal tras otra: «Fuera hace sol, falta mucho para la hora de irse a la cama». Los niveles de dopamina (hormona que nos hace sentir bien) se elevan en su cerebro, haciendo que prosiga su interés, manteniéndole concentrado en la tarea que tiene entre manos y elevando su estado de ánimo. Esta estimulación visual y la actividad intensas inundan su cerebro, que se adapta al elevado nivel de estimulación cerrando otras partes que considera no esenciales.

Las áreas visuales-motoras de su cerebro se encienden. La sangre fluye alejándose de sus intestinos, riñones, hígado y vejiga, y se dirige hacia sus extremidades y su corazón: está listo para luchar o huir. Los circuitos de recompensa de su cerebro también se encienden y se ven reforzados por el flujo de dopamina. Está tan absorbido por el juego que no se da cuenta de que su hermana pequeña, Arianna, se acerca a él hasta que posa su mano regordeta sobre la pantalla, intentando llamar su atención.

«¡NOOOOO!», grita él, apartándola bruscamente de su lado. Arianna cae de espaldas, empieza a llorar y corre hacia su madre, que se maldice en silencio por dejar que Aiden jugara durante tanto tiempo.

«Muy bien. Se acabó. Ya es hora de irse preparando para irse a la cama. Ponte el pijama y luego puedes tomar un tentempié antes de irte a dormir», le dice, arrancando la Nintendo DS de las manos de Aiden y apagándola de una vez.

Aiden mira a su madre furioso. ¡Cómo osa arruinar su juego por culpa de su estúpida hermana!

«¡Muy bien!», grita él. Sube las escaleras y cierra la puerta de su habitación de un portazo. Su cerebro primitivo está en pleno funcionamiento ahora, lo que lo convierte en un animal furibundo preparado para luchar contra todos sus enemigos. Rasga las sábanas de su cama y luego tira su lámpara al suelo, provocando un formidable estruendo y destrozo. Pensando en lo injustamente que le han tratado y lleno de imágenes de venganza, da algunos puntapiés a la pared y luego golpea la puerta de su habitación, dejando en ella un gran agujero.

En el piso de abajo, sus familiares están sentados, anonadados en silencio y murmurando entre ellos que nunca le habían visto comportarse así. Papá sube las escaleras para contener a su hijo. Con tranquilidad, su padre lo abraza, como si fuera un oso, desde detrás, esperando que su ataque de rabia se desvanezca.

A medida que la dopamina en su cerebro y la adrenalina en su organismo empiezan a decaer, su ira pierde fuerza. Ahora, la energía acumulada asume una forma amorfa y desorganizada. Aiden se siente como si no pudiera pensar con claridad o si no pudiera recomponerse. Mientras se va desconectando, su padre le ayuda a ponerse el pijama y luego vuelven los dos al piso inferior. No obstante, las hormonas del estrés siguen con unos niveles altos, haciendo que le resulte difícil relajarse o pensar con claridad. De hecho, parece un poco confundido. Sus familiares le miran con una mezcla de preocupación y amor, pero también se preguntan por qué sus padres le dejan «salirse con la suya» con este tipo de comportamiento. Su madre sabe, intuitivamente, que el contacto ocular directo le volverá a hiperestimular, así que se acerca a él despacio desde un lado y le frota la espalda con suavidad.

Cuando su tía favorita le mira a la cara con compasión, él desconfía de inmediato de sus intenciones. La interacción ocular directa es interpretada por su cerebro en modo primitivo como un reto, y empieza a revolucionarse de nuevo. Su madre interviene y vuelve a subirle a su habitación. Reduce la luz, le mete en la cama y empieza a leerle un cuento tranquilizador. Su sistema nervioso intenta regularse para volver a la normalidad, pero parece que es mantenido como un rehén por sus emociones exageradas. Esa noche, después de acabar quedándose dormido, Aiden se despierta varias veces con ataques de pánico: su corazón late desbocado y la sangre le golpea en los oídos. Está asustado de la oscuridad y preocupado porque su ataque de ira haya molestado y alejado a sus padres. Su madre, mientras tanto, le confisca la Nintendo DS y decide llevársela consigo el lunes al trabajo. (En realidad quiere tirarla a la basura, pero es un objeto caro).

La mañana siguiente, la pelea en el interior de Aiden ha remitido, pero las secuelas le dejan como en una niebla, lánguido, lloroso y exhausto. Experimenta un aumento en su antojo de dulces, mientras el cortisol (la hormona de estrés), hace que sus niveles de azúcar en sangre experimenten altibajos erráticos. Le llevará semanas que su organismo, su cerebro y su mente vuelvan a tener cierto grado de equilibrio.

Mientras tanto, su madre reafirma su compromiso de «deshacerse de esos malditos videojuegos».

La supuesta amenaza y la respuesta de lucha o huida

¿Te resulta familiar la historia Aiden? ¿Por qué se puede volver un niño aparentemente normal y cariñoso tan furioso y difícil después de jugar con videojuegos? Aunque puede que esta respuesta parezca extrema, existe, de hecho, una explicación completamente natural para el comportamiento de Aiden.

Jugar con videojuegos imita el tipo de agresiones sensoriales que los humanos estamos programados para asociar con el peligro. Cuando el cerebro percibe un peligro, los mecanismos primitivos de supervivencia entran rápidamente en acción para proporcionar protección contra los posibles daños. Esta respuesta es instantánea: está inculcada en nuestros genes y es necesaria para la supervivencia. Recuerda que la amenaza no tiene por qué ser real: sólo es necesario que se trate de un peligro *percibido como tal* para que el cerebro y el organismo reaccionen. Piensa en cómo te sientes cuando ves una película realmente terrorífica. Tu ritmo cardíaco aumenta, tu estómago se hace un nudo y tus extremidades se tensan, listas para entrar en acción. Incluso pese a que tú sabes que «sólo es una película», las imágenes realistas y amenazadoras provocan una respuesta fisiológica intensa e innegable. Cuando este instinto se desencadena, nuestro sistema nervioso y las hormonas influyen en nuestro estado de excitación, saltando inmediatamente a un estado de *hiperexcitación*; la respuesta de lucha o huida. Puede resultarnos difícil desembarazarnos de estas sensaciones incluso después de que la película haya acabado, y ésta es la razón por la cual incluso los adultos tienen a veces pesadillas después: por lo general siendo atacados (lucha) o intentando escapar del peligro (huida).

Cuando estaba estudiando en la facultad de medicina, solía oír que se hacía referencia a este estado como «huir del tigre», ya que desde la antigüedad, los humanos se protegían, literalmente, de los depredadores luchando o huyendo. En la actualidad seguimos necesitando esta respuesta de estrés rápida para las situaciones de emergencia, y en el día a día, las reacciones de estrés leves nos ayudan a llevar a cabo nuestras tareas; pero la mayor parte de las veces, cuando soportamos repetidamente la reacción de lucha o huida cuando la supervivencia no es un problema, hace más mal que bien. Cuando el estado de lucha o huida se da con demasiada frecuencia o intensidad, el cerebro y el organismo tienen problemas para regularse para volver a un estado de tranquilidad, dando lugar a que experimentemos estrés crónico. El estrés crónico también se produce cuando hay un «desequilibrio» entre las reacciones de lucha o huida y el gasto de energía, como ocurre con el tiempo frente a pantallas: la energía física debe descargarse para que el sistema vuelva a regularse. Una vez que el estrés crónico se asienta, la función cerebral sufre. En el caso de los niños, cuyo sistema nervioso sigue desarrollándose, esta secuencia de eventos se da con mucha más rapidez que en los adultos, y el chico con estrés crónico pronto empieza a tener dificultades. Si tu hijo está experimentando problemas de comportamiento, suspendiendo asignaturas, tiene cambios de humor, problemas de socialización u otras dificultades crónicas, es bastante seguro asumir que su sistema nervioso esté viéndose sujeto al estrés de forma repetida.

Como padres (y como médicos), cuando vemos a niños revolucionados todo el tiempo, hacemos, instintivamente, todo lo que podemos para hacerles sentir seguros y tranquilos. No les hacemos ver películas de miedo, ni les llevamos a hacer *puenting* ni les dejamos salir con chicos problemáticos. Pero en el entorno actual, nuestros hijos se encuentran bajo la amenaza prácticamente constante de los dispositivos electrónicos con pantalla, y reaccionan de la forma en que lo harían frente a cualquier otro peligro, lo que acaba dando como resultado síntomas angustiantes y disfunción: el Síndrome de la Pantalla Electrónica. Cuando un niño experimenta el SPE, sólo tiene sentido usar la misma estrategia que utilizamos en otras situaciones estresantes: minimizar el estrés (electrónico o de otro tipo) todo cuanto podamos y también la hiperestimulación. Tanto si otros factores estresantes están presentes como si no, los aparatos electrónicos con pantalla intensifican el estrés y, por tanto, todos los síntomas mentales, neurológicos y físicos empeoran al mismo tiempo. Por el contrario, muchas veces, cuando se elimina el estrés electrónico, otros factores estresantes se vuelven más manejables o ya no se experimentan como factores estresantes. La figura 1 ilustra el círculo del estrés y la disfunción, agravados por estrés adicional debido al tiempo frente a pantallas interactivas.

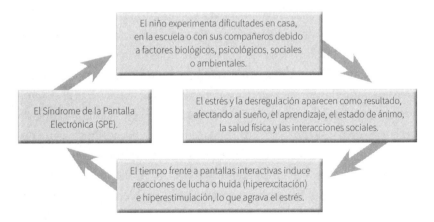

Figura 1. El estrés debido a las pantallas electrónicas y las reacciones de estrés se influyen entre sí en forma de un círculo vicioso.

Sensibles y vulnerables: los ojos, el cerebro y el organismo

¿Cómo, exactamente, provocan estrés los aparatos electrónicos con pantalla? Para comprender qué factores pueden estar afectando al sistema nervioso de tu hijo, debemos echar un vistazo más atento al funcionamiento del cerebro cuando se ve enfrentado a los muchos estímulos electrónicos presentes en el entorno actual. Aunque en el caso de Aiden fue un videojuego el que perturbó su comportamiento, es esencial ser consciente de que cualquier interacción con dispositivos electrónicos con pantalla, independientemente de su contenido, puede irritar al sistema nervioso («Es el medio, no el mensaje»). ¿Por qué?: porque la interconexión entre la pantalla y el sistema nervioso de tu hijo permite que los procesos naturales se vean alterados. Los tres puntos principales de acceso para el desarrollo del SPE son los ojos, el cerebro y el organismo de tu hijo, incluyendo los campos de energía naturales del cuerpo. Comprender las varias rutas mediante las cuales las pantallas electrónicas afectan a tu hijo ayuda a explicar por qué cualquier tipo de tiempo frente a pantallas interactivas puede provocar el caos.

Los ojos

Los ojos proporcionan una ruta especialmente importante para la toxicidad debida a las pantallas electrónicas, independientemente del contenido que se estuviera procesando. ¿Cómo se da esta comunicación entre la estimulación antinatural por parte de una pantalla y el cerebro? Los ojos están conectados directamente con el sistema nervioso central, que permite que el entorno físico tenga una influencia enorme sobre la actividad cerebral. De hecho, los ojos son la única parte del sistema nervioso central expuesta al mundo exterior. Directamente detrás de cada ojo están la retina y el nervio óptico, que reciben información del entorno en forma de luz. Los nervios ópticos se extienden desde la parte posterior de cada ojo y luego se cruzan en la base del cerebro, donde se comunican con la pequeña pero vital glándula pineal o epífisis, cuya tarea principal es ayudar a regular los ciclos de sueño y vigilia mediante la secreción de una hormona del sueño (melatonina) desencadenada por la oscuridad.

Existen por lo menos tres «rutas» relacionadas con los ojos a las que se puede acceder. En primer lugar, como las pantallas electrónicas emiten una luz artificialmente intensa, transmiten una información al cerebro que no concuerda con lo que está sucediendo en el mundo real, lo que desincroniza el reloj del organismo y otros ritmos biológicos.[1] En segundo lugar, interaccionar con pantallas bidimensionales altera los movimientos normales de los músculos oculares, incluyendo aquellos usados para los cambios de profundidad. Esto influye en el desarrollo visual y vestibular (relacionado con el sentido del equilibrio y la postura corporal), la cognición y la regulación de los estados de ánimo. En tercer lugar, los dispositivos electrónicos proporcionan una estimulación visual intensa, antinatural y «llamativa» que afecta a los procesos sensoriales y de la atención.[2] Esto es cierto, independientemente de cuál sea el contenido concreto. Así pues, los dispositivos con pantalla afectan a tu hijo a través de sus ojos mediante la luz, las señales para movimientos musculares y la estimulación visual.

El propio ojo puede sufrir también. Aparte de la tensión ocular o «síndrome visual informático», que provoca una visión borrosa, cefaleas y unos ojos secos e irritados,[3] la luz LED que emiten las pantallas se ha visto implicada en daños a la retina en varios estudios científicos realizados en el laboratorio y con animales.[4] Tanto la luz azul como la luz intensa se han visto implicadas. El tiempo frente a pantallas también se ha relacionado cada vez más con el estrechamiento de los vasos sanguíneos retinianos, que son un marcador de la enfermedad cardiovascular.[5]

El cerebro

El segundo punto de acceso para las actividades que implican el uso de pantallas es el propio cerebro. El cerebro está diseñado desde el punto de vista evolutivo para responder a la entrada de información visual estimulante (brillo, color, contraste y movimiento), que recibe el nombre de *respuesta de orientación*. En los tiempos en los que teníamos que cazar, recolectar o pescar para obtener nuestro alimento, este tipo de entrada de información sensorial sugería la presencia de una presa o de depredadores, y una respuesta rápida a esta entrada de información incrementaba nuestras probabilidades de supervivencia. En otras palabras, la respuesta de orientación nos ayuda a valorar una amenaza antes de determinar si luchar o huir. Sin embargo, cuando estos estímulos son creados de forma artificial, la respuesta de orientación del cerebro queda secuestrada, generándose cambios químicos, eléctricos y mecánicos que elevan los niveles de excitación. Cuando esto sucede repetidamente, el cerebro permanece en un estado de alerta exacerbada.

Los aparatos con pantalla acceden al cerebro también a un nivel psicológico. Los videojuegos, por ejemplo, están diseñados intencionadamente para explotar las necesidades psicológicas y, por tanto, activar los circuitos de recompensa naturales, liberando sustancias químicas en el cerebro que nos hacen sentir bien. El cerebro también se ve atraído por el tiempo frente a pantallas interactivas por otras razones psicológicas, entre las que se incluyen nuestra necesidad de gratificación inmediata y de reactividad, que son aspectos que pueden proporcionarnos los videojuegos, las redes sociales, el uso de Internet e incluso la redacción de mensajes de texto.

El organismo

Además de los efectos de las pantallas electrónicas sobre los ojos y el cerebro, tenemos los efectos sobre el organismo de tu hijo. Con la interacción con pantallas electrónicas, la sangre fluye lejos de órganos como los intestinos y los órganos reproductores, y va hacia las extremidades y el corazón. El ritmo cardíaco y la presión sanguínea aumentan, y se secretan hormonas del estrés, preparando al cuerpo para la lucha o la huida. Esta reacción puede no resultar sorprendente cuando se tiene en cuenta cómo puede responder un niño jugando a un videojuego de acción pero, de hecho, las investigaciones científicas nos dicen que cualquier tiempo frente a pantallas genera cambios sutiles en el sistema cardiovascular que puede provocar daños con el tiempo.[6] Además, permanecer sentado durante períodos prolongados puede causar cambios dañinos para el organismo en tan sólo treinta minutos, y la mayoría del tiempo frente a pantallas se pasa de forma sedentaria.

El hecho de que el tiempo frente a pantallas esté relacionado con el *síndrome metabólico* es revelador. El síndrome metabólico es una combinación de una presión sanguínea elevada, ganancia de peso en la zona de la cintura («michelines»), unos niveles de colesterol anómalos y una glucemia o nivel de azúcar en sangre en ayunas elevado. Se trata de un problema grave que puede conducir a padecer diabetes, cardiopatías y accidentes cerebrovasculares. Hasta hace poco esto rara vez se veía en niños, y ahora resulta común. No está claro por qué se desarrolla en algunos, y no en otros, pero se cree que está relacionado con el estrés crónico y la falta de sueño. Lo que resulta incluso más revelador es el hecho de que el vínculo entre el síndrome metabólico y el tiempo frente a pantallas es cierto, independientemente del nivel de actividad: un hallazgo que sugiere que el tiempo frente a pantallas provoca cambios fisiológicos perjudiciales que se encuentran por encima y más allá de los cambios que se ven en aquellos con unos niveles de actividad bajos.[7]

El campo electromagnético biológico

La matriz de los campos electromagnéticos biológicos presente en el cuerpo humano representa otra interconexión entre los aparatos electrónicos y tu hijo, pero hablaremos de esto en mayor detalle en el apéndice C, que se ocupa de los CEM.

Completamente revolucionado: los mecanismos de lucha o huida relacionados con el tiempo frente a pantallas

Así, a través de los ojos, el cerebro y el cuerpo, el uso de aparatos electrónicos con pantalla envía mensajes antinaturales e hiperestimulantes al sistema nervioso. Mediante estas rutas, numerosos mecanismos promueven y mantienen la respuesta de lucha o huida, conduciendo a una hiperexcitación crónica relacionada con el SPE. No hace falta mucho tiempo de exposición a pantallas para que algunos niños se revolucionen completamente, ya que pueden darse tantos mecanismos al mismo tiempo que después se alimentan los unos a los otros. Cada uno de estos mecanismos puede autoperpetuar el ciclo del estrés, al tiempo que reduce, simultáneamente, la resistencia de un niño al estrés futuro. La figura 2 nos muestra la serie de factores relacionados con las pantallas que pueden provocar reacciones de lucha o huida. Echemos un vistazo a estos factores de uno en uno.

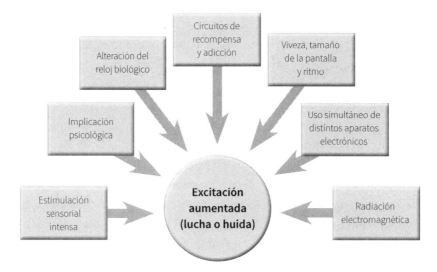

Figura 2. Factores relacionados con el tiempo frente a pantallas que contribuyen a la hiperexcitación o la respuesta de lucha o huida.

Estimulación sensorial intensa

El brillo de la pantalla, los movimientos rápidos y los colores hipersaturados contribuyen, todos ellos, a la sobrecarga sensorial visual.[8] La intensa estimulación realza la atención y la excitación, alimentando la reacción de lucha o huida.[9] Además, la estimulación excesiva puede abrumar al sistema sensorial, provocando que otras partes del cerebro dejen de funcionar para compensar. Después, el cerebro experimenta cierta privación sensorial, que puede provocar molestias y conducir a la irritabilidad. Algunas personas incluso pueden sufrir convulsiones relacionadas con la luz o las pantallas, tics nerviosos y migrañas cuando una estimulación visual intensa provoca una excitabilidad eléctrica o el «sobrecalentamiento» de las redes cerebrales.[10] En Japón, en 1997, más de setecientas personas, principalmente niños, sufrieron convulsiones y vómitos después de ver cierto episodio de los dibujos animados Pokémon en el que aparecían luces de colores que destellaban en una escena que mostraba a dos personajes luchando.[11] La amplia mayoría de las víctimas nunca antes habían sufrido convulsiones. Aunque es extremo, este ejemplo muestra lo íntima que es la relación entre los ojos y el cerebro. Deberíamos considerar los efectos visuales procedentes de la interacción con pantallas electrónicas como un espectro de síntomas, con las convulsiones, los tic nerviosos y las migrañas como las manifestaciones más graves o tangibles por un lado, y la «irritación» cotidiana y la disfunción general del sistema nervioso, por otro.

Otra reacción relacionada con lo sensorial frente a un tiempo prolongado frente a pantallas es el *fenómeno de transferencia de los videojuegos*, en el que los usuarios experimentan alucinaciones visuales de objetos relacionados con los juegos, como una impronta, tras un período prolongado de juego.[12] Desde una perspectiva del desarrollo, la exposición repetida a estímulos sensoriales intensos conduce a un sistema visual hiperactivo: el niño intentará prestar atención a todo lo que hay a su alrededor, haciendo que le resulte difícil concentrarse y provocando otros problemas de integración sensorial.[13]

Contenidos o actividades que provocan una implicación psicológica

Aunque no todas las actividades con pantallas son juegos, las que lo son añaden otra capa a la historia de la lucha o la huida. Como la necesidad de ganar o mejorar se ve reforzada repetidamente de algún modo durante el juego (mediante la obtención de recompensas, escapando de amenazas, avanzando hasta llegar al siguiente nivel, etc.), el jugador se va hiperexcitando más y más. Mientas tanto, se secreta dopamina (sustancia química cerebral que nos hace sentirnos bien), y el jugador querrá seguir jugando (frecuentemente durante mucho más tiempo del planeado). Cuanto más interesante o cautivador sea un juego, más incrementará la atención y la excitación relacionadas con la dopamina, lo que se refuerza a sí mismo a lo largo del tiempo y hace que resulte más difícil dejar de jugar. Los diseñadores de videojuegos son unos completos *genios* en lo tocante a cadencia e intensidad de las recompensas en estos juegos.[14]

En términos del contenido (tanto para los videojuegos como para el uso de Internet), las imágenes violentas, competitivas, sexuales, vívidas, interesantes, retadoras y estrambóticas incrementan la excitación o las reacciones de lucha o huida.[15] Se sabe que los juegos de rol, como los juegos de rol multijugador en la red (JRMJR, más conocidos por sus siglas en inglés como MMORPG), son especialmente adictivos.[16] En parte, pueden ser cautivadores porque juegan con las necesidades de desarrollo de los adolescentes, como la formación de la identidad.[17] En el caso de los niños más pequeños, el juego Minecraft, que consiste en construir estructuras, objetos y armas de distintos materiales en forma de bloques (actividades que parecen relativamente benignas a primera vista) se describe con frecuencia como «hipnótico» por los progenitores, ya que sus hijos se «obsesionan» con él.[18]

La alteración del reloj biológico

Tanto la luz natural como la artificial transmiten información al cerebro y provocan un impacto sobre los biorritmos del organismo, incluyendo el ciclo de sueño y vigilia, el «ritmo circadiano» y los ciclos de las hormonas, que tienen variaciones diarias, mensuales y estacionales.[19] Tal y como se ha mencionado, cuando el cerebro está expuesto a la luz artificialmente intensa de las pantallas electrónicas, la hormona señalizadora del sueño (la melatonina) se ve reprimida, y los biorritmos naturales se ven alterados.[20] Además, la luz procedente de las pantallas tiende a ser rica en tonos azules, lo que es sobre todo perjudicial, ya que la luz azul imita la luz diurna. Los niveles bajos de melatonina están relacionados con los estados de depresión y los inflamatorios (como el cáncer y el autismo), además de con alteraciones en la función hormonal, entre las que se incluyen las hormonas de la reproducción.[21] Aparte de la represión de la melatonina, la luz por la noche está relacionada con otras anomalías hormonales, como unos niveles bajos de hormona del crecimiento.[22] Estos cambios en los biorritmos y la producción de melatonina dan como resultado una mala calidad del sueño porque el organismo no entra en las fases más profundas del ciclo del sueño con tanta frecuencia o durante tanto tiempo como resultaría saludable. Los estudios también muestran que la exposición a pantallas retrasa el inicio del sueño, suprime la fase REM (que necesitamos para «hacer limpieza» y asentar el aprendizaje) y evita que la temperatura corporal descienda hasta niveles que respaldan el sueño profundo.[23]

Sin un sueño reparador, el cerebro no funciona adecuadamente. Los músculos se vuelven tensos, y al día siguiente te sientes cansado (incluso aunque el tiempo total de sueño fuera suficiente). Para compensar, el organismo secreta más hormonas del estrés para mantenerte despierto, perpetuando un círculo vicioso. Incluso las exposiciones breves a pantallas electrónicas (como por ejemplo quince minutos) próximas a la hora de irse a dormir pueden provocar estos cambios. Aunque los tonos azules de una pantalla son mucho más potentes en términos de la supresión de la melatonina, se ha visto que la luz roja y los monitores que atenúan la luz emitida durante las horas vespertinas siguen siendo bastante perjudiciales.[24] Lo que resulta interesante es que un estudio científico mostró que la radiación electromagnética procedente de torres repetidoras de telefonía móvil provocaba un grado similar de supresión de la melatonina,[25] lo que sugeriría que la exposición a un dispositivo con pantalla sumado a los CEM podría proporcionar un «doble puñetazo» en términos de alteraciones del sueño.

La luz por la noche: efectos sobre el sueño, el estado de ánimo y la cognición

En general, el sueño no reparador provoca tensión, hipervigilancia (estar «en un estado de alerta»), una mala memoria, irritabilidad y un mal rendimiento en la escuela o el trabajo.[26] Un estudio científico sobre el sueño realizado en 2010 en el centro médico JFK Medical Center mostró que más de la mitad de los niños que usaban aparatos electrónicos por la noche no sólo sufrían problemas de sueño, sino también otros relacionados con el estado de ánimo y cognitivos durante el día.[27] Otros estudios han relacionado la luz durante la noche procedente de aparatos electrónicos con la depresión y las tendencias suicidas,[28] y algunos especulan que los ritmos circadianos alterados conducen a unos niveles bajos de serotonina (la sustancia química cerebral del bienestar).[29]

No existe una «dosis segura» de redacción de mensajes de texto después de la hora de apagar las luces que no provoque alteraciones en el sueño y sopor durante el día.[30] Los adolescentes son tristemente conocidos por enviar mensajes de texto por la noche, y algunos incluso duermen con sus teléfonos móviles. Lamentablemente, tanto los niños como los adolescentes usan también ordenadores por la tarde y la noche para hacer trabajos escolares, haciendo así que las alteraciones del sueño relacionadas con las pantallas sean un problema ubicuo.

Circuitos de recompensa y adicción

Existen, en la actualidad, muchas discusiones sobre si los juegos intensos con videojuegos o el uso de Internet pueden considerarse una adicción. La relación entre el tiempo frente a pantallas interactivas, la adicción y el estrés es compleja, pero algunos estudios clave aportan luz sobre el problema. En la actualidad existen abundantes pruebas que respaldan el concepto de la adicción a las pantallas o la tecnología, pero puede que los estudios con imágenes procedentes de tomografías o escáneres sean más convincentes. Las investigaciones con escáneres cerebrales indican que cuando a los jugadores de videojuegos empedernidos (o incluso los individuos que ansían jugar a videojuegos) se les muestran tráilers de juegos de ordenador, sus cerebros «se encienden» exactamente en las mismas zonas del cerebro que alguien adicto a las drogas.[31] Un estudio mostró que en aquellos estudiantes universitarios que informaban de ansias por jugar a juegos en la red, simplemente seis semanas en cantidades importantes de videojuegos en Internet provocaba cambios en el córtex prefrontal (una parte del lóbulo frontal, el centro ejecutivo del cerebro) en esos estudiantes similares a los que se ven en las fases precoces de la adicción.[32] Los estudios sobre la adicción a Internet y a los videojuegos en adolescentes y adultos jóvenes han encontrado pruebas físicas claras de que se dan daños cerebrales con su uso abusivo.[33] Otros estudios con escáneres cerebrales han demostrado que jugar a videojuegos hace que se secreten grandes cantidades de dopamina,[34] la principal sustancia química cerebral relacionada con los circuitos de recompensa que se activan con las adicciones.

¿Cómo sucede todo esto si no hay una «sustancia» tóxica? El uso compulsivo de videojuegos y de Internet puede considerarse una *adicción a la excitación*: es decir, el usuario se vuelve adicto a niveles elevados de estimulación y excitación y necesita más estimulación para alcanzar o mantener esa sensación. La tolerancia se produce porque los circuitos de recompensa (exactamente los mismos circuitos de recompensa que hay en el cerebro y que están implicados en las adicciones químicas) se hiperactivan. En otras palabras, los circuitos quedan desensibilizados debido a su uso excesivo. Mientras tanto, además del «subidón» de hormonas del estrés secretadas durante el uso, la persona adicta a las pantallas experimenta reacciones de estrés en otros momentos: cuando no puede jugar, cuando ansía jugar o negocia para hacerlo, cuando experimenta un síndrome de abstinencia físico o psicológico con respecto al juego y cuando el juego es interrumpido. Así pues, las reacciones de estrés relacionadas con el proceso de adicción agravan el estrés del propio tiempo frente a pantallas.

Aunque la adicción a las pantallas es menos común que el SPE, es posible que el SPE pueda allanar el camino para la adicción a la tecnología y *otras* adicciones en los niños y los adolescentes. El ciclo de ansiar los juegos, jugar y luego retirarlos no sólo genera estrés, sino que también hace que el cerebro sea más sensible a él, dando como resultado una «respuesta de gatillo hipersensible» a factores estresantes incluso leves: un patrón que se sabe que se desarrolla en personas que abusan de sustancias.[35] La incapacidad para lidiar con el estrés conduce a la necesidad de huir, y el usuario o consumidor usa o consume más. De hecho, se ha visto que el «escapismo» (usando el tiempo frente a pantallas para evitar la realidad) es un predictor de la adicción a los videojuegos.[36] Así pues, la excitación y la activación de los circuitos de recompensa de forma repetida inducidas por el uso de aparatos electrónicos puede «preparar» al cerebro no sólo para la adicción a la tecnología, sino también para otras adicciones.[37]

Viveza, tamaño de la pantalla y ritmo

Independientemente del tema de discusión, el estilo o forma en que se aporta el contenido tiene su propio impacto. Las investigaciones indican que el movimiento, los *zoom*, las panorámicas, los cortes y la viveza (lo «reales» que son las imágenes) desencadenan la respuesta de orientación y contribuyen a las reacciones repetidas de lucha o huida.[38] El tamaño de la pantalla afecta también a los niveles de excitación, de manera que las pantallas más grandes producen los mayores niveles de excitación. Vale la pena señalar que en el mercado actual, tanto si el aparato se sostiene en las manos, es un ordenador portátil, se trata del monitor de un ordenador de sobremesa o de un televisor, la moda es que «cuanto mayor, mejor».[39] Con respecto a la actividad en Internet, la velocidad y la frecuencia de las descargas y el uso del vídeo contribuyen al estado de alerta y la excitación, que se suma al aportado por los contenidos.[40] A medida que la tecnología mejora, también lo hace su capacidad de atraer y excitar.[41]

El uso simultáneo de distintos aparatos electrónicos

La multitarea (el uso simultáneo de distintos aparatos electrónicos) podría definirse, más exactamente, como «el cambio entre tareas». Hacer juegos malabares con más de una tarea a la vez incrementa las exigencias cognitivas sobre el cerebro, lo que hace aumentar los niveles de excitación y estrés. (Y el simple hecho de que se pueda considerar a tu hijo «bueno en eso» no significa que la multitarea sea buena para él). Los niños chatean ahora mientras juegan en la red, usan Skype y escriben mensajes de texto mientras hacen sus tareas escolares, y envían correos electrónicos y navegan por Internet en un teléfono inteligente mientras ven la televisión. Los estudios muestran que la multitarea está relacionada con el estrés psicológico, una cognición afectada y un estado de ánimo negativo debido al cambio frecuente del punto de atención, la experiencia y la ineficiencia causada por verse interrumpido frecuentemente y la sobrecarga sensorial.[42]

La radiación procedente de campos electromagnéticos (CEM)

Los CEM representan otra posible fuente de hiperexcitación y de otras reacciones producto del estrés, por lo menos para algunas personas. Al igual que otros aspectos de los aparatos electrónicos, los CEM pueden inducir estrés directamente o justo después de la exposición, e indirectamente, afectando a la calidad del sueño. Varios estudios han demostrado unos efectos inmediatos sobre marcadores del estrés concretos, y otras investigaciones sugieren que los patrones de sueño y los biorritmos pueden verse afectados. Se ha visto que las reacciones de estrés también se dan a nivel celular. *Véase* el apéndice sobre los CEM para acceder a una discusión más detallada sobre estas investigaciones.

El estrés crónico, la hiperexcitación y tu hijo

El estrés crónico y la hiperexcitación suelen conducir a algún tipo de desregulación (la pérdida de la capacidad de modular respuestas de una manera adecuada al entorno actual). Esto puede darse en cualquiera, independientemente de cuál sea la fuente del estrés, y tal y como hemos visto, se da en los niños debido al tiempo frente a pantallas, lo que conduce al SPE.

Tal y como describo en la introducción, el hecho de haber trabajado muy de cerca con niños que habían experimentado traumas graves producto de los maltratos y el abandono me permitió reconocer que el tiempo frente a pantallas podía inducir síntomas que imitaban a aquellos que se veían en niños que se encontraban permanentemente en «modo de supervivencia». En esta sección, me fijo en mayor detalle en cómo afectan el estrés crónico y la hiperexcitación a los niños en términos de la fisiología y el comportamiento, usando la historia de Aiden para ilustrar ciertos puntos. Como el SPE es, en esencia, un síndrome de estrés, examinar cómo se manifiesta en los niños puede ilustrar por qué el SPE provoca tantos problemas con tanta facilidad. La figura 3 bosqueja la miríada de disfunciones biológicas, psicológicas y sociales provocadas por el estrés. Todos estos impactos se observan también en el Síndrome de la Pantalla Electrónica.

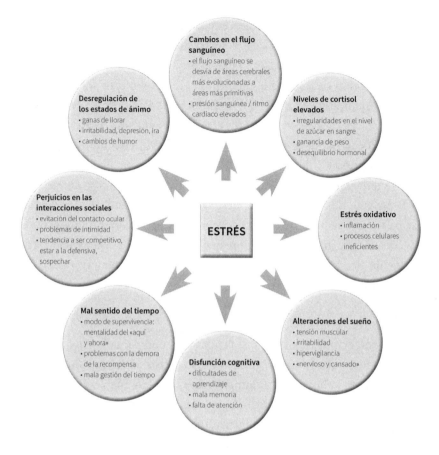

Figura 3. Efectos del estrés crónico y la hiperexcitación. (Este gráfico no incluye todas las reacciones de estrés, y algunos de estos factores están interrelacionados).

Cambios en el flujo sanguíneo

Este mecanismo tiene unas implicaciones potenciales a largo plazo para el desarrollo cerebral. Cuando padecemos estrés, el flujo sanguíneo en el cerebro es desviado repetidamente de áreas que se encargan del pensamiento superior (el córtex, corteza cerebral o cerebro «nuevo», que se encuentra en la capa más externa) hacia áreas más primitivas (el sistema límbico, o cerebro «viejo», ubicado en el interior, en zonas profundas). En otras palabras, la sangre es enviada a las áreas implicadas en la supervivencia. De forma parecida, cuando se da una adicción de cualquier tipo durante la adolescencia, ésta tiende a dificultar el desarrollo del lóbulo frontal del cerebro, que es responsable de la toma de decisiones, la organización, la atención, el control de los impulsos, la culminación de tareas y la regulación emocional (por sólo nombrar algunos ejemplos). Si el tiempo frente a pantallas interactivas induce una respuesta de estrés y activa los circuitos de recompensa y adicción, ¿podría afectar al desarrollo mediante la reducción del flujo sanguíneo hacia el córtex y el lóbulo frontal? Ciertamente, muy bien pudiera ser así. Lo que resulta interesante es que cuando he tratado a pacientes con el Programa de Reinicio y después siguen manteniéndose alejados de las pantallas, parecen madurar, en cuanto al desarrollo, a grandes pasos en cuestión de meses. Esto sugiere que la liberación de las pantallas redirige un buen flujo de sangre de vuelta al lóbulo frontal, respaldando así un desarrollo cerebral saludable.

Niveles de cortisol elevados

Las investigaciones sugieren que la actividad con pantallas electrónicas está relacionada con una regulación del cortisol alterada.[43] Aunque la adrenalina es la hormona dominante secretada en una reacción aguda ante el estrés, la hormona normalmente relacionada con el estrés crónico es el cortisol. De hecho, el cortisol sirve para proteger al organismo de las reacciones de estrés, pero unos niveles elevados de cortisol a lo largo del tiempo provocan daños. De hecho, unos niveles de cortisol crónicamente altos están relacionados con la obesidad, una presión sanguínea elevada, la diabetes, el síndrome metabólico y el desequilibrio hormonal.[44] Durante los momentos de estrés, cuando el organismo necesita un acceso rápido al combustible, el cortisol «suelta las riendas» del control de los niveles de azúcar en sangre contrarrestando la insulina. A corto plazo esto se traduce en unos niveles de azúcar en sangre inestables, pero a largo plazo puede conducir a la ganancia de peso concentrada en la zona abdominal y a problemas con la regulación de la insulina. Recuerda cómo Aiden ansía los dulces tras su altercado. Los niños sometidos a estrés suelen tener antojo de golosinas u otros carbohidratos debido a las fluctuaciones de los niveles de azúcar en sangre. Como ya se ha mencionado, las investigaciones muestran que el tiempo frente a pantallas supone un factor de riesgo para el síndrome metabólico, independientemente del nivel de actividad, y es probable que los niveles elevados de cortisol sean una de las razones que lo expliquen.

Además, unos niveles de cortisol altos desequilibran la producción de otras hormonas, como la tiroidea y las hormonas reproductoras, y con el tiempo, el exceso de cortisol daña el cerebro.[45] Los niveles de cortisol crónicamente elevados generan el caos en los sistemas nervioso, cardiovascular, metabólico y hormonal.

El estrés oxidativo

El estrés crónico (de origen electrónico o de otro tipo) somete a estrés al mismísimo sistema que combate el estrés. A nivel molecular, todas las reacciones celulares que se dan en el organismo generan *radicales libres*, que son electrones desparejados e inestables que deben captar rápidamente otro electrón para estabilizarse. Cuando una célula está sana, los radicales libres son «depredados» por una cantidad adecuada de antioxidantes (que son tanto ingeridos en forma de nutrientes como producidos por la propia célula) y el equilibrio se mantiene; pero cuando las defensas de la célula se encuentran superadas por demasiados factores estresantes, los antioxidantes se agotan, y aparece el estrés oxidativo (una cantidad excesiva de radicales libres). A medida que los radicales libres crecen sin control, las moléculas inestables que los contienen se ven forzadas a «capturar» electrones de nuestros tejidos. Las grasas, las proteínas y el ADN cercanos son, normalmente, los elementos vulnerables a los ataques. Por último, este proceso genera inflamación, daños tisulares e ineficiencia, comprometiendo todavía más la capacidad de la célula para enfrentarse al estrés agudo y en desarrollo.

Por desgracia, el cerebro es muy susceptible al estrés oxidativo por diversas razones. En primer lugar, el estrés oxidativo puede provocar alteraciones en la barrera hematoencefálica, haciendo que el cerebro sea más vulnerable a las toxinas de las que debería estar protegido. En segundo lugar, también es relativamente difícil hacer que lleguen nutrientes antioxidantes al *interior* del cerebro y que podrían proporcionarle, potencialmente, protección, así que nunca se dispone de una gran cantidad de defensas. Y en tercer lugar, el estrés oxidativo tiende a atacar a las vainas lipídicas que aíslan las células cerebrales, lo que puede provocar unas descargas aberrantes de neurotransmisores en las redes neuronales cerebrales. Mientras, un cerebro en desarrollo (ya que es muy dinámico y tiene unas necesidades de energía mayores) es más vulnerable al estrés oxidativo que un cerebro adulto plenamente formado. Esto significa que el cerebro de un niño (sobre todo si ya está comprometido por un trastorno mental) desarrollará daños debido al estrés oxidativo con relativa rapidez. Los ojos también son vulnerables al estrés oxidativo: los estudios sobre daños retinianos mencionados anteriormente también encontraron marcadores relacionados con el estrés oxidativo.[46]

Alteraciones del sueño

Ya se han mencionado los efectos de amplio alcance de un sueño de mala calidad, y puede darse en los niños después de una simple noche sin descansar lo suficiente. Un sueño de mala calidad va de la mano del estrés agudo y el crónico. En el caso de Aiden, jugar a videojuegos (y el subsiguiente ataque de ira de lucha o huida) da como resultado un sueño no reparador que no permite a su cerebro recuperarse adecuadamente. Después de una noche de un sueño de mala calidad, el cuerpo produce adrenalina para superar el día, lo que entonces puede provocar dificultades para quedarse dormido o mantenerse dormido la noche siguiente. El sueño no reparador agrava la hiperexcitación y deja a un niño «nervioso y cansado».

La higiene del sueño consiste en un conjunto de prácticas que los expertos en el sueño recomiendan para conseguir un sueño de calidad a diario. Las recomendaciones incluyen unos bajos niveles de estimulación por la tarde, hacer ejercicio y la exposición a mucha luz natural durante el día, eliminar los aparatos eléctronicos del dormitorio y ceñirse a una rutina regular de sueño y vigilia. Los niños y los adolescentes estresados tienden a tener un mala higiene del sueño si se les deja abandonados a su suerte.

La disfunción cognitiva

Si alguna vez has descrito a tu hijo como si estuviera, aparentemente «fuera de sí» o «embobado», puede que estés siendo testigo de la disfunción cognitiva que se da cuando el cerebro acaba de ser expuesto a algo que considera estresante. Cuando Aiden intenta prepararse para ir a la cama después de su berrinche, no puede tranquilizarse del todo y tiene problemas para seguir unos pasos secuenciales. Después de una noche con un sueño poco reparador, sigue combatiendo con la concentración mucho después de que el videojuego se haya apagado. El estrés afecta a la capacidad para asimilar datos nuevos, retener información nueva y ejecutar tareas. La memoria a corto plazo sufre. La disfunción cognitiva se traduce entonces en forma de olvidos a la hora de completar o entregar las tareas escolares, calificaciones que empeoran y la tendencia a perder cosas. El estrés crónico o el repetido provoca efectos incluso más alarmantes, entre los que se incluyen la pérdida de neuronas o células cerebrales, especialmente en el hipocampo, que es un área importante para formar y almacenar recuerdos.[47]

Mal sentido del tiempo

Tanto el *sentido del tiempo* como su *gestión* pueden verse afectados por el estrés. Si pudiéramos preguntar a Aiden en ese momento durante cuánto tiempo había estado jugando a su videojuego, con toda probabilidad calcularía por lo bajo el tiempo empleado, incluso aunque estuviera siendo honesto y no estuviera intentando minimizarlo para evitar meterse en problemas. De hecho, se ha visto que jugar a videojuegos provoca una *distorsión del sentido del tiempo* en los jugadores de forma prácticamente universal.[48] Tanto los videojuegos como el uso de Internet provocan problemas con la *gestión* del tiempo: llegar tarde, subestimar el tiempo que llevará una tarea, posponer las cosas, olvidar citas y actividades, etc. Lo que resulta interesante es que los niños con un amplio historial de traumas tienen grandes dificultades con la percepción del tiempo. Parecen estar constantemente atascados en el momento, incapaces de mirar hacia delante o hacia atrás: una ventaja si estás intentando sobrevivir. Concentrarse en «el aquí y el ahora» ayuda a la supervivencia en situaciones extremas; pero en la vida cotidiana, se traduce en forma de acciones impulsivas, repitiendo errores por no lograr reflexionar sobre sus consecuencias, y la incapacidad de concentrarse en objetivos futuros.

Perjuicios en las interacciones sociales

La mismísima esencia del modo de supervivencia se centra alrededor de la actitud defensiva. Mientras se está en este estado, mostrarse abierto y cercano genera vulnerabilidad y, por tanto, supone una amenaza. Durante la rabieta de Aiden, el contacto ocular directo con su tía le provoca. Se trata de una reacción primitiva, y ésa es la razón por la cual no miramos fijamente a los ojos a los perros desconocidos, ya que lo considerarían una amenaza. Intenta mantener un contacto ocular prolongado con tu hijo después de que haya jugado a videojuegos: lo más probable es que se sienta incómodo y aparte la mirada.

Los niños hiperexcitados crónicamente se ponen con facilidad a la defensiva cuando juegan a juegos y suelen ser «malos perdedores». Pueden sentirse tratados de manera injusta cuando algo sucede por casualidad y son más propensos a hacer trampas. Estos comportamientos pueden darse en la red y en otros escenarios, como por ejemplo en un parque infantil. A medida que esta actitud defensiva aumenta, las relaciones del niño pueden verse afectadas. Lo que resulta interesante es que mientras tanto niños como adultos afirman que las redes sociales les ayudan a sentirse conectados con los demás, sucede que, de hecho, el tiempo pasado en la red hace que, en realidad, la depresión y una sensación de aislamiento social aumenten.[49]

Desregulación de los estados de ánimo

La desregulación emocional (o del estado de ánimo) es uno de los productos finales de todas estas rutas y mecanismos alterados, y casi siempre está presente cuando un niño está crónicamente hiperexcitado. Se da cuando la respuesta de lucha o huida provoca cambios en los sistemas mecánicos, químicos y eléctricos (como el flujo sanguíneo, la química cerebral y las hormonas, y unas redes hiperestimuladas) y se ve agravada por un sueño de mala calidad. La desregulación del estado de ánimo se caracteriza por una baja tolerancia a la frustración, las ganas de llorar, la irritabilidad, los cambios de humor, las crisis nerviosas o las agresiones. Aiden se vuelve extremadamente volátil desde el punto de vista emocional justo después de jugar a videojuegos, y luego sigue sintiéndose irritable y ansioso durante días y semanas. Si alguna vez te has sentido como «debiendo tener un cuidado exquisito» con tu hijo, entonces es probable que también estés muy familiarizado con este fenómeno.

Para obtener un resumen que reúna todos los mecanismos y las consecuencias potenciales, *véase* la tabla del apéndice A: «Tabla de los mecanismos y los efectos fisiológicos del tiempo frente a pantallas interactivas».

Puntos del capítulo 2 que hay que recordar

- El cerebro no distingue entre las amenazas reales y las percibidas como tales, y la estimulación artificialmente intensa que procede de los aparatos electrónicos con pantalla provoca una reacción psicológica y fisiológica de lucha o huida, con independencia del contenido.
- Estas reacciones tienen unos efectos tanto inmediatos como acumulativos que pueden provocar daños con el tiempo.
- Los dispositivos con pantalla interaccionan con tu hijo a través de los ojos, el cerebro y el organismo, desencadenando cambios en el flujo sanguíneo, la química cerebral, la excitabilidad eléctrica y las hormonas.
- Como los ojos son una prolongación directa del sistema nervioso central, proporcionan una ruta para que la luz artificialmente intensa suprima la melatonina (la hormona del sueño) y desincronice el reloj biológico, además de para la hiperestimulación del sistema sensorial.
- Numerosos mecanismos, entre los que se incluyen la alteración del sueño, los circuitos de recompensa/adicción, los cambios en el flujo de la sangre que llega al cerebro, unas experiencias sensoriales intensas y unos contenidos cautivadores precipitan y perpetúan una respuesta de estrés continua.
- Las alteraciones del sueño relacionadas con aparatos electrónicos generan, por sí mismas, un círculo vicioso de agotamiento, un estado de ánimo y una cognición comprometidos, más estrés debido a la disfunción, más insomnio y el ansia de más estimulación.
- Estudiar los efectos conocidos del estrés crónico y la hiperexcitación puede ayudar a visualizar cómo el tiempo frente a pantallas puede afectar al comportamiento, el estado de ánimo y las habilidades sociales de tu hijo.

CAPÍTULO 3

UN CAMALEÓN INSIDIOSO

Cómo el SPE imita a una amplia variedad
de trastornos psiquiátricos, neurológicos
y comportamentales

*«El sistema de la naturaleza, del que el hombre forma parte,
tiende a equilibrarse, adaptarse y limpiarse a sí mismo.
No sucede lo mismo con la tecnología».*
E. F. SCHUMACHER, LO PEQUEÑO ES HERMOSO[1]

*«Para obtener una lista de todas las formas en las que la tecnología
no ha logrado mejorar la calidad de vida, presione la tecla 3».*
ALICE KAHN

Históricamente, ciertos «agentes» infecciosos se han vuelto tristemente
célebres por su capacidad para invadir, aleatoriamente, el sistema nervioso de una víctima, proporcionándoles una sorprendente aptitud de
imitar distintos trastornos neurológicos y psiquiátricos. De hecho, tanto la sífilis como la enfermedad de Lyme han recibido el apodo de «el
Gran Imitador».[2] No es de sorprender que ambas enfermedades sean
también consideradas fuentes de diagnósticos erróneos, además de tratamientos equivocados.

Otros tipos de agresores de la salud mental muestra una naturaleza similar. Las intolerancias alimentarias, como la del gluten o la sensibilidad a los productos lácteos, tienen la capacidad de inflamar el cerebro y el organismo, y de provocar síntomas que van desde la irritabilidad y la hiperactividad hasta la fatiga y la bruma mental. El abuso de los estupefacientes, como la cocaína y la metanfetamina, puede provocar unas presentaciones enormemente variables: síntomas que oscilan entre una ansiedad o depresión leves hasta cambios de personalidad y una psicosis franca. Se sabe que todos los agresores o agentes causales anteriores (infecciones, ciertas proteínas alimentarias y las drogas ilegales) pueden provocar una disfunción generalizada y una amplia variedad de síntomas en algunas personas, y síntomas más «clásicos» en otras, generando retos para el diagnóstico y el tratamiento adecuado.

Por tanto, no es una exageración tan grande imaginar que si el tiempo frente a pantallas tiene la capacidad de irritar al sistema nervioso en general, su síndrome correspondiente podría imitar o amplificar secretamente trastornos más concretos. El SPE «cambia de forma», de modo que los médicos y los progenitores pueden pensar que están viendo una cosa cuando, de hecho, el verdadero culpable es el SPE. Para hacer las cosas todavía más confusas, la forma en la que el SPE se presenta depende no sólo de la constitución (genética) subyacente de un niño, sino también de su entorno actual y su fase del desarrollo y, por tanto, a veces se transforma en distintos entes incluso en el mismo chico. En otras palabras, independientemente de la naturaleza de los problemas de tu hijo, vale la pena estar atento al SPE.

La naturaleza cambiante del Síndrome de la Pantalla Electrónica

Este capítulo clasifica y describe las formas en las que el SPE puede exacerbar o imitar distintos problemas de salud mental y neurológica. Esto cubre mucho terreno, y puede que primero quieras fijarte en las secciones que se ocupan de los tipos de disfunción que sabes que aplican a tu hijo y después leer el capítulo mas detenidamente. He basado estos hallazgos en mi propia experiencia clínica y la de otros, y en investigaciones emergentes relevantes acerca de los aparatos electrónicos y estos trastornos. Dicho de otro modo, este capítulo expone la suma de lo que vemos, sabemos y estamos averiguando sobre los efectos del tiempo frente a pantallas. Nótese que para algunos trastornos, como los tics nerviosos y la psicosis, sigue habiendo escasez de estudios formales pero, no obstante, mis hallazgos se ven respaldados por investigaciones secundarias (por ejemplo con el vínculo de la dopamina), casos clínicos publicados, encuestas, los efectos terapéuticos del ayuno electrónico, e informes anecdóticos de pacientes y progenitores. Sin duda, con el tiempo mejoraremos nuestros conocimientos.

Aunque los trastornos pediátricos de la salud mental son conocidos por la superposición de síntomas entre distintos diagnósticos, he agrupado, con fines organizativos, los síntomas y los trastornos en seis categorías: estados de ánimo, problemas cognitivos, malos comportamientos y problemas de sociabilidad, adicción, ansiedad y disfunción neurológica (incluyendo los tics nerviosos y el autismo). Algunos niños muestran numerosos síntomas pertenecientes a distintas categorías y algunos sólo uno o dos síntomas concretos. Algunos síntomas pueden estar directamente relacionados con la interacción con dispositivos electrónicos con pantalla, mientras que otros pueden ser indirectos como resultado de un sueño de mala calidad o de reacciones al estrés. En el caso de algunos síntomas o trastornos, el SPE quizás no haga sino exacerbarlos, pero no imitarlos: por ejemplo, los síntomas del espectro autista no serían (teóricamente) imitados en un niño con un desarrollo normal; pero en el caso de la mayoría de los trastornos, el SPE puede imitarlos o exacerbarlos. Por ejemplo, el SPE podría imitar los síntomas del TDAH en un niño sin TDAH; o el SPE podría exacerbar los síntomas en un niño que realmente padezca el TDAH. A pesar de estas variaciones, una combinación de síntomas común en el SPE consiste en la irritabilidad (estado de ánimo), problemas de atención (cognición) y un comportamiento inmaduro o desafiante (comportamiento/sociabilidad). Es de esperar que este capítulo proporcione tanto una sensación de «panorama general» del SPE como formas de identificar concretamente cómo podría estar presentándote en *tu* hijo. Piensa en temas más que en absolutos, y recuerda que la mayoría de los síntomas y los diagnósticos psiquiátricos se dan dentro de un espectro.

Afortunadamente, a pesar de su naturaleza cambiante, el SPE es más o menos fácil de diagnosticar. Al igual que las intolerancias alimentarias, el tratamiento de referencia consiste en eliminar el agente culpable potencial (en este caso los dispositivos con pantallas electrónicas) y observar al niño en busca de la mejoría de sus síntomas y su actividad. Aunque este capítulo describe la mayoría de las formas en las que el tiempo frente a pantallas puede tener un impacto en un niño, la forma más rápida de averiguar cómo está afectando el SPE a tu retoño consiste en seguir el Programa de Reinicio y ver lo que pasa.

Estados de ánimo y crisis emocionales

Los síntomas relacionados con el estado de ánimo están casi siempre presentes en el SPE. Pueden adoptar la forma de irritabilidad, depresión, cambios de humor, la incapacidad de tranquilizarse, berrinches o incluso una agresividad total. Estos cambios de humor están probablemente producidos por el impacto del tiempo frente a pantallas sobre la dopamina y otras sustancias químicas cerebrales, el sueño, el sistema sensorial y la respuesta al estrés. Lo que resulta interesante es que me he dado cuenta de que algunos niños e incluso adolescentes con síntomas del estado de ánimo relacionados con las pantallas destruirán un aparato con pantalla golpeándolo, lanzándolo o «ahogándolo», como si supieran, en cierto modo, que les está haciendo daño. (¿Recuerdas a Ryan, el hijo de ocho años de mi compañera de trabajo al que mencioné en la Introducción? Ryan destrozó un dispositivo y después tiró otro a la cisterna de un inodoro durante su espiral en una depresión relacionada con las pantallas). Tal y como aconsejo a todos los progenitores, si un objeto es destruido en el punto álgido de la frustración, no lo reemplaces. El comportamiento de tu hijo te está diciendo algo.

La figura 4, que aparece a continuación, muestra cómo la fisiología alterada debido a las interacciones con pantallas puede traducirse en forma de síntomas del estado de ánimo y dificultades para rendir, que preparan el camino para un aparente «trastorno» del estado de ánimo.

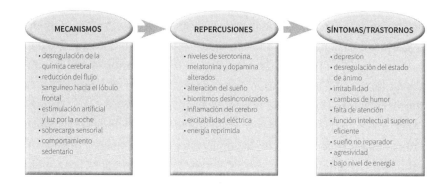

MECANISMOS	REPERCUSIONES	SÍNTOMAS/TRASTORNOS
• desregulación de la química cerebral • reducción del flujo sanguíneo hacia el lóbulo frontal • estimulación artificial y luz por la noche • sobrecarga sensorial • comportamiento sedentario	• niveles de serotonina, melatonina y dopamina alterados • alteración del sueño • biorritmos desincronizados • inflamación del cerebro • excitabilidad eléctrica • energía reprimida	• depresión • desregulación del estado de ánimo • irritabilidad • cambios de humor • falta de atención • función intelectual superior eficiente • sueño no reparador • agresividad • bajo nivel de energía

Figura 4. Cómo se traducen los efectos del tiempo frente a pantallas en forma de síntomas del estado de ánimo.

Irritabilidad

Los estados de ánimo irritables (junto con dificultades de atención) se encuentran entre los síntomas más universales del SPE. En un niño pequeño, la irritabilidad suele dar como resultado crisis nerviosas frecuentes o incluso ataques de ira debidos a frustraciones aparentemente menores. Estas crisis emocionales, tal y como vimos en el caso de Aiden en el capítulo 2, pueden ser más o menos graves como para perturbar una actividad, todo un día o incluso el funcionamiento de toda una familia. Las rabietas o las crisis nerviosas fuertes suelen ser el catalizador que hace que un progenitor acuda a la puerta de mi consulta, pero también pueden ser lo que motive a una familia a realizar un cambio drástico en su estilo de vida.

En los adolescentes y los adultos jóvenes, la irritabilidad relacionada con el SPE puede presentarse en forma de cambios en el estado de ánimo o también de crisis emocionales, o puede asumir la forma de una conducta desafiante, el alejamiento de la familia o unas faltas de respeto extremas. No es de sorprender que determinar si la irritabilidad es un problema en un adolescente pueda suponer un dilema para los progenitores: esperamos de los adolescentes que tengan un carácter cambiante, sean insociables e incluso maleducados hasta cierto punto, así que ¿cómo saber si algo va realmente mal? Confía en tus entrañas y pregúntate si la irritabilidad de tu hijo parece salirse de la norma, es crónica, está relacionada con impulsos destructivos o es suficientemente grave como para afectar a la actividad cotidiana y la calidad de vida.

Con independencia de la edad, un estado de ánimo irritable está, sin duda, relacionado con todos los factores descritos en la figura 4, y la mayoría de los progenitores puede apreciar con facilidad cómo un sueño de mala calidad puede dar como resultado que el niño esté irritable. Sin embargo, la conexión con la dopamina es menos obvia. Cuando un niño está irritable inmediatamente después de, por ejemplo, jugar a un videojuego, tal vez se deba, por lo menos en parte, a la rápida elevación (durante el juego) y el descenso (al parar de jugar) de la dopamina. Éstas no son la subida y la bajada naturales que veríamos relacionadas con una actividad estimulante y saludable, como jugar a un deporte de competición. En lugar de ello, es similar al patrón que se da con los antiguos medicamentos liberadores de dopamina (estimulantes de corta duración) que funcionan con rapidez pero dejan de tener efecto en unas pocas horas. Cuando la dopamina se eleva y cae repentinamente (tanto si se debe a los videojuegos o a los estimulantes de corta duración), el niño puede volverse lloroso, impulsivo o enojado.* Es como si el súbito descenso de la dopamina provocara que el cerebro se cortocircuitara: cada pequeña exigencia hecha al niño se convierte en algo estresante Como la dopamina se necesita para ejecutar tareas, cuando su nivel es repentinamente bajo, cada tarea se vuelve agobiante, marcando el camino para una crisis nerviosa. No es de sorprender que el niño se oponga a despegarse del aparato: ¡es algo molesto!

Aparte de esta «abstinencia relativa» de los niveles de dopamina tras la actividad frente a pantallas, la irritabilidad también puede estar relacionada con el agotamiento de la dopamina y la desensibilización de los receptores de la dopamina que los estudios muestran que se desarrolla a lo largo del tiempo con el tiempo excesivo frente a pantallas.[3] Por desgracia, es casi imposible una «disminución progresiva» al pasar de estar frente a una pantalla a no estarlo, del mundo virtual al mundo real, por

---

* Ésta es una razón por la cual ahora prácticamente sólo se recetan estimulantes de larga duración en lugar de los de corta duración, para así imitar mejor la elevación y el descenso naturales de la dopamina.

lo que la transición no puede ser gradual ni suave. La caída rápida y extrema en los niveles de estimulación supone una razón de que incluso episodios de «borrachera» con videojuegos pueden provocar la desregulación en algunos niños y la no moderación.

Un adolescente me confesó: «¿Sabes?, me doy cuenta de que siempre estoy gritando a mis padres cuando me dicen *cualquier* cosa cuando estoy frente al ordenador. Me pone irritable». Un amigo y padre de tres hijos varones bromeó diciendo: «Le damos el nombre de "yonqui de los videojuegos" o "cabeza sorbida por los juegos" cuando los chicos están jugando a videojuegos y entonces uno de ellos pierde y le da una torta al otro a un lado de la cabeza». Y una abuela con la custodia de sus dos nietos relataba: «Cuando los muchachos insultan y usan un lenguaje feo sabemos que es por culpa de los aparatos electrónicos. Es como si les revolvieran el cerebro, así que tenemos que quitárselos cuando se pasan de la raya». Muchos progenitores informan de lloros, sensibilidad emocional e irritabilidad o ira relacionados con el uso de videojuegos u ordenadores por parte de sus hijos, especialmente cuando su uso es prolongado.

Lo que está muy relacionado con la irritabilidad es la dificultad para *regular* los niveles de excitación. Tal y como se ha mencionado en el capítulo 1, ese síntoma es el sello distintivo del SPE. Un niño hiperexcitado crónicamente puede que tenga problemas para *recuperarse* de su estado de furia o tristeza, tal y como vimos en el caso de Aiden. En lugar de experimentar un ataque y luego calmarse, el niño sigue encontrándose en un estado de angustia durante un período prolongado. En general, cuanto mayor sea la estimulación (en forma de escenas cambiantes, colores intensos, movimientos rápidos o repentinos, la multitarea o el *input* sensorial multimodal) y con cuanta mayor frecuencia se dé la estimulación, más difícil es regular la excitación y más irritable se vuelve el niño.

Depresión

Las pruebas que relacionan los aparatos electrónicos en general y la depresión son importantes[4] y están implicados virtualmente todos los tipos de tiempo frente a pantallas interactivas: el uso de Internet está directamente correlacionado con un estado de ánimo deprimido, el síndrome de abstinencia o el aislamiento, la soledad y una menor interacción entre padres e hijos, y los usuarios más empedernidos muestran los síntomas más graves.[5] El uso de las redes sociales, como Facebook, es un factor de riesgo para la depresión y la insatisfacción con la vida.[6] Los estudios sobre la «luz por la noche» demuestran una asociación con un aumento de los síntomas de depresión, de las tendencias suicidas, del comportamiento autolesivo y de los dolores físicos como las cefaleas y dolores en las piernas.[7] La multitarea y el uso de teléfonos inteligentes se ha relacionado con la depresión en los adolescentes.[8] Y el uso excesivo de videojuegos está asociado con la depresión, la ansiedad y la hostilidad.[9] Reveladoramente, en un amplio estudio que hizo un seguimiento a más de tres mil niños a lo largo de un período de dos años, los investigadores hallaron que los jóvenes que se convirtieron en jugadores de videojuegos patológicos tendían a volverse más deprimidos y ansiosos, mientras que aquellos que dejaron de jugar de forma patológica se volvieron menos deprimidos y más competentes desde el punto de vista social.[10]

Nótese que, en general, en los niños y los adolescentes, la depresión puede presentarse en forma de irritabilidad, con o sin un estado de ánimo deprimido. En el caso de un niño pequeño con una depresión relacionada con las pantallas, éste puede llorar mucho, perder interés por las actividades, volverse crónicamente irritable y aislarse. El progenitor del chico suele decir cosas como: «Mi hijo parece haber perdido su chispa», o «Mi hija ha perdido su curiosidad natural por la vida». En los adolescentes y los adultos jóvenes, la depresión relacionada con las pantallas puede volverse bastante grave, como le sucedió a Dan, cuyo caso se describe a continuación. Con independencia de la edad, con frecuencia el niño padecerá algunas dificultades sociales subyacentes (debido a la timidez, peculiaridades raras o un temperamento difícil), lo que conducirá a los progenitores a volverse demasiado permisivos con los privilegios relativos a las pantallas, lo que marca el camino para un círculo vicioso. Desde el punto de vista psicológico, el chico se vuelve cada vez más dependiente del tiempo frente a pantallas para buscar estimulación, un sentimiento de conexión o una huida de lo que de

otro modo es una vida aburrida, poco satisfactoria o incluso doloro-
sa. Por último, incluso la *idea* de vivir sin aparatos con pantalla puede
provocar que el niño se sienta muy ansioso, como sumido en una crisis existencial. Mientras tanto, la identidad del niño puede quedar tan
fundida con su vida cibernética virtual que su desarrollo normal queda
dificultado o interrumpido. Los adolescentes que son usuarios empedernidos de pantallas suelen hacer afirmaciones como: «Mi teléfono es
como mi cerebro. No puedo vivir si él», o «Estar frente al ordenador
es la *única* cosa que me hace feliz… es mi *vida*». En los niños de mayor edad y los adolescentes, los juegos de rol pueden servir como una
huida y un lugar en el que pueden controlar su imagen y sus acciones,
pero esto puede suceder en los chicos de cualquier edad, que pueden
obsesionarse con ciertos videojuegos o personajes de dibujos animados
como sustitutivos de las relaciones reales. A medida que el apoyo social
se erosiona, la depresión empeora. Los estudios sugieren que los niños
o los adolescentes con timidez o ansiedad social corren un mayor riesgo de sufrir depresión relacionada con las pantallas.[11]

Junto con estos cambios psicológicos tenemos los fisiológicos, incluyendo la desregulación de la dopamina y de otros neurotransmisores (sustancias químicas cerebrales), lo que agrava la depresión y la
sensación de aislamiento. Aunque la dopamina es la sustancia química
del bienestar vinculada a los estados de ánimo positivos, otra sustancia
química cerebral importante es la serotonina. La serotonina es importante para la socialización, un estado de ánimo estable, una sensación de
bienestar y para hacer frente al estrés, y sus niveles son bajos en los estados de depresión, ansiedad y agresividad. Los niveles de serotonina están en sus niveles máximos por la mañana, y se cree que su producción
se ve potenciada por la luz radiante del sol por la mañana y la actividad
física. La falta de luz matutina y el comportamiento diurno sedentario
pueden, por tanto, reducir la serotonina, lo que contribuiría a la depresión, la ansiedad, la agresividad e incluso a las tendencias suicidas.[12] La
luz por la noche podría afectar todavía más a nuestro estado de ánimo,
tanto porque la serotonina se elabora a partir de la melatonina (cuya
producción se ve suprimida por la luz) como porque las propias alteraciones del sueño están relacionadas con problemas en el estado de

ánimo. A medida que la dopamina y la serotonina se desregulan, el niño empieza a buscar la estimulación procedente de pantallas para potenciar temporalmente su estado de ánimo, y así el tiempo frente a pantallas se convierte, literalmente, en una forma de automedicación.

Dan: un curioso caso de depresión

Dan era un joven de veinte años con una ansiedad social leve y TDA que (a pesar de tener el cociente intelectual de un genio) estaba fracasando en la universidad. Su vida social había pasado de ser bastante activa a ser inexistente, su patrón de sueño y vigilia estaba casi completamente dado la vuelta y rara vez salía de su habitación. Aunque no tenía unas tendencias suicidas activas, Dan decía que sentía que «estaría mejor muerto» y que «no le encontraba mucho sentido a la vida» ¿Qué es lo que estaba pasando?

Tras graduarse en el instituto, Dan había seguido viviendo en casa de sus padres, pero sin las jornadas escolares de ocho horas diarias y sin un empleo, le pidieron que se fuera, encontrándose, de repente, con mucho tiempo libre en sus manos. Su uso de aparatos electrónicos se disparó. Incluso al comenzar sus clases en la universidad ese otoño, Dan seguía pasando entre seis y doce horas diarias delante del ordenador, jugando a juegos, chateando o leyendo artículos. Dan pasó por los pelos los dos primeros semestres, pero para finales del tercero, Dan había dejado de asistir a una asignatura y estaba sacando notas muy deficientes en las otras dos. A pesar de su elevado cociente intelectual, le estaba costando seguir el ritmo.

También había perdido mucho peso, pese a que ya era de por sí delgado. La madre de Dan explicaba que había dejado de ir a la cocina a buscar comida o agua, y que dependía de ella para que le insistiera para que comiera y bebiera. Para cuando Dan acudió a mi consulta, estaba demacrado y pálido, y sus músculos se habían, literalmente, atrofiado por estar sentado y tumbado durante tanto tiempo.

Ver esto en un muchacho joven fue impactante. Dan se quejaba del cansancio, de dolores articulares, de dolor de espalda, de la falta de aliento, de un estado de ánimo deprimido, de problemas para dormir y de sentirse «desinflado». Su madre había visitado a numerosos especialistas médicos y terapeutas (tanto para los problemas físicos como los psicológicos), aunque no sirvió de nada. Para cuando Dan acudió a mi consulta, estaba tomando tres medicamentos psicotrópicos, además de otro contra el dolor, y le habían hecho probar otros muchos «fármacos para la salud mental», pero los encontró todos ineficaces. Ni siquiera una persona le recomendó que eliminara el ordenador y otros aparatos electrónicos de su dormitorio, a pesar de que ésta es una intervención estándar en casos de alteraciones del sueño.

Naturalmente, cuando le sugerí un ayuno electrónico, Dan se resistió. Como suele suceder con los jóvenes de más de dieciocho años, sus médicos y progenitores se habían mostrado reticentes a forzarle a cumplir unas normas relativas al tiempo frente a pantallas, lo que no hizo sino empeorar el problema. Yo, sin embargo, consideré que su situación suponía una emergencia: su comportamiento nos estaba mostrando que era incapaz de cuidar de sí mismo. Por suerte, su madre (que había estado sospechando que el ordenador era parte del problema) estuvo rápidamente de acuerdo en que el ayuno estaba garantizado, y retiró todos los aparatos electrónicos de su hogar ese mismo día.

Al principio, Dan se aisló todavía más. La mayoría de los días se quedaba en la cama y apenas hablaba. Como estaba tan deprimido, decidimos prolongar su ayuno durante por lo menos seis semanas, y ésta resultó ser una medida prudente. Alrededor de la marca de las seis semanas, Dan empezó a volver a la vida. Se levantaba de la cama cada día, entablaba conversaciones espontáneas con su madre y empezó a acudir a clase. Su interés por la física y la historia revivió, y se apuntó a algunos clubes universitarios. En un principio, mantuvimos el ayuno excepto para las tareas propias de sus estudios, pero a medida que fue pasando el tiempo, su madre y yo establecimos unas normas estrictas para el uso personal y seguimos moderando activamente la utilización, en parte por la exigencia de que siguiera un programa estructurado. Dan consiguió un trabajo a tiempo parcial, hizo amigos y empezó a obtener muy buenas calificaciones en la universidad. Poco a poco, Dan fue ganando algo de peso y empezó a caminar y hacer ejercicio de forma regular con un amigo de la familia. A medida que recuperó su fuerza y energía, quedó claro que los males físicos de Dan procedían de su mala condición física (no estar en forma), la depresión y su flujo sanguíneo estancado, y no a una enfermedad médica misteriosa.

El caso de Dan subraya la gravedad del papel de los aparatos electrónicos en los trastornos del estado de ánimo, resalta el riesgo que puede conllevar la ansiedad social y muestra algunos de los efectos físicos que pueden darse con el uso excesivo de dispositivos electrónicos. Otros individuos que corren un alto riesgo de sufrir depresión relacionada con las pantallas son aquellos con trastornos del espectro autista, especialmente después de graduarse en el instituto (para obtener más información sobre el autismo y el SPE, *véase* la pág. 136). Baste decir que no es suficiente abordar la depresión en la gente joven sólo con psicoterapia convencional y quizás un antidepresivo. Incluso aunque el tiempo frente a pantallas no sea la causa principal, prácticamente es un factor contribuyente.

El trastorno bipolar

La enfermedad bipolar es un trastorno del estado de ánimo que se caracteriza por unos estados de humor extremadamente altos y bajos. Mientras «bajo» hace referencia a un estado de ánimo deprimido, «alto» puede referirse a un estado de euforia o de irritabilidad. En los adultos, estos altibajos tienden a ser episodios relativamente discretos, pero en los niños los trastornos bipolares son menos claros, y tanto los «altos» como los «bajos» pueden asociarse con irritabilidad, haciendo que la enfermedad imite a muchos otros trastornos mentales. Así pues, el diagnóstico puede errarse en aquellos que realmente lo padecen, pero también tiende a diagnosticarse en exceso en niños que sufren otros problemas.

Cuando empecé, hace algunos años, con mi blog «Mental wealth» («Riqueza mental») para la revista *Psychology Today*, escribí un artículo titulado «¿Mal diagnosticado? El trastorno bipolar está en boca de todos» en la que exponía que el gran incremento en el diagnóstico del trastorno bipolar en niños se debía (en parte) a que los chicos estaban hiperestimulados a causa de los videojuegos y otras actividades que suponían tiempo frente a pantallas, y que se encolerizaban y, por tanto, «parecían» bipolares.[13] Recibí correos electrónicos de madres de todo el mundo (incluyendo Estados Unidos, Europa, Canadá, Sudamérica y Oriente Medio) que me decían que su hijo había sido diagnosticado como «bipolar» porque él o ella estaban mostrando episodios de rabia. Por lo general, el e-mail revelaba que la madre había sospechado, durante mucho tiempo, que los verdaderos culpables eran los videojuegos, pero que esta idea siempre había sido descartada por quienquiera que estuviera evaluando al muchacho. Sin embargo, cuando estas madres leyeron mi artículo, la sensación de confirmación que experimentaron les animó a seguir su instinto… y dijeron adiós a los aparatos electrónicos. Siguieron llegando historias a raudales sobre cómo los ataques de ira de un niño se habían resuelto o por lo menos se habían vuelto manejables cuando se seguía esta sencilla actuación. Aunque había visto esto cientos de veces en mi consulta, me confirmó que madres de todo el mundo estaban usando ese procedimiento con resultados eficaces.

Sin embargo, tras la satisfacción acechaba algo más ominoso. ¿Cuántos niños estaban recibiendo una medicación psicotrópica de forma innecesaria? ¿Cuántos recibían la etiqueta de «bipolar» cuando simplemente estaban hiperestimulados y eran incapaces de regularse? Tal y como menciono en la introducción, el diagnóstico del trastorno bipolar en niños ha aumentado dramáticamente en las últimas décadas, y se creó un nuevo diagnóstico en 2013 (trastorno de desregulación disruptiva del estado de ánimo) precisamente por la preocupación de que se estuviera diagnosticando incorrectamente a niños un trastorno bipolar y estuvieran recibiendo una medicación innecesaria. Por mi experiencia, los niños con un mal comportamiento (disruptivos) suelen, a veces, ser diagnosticados como «bipolares» por un pediatra durante una consulta rutinaria de entre diez y quince minutos de duración, mientras que en otros casos un maestro o un terapeuta sugieren a los padres que su hijo «podría ser bipolar» y que «podría necesitar medicación» o, peor todavía, «que no puede volver a la escuela hasta que no le mediquen». Frecuentemente, un niño sólo tiene que mostrar agresividad o un episodio de ira explosiva para que un médico bienintencionado pero desinformado le cuelgue esta etiqueta. En algunos casos, una madre leerá una descripción del trastorno bipolar pediátrico, le parecerá que su hijo encaja en la descripción y luego se convencerá a sí misma y a otros de que el trastorno bipolar es el diagnóstico correcto. Por supuesto, el trastorno bipolar infantil puede existir y, de hecho, existe (con o sin SPE), y no es un diagnóstico que queramos pasar por alto, ya que el tratamiento precoz mejora el pronóstico, pero es especialmente raro, sobre todo si no existe un historial familiar de la enfermedad (o ninguna predisposición genética).

Así pues, ¿qué sucede con los síntomas del SPE, que dan pie a este error y generan lo que parece ser un «cuadro» bipolar? Además de los ataques de ira y los cambios de humor, los síntomas del SPE pueden incluir el insomnio grave, la impulsividad, la facilidad para distraerse y, en ciertos individuos vulnerables, alucinaciones o una vaga paranoia. Estos síntomas, especialmente cuando aparecen juntos, pueden dar lugar a una imagen pública bastante convincente de bipolaridad. El diagnóstico erróneo del trastorno bipolar es incluso más común en niños en los que el SPE amplifica otras dificultades, como trastornos del aprendizaje, retrasos intelectuales, el TDAH, trastornos del apego, problemas de integración sensorial y trastornos del espectro autista. El sistema nervioso de estos niños ya es de por sí más vulnerable a las agresiones ambientales de todo tipo, y es más probable que se vuelvan agresivos o impulsivos ante el estrés. Pongamos, por ejemplo, que un niño varón de ocho años tiene dificultades de aprendizaje y TDAH. Ambos trastornos afectarán al funcionamiento del lóbulo frontal del cerebro, que controla la planificación, las decisiones, la priorización y la regulación emocional. Pero si este chico se ve hiperestimulado repetidamente por aparatos electrónicos, esto reducirá todavía más la actividad de su lóbulo frontal, alterará su sueño, reducirá su capacidad de atención y empeorará su estado de humor. Ahora el muchacho tendrá incluso *más* problemas para procesar su entorno, y las frustraciones nimias se considerarán molestas. Puedes ver cómo un chico así podría tener una reacción explosiva y experimentar cambios de humor, o cómo podría estar tranquilo y mostrarse cariñoso después de un sueño nocturno reparador pero ser una ruina de nuevo al día siguiente. Su hiperexcitación y sus dificultades de procesamiento de la información también podrían significar que apenas recuerda sus estallidos, por lo que actúa como si nunca se hubieran producido. Todos estos son patrones que pueden darse cuando el SPE agrava o imita a otros trastornos, y son los mismos patrones que contribuyen al diagnóstico erróneo.

Finalmente, por supuesto, el SPE puede darse, y se da, junto con el verdadero trastorno bipolar infantil. El SPE puede empeorar con facilidad las cosas para un niño así, ya que la enfermedad bipolar es muy sensible a la falta de sueño: quedarse despierto toda la noche puede inducir manías, mientras que inducir el sueño es una parte importante del control de la manía aguda. Si un niño padece de verdad una enfermedad mental grave como un trastorno bipolar, un ayuno electrónico puede ayudar a aclarar el diagnóstico y puede que ayude a controlar los síntomas, tanto directa (ayudando a regular el estado de ánimo) como indirectamente (mejorando el sueño). Sea como fuere, puede ayudar a reducir la necesidad de medicación.

Para los progenitores que son testigos de alteraciones del estado de ánimo graves y de desregulación que parecen tener vida propia, puede resultar duro darse cuenta de su vínculo con los dispositivos electrónicos, y al principio suelen desestimar el tiempo frente a pantallas como un problema grave o básico, pero la reducción en la capacidad de un niño para tranquilizarse o regular su estado de humor debido al SPE prolongará y empeorará el episodio, al tiempo que genera una respuesta exacerbada (de «gatillo hipersensible») al estrés. Entonces, cuando los tratamientos usuales no mejoran los síntomas, los padres acaban incluso más agotados, y casi invariablemente permiten a sus hijos pasar incluso más tiempo frente a pantallas. Esto da lugar a un círculo vicioso de estrés y disfunción que puede eclipsar más el papel de los aparatos electrónicos. La conclusión es que el SPE debe ser tanto descartado como abordado antes de ocuparnos de lo que yace debajo.

Lily: cuando un teléfono inteligente no es inteligente

Lily, una chica joven y brillante, tenía dieciséis años cuando la conocí. Para entonces ya la habían echado de la escuela debido a sus ataques de ira y su inestabilidad emocional, y estaba siendo educada en casa. También le habían diagnosticado trastorno bipolar, y debido a los fármacos que le habían recetado y que estaba tomando había ganado casi catorce kilos. Su madre la trajo, al principio, a mi consulta para obtener una segunda opinión sobre su medicación. En lugar de ello, cuando descubrí la cantidad de tiempo que Lily pasaba frente al ordenador para jugar y chatear en páginas web de *anime* (dibujos animados japoneses), les sugerí que llevaran a cabo el Programa de Reinicio.

Tras dedicar mucho tiempo a convencerla, la madre de Lily estuvo de acuerdo, pero Lily estaba furiosa. Durante los primeros días del ayuno, Lily gritó y lloró, suplicó, cerraba las puertas dando portazos, tiraba cosas y, en general, hacía que la vida de su madre fuera un infierno. «Era como desenganchar a alguien de la heroína –me dijo su madre–. Decía palabrotas y más palabrotas y nos maldecía tanto a usted como a mí». Le dije a la madre que este comportamiento era de esperar, y la animé a que se mantuviera firme y siguiera con el ayuno. Cuando Lily y su madre volvieron a mi consulta varias semanas después, Lily estaba sonriendo y admitió que su estado de ánimo era mejor desde el ayuno, incluso pese que al principio estaba «furiosísima» conmigo. La madre describió a Lily como «más equilibrada» y vio que estaba durmiendo mucho mejor. Finalmente, Lily volvió a la escuela y pudimos reducir muchísimo sus dosis de fármacos, lo que a su vez la ayudó a perder peso. Como Lily era una persona más agradable, empezó a hacer amigos.

Lily siguió mejorando a lo largo de los siguientes meses, y pudimos retirarle todos los medicamentos, con excepción de un estabilizador suave del estado de ánimo que no provocaba que ganara peso. Durante ese tiempo, ella y su madre decidieron que Lily iba a intentar ir a un internado muy estricto y estructurado que ponía gran empeño en la forma física y el aprendizaje basado en el desarrollo. Dicha escuela no permitía ningún aparato electrónico con pantalla (nada de teléfonos móviles, nada de televisión y nada de ordenadores), y disponía de un psiquiatra en sus instalaciones que vigilaría a Lily de cerca. Durante el siguiente año y medio a Lily le fue genial: no sólo perdió los catorce kilos que había ganado, sino que perdió casi cinco más; su estado de humor era relajado y feliz, y su autoestima y sus habilidades sociales mejoraron enormemente.

Sin embargo, en abril de su segundo año en la escuela, recibí una llamada preocupada de su madre, que me decía que los cambios de humor de Lily habían regresado repentinamente y que tenía tendencias suicidas, y que se la tuvo que llevar a casa. Cuando Lily acudió a la consulta, intenté averiguar qué factores estresantes podían haber desencadenado un episodio que afectara a su estado de ánimo, pero no pude dar con ninguno. Lily afirmaba que no había usado ningún ordenador, incluso cuando había estado en casa durante las recientes vacaciones de primavera. En la superficie, parecía que Lily estaba «generando», o experimentando un episodio bipolar, quizás debido a su medicación reducida; pero seguí investigando y finalmente descubrí que cuando Lily había cumplido dieciocho años en marzo, le habían dado permiso para usar teléfonos, y sus padres le habían regalado un nuevo teléfono móvil inteligente.

Lily admitió que escribía mensajes de texto una y otra vez, que jugaba a juegos electrónicos y que accedía a Internet con su teléfono móvil a lo largo del día. También reconoció que usaba el celular por la noche, escribiendo mensajes de texto mientras estaba en la cama, y que dormía con el móvil debajo de la almohada. Así pues, a pesar del hecho de que seguía teniendo restringida la televisión y el uso de ordenadores en la escuela, había duplicado el tiempo que dedicaba a pantallas interactivas en un período de tiempo muy corto, y se estaba exponiendo a la luz por la noche, lo que, como ya se ha mencionado anteriormente, se ha relacionado con la depresión y los pensamientos suicidas. El sueño de Lily estaba alterado, su estado de ánimo se había desregulado y sus calificaciones habían empeorado.

Para mí, esto era pan comido: el culpable era el teléfono móvil. Aunque ni ella ni su madre estuvieron de acuerdo en que el celular pudiera ser el desencadenante, acordaron un nuevo ayuno electrónico (lo que incluía entregar el móvil), ya que ambas eran reticentes a incrementar o añadir medicamentos. Lily se estabilizó con rapidez.

Al igual que en el caso de Dan, Lily era ahora legalmente adulta, y algunos podrían decir que tenía «derecho» a tener un teléfono móvil. Puede que esto sea verdad pero, si el uso excesivo de un celular inteligente podía llevarla al hospital, ¿queríamos que tuviera uno? ¿De verdad lo necesitaba? Al final, su madre le compró a Lily un sencillo móvil con tapa abatible sin opción de enviar mensajes de texto, ni juegos ni la posibilidad de conectarse a Internet, y Lily pudo volver a la escuela con éxito. Mi opinión es que Lily se encontraba en algún punto del espectro bipolar, pero el tiempo frente a una pantalla desreguló su cerebro, ya de por sí vulnerable e hizo casi imposible que tuviera éxito en la vida.

Preocupaciones relativas a la cognición

En oposición al estado de ánimo o el comportamiento, la cognición hace referencia a los pensamientos y el razonamiento. Los problemas cognitivos relacionados con el SPE suponen todo un espectro que va desde los problemas para concentrarse y una reducción de la creatividad hasta la paranoia e incluso oír voces. Se cree que la influencia del tiempo frente a pantallas interactivas sobre la cognición se debe al desequilibrio en la dopamina, a que el flujo de sangre pase de centros cerebrales superiores a inferiores, a las alteraciones del estado de ánimo y a las sustancias químicas y las hormonas propias del estrés relacionadas con la hiperexcitación (*véase* la figura 5). Además, los efectos sobre la cognición se ven agravados por los efectos del tiempo frente a pantallas sobre el sueño. Los estudios relativos a la luz por la noche confirman que los niños sufren efectos inmediatos y duraderos sobre la cognición y el sueño como producto de cualquier cantidad de tiempo frente a pantallas interactivas después de la hora de irse a la cama.[14]

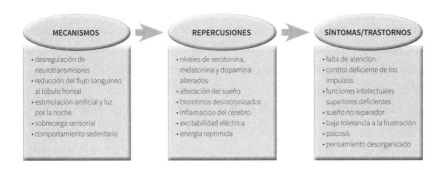

Figura 5. Cómo el tiempo frente a pantallas se traduce en forma de síntomas cognitivos.

La capacidad de atención, la función intelectual superior y el aprendizaje

Los niños con problemas de atención suelen tener dificultades para mantener y desplazar su punto de atención, y tienen problemas para comenzar y finalizar actividades orientadas hacia los objetivos (especialmente si se experimenta que son difíciles o tediosas). Inseparables de la capacidad de prestar atención tenemos otras dos aptitudes: la *función intelectual superior* (es decir, la capacidad de «hacer las cosas», lo que incluye planear, priorizar, organizar, revisar, desarrollar estrategias, prestar atención a los detalles y gestionar el tiempo y el espacio) y la *memoria a corto plazo* (es decir, «mirar al ojo de la mente» o la capacidad para captar y manipular la información entrante en la mente). Las dificultades con la atención y la función intelectual, que están dirigidas en gran medida por el lóbulo frontal del cerebro, tienen un profundo impacto en la calidad de vida, y afectan a todo, desde los logros académicos y en la carrera laboral hasta el éxito en las relaciones.

La capacidad de atención y la función intelectual superior dependen, en gran medida, de la dopamina y de otra sustancia química cerebral (o *neurotransmisor*): la norepinefrina. Estos dos neurotransmisores son los mismos que buscan incrementar los fármacos para tratar el déficit de atención. Nuestro cerebro no sólo necesita un suministro adecuado de estas sustancias químicas, sino que también precisa que 1) sean activas en las áreas adecuadas, 2) se unan a unos receptores suficientemente sensibles, y 3) lleguen a un equilibrio con otras sustancias químicas cerebrales, como la serotonina. Estas funciones son sensibles al estrés de cualquier tipo y también pueden verse afectadas por la falta de un sueño reparador.

Con independencia de si están relacionadas con el SPE, ¿qué aspecto tienen las dificultades para estar atento? El niño o el adolescente con una función intelectual superior deficiente…

- tiene dificultades con las indicaciones que contienen múltiples pasos y para ejecutar tareas que requieren planificación y priorización, como los proyectos escolares o solicitar una plaza en la universidad o un empleo.

- pierde tareas escolares incluso habiéndolas completado, u olvida entregarlas.
- tiene problemas para controlar las cosas, incluyendo el tiempo y las pertenencias personales.
- se ve abrumado fácilmente y se frustra con pequeñas exigencias.
- muestra una procrastinación paralizante y evita las tareas rutinarias, y «lo pasará mal para empezar» sus tareas escolares (especialmente las «poco importantes») y el papeleo en general.
- tiene problemas para permanecer ocupado en su tarea, quizás incluso con trabajos o rutinas con las que está familiarizado, como prepararse para ir a la escuela o a la cama.
- carece de atención por los detalles, como al completar tareas rutinarias o deberes escolares de forma descuidada y anárquica, manteniendo su dormitorio «como una zona catastrófica» o metiendo todo en su mochila, pero sin hacer limpieza general nunca.
- parece «perezoso» o «desmotivado» y no puede tolerar la gratificación demorada.
- tiende a ser impulsivo, actúa antes de pensar bien las cosas e ignora las consecuencias de sus acciones.
- con frecuencia no rendirá a la altura de su potencial académico, especialmente en sus últimos años de escuela.

Es crucial comprender que cualquier cosa que tenga un impacto sobre la atención también lo tendrá sobre la función intelectual superior. Las dificultades para prestar atención son, por supuesto, el sello distintivo del trastorno por déficit de atención (TDA) y del trastorno por déficit de atención con hiperactividad (TDAH*). Como el tiempo frente a pantallas afecta a la regulación de la dopamina, a la actividad del lóbulo frontal, al sueño y a los niveles de estrés, el SPE puede parecer *exactamente* igual al TDA, y con casi total certeza agravará el TDA si este problema ya está presente. Además, los niños con síntomas rela-

---

* Las personas pueden padecer trastorno por déficit de atención (TDA) con o sin el componente de hiperactividad (TDAH).

cionados con la atención se ven atraídos por los aparatos electrónicos precisamente porque son estimulantes. Todavía tengo que conocer a un niño con problemas de atención al que no le encanten los dispositivos con pantalla. Los dos tienden a ir de la mano.

Aquí tenemos un ejemplo muy típico: Suzanne, una amiga del instituto, se puso una vez en contacto conmigo a causa de su hijo, Justin. Justin se había vuelto temperamental, estaba pasándolo mal con sus estudios y era problemático y rebelde en el aula. Suzanne me informó de que Justin ya no disfrutaba jugando a nada que no fueran videojuegos, y que había perdido su «sentido de la curiosidad» y su «sed de conocimiento» naturales. El profesor de Justin y su padre pensaban que Justin padecía TDAH y querían que fuera a que le viera un psiquiatra. Suzanne, sin embargo, quería desembarazarse de los videojuegos y de otros aparatos electrónicos antes de pensar siquiera en la medicación, y convenció al padre para que esperara mientras probaba con el ayuno electrónico.

En efecto, durante la primera semana del ayuno, Suzanne se dio cuenta de que el estado de ánimo de Justin mejoró. Para cuando había pasado un mes, su hijo le había dado la vuelta a la tortilla en la escuela y ya estaba realizando actividades saludables de nuevo, y todas las discusiones sobre que Justin padecía TDAH se dejaron de lado. Al final, Suzanne permitió a Justin jugar a videojuegos con mucha moderación, pero aprendió a retirarlos si notaba cambios en su estado de ánimo o en su capacidad de atención.

Ahora existe un gran conjunto de estudios científicos que implican al tiempo frente a pantallas en el desarrollo de problemas de atención, y cuanto más precoz es la exposición, más intenso es el efecto.[19] Aunque muchos de los estudios se han centrado en la televisión, más recientemente también se ha implicado a los videojuegos y al uso de Internet.[20] Tal y como he dicho, el tiempo frente a pantallas interactivas parece tener un efecto nocivo mucho más potente sobre la capacidad de atención y la función intelectual superior que el tiempo frente a pantallas pasivas, quizás porque la interactividad promueve unos niveles de excitación más elevados y porque la proximidad de la pantalla provoca una supresión más notoria de la melatonina y de los ritmos circadianos. (Los CEM también pueden ser un factor; *véase* el apéndice). Varios estudios respaldan esta distinción. Un estudio llevado a cabo en Alemania en 2007 que permitía a los niños una tarde de televisión o de juegos en Internet excesivos averiguó que el grupo de los juegos se vio afectado por unos patrones de sueño significativamente alterados y por una cognición menor al hacer las mediciones al día siguiente, mientras que el grupo de la televisión mostró alguna ineficiencia relativa al sueño pero ningún cambio en el rendimiento cognitivo.[21] De forma parecida, un amplio estudio publicado en 2010 que hizo un seguimiento a niños durante dos años comprobó que el tiempo total frente a pantallas predecía problemas de atención, pero que jugar a videojuegos resultaba más predictivo que ver la televisión cuando se comparaban los factores por separado.[22]

Los videojuegos y el aprendizaje: la paradoja de la capacidad de atención

Los progenitores suelen preguntarse: «¿Por qué mi hijo puede prestar atención a un videojuego pero a nada más?». Del mismo modo, cuando le digo a los padres que jugar a videojuegos empeora la capacidad de atención, suelen responder: «Pero pensaba que los videojuegos *mejoraban* su capacidad de atención». ¿Por qué la confusión?

La capacidad de atención se basa en el interés y está motivada por la estimulación. Los niños con problemas de atención se ven atraídos por los videojuegos y las pantallas precisamente porque pueden concentrarse en ellos. Estos juegos proporcionan suficiente estimulación para un aumento de los niveles de dopamina, y así, jugar a videojuegos puede considerarse una «automedicación».[15] De hecho, hay estudios que han mostrado que los fármacos para tratar el TDA disminuyen las ansias de videojuegos y equivalen a jugarlos,[16] presumiblemente porque estos medicamentos hacen aumentar los niveles de dopamina.

Pero, ¿qué hay del uso de la atractiva estimulación de los videojuegos y de otros métodos basados en las pantallas para potenciar el aprendizaje en el aula? La emoción de usar medios electrónicos para implicar a los estudiantes ha conducido a una avalancha por implementar herramientas electrónicas para el aprendizaje a pesar de su escaso historial en los estudios científicos. En esencia, lo que los profesores se están encontrando es con que funcionan... hasta que dejan de hacerlo. Al cabo de poco tiempo la novedad se desvanece y es necesaria más estimulación para captar la atención. Mientras tanto, la estimulación añadida contribuye a la desregulación y al empeoramiento de la capacidad de atención en general. Cuando un niño dice que encuentra que las actividades que no usan pantallas son «aburridas», esto debería suponer un signo de alerta para los padres y los educadores: significa que el cerebro del niño se ha acostumbrado a un nivel artificialmente alto de estimulación.

Para confundir todavía más el asunto de la capacidad de atención, el aprendizaje y los videojuegos, tenemos el hallazgo muy publicitado de que los videojuegos pueden modificar la *atención visual*.[17] Esto es distinto de los problemas que afectan a la función intelectual superior de los que hemos estado hablando relativos a «hacer las cosas». Un ejemplo de atención visual consistiría en echar un vistazo a un entorno y escoger visualmente un objetivo. Tanto los medios científicos como los profanos han especulado que jugar a videojuegos podría mejorar las «habilidades quirúrgicas» y que unas mejores capacidades de atención visual quizás podrían estimular el potencial para «convertirse en un piloto», «ser un francotirador» o «mejorar las habilidades de conducción».

Pero yo discutiría que no importa si jugar a videojuegos mejora la atención visual si también empeora la función intelectual superior, el control de los impulsos y la tolerancia a la frustración. Generalizar y hacer hincapié en exceso en el efecto sobre la atención visual es peligroso y desorientador. La idea de que los videojuegos pueden mejorar las capacidades de conducción en un adolescente es ridícula, por no mencionar que es incongruente con las investigaciones, que encuentran que los jugadores de videojuegos tienden a ser conductores más descuidados.[18] Y alguien que pueda disparar

También se está haciendo cada vez más claro que la relación entre el tiempo frente a pantallas y los problemas de atención es de *causalidad* (y no una mera *asociación* o «autoselección»). En un estudio emblemático, los investigadores hicieron un seguimiento a más de tres mil niños y adolescentes de Singapur durante tres años y averiguaron que, de hecho, existía una relación *bidireccional* entre los videojuegos y una baja capacidad de atención.[23] En otras palabras, parece que los videojuegos provocan problemas de atención, y que los niños que no están atentos es más probable que jueguen a videojuegos. Este hallazgo fue cierto incluso cuando los investigadores tuvieron en cuenta problemas de atención anteriores, lo que sugiere que el tiempo frente a pantallas como factor ambiental empeoraba la capacidad de atención independientemente de si el niño tenía o no problemas de atención previos relacionados con la genética. Los autores también hallaron que aunque jugar a videojuegos violentos hacía aumentar el riesgo en cierto modo, la «dosis» o tiempo total eran más importantes. Otro estudio averiguó que la asociación entre el tiempo frente a pantallas y los problemas de atención persisten en la edad adulta.[24]

Las investigaciones sugieren que el tiempo frente a pantallas también provoca efectos *inmediatos* sobre la atención. Tal y como se ha mencionado antes, un estudio de 2011 averiguó que ver unos dibujos animados con una trama de ritmo rápido (en este caso *Bob Esponja*, unos dibujos animados que no son particularmente violentos) durante sólo nueve minutos provocaba déficits en la función intelectual superior en niños de cuatro años.[25] Otra investigación estudió la capacidad de atención de los niños antes y después de jugar a un videojuego, y halló que aquellos niños con mayores niveles de uso cotidiano de ordenadores obtenían peores resultados que aquellos cuyo uso de los ordenadores era mínimo.[26] En otras palabras, unos niveles más elevados de tiempo total frente a pantallas parece potenciar efectos sobre la capacidad de atención a corto plazo.

Aparte de la capacidad de atención, otros aspectos de la cognición también parecen verse afectados negativamente. En consonancia con quejas oídas a progenitores sobre la «mala gestión del tiempo», un estudio de 2006 demostró que los individuos que jugaban a videojuegos experimentaban una distorsión del sentido del tiempo mientras estaban implicados en esta actividad, ya fueran novatos o expertos.[27] (¿Y quién no ha perdido la noción del tiempo mientras estaba frente al ordenador?). Otras investigaciones indican que la toma de decisiones se ve afectada. En 2009, unos investigadores concluyeron, a partir de una serie de estudios, que los individuos que jugaban a videojuegos mostraban una mayor asunción de riesgos tras jugar a un videojuego de carreras de coches: el llamado «efecto de los videojuegos de carreras».[28] Este hallazgo da crédito a la preocupación de que jugar a videojuegos puede precipitar un comportamiento temerario mediante la glorificación y la recompensa por la asunción de riesgos.

Tal y como he mencionado, un conjunto cada vez mayor de investigaciones científicas implica al uso de aparatos con pantalla por la noche como una influencia negativa sobre las actividades diurnas, la capacidad cognitiva y el rendimiento de la memoria.[29] Los estudios también muestran que la luz por la noche provoca una temperatura corporal interna y un ritmo cardíaco mayores y unos niveles de melatonina menores por la noche,[30] que son marcadores relacionados con un sueño de mala calidad y un nivel de estrés elevado. Por último, numerosos estudios sobre la multitarea (piensa en videoconferencias por Skype y en teclear mientras se hacen las tareas escolares) muestran que ésta reduce la eficiencia y empeora el rendimiento.[31] Un estudio de 2013 averiguó que los estudiantes que revisaban su cuenta de Facebook simplemente una vez mientras estudiaban solían tener unas notas medias inferiores.[32]

Uno de los estudios más convincentes hasta la fecha procede de la Universidad de Denison, donde los investigadores demostraron que tener videojuegos puede interferir con las habilidades lectoras y de escritura en los chicos varones.[33] Aquí, con una actuación que eliminó cualquier desviación debida a la autoselección, los investigadores dividieron aleatoriamente a un grupo de chicos varones que nunca habían tenido un videojuego en dos grupos. Se dijo a los niños y las familias del estudio que iban a recibir una recompensa por su participación: una consola de videojuegos. Un grupo recibió la consola al principio de la prueba, de cuatro meses de duración, mientras que el grupo de control la recibió a su finalización. Los dos grupos fueron entonces comparados en términos de sus logros académicos y su comportamiento. Los resultados mostraron que los muchachos que recibieron la consola al principio del estudio obtuvieron unas menores puntuaciones en las pruebas de lectura y escritura, tuvieron más problemas de aprendizaje reportados por los profesores y dedicaron menos tiempo a sus tareas escolares. De forma similar, un estudio de 2010 examinó los datos obtenidos de 150.000 estudiantes de secundaria de Carolina del Norte y hallaron que introducir un ordenador doméstico tenía un impacto negativo y persistente sobre las calificaciones en lectura y matemáticas.[34] Se llegó a la misma conclusión en otro estudio de 2010 realizado con estudiantes rumanos con ingresos bajos y que comparaba las calificaciones de aquellos que habían adquirido un ordenador doméstico a través de un programa de cupones patrocinado por el gobierno y aquellos que no.[35]

Del mismo modo, varios expertos han hecho observaciones inquietantes en referencia al efecto de la tecnología sobre la lectura y el aprendizaje. El doctor Leonard Sax, autor del libro *Boys adrift*, apunta que en comparación con las niñas, los niños están «cayéndose de la curva» en términos de logros académicos, y que la «brecha» entre la capacidad lectora de los niños y las niñas está creciendo. Cita a los videojuegos como el segundo de entre cinco contribuyentes principales.[36] Nicholas Carr, autor del libro *Superficiales: ¿qué está haciendo Internet con nuestras mentes?*, aclamado por la crítica, sostiene que Internet está cambiando la *profundidad* de nuestra lectura y nuestro pensamiento.

Carr escribe: «El tipo de lectura profunda que promueve una secuencia de páginas impresas es valiosa no sólo por el conocimiento que adquirimos de las palabras del autor, sino también por las vibraciones intelectuales que esas palabras activan en nuestra propia mente. En los espacios tranquilos que se abren con la lectura prolongada y sin distracciones de un libro... alimentamos nuestras propias ideas».[37] ¿Cómo puede uno reflexionar o hacer nuevas asociaciones a partir de materiales escritos al mismo tiempo que uno está leyendo por encima de grandes cantidades de información en Internet o teniendo que procesar un exceso de estimulación, si vamos al caso?

En resumen, no supone una exageración decir que la tecnología nos está «atontando». El tiempo frente a pantallas nos vuelve menos atentos y menos capaces de aprender, recordar y pensar por nosotros mismos.

Cole: dando la talla

Cole, un adulto joven que era paciente mío y que tenía problemas de aprendizaje y TDAH, nos proporciona un ejemplo dramático del efecto del tiempo frente a pantallas sobre la capacidad de atención y el aprendizaje. Cuando acudió por primera vez a mi consulta, Cole dijo que quería trabajar su capacidad de lectura y que hacía poco que había hecho unas pruebas de nivel en una universidad local. Desde el punto de vista académico, Cole había obtenido unas calificaciones propias de quinto curso de primaria en lectura y matemáticas. Quinto de primaria fue, curiosamente, el mismo año en el que sus profesores le habían dado a conocer un programa computerizado de lectura. «Todos estaban muy emocionados al *respecto* –comentó–, pero entonces perdieron la confianza en mí cuando no funcionó». A a luz de estos logros y como su estado de ánimo y sus patrones de sueño estaban desregulados, le pregunté a Cole si estaba dispuesto a renunciar a un videojuego portátil que prácticamente se había convertido en un nuevo apéndice suyo. Tras una discusión de cuarenta y cinco minutos, Cole decidió dejar el videojuego en mi oficina. Algunos días después, el hermano de Cole me dejó un mensaje de voz en el que decía que el estado de ánimo de Cole se había equilibrado casi de inmediato. Poco después de esto (y para mi gozo), la consola de videojuegos que Cole tenía en casa se rompió, así que ahora estaba libre de videojuegos. Un par de meses después volvió a hacer las pruebas de nivel de la universidad.

Los resultados fueron poco menos que sorprendentes: en matemáticas, en las que Cole siempre había dicho que era bueno, obtuvo unos niveles propios del instituto, y su puntuación en comprensión lectora había ascendido el equivalente a cuatro cursos escolares. No le habría creído si no me hubiera mostrado los resultados de las pruebas. Claramente, los dispositivos con pantalla habían estado entorpeciendo los progresos de este joven durante muchos años, y su cerebro estaba ahora funcionando a un nivel mucho más acorde con su verdadera capacidad. De hecho, tal y como expondré en el capítulo 11, las investigaciones afirman que el tiempo frente a pantallas en general hace que los logros en cuanto a los conocimientos resulten más difíciles y que leer de una pantalla dificulta la comprensión lectora.

El tiempo en la naturaleza y la restauración de la capacidad de atención: ¿una cura para la agresividad?

Darse cuenta del vínculo entre el agotamiento de la capacidad de atención y las rabietas, las crisis nerviosas y agresiones más graves es clave para dar el alto a este tipo de comportamiento no deseado. Los niños con problemas de atención corren un riesgo mucho mayor de llevar a cabo actos agresivos:[38] no es de sorprender teniendo en cuenta que la falta de atención está asociada con una baja tolerancia a la frustración y a la capacidad de controlar los impulsos. Al mismo tiempo, restaurar la capacidad mental de un niño para concentrarse reduce el riesgo. La teoría de la restauración de la capacidad de atención plantea que aunque el estrés agota la capacidad de atención, las contribuciones sensoriales o las estimulaciones que reducen la respuesta al estrés («fáciles de seguir») restauran la capacidad de concentración.[39] Los estudios muestran que los entornos naturales reducen los actos agresivos y mejoran la capacidad de atención, el control de los impulsos y el rendimiento académico.[40] La vegetación atrae la mirada, pero reduce el ritmo cardíaco y la presión sanguínea, restaurando así la capacidad de atención y nuestra capacidad para tolerar el estrés. Incluso las fotografías de vegetación y observar la naturaleza por una ventana son de ayuda, pero el tiempo pasado fuera de casa, en plena naturaleza es lo que tiene unos efectos más poderosos. Así pues, además de las numerosas formas en que el tiempo frente a pantallas contribuye a la agresividad mediante la hiperexcitación, el hecho de que el tiempo pasado dentro de casa reduce la exposición a los efectos restauradores del «tiempo en la naturaleza» es igualmente importante.

La psicosis

Puede que la repercusión más amedrentadora de los aparatos electrónicos sea el afloramiento de la psicosis, en la que se dan pensamientos o procesos de pensamiento anómalos. Puede adoptar la forma de alucinaciones (oír voces o ver cosas que no están ahí), delirios, paranoia o un pensamiento confuso. En los casos que he visto, la psicosis desencadenada por el tiempo frente a pantallas se ha dado en individuos con vulnerabilidades subyacentes, como retrasos intelectuales, un trastorno del estado de ánimo, el autismo o un historial de abandono o maltratos graves, especialmente de abusos sexuales. La mayor parte del tiempo, la psicosis se resuelve o se reduce espectacularmente con el ayuno electrónico. Con frecuencia, en contraste con un individuo con una psicosis «orgánica», la persona suele saber que lo que está experimentando es imaginario: las voces se oyen, pero no parecen «reales», la sensación de que los demás están hablando sobre él o ella no se corresponde con la realidad, el peligro inquietante de que alguien les esté vigilando por la ventana por la noche les parece ridículo de día. Tratar estos casos puede resultar muy gratificante, ya que además de aliviar los síntomas, los fármacos antipsicóticos pueden evitarse, o si ya se han empezado a tomar, se puede reducir su dosis o incluso dejar de tomarlos. Esto puede conducir a otros resultados, como la pérdida de peso y otras mejoras en la salud.* Además, cuando la psicosis de una persona se resuelve, él o ella pueden, repentinamente, volverse capaces de asistir a la escuela, conservar un empleo o implicarse en una relación amorosa.

Por otro lado, si una persona tiene una predisposición genética a una enfermedad psicótica, como la esquizofrenia o un trastorno bipolar grave, el tiempo frente a pantallas puede representar la gota que colma el vaso. Puede desencadenar los «primeros indicios»: el episodio inicial en el que una persona experimenta una ruptura con la realidad. En un triste caso, se permitió a un chico varón de trece años un importante aumento en el tiempo que pasaba jugando a videojuegos tras las secuelas del huracán Sandy. Al cabo de varias semanas de jugar hasta diez horas al día, el niño empezó a representar escenas de su videojuego favorito, y a veces creía que se encontraba realmente dentro del juego. Al final empezó a representar escenas en su sueño: un signo visible de que su cerebro era un completo prisionero, por no hablar de que el sueño no le proporcionaba ningún alivio. Su madre había tropezado con un artículo que había escrito yo sobre el tiempo frente a pantallas y la psicosis, y le retiró rápidamente todos los videojuegos, además de su ordenador. Cuando se puso en contacto conmigo para una consulta un par de meses después, lo peor de los síntomas se había resuelto, pero el muchacho seguía oyendo voces, y acabó necesitando medicación antipsicótica. Durante los siguientes meses, quedó claro que el niño sufría una enfermedad mental incipiente, posiblemente esquizofrenia. No existía un historial familiar de este trastorno, pero el chico tenía algunas vulnerabilidades (dificultades en el aprendizaje y problemas sociales), que, en combinación con un abuso de los videojuegos, fue suficiente para dar lugar a un momento crítico.

Cuando escribí por primera vez sobre este fenómeno en la revista *Psychology Today* en 2012,[41] recibí una respuesta negativa en forma de críticas y escepticismo por parte de varios neurocientíficos; pero el primer caso reportado se publicó en 1993 (implicaba un juego de Nin-

---

* La medicación antipsicótica usada para tratar la psicosis suele provocar ganancia de peso, y puede elevar los niveles de colesterol y de azúcar en sangre.

tendo), y desde entonces se han reportado múltiples casos de psicosis que implicaban a juegos de ordenador y relacionados con Internet.[42] Más recientemente, los investigadores se han interesado por *cómo* un uso excesivo de la tecnología puede desencadenar síntomas psicóticos. En 2013, se publicó un extenso informe sobre el llamado «fenómeno de transferencia del juego», un proceso en el que los jugadores de videojuegos experimentan alucinaciones visuales relacionadas con el juego durante situaciones de la vida real.[43] Puede que estas alucinaciones visuales (que se cree que son un tipo de impronta sensorial) sean más «benignas» que otras formas de psicosis que menciono aquí. Son, ciertamente, más comunes, y en la mayoría de los casos no provocan sufrimiento. (Cuando el artículo se publicó, quedé sorprendida de cuántos de mis amigos varones admitieron haberlos experimentado después de borracheras de videojuegos). Sin embargo, los jugadores y los progenitores deberían interpretar la presencia de *cualquier* fenómeno psicótico como una señal de alarma o de advertencia.

¿Cómo puede darse la psicosis relacionada con las pantallas? Un factor que probablemente entra en juego aquí es la regulación de la dopamina. Los fármacos y las medicaciones que incrementan los niveles de dopamina (estimulantes) pueden provocar psicosis, y muchos medicamentos usados para tratar la psicosis bloquean la dopamina. Como ya sabes, jugar a videojuegos hace que se secrete dopamina. Otros factores pueden ser la sobrecarga sensorial y la incapacidad del cerebro para discernir un entorno virtual de uno real (especialmente a medida que los entornos de los videojuegos son cada vez más vívidos y realistas). Este último factor puede ser especialmente cierto en el cerebro y la psique de un niño, que todavía no están bien formados. Por desgracia, estamos viendo una mayor incidencia de delitos violentos en los que gente joven interpreta escenas concretas de videojuegos o representa el rol de un personaje de un videojuego. El autor suele encontrarse en un estado semidisociativo, que se ha visto iniciado y perpetuado por la exposición repetida a entornos virtuales durante años. Muchos de estos casos no llegan a las noticias porque los incidentes implican a menores de edad, pero se están dando con mucha mayor frecuencia de la que es consciente el público general.

Como las consecuencias de la psicosis pueden ser tan terribles, los progenitores deberían tomar unas precauciones extraordinarias referentes al tiempo frente a pantallas en el caso de un niño con las vulnerabilidades mencionadas anteriormente, sobre todo si el chico tiene dificultades para distinguir la fantasía de la realidad, tiene un historial de comportamiento violento o tiene un historial familiar de enfermedades mentales graves como la esquizofrenia. La mayoría de los médicos y los facultativos del campo de la salud mental no sospecharán del uso de videojuegos u ordenadores cuando un paciente presente síntomas psicóticos, así que es probable que este fenómeno relacionado con las pantallas no se reporte ni mucho menos en su totalidad, lo que supone una terrible vergüenza, teniendo en cuenta que se puede tratar con la eliminación estricta de las pantallas electrónicas.

Con un mal comportamiento y a la defensiva: problemas de conducta y sociales

El comportamiento es, en esencia, la manifestación externa del resto de problemas de los que hemos estado hablando. Generalmente, son los *comportamientos* de un niño los que llevan a los progenitores y a los profesores al borde del abismo, dando lugar a que un padre busque tratamiento para su hijo. Desde el punto de vista social existen multitud de problemas importantes relacionados con el uso de aparatos electrónicos, como el desarrollo de la identidad, el envío de mensajes explícitamente sexuales y el ciberacoso, por nombrar algunos. Pero aquí nos fijaremos principalmente en el impacto de los medios electrónicos sobre el comportamiento y las habilidades sociales en el contexto del SPE: en otras palabras, en cómo los efectos psicológicos del tiempo frente a pantallas se traducen en problemas sociales para tu hijo. Con sus componentes centrales de la hiperexcitación y la desregulación del estado de ánimo, el SPE puede afectar a las relaciones con los compañeros y la familia, entorpecer el desarrollo social y reducir la capacidad para la empatía y la intimidad. La figura 6, que aparece a continuación, muestra cómo puede suceder esto.

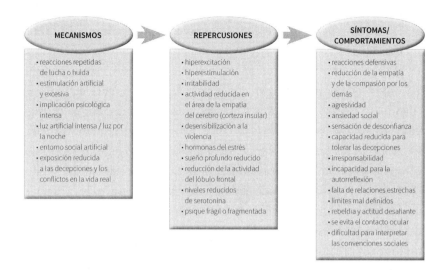

MECANISMOS	REPERCUSIONES	SÍNTOMAS/ COMPORTAMIENTOS
• reacciones repetidas de lucha o huida • estimulación artificial y excesiva • implicación psicológica intensa • luz artificial intensa / luz por la noche • entorno social artificial • exposición reducida a las decepciones y los conflictos en la vida real	• hiperexcitación • hiperestimulación • irritabilidad • actividad reducida en el área de la empatía del cerebro (corteza insular) • desensibilización a la violencia • hormonas del estrés • sueño profundo reducido • reducción de la actividad del lóbulo frontal • niveles reducidos de serotonina • psique frágil o fragmentada	• reacciones defensivas • reducción de la empatía y de la compasión por los demás • agresividad • ansiedad social • sensación de desconfianza • capacidad reducida para tolerar las decepciones • irresponsabilidad • incapacidad para la autorreflexión • falta de relaciones estrechas • límites mal definidos • rebeldía y actitud desafiante • se evita el contacto ocular • dificultad para interpretar las convenciones sociales

Figura 6. Cómo los efectos del tiempo frente a pantallas se traducen en forma de disfunción social.

Comportamientos negativistas-desafiantes, beligerantes e impulsivos

«Yo digo blanco y él dice negro».

«Podría decir: "El cielo es azul", y ella empezaría a discutir conmigo».

«Cuando le pedimos que haga algo, sus quejidos y discusiones son tan irritantes que acabamos haciéndolo por él».

«Cuando le imponemos un castigo, ella se enfurece tanto que nos acaba agotando y cedemos».

«No escucha y simplemente hace lo que él quiere».

Éstos son comentarios frecuentes que me exponen los padres en mi consulta, y las investigaciones sugieren que existe un vínculo entre la cantidad de consumo de dispositivos electrónicos y estos comportamientos perturbadores.[44] Aunque el «trastorno negativista-desafiante» (caracterizado por un comportamiento desobediente, rebelde, hostil y desafiante) es un diagnóstico real mencionado en el *Manual diagnóstico y estadístico de los trastornos mentales* (conocido como *DSM* por sus siglas en lengua inglesa), en la práctica estos síntomas están virtualmente siempre relacionados con algo más específico, como el TDAH o los traumas.

El *negativismo* (rebeldía u oposición) y el *desafío* son estrategias que los niños usarán para ejercer algún tipo de control sobre su entorno cuando se sientan estresados o incapaces de algún modo: es un signo de un estado mental desorganizado. Estos comportamientos suelen ser secundarios frente a los trastornos de la atención o del aprendizaje, la hiperexcitación, la hiperestimulación o una mala calidad del sueño. Decir «¡No!» se remite, desde el punto de vista del desarrollo, a la edad de dos años, cuando un niño se da cuenta de que decir «No» le confiere el poder sobre sus cuidadores. Incluso como adultos, cuando nos sentimos sobrepasados, podemos interrumpir a alguien con un «No» impulsivo antes de que la persona siquiera pueda acabar la pregunta. *Discutir* es otro comportamiento común que indica una capacidad de atención deficiente o un estado de ánimo irritable* que empeora con el tiempo frente a pantallas interactivas.[45] Las discusiones son una importantísima fuente de frustración y agotamiento para los progenitores. Discutir puede ser, de hecho, un forma, para un niño descentrado, de incrementar la excitación o los niveles de dopamina y norepinefrina**, y además sirve para implicar al progenitor, lo que puede ayudar a un niño caótico a sentirse más afianzado. Cuando un padre se queja de que un hijo es negativista, discutidor e irritable, especialmente si estos síntomas parecen estar empeorando con el tiempo, mi «índice de sospecha» del SPE es muy alto.

En un ejemplo clásico, una madre me estaba explicando cómo sus hijos gemelos de seis años ya no veían dibujos animados por la mañana. Ella y su marido habían decidido deshacerse de la televisión por cable para ahorrar dinero, y ella sabía que ver dibujos animados podía afectar a la capacidad de atención; pero su frenética rutina matutina se había convertido en una pesadilla cotidiana cuando se trataba de

---

* La tendencia a discutir también es común en los trastornos del espectro autista.

** Recuerda que la norepinefrina y la dopamina son las dos sustancias químicas cerebrales principales (neurotransmisores) implicadas en la capacidad de atención y la función intelectual superior.

tener listos a los niños para la escuela. Discutían y se hacían los remolones, rehusando vestirse, ponerse los zapatos o cepillarse los dientes, llorando: «¡No puedo!» mientras rechazaban cualquier oferta de ayuda. La madre comentó esto inconscientemente porque ya no se levantaban a encender el televisor, y ella y su marido podían dormir un poco más por la mañana, a pesar de que los niños se levantaban antes que ellos. «Así pues, ¿qué hacen los niños en vez de ver dibujos animados?», le pregunté. «Les dejamos jugar con nuestros teléfonos móviles», me contestó. ¡Misterio resuelto! Los quince o veinte minutos diarios de juegos de los chicos en los teléfonos móviles eran suficientes para desorganizar su sistema nervioso y marcar el tono del día. Ella y su marido empezaron a turnarse para despertarse temprano, acabaron con los juegos en el teléfono móvil y al poco tiempo llegaron mañanas más agradables.

Otro síntoma comportamental propio del SPE que ya hemos visto es el *control deficiente de los impulsos*. La impulsividad hace referencia a la tendencia de actuar sin pensar, como golpear a un hermano sin pensar en las consecuencias, correr hacia una calzada sin mirar si vienen vehículos, interrumpir continuamente a los demás, etc. Los niños con problemas de atención e hiperactividad también suelen ser impulsivos, y por tanto tienden a implicarse en una mayor asunción de riesgos, lo que da como resultado más accidentes. Se ha visto que, constantemente, la impulsividad es un factor de riesgo para un uso problemático de los videojuegos y de Internet,[46] y parece que también es producto de ellos. Es decir: al igual que existe una relación *bidireccional* entre los videojuegos y una capacidad de atención deficiente, se ha visto que la impulsividad y los videojuegos se refuerzan mutuamente. Los juegos violentos pueden suponer un riesgo añadido para el mal control de los impulsos.[47]

Violencia y delincuencia

Las agresiones violentas y la delincuencia son problemas de comportamiento graves relacionados con un uso excesivo de dispositivos electrónicos, especialmente si tienen un contenido violento,[48] pero también con el tiempo frente a pantallas en general[49] y con las alteraciones del sueño.[50] Ya he hablado de esta conexión en varios lugares y de cómo la desregulación del estado de ánimo, la hiperexcitación y el agotamiento de la capacidad de atención que se dan con los videojuegos puede conducir a crisis nerviosas y agresividad. En general, la agresividad y la delincuencia están relacionadas con un funcionamiento deficiente del lóbulo frontal, lo que es una consecuencia clara del tiempo excesivo que se pasa frente a pantallas.

Estos vínculos se han demostrado independientemente del contenido que se vea. Lo que resulta importante es que las investigaciones sugieren que el tiempo total que se pasa jugando a videojuegos es un mejor predictor de la agresividad que el nivel de violencia de los videojuegos a los que se juegue.[51] Al igual que con el SPE en general. «Es el medio, y no el mensaje». Dicho esto, los juegos violentos suponen un riesgo singular, y los estudios indican que tanto los juegos violentos como los competitivos incrementan el riesgo de agresividad en comparación con los juegos prosociales.[52] Este riesgo es especialmente elevado en el caso de los juegos violentos donde los jugadores se unen para enfrentarse a un enemigo común.[53] La naturaleza social de estos juegos tiene algo que los hace peligrosos en relación a la agresividad y la adicción.

Aunque el contenido no es lo más importante en el desarrollo del SPE, debido a su naturaleza altamente estimulante, es probable que los juegos violentos provoquen unos síntomas del SPE más graves. Yo solía creer que los progenitores ya eran conscientes de que los juegos violentos eran perjudiciales y, por tanto, no perdía mucho tiempo transmitiéndoles esta idea. De lo que no me di cuenta es de que muchos videojuegos, por no decir todos (incluyendo los creados para niños pequeños), son violentos. Mas del 90 % de los juegos clasificados como adecuados para niños de diez o más años son violentos, y la mayoría de los niños juegan a videojuegos para adultos (clasificación +18).[54] Los progenitores puede que vivan en la más completa ignorancia sobre cómo son realmente los juegos violentos, y las clasificaciones por edades de los videojuegos no son fiables. Además, muchos videojuegos no muestran escenas de sexo ni de violencia en la carátula ni en los anuncios, ocultando así su verdadera naturaleza. Los juegos violentos suelen, además, representar a personajes femeninos de forma degradante y pueden contener violencia sexual (incluyendo violaciones) y un contenido racista. Por tanto, es aconsejable que los padres miren o incluso jueguen a un juego para monitorizarlo.

Llegados a este punto, seis décadas de investigación han consolidado la conexión de los actos de violencia y la agresividad con la exposición a materiales violentos en la televisión y las películas,[55] aunque en la década pasada hemos asistido a una explosión en la investigación sobre los videojuegos violentos en especial.[56] No te dejes engañar por los estudios que afirman que no existe una conexión o que ésta no es concluyente: una abrumadora mayoría de pruebas dice lo contrario, y existe un amplio consenso no sólo en la comunidad médica, sino también entre investigadores cuyo trabajo no está sesgado y no tiene vínculos con la industria implicada. Jugar a videojuegos violentos está relacionado con un mal rendimiento escolar; un incremento de los pensamientos, sentimientos y comportamientos agresivos; una excitación psicológica aumentada; y una reducción de la empatía y el comportamiento prosocial.[57] Una de las razones de ello es la *desensibilización*: es decir, una atenuación de nuestra aversión mental y psicológica a la violencia, ya sea real o virtual. Los estudios sobre videojuegos violentos han documentado la desensibilización mediante la medición de las respuestas cerebrales, cardiovasculares, cutáneas y relativas a la empatía.[58] Lo que resulta perturbador es que un estudio mostró que la respuesta de desensibilización se dio después de tan sólo veinte minutos de juego.[59] Tal y como me explicó un hombre joven: «No sé si soy adicto, pero te digo una cosa: es verdad lo que cuentan sobre los videojuegos violentos y la desensibilización… No experimento ninguna reacción en absoluto cuando veo violencia… Y quiero decir *nada de nada*. [Risas] Podría ver cómo descuartizan a alguien con un machete y me parecería lo mismo que mirar a alguien paseando por la calle».

Los niños con trastornos mentales (especialmente los varones) que juegan a juegos violentos y aquellos que tienen tendencias adictivas corren un elevado riesgo de mostrar agresividad, al igual que los chicos con una noción deficiente de la realidad o con tendencia a atribuir intenciones hostiles a los demás.[60] Los juegos más nuevos y tecnológicamente avanzados están relacionados con más intensidad con la agresividad que los juegos más viejos, y los investigadores de tendencias lo atribuyen a los gráficos más realistas y vívidos y a las «sensaciones de presencia» aumentadas (la sensación de estar en realidad ahí).[61] Ciertamente, cada generación de juegos genera niveles más elevados de riesgo para la agresividad y la adicción que la anterior: el realismo vívido genera unos niveles más elevados de excitación, la hiperexcitación está relacionada tanto con la adicción como con la agresividad, y los jugadores adictos tienen mayores probabilidades de ser agresivos.

Con respecto a otros comportamientos de delincuencia, los estudios sugieren que un tiempo excesivo frente a pantallas (incluyendo el uso de teléfonos móviles inteligentes) en el caso de los adolescentes y los preadolescentes está relacionado con comportamientos de riesgo como el absentismo escolar, experimentar con las drogas y el alcohol, y practicar el sexo sin protección: comportamientos congruentes con un control deficiente de los impulsos.[62] De forma interesante, un estudio también encontró que unas cantidades mayores de utilización de ordenadores eran un factor de riesgo más importante para los comportamientos de delincuencia que un uso elevado de la televisión o los videojuegos.[63] Por último, las investigaciones muestran que un sueño de mala calidad (que va de la mano con el uso de la tecnología) es, en sí mismo, un factor de riesgo para los comportamientos temerarios.[64]

Aparte de las preocupaciones obvias relativas a la seguridad en torno a los actos agresivos, la agresividad es una de las principales razones por las que se da a los niños medicamentos psicotrópicos, se les diagnostica erróneamente que padecen trastorno bipolar, son expulsados temporal o definitivamente de la escuela y se les acusa de actividades criminales. No es necesario decir que es importante crear entornos que reduzcan este comportamiento, en especial en las poblaciones de alto riesgo.

Interrupción del desarrollo social

Los niños que experimentan ansiedad social (que sienten malestar o angustia en situaciones sociales) o que tienen unas malas competencias sociales corren un especial riesgo de desarrollar una dependencia de los aparatos electrónicos. Esto es cierto con independencia de si el agente favorito es Internet, los videojuegos o un teléfono inteligente.[65] Cuanto más se esconda un niño o niña tras una pantalla, más socialmente torpe se volverá, generándose así un círculo que se autoperpetúa. En contraste, un niño tímido que trabaje una y otra vez para superar la ansiedad social es probable que la supere. En el pasado, el intenso deseo de pertenecer a un grupo social durante la adolescencia ayudaba a superar la resistencia a las interacciones sociales, que se reduciría con el tiempo, debido, simplemente, a la práctica. En la actualidad, no se obliga a los niños y los adolescentes con ansiedad o torpeza social a practicar interacciones cara a cara o con contacto visual porque algunas de sus necesidades sociales se ven satisfechas en la red. Así pues, en los niños con ansiedad social, la capacidad de tolerar la presencia de otros nunca se desarrolla, y en lugar de ello se levantan «muros» para mantener a los niños sintiéndose seguros. Un adolescente con unas habilidades sociales un tanto pobres en el instituto puede, fácilmente, volverse solitario en su edad adulta joven, pasando más y más horas en la red y cada vez menos tiempo relacionándose en la vida real. Este patrón hace que resulte cada vez más difícil hacer y conservar amigos. Los problemas en las relaciones también se ponen de manifiesto en casa. Las investigaciones indican que cuanto más tiempo pase un chico usando Internet, menos saludable se vuelve la relación entre padres e hijos.[66] Así pues, la falta de competencia social y el tiempo frente a pantallas representa otra relación bidireccional.

Interaccionar con jóvenes con ansiedad social relacionada con las pantallas puede resultar extraño o incluso irritante: tienden a establecer un contacto ocular deficiente, parecen distraídos o «no presentes», o intentan liberarse, sintiéndose incómodos. Con frecuencia parecen apáticos y muestran un lenguaje corporal pasivo, como por ejemplo dar apretones de mano sin fuerza. Pueden tomarse largas pausas antes de responder a preguntas y quizás sean incapaces de implicarse en una conversación profunda y recíproca. Cuando se abren, puede que no sean capaces de comprender unas preguntas más largas o con más matices debido a un período de atención reducido, puede que no aporten a los demás la sensación de ser «escuchados», y con frecuencia no parecen poder «conectar» ni «reflejar» las emociones de la otra persona.

Hace algunos años tuve una conversación esclarecedora con mi sobrino, que entonces tenía dieciséis años, acerca de este asunto. Estábamos sentados juntos en la graduación de su hermana en el instituto. La anterior vez que le había visto, justo seis meses antes, había sido como normalmente era (amistoso, conversador y lleno de energía, pero incapaz de prestar atención más que algunos segundos). Si le hacías una pregunta demasiado larga le perdías. Podías olvidarte de compartir algo con él: no te estaba escuchando. Mientras estábamos sentados allí, quedé sorprendida por un cambio en él. Estábamos manteniendo una gran conversación: estaba escuchándome, estableciendo contacto ocular y respondiéndome sin irse por las ramas. Al principio simplemente pensé: «Vaya, ha madurado de verdad». Sin embargo, mientras hablábamos sobre fútbol americano, al que él había jugado ese año por primera vez, mi sobrino compartió conmigo que su entrenador les había dicho a los miembros del equipo que dejaran de jugar a videojuegos, ya que creía que afectaban a su capacidad de concentración durante los partidos y que podía tener un impacto negativo en sus calificaciones (y, por tanto, a su elección para formar parte de los equipos de deportes). Mi sobrino me dijo que al principio sólo había reducido su uso. Luego, tras darse cuenta de la diferencia que suponía, los abandonó por completo. Me explicó que una de las primeras cosas de las que se dio cuenta es de que repentinamente era capaz de hablar con más facilidad con los adultos, y de que hablaba más en clase. Me dijo que aunque antes se sentía tímido con sus compañeros, se encontró hablando más en los grupos. No hace falta decir que estaba emocionada: ahí tenía a un adolescente sin un trastorno psiquiátrico que había dejado de jugar a videojuegos por su cuenta y que era capaz de verbalizar los cambios que se habían producido en él. Su capacidad para una interacción profunda había mejorado en gran medida.

Lo que resulta interesante es que mi sobrino me habló entonces sobre uno de sus amigos, que era diabético y a veces hacía ver que estaba enfermo para no ir a clase y así poder jugar a videojuegos durante todo el día o porque había estado despierto hasta tarde, jugando, la noche anterior. (Mi sobrino podía «ver», *online*, cuándo su amigo iniciaba sesión para jugar). Tras abandonar el juego, mi sobrino quedó horrorizado por la actitud de su amigo, sobre todo cuando se dio cuenta de que durante esas largas sesiones de juego los niveles de azúcar en sangre de su amigo se disparaban. Cuando acabó de narrarme esta historia, mi sobrino me dijo: «Sus apretones de manos son muy flojos. Es como un pez muerto». Tras imitarlo, dijo: «Lo que quiero decir es que, ¡venga! ¡quién daría trabajo a un tipo así?».

Había dado en el clavo. Las impresiones se generan en un abrir y cerrar de ojos, y la gente joven con unas malas habilidades sociales tendrá problemas para salir adelante en la vida. Por el contrario, a medida que las habilidades sociales de mi sobrino mejoraron, también lo hizo su conciencia de su impacto. Esta capacidad de reflexionar sobre sí mismos forma parte de lo que ayuda a los niños a no sólo sobrevivir, sino medrar.

En los niños en edad escolar, las deficiencias sociales relacionadas con el SPE pueden manifestarse en forma de una mala deportividad cuando se juega, a actuar de forma autoritaria o controladora o a ser supercompetitivo. (No es ayuda que muchos videojuegos recompensen la competitividad). Los chicos con SPE suelen tener una baja tolerancia a la frustración, que da como resultado crisis nerviosas y una tendencia a echar la culpa a los demás, pero no a sí mismos. Puede que también mantengan resentimientos o atribuyan propósitos hostiles a otros cuando en realidad no existen, como asumir que un compañero ha chocado adrede contra ellos. Todos estos comportamientos hacen que los otros niños se alejen.

Como las habilidades sociales y la regulación del estado de humor dependen de un buen funcionamiento del lóbulo frontal, los niños con SPE suelen actuar como si su edad fuera bastante menor a la real, y puede que se burlen de ellos, los acosen o los excluyan debido a sus estallidos. Esto le ocurrió a Billy, un chico de diez años con el que trabajé y cuya historia explico en el capítulo 4 (*véase* la página 160). En parte, esta dinámica se da porque el tiempo frente a pantallas genera una falsa experiencia de alivio y éxito: los aparatos electrónicos ofrecen una gratificación inmediata, una estimulación y un entretenimiento interminable (y sin esfuerzo), la capacidad de controlar el entorno o la imagen de uno, y la oportunidad de ser un héroe: características que no reflejan cómo funcionan las cosas en el mundo real. La vida real es mucho más complicada. El tiempo frente a pantallas hace que los niños sean menos capaces de tolerar las decepciones y el aburrimiento, se les pongan más etiquetas, y estén menos dispuestos a trabajar, ya sea en la escuela, en un trabajo o para mejorar una relación.

Desconectado: problemas de empatía y con las relaciones

Como ya he descrito, tanto los videojuegos violentos como el uso excesivo de Internet se han relacionado con una reducción de la capacidad para la empatía. Ciertamente, los estudios de diagnóstico por imágenes del cerebro de adolescentes con adicción a los videojuegos de Internet muestran daños en la ínsula, un área implicada con la empatía que ayuda a integrar las sensaciones corporales con la emoción.[67] La empatía es distinta a la compasión: la empatía consiste en la capacidad de conectar con el estado de ánimo de otra persona y, de hecho, sentir lo que el otro está sintiendo. Nos ayuda a establecer vínculos porque la otra persona «se siente sentida», y esto alimenta la compasión y la responsabilidad social al permitirnos sentir el dolor de los demás. Estas características hacen que la empatía sea fundamental para disfrutar de una vida emocional y social satisfactorias. Pero, dejando de lado a los individuos que juegan a videojuegos violentos y a los que son adictos a Internet, ¿qué pasa con los niños de hoy en día, en general? ¿Afecta el tiempo que se pasa frente a una pantalla a la capacidad de alguien para relacionarse cara a cara?

Una cantidad creciente de pruebas muestra que así es. Un estudio que examinó las tendencias en las puntuaciones de empatía de estudiantes universitarios entre 1979 y 2009 vio que las puntuaciones descendían, con una caída especialmente pronunciada después del año 2000:[68] justo en consonancia con la primera generación de niños que nació en la era de los videojuegos y los ordenadores. Gran parte de las aptitudes sociales consiste en aprender cómo interpretar pistas sutiles del lenguaje corporal y las expresiones faciales, y los estudios muestran que el contacto cara a cara está muy relacionado con el bienestar social, mientras que el uso de aparatos electrónicos y la multitarea con ellos están relacionados con lo contrario.[69] He visto esto en primera persona: los niños que completan el Programa de Reinicio muestran, invariablemente, una mejoría en sus habilidades sociales, y su competencia emocional crece con rapidez en ausencia de pantallas. Un estudio de 2014 llegó a la misma conclusión: durante un campamento al aire libre de cinco días de duración, unos cincuenta preadolescentes a los que se les restringió por completo el uso de aparatos con pantalla mostraron una mejor capacidad de interpretar las expresiones faciales de los demás.[70] Lo que resulta interesante es que una forma en la que podemos desarrollar empatía es imitando inconscientemente las acciones físicas de otros, por lo que la libertad de mover el cuerpo mientras vemos el cuerpo de otros (algo que nos permite el hecho de estar libre de pantallas) parece ser importante también.

El contacto ocular es otro elemento destacado a la hora de determinar la calidad de nuestras relaciones sociales. El contacto ocular es una parte esencial del proceso de establecimiento de vínculos desde el nacimiento. Refleja nuestra capacidad para la intimidad, y una incapacidad para mantener un contacto ocular prolongado suele traducirse en unas relaciones poco profundas. La capacidad para establecer contacto ocular probablemente esté relacionada con la cantidad de hábitos actuales de tiempo frente a pantallas de un individuo, los años totales de tiempo frente a pantallas, la edad a la que se introdujeron los aparatos con pantallas, y la cantidad y la calidad del tiempo cara a cara pasado y presente (que está, por supuesto, relacionado con el tiempo que pasan los progenitores frente a pantallas). Nótese que cuando un niño funciona con un sistema nervioso a la defensiva (debido a unas reacciones de lucha o huida frecuentes y a menos interacciones cara a cara), será menos capaz de tolerar el contacto ocular sin interpretarlo, inconscientemente, como una amenaza (de forma muy parecida a lo que les pasa a los animales salvajes) y, por tanto, lo evitará hasta que la ausencia de pantallas ayude a incrementar la tolerancia.

En ningún lugar es más crucial la capacidad para el contacto ocular que en las relaciones románticas. Aunque como progenitor puede que estés preocupado, o no, por el potencial para las relaciones románticas de tu hijo en este momento, esto resultará importante llegado cierto punto, y esto generalmente empezará en la adolescencia. La capacidad de un niño para establecer amistades íntimas, de ser honesto y de abrirse con respecto a sus sentimientos, de empatizar y ponerse en el lugar de otro, y de comunicarse durante los conflictos sin ponerse a la defensiva dictará la calidad de sus relaciones, empezando con sus amigos y su familia y más adelante también con sus objetos de interés romántico. Veo a algunos varones adultos jóvenes en mi consulta con problemas relacionados con el tiempo frente a pantallas, y muchos de ellos quieren tener novia, pero no tienen ni idea de las interacciones «en vivo». Otros inician relaciones sólo para ver cómo acaban rápidamente cuando sus parejas perciben limitaciones relacionadas con la intimidad y siguen su camino. Lleva mucho trabajo duro y muchos recursos trabajar estos problemas como adulto: ya para empezar, es mucho más fácil evitar que los problemas se desarrollen.

En resumen, las mismas reacciones producto del estrés o de lucha o huida que afectan a los síntomas relacionados con el estado de ánimo y la cognición también tienen su impacto sobre las relaciones sociales. La timidez extrema, la mala deportividad, unas capacidades empáticas limitadas y una tolerancia para la intimidad reducida empeoran cuando el «cara a pantalla» reemplaza al cara a cara. Un sistema nervioso a la defensiva en modo de supervivencia no puede confiar y, por tanto, no puede entablar relaciones íntimas, y un lóbulo frontal con un funcionamiento deficiente no puede retrasar la gratificación, tolerar la decepción o reflexionar sobre sí mismo. Aparte de predecir la calidad de las relaciones, éstos son ingredientes esenciales para convertirse en un adulto responsable con una buena brújula moral.

Secuestrado: los circuitos de adicción y de recompensa

Las adicciones abarcan un espectro, y la adicción a las pantallas no es diferente. Sin embargo, cuando trabajo con pacientes, no me gusta centrarme en la adicción a las pantallas o a la tecnología *per se*, porque esto mina el hecho de que el SPE puede verse desencadenado incluso por un uso «regular». Aunque los individuos con una adicción grave a las pantallas casi siempre padecen SPE, los individuos con SPE no son siempre ni generalmente adictos al tiempo frente a pantallas. Además, los adolescentes y los adultos jóvenes suelen encontrar repelente el término «adicción», lo que puede crear bloqueos en el tratamiento. Así pues, creo que el término más preciso y útil es «problemático», ya que incluye al niño que experimenta síntomas relacionados con las pantallas pero cuyos hábitos relativos a éstas no son necesariamente de naturaleza excesiva ni adictiva. No obstante, los términos «patológico», «excesivo», «abuso» y «adicción» se usan en la bibliografía científica, así que con fines de la discusión que mantendremos aquí, los emplearemos indistintamente.

En realidad, si el niño en edad escolar medio consume entre cuatro y seis horas diarias, y el adolescente medio más de siete horas a diario,[71] entonces la mayoría de los niños tienen unos hábitos relativos a las pantallas que deberían considerarse «excesivos», sobre todo teniendo en cuenta que todavía no sabemos cuáles serán los efectos a largo plazo. A pesar de la terminología, los hallazgos de las investigaciones sobre la adicción a las pantallas encajan bien con los observados en el caso del SPE, incluyendo aspectos biológicos, psicológicos y comportamentales. Si el SPE y la adicción a las pantallas forman parte del mismo espectro, entonces las investigaciones sobre la adicción destacan la necesidad de una gestión agresiva con respecto a las pantallas: «Más vale prevenir que curar».

La adicción o la dependencia de las pantallas puede ser psicológica (provocando ansiedad o malestar si no se puede acceder a ellas), física (causando cambios en el cerebro y un verdadero «síndrome de abstinencia» similar al que se da con las drogas), o ambas. En los países desarrollados de todo el mundo, se estima que entre un 5 y un 15 % de la gente tiene adicciones relacionadas con el tiempo frente a pantallas, haciendo que se trate de una epidemia.[72] El aspecto positivo tras este gran problema es que como éste es reconocido más ampliamente, ahora existe un importante cúmulo de bibliografía científica que no existía hace una década.

Tal y como he dicho, el uso excesivo de aparatos electrónicos tiene un sorprendente parecido con la adicción y el abuso de los estimulantes. Al igual que sucede con el abuso de las anfetaminas, la concentración y el estado de ánimo pueden parecer (y de hecho puede que estén) potenciados por la estimulación provocada por el tiempo frente a pantallas. Sin embargo, con el tiempo, y a medida que el uso aumente, el «usuario» empezará a experimentar cambios de humor, alteraciones del sueño, una menor capacidad de atención, irritabilidad, depresión, una actitud a la defensiva, la incapacidad de tolerar el estrés y un empeoramiento general de su rendimiento. Otras similitudes entre la adicción a las pantallas y a los estimulantes incluyen una reducción del interés por otras actividades y que el individuo se sienta ansioso si se le fuerza a estar sin pantallas. Además, al igual que con el abuso de las drogas, el uso o el abuso de los aparatos electrónicos «sólo los fines de semana» puede seguir provocando problemas importantes.

Al igual que con las drogas, la gente se ve atraída por los dispositivos electrónicos interactivos por su capacidad para proporcionar una gratificación inmediata y una estimulación intensa. Los comercializadores explotan estas tendencias y, por tanto, suben el listón con cada nuevo juego, aparato o aplicación. Cada nueva versión se vuelve más estimulante, más excitante o más gratificante (y por tanto más adictiva), y empieza el secuestro. Tanto la excitación psicológica como las «sensaciones de presencia» son factores que se sabe que promueven y mantienen la interacción con el videojuego, y estos factores se potencian con los videojuegos más nuevos.[73]

Aunque ha habido un considerable bombo publicitario en los medios sobre la forma en la que la tecnología podría estar recableando nuestro cerebro, la mayor preocupación es que la adicción a los videojuegos y a Internet provoca daños reales en el cerebro. Numerosos estudios de diagnóstico por imagen del cerebro han mostrado anomalías en la estructura y la función cerebrales similares a los provocados por las drogas, como por ejemplo la heroína, la cocaína y la adicción al alcohol. Tal y como se ha comentado en el capítulo 2, las investigaciones han mostrado una disminución del tamaño de las áreas de procesamiento del cerebro (materia gris), incluyendo el lóbulo frontal; la pérdida de integridad en las vías de conexión (materia blanca); una reducción del grosor cortical (áreas cerebrales superiores); y un procesamiento cognitivo más impulsivo pero menos preciso. Cuando se les muestran a los adictos a los videojuegos señales o pistas que inducen «antojos», su cerebro se ilumina en las mismas áreas que los cerebros adictos a las drogas. Por último, los receptores de la dopamina pueden quedar desensibilizados, requiriendo, efectivamente, mayores cantidades de dopamina para conseguir el mismo efecto.[74]

Lo que resulta interesante es que un grupo de investigadores resumió lo que aparecía en la bibliografía científica sobre el uso patológico de Internet de una forma que describía rasgos del estado de ánimo, la atención y el comportamiento que se ven con el SPE: «Tomados juntos, estos hallazgos indican que el trastorno por la adicción a Internet está relacionado con cambios estructurales y funcionales en áreas del cerebro que implican el procesamiento emocional, la atención ejecutiva, la toma de decisiones y el control cognitivo».[75]

Otras investigaciones se han fijado en los factores de riesgo y los resultados. Un estudio que hizo un seguimiento a más de tres mil niños a lo largo de un período de dos años vio que los jugadores patológicos de videojuegos corrían, posteriormente, un mayor riesgo de depresión, ansiedad, dificultades sociales y obtenían unas peores calificaciones, mientras que los factores para volverse un adicto eran pasar más tiempo jugando a videojuegos, unas malas habilidades sociales e impulsividad.[76] No es de sorprender que padecer TDAH suponga un riesgo para la adicción a los videojuegos y a Internet.[77] Al igual que sucede con otras adicciones, los chicos tienen más probabilidades a ser adictos a los videojuegos y a Internet que las chicas, pero la proporción está mucho más igualada cuando se trata del uso patológico de teléfonos móviles inteligentes. De hecho, la explosión de la propiedad de celulares inteligentes y tabletas ha llevado la adicción a las pantallas a otro nivel. Aunque puede que la pantalla sea de menor tamaño, la facilidad de la accesibilidad, la menor distancia de la pantalla a los ojos y el cuerpo, y el hecho de que estos aparatos se escondan frecuentemente en la cama y se usen después de la hora de apagar las luces hace que resulten muy peligrosos.[78] Numerosos estudios han mostrado que la adicción a los teléfonos inteligentes es similar a otras adicciones tecnológicas en términos de la psicopatología asociada: se ha relacionado con la depresión, la ansiedad, los problemas físicos, el aislamiento social, los problemas de atención y la agresividad.[79] Una vez más, estos síntomas imitan el abanico de manifestaciones del SPE.

Como la adicción a las pantallas es tan difícil de tratar una vez que se asienta, querrás cortar esta trayectoria de raíz: cuanto antes mejor. Es *mucho* más fácil prevenir que curar. De hecho, en términos del Programa de Reinicio, si tu hijo es un verdadero adicto o no es un punto casi irrelevante: llevando a cabo un ayuno electrónico y restringiendo posteriormente el uso de las formas que mejor pueda tolerarlo tu hijo, estarás abordando los problemas potenciales de adicción existentes. Dicho eso, existen ciertas alarmas que pueden indicar si el uso de pantallas se está, posiblemente, volviendo adictivo. Revisa la lista que aparece a continuación: puede que notes algunas similitudes con el listado que se muestra al principio del capítulo 1 porque comparte algunos de los mismos comportamientos relacionados con el tiempo frente a pantallas, y porque algunos síntomas del SPE se deben a la adicción o a que los circuitos de recompensa están siendo activados en el cerebro.

Alarmas de la adicción a las pantallas

- Mentiras sobre el uso de aparatos o sobre la duración de su utilización, o esconderse para usar dispositivos electrónicos (como en la cama, después de la hora de apagar las luces o mientras se está en el período de restricción del uso de pantallas).
- Tendencia a usar aparatos electrónicos sobre el resto de actividades, perder interés por otras actividades, o perder la curiosidad natural por el mundo.
- Volverse cada vez más socialmente aislado y/o utilizar la actividad frente a pantallas para escapar del estrés o evitar a los demás.
- En los adolescentes de mayor edad y los adultos jóvenes, la incapacidad para reducir voluntariamente la cantidad o la frecuencia de uso (no se debería esperar que ni los niños ni la mayoría de los adolescentes reduzcan el uso por su cuenta).
- El empleo continuado a pesar de las consecuencias adversas (ya sean sociales, académicas o de salud) o un incremento del uso.
- Una negociación excesiva cuando se restringen los juegos, o volverse irritado o desolado de forma inapropiada cuando se imponen o incluso se comentan los límites en relación a las pantallas (como amenazar con suicidarse o volverse agresivo).

- La falta de mejoría en los síntomas del SPE después de tres semanas libre de pantallas, o una recaída inmediata y grave del SPE con cantidades de uso muy pequeñas tras el ayuno electrónico.
- Los signos de pérdida de forma física, como la falta de aliento, la debilidad y la atrofia muscular, la ganancia de peso o la fatiga.
- Un análisis deficiente de la realidad (como por ejemplo tener problemas para distinguir los juegos de la realidad), o tendencias disociativas (sentirse irreal o sentir que el entorno no es real).
- Un uso excesivo o en aumento de los juegos de rol multijugador en la red (JRMJR o MMORPG) o usarlos como la fuente principal de interacciones sociales.

Antonio: cuando los videojuegos se convierten en una adicción

Antonio era un adolescente mayor al que un colega que estaba atendiendo a su familia para ofrecerles un tratamiento derivó a mi consulta. El uso de videojuegos por parte de Antonio se inició más o menos cuando tenía cinco años, cuando su madre y su padrastro tuvieron un bebé varón. Junto con las exigencias propias de los cuidados de un nuevo bebé, la madre de Antonio experimentó depresión posparto, por lo que Antonio solía quedar al cuidado de su padrastro, del que pensaba que «no le gustaba y nunca jugaba conmigo». De hecho, Antonio no podía recordar jugar con mucho más que con videojuegos cuando era niño. En la escuela elemental, Antonio era supuestamente «hiperactivo» y mostraba cierto mal comportamiento, pero por lo general sacaba unas calificaciones formidables. Por la mañana veía dibujos animados antes de ir a la escuela y por la tarde empezaba a jugar a videojuegos tan pronto como llegaba a casa.

Más o menos cuando tenía trece años, Antonio empezó a jugar a *World of Warcraft* (WoW), un juego de rol *online*. Sus amigos de la escuela también jugaban al juego, y Antonio se vio cada vez más absorbido por WoW. Sus calificaciones empezaron a empeorar y se volvió más desafiante en el colegio, además de en casa, especialmente con su padrastro. Cuando Antonio estuvo listo para ir al instituto, sus padres intentaron enviarle a una estricta escuela militar, pero al poco tiempo le ordenaron abandonarla por no obedecer las normas.

Así que Antonio regresó a su vieja escuela y con sus viejos amigos, y empezó a salir con una chica que también jugaba a WoW. Antonio se sentía feliz en la relación, pero al final la chica se quejó de cuánto tiempo y energía dedicaba Antonio al juego, y ella sugirió que ambos dejaran el juego. Antonio le contestó que él se sentiría culpable si lo dejaba y defraudaba a su «gremio» o equipo, por lo que rehusó hacerlo, provocando la ruptura de la relación. Antonio quedó desolado y empezó a fumar marihuana. Admitió que «fumaba y jugaba a videojuegos prácticamente cada día». A lo largo de los siguientes años, según su madre, Antonio se quedaba despierto toda la noche jugando a videojuegos, rara vez salía de casa y se «escondía» cuando otros familiares venían de visita a casa. La madre de Antonio decía que ella siguió batallando con la depresión durante este período, y que su marido se distanció por completo de sus funciones como padre. Ella se sentía impotente para controlar a Antonio, mientras que éste sentía que nadie se daba cuenta ni le importaba lo que hacía.

En su primer año en el instituto, el absentismo escolar de Antonio se convirtió en tal problema que decidió que prefería trabajar. Consiguió un empleo en un supermercado y pareció irle bien durante algún tiempo, pero al final le echaron por no ir al trabajo. Ahora, sin obligaciones escolares ni laborales, Antonio se refugiaba en su habitación, con las persianas bajadas y jugaba a WoW día y noche. Cuando sus amigos se graduaron en el instituto y fueron a la universidad, Antonio se volvió cada vez más aislado socialmente y empezó a experimentar sensaciones disociativas. Apuntaba: «A veces me sentía como pensando: "¿Es esto real?" "¿Soy yo real"». Cuando no estaba jugando a videojuegos, fantaseaba con la violencia, como por ejemplo destripar o descuartizar a zombis, y estaba intentando, continuamente, incorporar características del juego a su vida real. Por último, tras una riña en especial acalorada con su padrastro, servicios sociales derivó a toda la familia para que recibiera tratamiento, y Antonio admitió que se sentía deprimido y asustado de haber hecho daño de verdad a alguien.

Por desgracia, Antonio rehusó creer que los videojuegos tuvieran ningún papel en cómo se sentía o en cómo le estaba yendo la vida, y con sus padres incapaces o no dispuestos a emprender acciones, este problema nunca se abordó. Antonio siguió el tratamiento con su terapeuta durante un par de años e incluso fue capaz de dejar de fumar marihuana, pero siguió jugando a videojuegos y permaneció desempleado. Al final, y por desgracia, me enteré de que se enfrentaba a graves cargos penales.

Éste es un caso triste, pero nos muestra lo incapacitante que puede resultar la adicción a los videojuegos. Cuanto más dure, más se arraiga en el cerebro y la mente de una persona. Esta historia también ilustra algunas dinámicas comunes relacionadas con la adicción a la tecnología: un niño solitario que usa los videojuegos para obtener estimulación, interacciones sociales y como medio para huir; una falta de relaciones sólidas a una edad temprana que abona el terreno para unas habilidades inadecuadas para hacer frente a los problemas; y la relación entre la adicción a las pantallas y la delincuencia y otras adicciones.

Y esto nos lleva a una idea importante: el comportamiento adictivo durante la adolescencia programa al cerebro para la adicción más adelante en la vida.[80] Durante este período, el lóbulo frontal es muy sensible a los *inputs* del entorno, y su desarrollo puede verse comprometido o dañado permanentemente, lo que puede conducir a la automedicación, las malas elecciones y un control deficiente de los impulsos. Si los circuitos de la adicción del cerebro se ven secuestrados por los aparatos electrónicos, esto puede preparar el terreno para otros tipos de adicción. Los datos preliminares sobre la dependencia a los videojuegos y a otras adicciones respaldan que podrían reforzarse mutuamente.[81]

La ansiedad y la aprensión

La ansiedad, al igual que el SPE, aparece en variedad de formas y tamaños: los ataques de pánico pueden provocar mareos, falta de aliento o taquicardia. La ansiedad relacionada con traumas puede experimentarse en forma de pesadillas, de atontamiento emocional o, en el caso de los niños, de hiperactividad. Los síntomas obsesivos-compulsivos adoptan la forma de pensamientos intrusivos combinados con actos compulsivos para mantener los pensamientos controlados. La ansiedad generalizada se manifiesta en forma de una preocupación excesiva por todo. Y la ansiedad que se ve en el autismo puede presentarse en forma de un pensamiento rígido o inflexible o de un incremento de los comportamientos autoestimulantes. Al igual que en el caso del SPE, los síntomas surgen a partir de un sistema nervioso hiperexcitado.

El trastorno obsesivo-compulsivo (TOC)

De todos los trastornos imitados o desencadenados por el SPE, la mayor parte de los correos electrónicos que he recibido eran referentes al TOC relacionado con las pantallas, quizás porque puede surgir de forma tan espectacular y aparentemente de la nada. Como el TOC está muy relacionado con la regulación de la dopamina, su desarrollo puede ser en especial sensible a la exposición a pantallas. En el TOC existe demasiada dopamina en áreas de cerebro implicadas en el movimiento. De forma interesante, sé de algunos casos que se han visto desencadenados por la consola Wii, con videojuegos de ejercicios en el que los jugadores agitan una varita y se mueven para controlar el juego. Como los niveles de dopamina aumentan durante la práctica de ejercicio, y el ejercicio obviamente implica movimiento, el vínculo entre los videojuegos que implican ejercicio y el TOC no resulta sorprendente. Muchos progenitores creen que estos videojuegos de ejercicios son más saludables, por lo que es importante tener en cuenta esta conexión.

Lo que le sucedió a Jack, el hijo de mi colega Mary, nos proporciona un ejemplo. Hace muchos años, Mary me explicó que su hijo Jack, de seis años, había desarrollado de manera repentina lo que ella pensaba que eran tics nerviosos: movimientos repetitivos en las manos y los brazos que parecían no tener fin. Sin embargo, cuando le preguntaba sobre ello, Jack le decía a su madre que «no podía dejar de tocar las cosas», y que eso le fastidiaba durante todo el día. Mary nunca había dejado que sus hijos jugaran mucho a videojuegos, pero cuando la familia recibió una consola Wii como regalo, Jack empezó a jugar cada día, para finalmente excluir otras actividades. Mary sospechaba que la consola Wii era la fuente de los síntomas de su hijo y me preguntó si yo pensaba que era posible. «¡Por supuesto!», le contesté. Mary eliminó la consola, y los síntomas de Jack se resolvieron al cabo de un par de semanas. Un mes después, Mary reintrodujo la consola Wii y los síntomas reaparecieron de inmediato. Entonces sometió a Jack a un ayuno más prolongado, de unos cuatro meses. Al final averiguó que Jack podía tolerar jugar alrededor de una vez al mes durante treinta minutos, y eso fue todo. Lo que resulta interesante es que Jack estaba tan mal a causa de sus síntomas que no le importó que le retiraran los videojuegos y, de hecho, los evitaba cuando los tenía al alcance.

En 2012 expliqué la historia de Jack en una entrada de un blog,[82] animando a una madre a que contactara conmigo por correo electrónico en relación a su hijo Emory, de tres años, que desarrolló unos síntomas similares después de jugar a juegos en un iPad. La madre relataba que al principio había permitido que su hijo jugara sólo a juegos educativos, pero que acabó por permitirle jugar a un juego de acción al que había estado jugando el hermano mayor. Poco después, Emory empezó a tocar cosas de forma compulsiva. Una noche, la madre de Emory le preguntó por qué seguía tocándose y frotándose los brazos con el cabecero de la cama antes de tumbarse en ella para dormir. Le contestó: «No quiero. Simplemente no puedo parar». Su madre eliminó los juegos de acción de inmediato, pero sintió dudas con respecto a eliminar los juegos educativos. Me explicó que los síntomas de Emory no habían desaparecido, y que no tenía muy claro qué debía hacer. Le aseguré que no existían pruebas de que las aplicaciones o los juegos educativos aportaran alguna «ventaja» a los niños, pero sí que existían muchas pruebas en sentido contrario (especialmente en los niños más jóvenes), y que podía eliminar también esos juegos con la conciencia muy tranquila. Estuvo de acuerdo en eliminar por completo el uso del iPad, y las compulsiones de Emory se resolvieron poco después. (Nótese que aunque fueron los videojuegos de acción los que precedieron inmediatamente al comportamiento compulsivo, no resultó suficiente con eliminar dichos juegos de acción. Tuvo que eliminarse por completo todo uso del iPad para reiniciar el cerebro de este niño).

Puede que estos casos parezcan inusuales, pero aportan ejemplos gráficos de cómo el SPE toma como rehén al cerebro y se presenta como la viva imagen de un trastorno mental concreto. En otros casos de TOC, el niño o el adolescente ya padece el problema, pero los síntomas empeoran o se vuelven inmunes al tratamiento cuando se añaden los aparatos electrónicos a la mezcla. En estos casos, puede que restringir los dispositivos electrónicos no sea el único tratamiento, pero que se trate de una parte necesaria del tratamiento. He visto casos en los que la terapia tradicional contra el TOC se ha aplicado sin éxito durante años, pero avanza una vez que se eliminan las pantallas.

En raras ocasiones jugar a videojuegos puede desencadenar el inicio un TOC que no sea fácil de revertir. En un caso sobre el que me consultaron, un chico de nueve años desarrolló un TOC grave e incapacitante tras un período en el que había estado jugando a videojuegos hasta doce horas al día. La familia se había mudado a una zona rural del estado de Carolina del Norte en julio, lo que hizo que el niño tuviera mucho tiempo sin actividades estructuradas y nadie con quien salir. Sus padres, que eran bastante estrictos con el tiempo frente a pantallas, se sintieron culpables con este cambio de hogar de su hijo en una etapa en la que le resultaría difícil hacer nuevos amigos, así que, de manera inusitada, le permitieron un acceso ilimitado a aparatos con pantallas.

Para cuando me llamaron, su madre ya había eliminado todos los videojuegos durante un mes, pero el TOC parecía haber adoptado vida propia. El chico había desarrollado tal miedo de tocar algo sucio que se había vuelto literalmente inmóvil y lloraba porque no podía hacer ningún movimiento. Este niño necesitó medicación, terapia intensa y ningún aparato electrónico durante muchos meses antes de que sus síntomas estuvieran bajo control. Así pues, los dispositivos electrónicos pueden generar, exacerbar o incluso «encender un interruptor» para desencadenar el TOC, que puede volverse, o no, crónico.

Los pensamientos obsesivos y la rumiación

El pensamiento obsesivo o rumiativo puede darse en los niños y los adolescentes con ansiedad, depresión o trastornos del espectro autista. Los jóvenes con estas tendencias pueden experimentar un incremento del pensamiento obsesivo si se ven expuestos, incluso aunque sólo sea a cantidades moderadas de tiempo, a pantallas. En ocasiones es necesario muy poco tiempo frente a pantallas para desencadenar un incremento de la obsesividad. Las manifestaciones típicas de ello en los adolescentes o los adultos jóvenes incluyen una fijación que se agrava con alguien que despierte un interés romántico, obsesionarse acerca de un rechazo real o percibido por parte de alguien a quien admiran, o preocuparse por relaciones pasadas. En los pacientes deprimidos, el tiempo frente a pantallas puede empeorar la rumiación relativa a fracasos, remordimientos y vergüenza o culpabilidad dolorosos pasados. Los niños que padecen un trastorno del espectro autista (incluyendo el síndrome de Asperger), que tienen, por naturaleza, unos intereses limitados, pueden volverse más obsesivos en relación a ciertas películas, canciones o dibujos animados. En los adolescentes o adultos jóvenes autistas altamente funcionales, la obsesión romántica puede volverse bastante grave o incluso ilusoria al combinarse con un tiempo excesivo frente a pantallas.

Como la dopamina puede reforzar los «bucles» obsesivos, los aparatos electrónicos agravan estos síntomas. Además, la exclusión de las interacciones en la vida real empeoran la preocupación interna. Los adolescentes o los adultos jóvenes suelen describir este estado como «No puedo salir de mi cabeza». Independientemente del diagnóstico principal del niño, cuando se eliminan los aparatos electrónicos, muchos padres informan de un descenso en el nivel de la obsesividad de su hijo.

¡¿Luchar, huir… o quedarse congelado?!: otros síntomas y síndromes de ansiedad

Aparte de la lucha o la huida, la tercera opción para una persona que se encuentra en modo de supervivencia es «quedarse congelado», igual que cuando un animal se hace el muerto. En el caso de las personas, el estado de «congelación» puede experimentarse en forma de una «ansiedad paralizante», sintiéndose impotente, o teniendo «miedo de moverse». En el caso de SPE, este tipo de ansiedad paralizante se da con mayor frecuencia en niños con un historial de traumas, trastornos del apego, incapacidades intelectuales y autismo, aunque también puede darse en niños sin un historial de este tipo. En el caso concreto de las niñas, el SPE puede presentarse en forma de ansiedad (estrés dirigido hacia el interior), en oposición a las crisis nerviosas (estrés dirigido hacia fuera), y puede surgir a partir de actividades aparentemente inocuas con pantallas. Fijémonos en algunos ejemplos.

Ansiedad por separación y medrosidad

Una niña de seis años desarrolló, súbitamente, una ansiedad por separación grave siempre que su madre la dejaba en la escuela. La terapia conductual no fue de ayuda, y no se identificaron otros factores estresantes ni problemas en el colegio. Una revisión detallada del historial reveló que durante varios meses la niña había estado jugando a juegos educativos en una consola portátil Leapster cada día durante unos treinta minutos cada vez. La eliminación de esta consola permitió que el tratamiento conductual tuviera éxito. En otro caso, un amigo médico se dirigió a mí con respecto al miedo creciente a la oscuridad de su hijo varón de cinco años, que había empezado a afectar a otras actividades aparte de al tiempo que pasaba en la cama, como por ejemplo ir al cine. La familia había comprado un iPad ocho meses antes. A pesar del hecho de que marcaron unos límites de uso de treinta minutos o menos al día, el iPad resultó que era el culpable.

Ataques de pánico

Una adolescente con sensibilidades sensoriales empezó a experimentar repentinos episodios de ansiedad extrema y miedo a los desconocidos. En el pasado, la chica había sido incapaz de tolerar la medicación o los remedios herbales, y se había mostrado reticente a participar en la terapia. No teníamos ni idea de qué hacer, hasta que descubrimos que había estado dibujando en un iPad durante varios meses. Esto fue suficiente para situar a su cerebro más vulnerable en un estado de lucha o huida o, en este caso, de «congelación». Tras la eliminación del iPad siguió teniendo un poco de ansiedad, pero los ataques de pánico incapacitantes se resolvieron.

Los traumas y el trastorno del apego

Un niño varón de siete años adoptado con un historial de maltratos y abandono se quejaba de que sufría pesadillas y veía y oía monstruos. Su padres comentaban que «entraba en trance» cuando miraba dibujos animados o jugaba a videojuegos, e interpretaba escenas de ellos en lugar de implicarse en juegos creativos. Deseosos de promover un establecimiento de una vinculación afectiva sana con su hijo adoptado, los padres eliminaron todos los videojuegos por propia voluntad, ya que los niños con trastornos del apego suelen usarlos como forma de evasión.* Debido al trauma, su estado estándar era de lucha o huida, e incluso treinta minutos de videojuegos los fines de semana provocaban retrocesos. Tuvimos que ser especialmente cuidadosos con la eliminación de fuentes de pantallas electrónicas (incluyendo los dibujos animados), pero al final, esta estricta gestión de las pantallas permitió que el trabajo de vinculación afectiva de la familia avanzara y que empezara a surgir el juego creativo por parte del chico.

En otro caso, me derivaron a una mujer joven de dieciocho años con un historial de agresión sexual por actos agresivos repetidos hacia sus compañeros varones en un programa de trabajo escolar de educación especial al que asistían todos. Ya le habían recetado cinco fármacos, tres de ellos antipsicóticos, en un esfuerzo por controlar la agresividad, y había estado en terapia durante años. Resultó que el personal que trabajaba en su programa la estaba gratificando con tiempo con ordenadores entre dos y tres horas diarias de exposición a una pantalla. Una vez que detuvimos esta práctica, su agresividad cesó y acabó consiguiendo un empleo remunerado. Un extra fue que vivir en un estado más relajado le permitió superar su trauma del pasado con más eficacia siguiendo la terapia. En este caso, la agresividad y el estancamiento en el progreso estaban relacionados con la hipervigilancia (estar en «alerta» y reaccionar a la defensiva) continua de la chica, originada debido a su agresión sexual del pasado, que estaba siendo mantenida en el tiempo frente a pantallas.

En otros casos, jugar a videojuegos genera un cuadro que se parece al trastorno de estrés postraumático (TEPT) en alguien sin un historial de traumas en la vida real. Recientemente atendí un caso en el que un muchacho varón de dieciocho años en un estado disociativo psicótico había atacado a un amigo. Mientras revisaba su historial psiquiátrico quedé sorprendida por las impresiones de que el chico había sufrido

---

* Los niños con trastornos del apego corren un riesgo muy elevado de sufrir adicción a las pantallas, y están «tiernos» para la desregulación producto de la excitación, por lo que se debe ser más diligente con este grupo de población.

traumas y un abandono grave en su primera niñez. Los síntomas y los temas eran similares a los que había visto en niños con los que había trabajado y que habían estado en acogida temporal. Sin embargo, cuando le entrevisté me recordó a los veteranos de guerra que había tratado durante mis tiempos de residencia. Parecía, literalmente, alguien que hubiera ido a la guerra, alguien poseído por una violencia de proporciones épicas. Pese a ello no pude encontrar ningún historial de traumas importantes. Su familia estaba estresada, pero era cariñosa y amable, y no existía ningún historial de maltratos. Sabía, por sus informes, que era un entusiasta de los videojuegos, pero no fue hasta que comenzó a hablar del juego *Warhammer* cuando me di cuenta, de repente, de que su parecido con un veterano de guerra se debía a que se había estado sumergiendo en ese mundo durante años. *Warhammer* es un juego de rol de estrategia de guerra, y había estado jugando durante horas seguidas desde que tenía doce años. No sólo su sistema nervioso se había visto afectado, sino que también su *psique* había quedado dañada: estaba convencido de que algunos de los personajes del juego le habían invadido, y estaba en lo cierto en muchos aspectos.

Terrores nocturnos y pesadillas

Un brillante niño de nueve años con un largo historial de terrores nocturnos había estado libre de ellos durante unos ocho meses después de completar el Programa de Reinicio y luego seguir sin jugar a videojuegos. El día de Navidad, su madre le permitió jugar a un videojuego durante varias horas mientras ella cocinaba y entretenía a los invitados. Esa noche y la siguiente experimentó fuertes terrores nocturnos que mantuvieron a la madre y al padre de la criatura despiertos durante la mayor parte de la noche. A lo largo del año siguiente, quedó claro que incluso una sesión ocasional de videojuegos podía provocar que los terrores nocturnos regresasen.

Los terrores nocturnos se deben a una secreción elevada y repentina de sustancias químicas propias de la lucha o huida durante el sueño profundo, así que tiene sentido que puedan darse con el SPE. Un niño que experimente terrores nocturnos frecuentemente se quedará sentado en la cama y parecerá aterrorizado, chillando, llorando o agitado, pero por lo general no recordará el episodio la mañana siguiente. Los terrores nocturnos tienden a darse con más frecuencia cuando un niño está estresado. No es de sorprender que resulten en extremo perturbadores para los padres, y vivir con un niño que los sufra puede resultar agotador.

Las pesadillas, por otro lado, se dan mientras se está en las fases de ensoñación. Al igual que los terrores nocturnos, las pesadillas están relacionadas con el estrés, pero son mucho más frecuentes. De hecho, forman parte de la vida normal. Sin embargo, si un niño se queja de pesadillas de forma regular y ha desarrollado otros síntomas propios de la ansiedad, como cefaleas y dolores de estómago, ciertamente vale la pena probar el Programa de Reinicio para ver si los síntomas mejoran. Las investigaciones sugieren que los programas de televisión, las películas y los juegos con contenidos amedrentadores pueden provocar pesadillas incluso si se ven de día, y tanto la televisión como los videojuegos cerca de la hora de irse a la cama están relacionados con las pesadillas incluso cuando el contenido no es violento.[83]

Tics nerviosos, muecas y sacudidas: trastorno neurológico

Una forma muy tangible en la que sabemos que el tiempo frente a pantallas irrita al sistema nervioso se debe a que puede provocar problemas neurológicos, como tics nerviosos, convulsiones y migrañas. Otros «efectos secundarios» neurológicos de los aparatos electrónicos son la precipitación o el agravamiento de los problemas de integración sensorial y los síntomas del autismo.

Los tics nerviosos, el síndrome de Tourette y el tartamudeo

Los tics nerviosos y el síndrome de Tourette (que consiste en una combinación de tics motores y vocales) se están volviendo cada vez más comunes.[84] La primera vez que tuve conocimiento de algunos de los síntomas del tiempo frente a pantallas fue tratando estos trastornos, y estos casos siguen siendo algunos de los más gratificantes con los que trabajar, ya que prescribir el Programa de Reinicio puede ser muy eficaz. Al igual que con el TOC, es fácil ver cuándo los tics nerviosos mejoran o empeoran.

Recientemente, un estudio organizado por la Asociación para la Neuroterapia Integradora (Association for Comprehensive Neurotherapy) encuestó a padres de niños con síndrome de Tourette con respecto a qué factores ambientales se percibía que desencadenaban los tics nerviosos de sus hijos. Participaron más de dos mil familias, y las respuestas se registraron por orden de frecuencia. De todos los desencadenantes mencionados, los videojuegos ocuparon el sexto lugar, y las luces parpadeantes el décimo.[85]

Al igual que los síntomas obsesivos-compulsivos, se cree que los tics nerviosos son provocados por descargas anómalas en áreas motoras del cerebro debido a una superabundancia de dopamina. Los estimulantes y otros fármacos para tratar el TDAH que hacen aumentar los niveles de dopamina tienden a hacer que los tics nerviosos empeoren (y pueden hacer que aparezcan en un niño que nunca los había tenido), mientras que los agentes bloqueantes de la dopamina (como en el caso de ciertos medicamentos antipsicóticos) son los más eficaces para reducirlos. Por tanto, es fácil ver por qué la interacción con pantallas puede hacer que los tics nerviosos empeoren. Lo que resulta interesante es que algunos progenitores informan de un apaciguamiento de los tics nerviosos cuando el niño mira la televisión, pero de una exacerbación con otras actividades con pantallas, dando así crédito a la idea de que la *interactividad* con pantallas provoca desregulación en sí misma. Por otro lado, la misma película vista tranquilamente en casa por la noche puede provocar tics nerviosos si se ve en un cine debido a la intensidad de la estimulación sensorial y psicológica. Otros factores que hacen que los tics nerviosos empeoren son una mala calidad del sueño y el estrés, que se ven empeorados por los dispositivos electrónicos.

En algunos niños, resulta muy obvio que jugar a videojuegos o navegar por Internet hace que sus tics nerviosos empeoren, ya que experimentarán una gran efusión de tics nerviosos durante o inmediatamente después del uso de aparatos electrónicos. Los padres traen a veces un vídeo de su hijo lleno de tics nerviosos mientras juega a videojuegos o hace sus tareas escolares con el ordenador. En otros niños, los dispositivos electrónicos pueden provocar un incremento en la frecuencia o la intensidad generales, haciendo que la conexión con el tiempo frente a pantallas sea menos obvia. Independientemente del patrón, casi siempre es de ayuda gestionar de forma agresiva el tiempo frente a pantallas interactivas en el caso de niños con tics nerviosos.

En el caso de un niño con síndrome de Tourette, su familia había llevado a cabo algunos ajustes en el entorno bastante drásticos, incluyendo la sustitución del alfombrado y la eliminación del trigo, los lácteos, los colorantes alimentarios y los conservantes en la dieta de su hijo, pero no fueron capaces de eliminar los videojuegos. La compra de un iPad señaló el comienzo de una exacerbación notoria, y los progenitores se convencieron finalmente de llevar a cabo el Programa de Reinicio. Los tics nerviosos se calmaron, pero la madre del chico no estaba realmente convencida de que esa actuación hubiera supuesto una diferencia hasta un par de meses después. Dejó que su hijo jugara a videojuegos durante varias horas en la fiesta de cumpleaños de un amigo, y esto se vio seguido de unos tics nerviosos importantes durante varios días seguidos. «Era un *manojo de nervios*», me dijo.

En otro caso, la hija de tres años de un vecino mío desarrolló un tic nervioso en el que parpadeaba. Su madre compartió conmigo que también tenía un tic nervioso que consistía en carraspear (un tic vocal), pero sólo cuando la niña veía dibujos animados que tenían un ritmo rápido u otros programas para niños muy estimulantes. Esta madre, que era ama de casa y tenía un bebé, no estaba dispuesta a renunciar a los dibujos animados, tal y como le recomendé que intentara. Una mañana, mientras me encontraba en mi jardín delantero, vi a la niña y a su padre subir a su monovolumen. Los saludé mientras se ponían el cinturón, y luego me di cuenta de que el padre le daba un teléfono móvil inteligente para que jugara. ¡Ajá! Estaba convencida de que los juegos con el teléfono celular eran, probablemente, un agente responsable más importante incluso que los dibujos animados, así que arriesgándome a que se molestaran conmigo, saqué el tema de nuevo la siguiente vez que vi a los padres. Estuvieron de acuerdo en eliminar este hábito, y los tics nerviosos se solucionaron en cuestión de algunas semanas. Posteriormente, la niña pudo ver dibujos animados (con moderación) sin que los tics nerviosos reaparecieran.

El tartamudeo tiene algunas similitudes con los tics nerviosos, ya que ambos implican a áreas motoras del cerebro, ambos pueden desencadenarse por el estrés o la excitación, y ambos responden a los agentes bloqueantes de la dopamina. He visto a algunos adolescentes varones cuyo tartamudeo se solucionó por completo después de abandonar los videojuegos, aunque puede que resulte más realista esperar una mejoría, pero no necesariamente la desaparición.

Los trastornos del espectro autista (TEA)

Los niños con autismo y síndrome de Asperger son singularmente vulnerables al SPE debido a varias razones: 1) los niños con trastornos del espectro autista (TEA) tienden, ya para empezar, a tener problemas de sueño y sensoriales; 2) la interacción con aparatos electrónicos suele facilitar la compartimentación y a inhibir la integración de las áreas cerebrales, un patrón que ya existe en los individuos autistas;[86] 3) los niños con TEA no sólo se ven más atraídos por los dispositivos con pantallas que otros chicos, sino que es más probable que se vuelvan adictos a ellos y muestren síntomas debidos a unas cantidades relativamente pequeñas de exposición;[87] y 4) los procesos patológicos implicados en el desarrollo del autismo reflejan muchos de los efectos patológicos hallados en la investigación sobre los CEM.[88] Debido a estas razones, el SPE en los niños con trastornos del espectro autista puede ser en especial grave. Por mi experiencia, el tiempo frente a pantallas puede precipitar la regresión (la pérdida de habilidades lingüísticas, o sociales, o para adaptarse a la vida), exacerbar las conductas repetitivas u obsesivas, limitar todavía más los intereses, y desencadenar comportamientos agresivos y autolesivos. No hace falta decir que el tiempo frente a pantallas suele convertirse en una fuente de estrés añadido para unos progenitores que ya están tratando con unos comportamientos que suponen un reto. De hecho, desde la aparición del iPad, me encuentro diciéndoles a los padres de niños autistas: «Para su hijo, el iPad es el demonio».

Los niños con trastornos del espectro autista suelen mostrar un intenso interés por los aparatos electrónicos con pantalla, ya sean videojuegos, ordenadores, televisores, dispositivos manuales, etc., y los progenitores de chicos autistas tienden a usar el tiempo frente a pantallas para controlar, intencionadamente, comportamientos y debido al puro agotamiento.[89] Un estudio halló que los niños con TEA pasaban significativamente más tiempo con actividades frente a pantallas que con la suma del resto de actividades sin pantallas, que las usaban bastante más que sus hermanos y que mostraban más síntomas relacionados con el uso problemático.[90] Otra investigación que estudió a niños varones con TEA averiguó que era más probable que tuvieran acceso a videojuegos en su dormitorio en comparación con sus hermanos con un desarrollo normal, y que los síntomas relacionados con la atención y la preferencia por los juegos de rol eran predictores de un uso problemático.[91]

Antes he descrito cómo el comportamiento obsesivo puede empeorar debido al tiempo frente a pantallas a causa de la desregulación de la dopamina. En los niños autistas esta característica suele ser preexistente, y puede manifestarse en forma de ver una y otra vez, repetir verbalmente o interpretar ciertas escenas de sus películas, juegos o dibujos animados favoritos. Cuando el SPE agrava esta característica, el niño tiene mayores dificultades para abstraerse de una actividad frente a una pantalla, lo que con frecuencia acaba dando como resultado una crisis nerviosa. Muchos niños autistas tienen, ya para empezar, comportamientos agresivos o autolesivos, y estas tendencias empeoran con la hiperexcitación, la hiperestimulación, la frustración, el control deficiente de los impulsos, la reducción del movimiento, la perturbación del sueño y las dificultades de atención que acompañan al tiempo frente a pantallas. Además, y normalmente, los niños autistas también tienen unos patrones de sueño anómalos, unos niveles bajos de melatonina[92] y dificultades de integración sensorial[93] como parte de su trastorno, y todo esto también se ve agravado. Con respecto a la melatonina, un mecanismo que se cree que contribuye al desarrollo del autismo es que hay un exceso de estrés oxidativo o inflamación. Si la melatonina, que es un potente antioxidante y un regulador del sueño, se ve reducida por los aparatos electrónicos, podría aparecer rápidamente una inflamación desenfrenada, tanto por no disponer de una protección antioxidante como porque un sueño de mala calidad provoca inflamación.

Con respecto a los déficits sociales, el tiempo frente a pantallas exacerba algunas de las mismas conductas disfuncionales que vemos en niños sin discapacidades: un contacto ocular deficiente, una empatía limitada y estallidos emocionales. En el caso de los niños autistas, la inmersión en pantallas intensifica la preocupación interna y la falta de interés por el mundo exterior, incluyendo a otras personas. En resumen, el cerebro de estos chicos está maduro para el secuestro por parte de las pantallas. Irónicamente, la industria ha intentado explotar esta atracción por las pantallas comercializando videojuegos y «herramientas» terapéuticas basadas en la tecnología para enseñar a los niños autistas cómo interpretar las emociones. El hecho de que estos juegos no aporten ninguna ventaja parece no importar, ya que los padres y los médicos están desesperados.

La regresión autista es un fenómeno que suele verse durante el primer inicio del autismo, y a veces vuelve a verse en otras ocasiones durante la vida de la persona autista. No se sabe con exactitud por qué sucede esto, pero los expertos creen que puede existir un momento crítico o una tormenta perfecta de factores ambientales y genéticos (llamados «agresiones»). Estos factores perturban los procesos celulares y los circuitos cerebrales, y acaban por abrumar a los mecanismos de reparación, generando una espiral descendente. Existen algunas pruebas de que la exposición al tiempo frente a pantallas durante los primeros tres años de vida es uno de esos factores.[94]

Otro factor relacionado con las pantallas que puede estar contribuyendo a este momento crítico es la radiación procedente de los campos electromagnéticos (CEM). La doctora Martha Herbert, una neuróloga infantil y experta en el autismo de la Facultad de Medicina de Harvard y del Massachusetts General Hospital de Boston, publicó un extenso informe en 2012 argumentando que como los procesos patológicos que se dan en el autismo y los daños producto de los CEM debidos a las comunicaciones sin cables observados en investigaciones en el laboratorio son similares, es probable que los CEM procedentes de aparatos electrónicos agraven la profundidad del autismo.[95] La doctora Herbert cree que estos efectos deberían considerarse como una amenaza para la salud pública, no sólo por el reciente enorme aumento del autismo y de otros trastornos mentales, sino porque el WiFi se incorpora cada vez más en las escuelas a niveles varias veces más potentes que en nuestros hogares. En el apéndice sobre los CEM, una sección especial sobre el autismo bosqueja los distintos mecanismos que pueden estar implicados, y esto es algo que es extremadamente importante que lean los padres de niños autistas.

En la actualidad, existe una considerable presión sobre los progenitores de los niños con necesidades especiales para que adopten las nuevas tecnologías, tanto en forma de herramientas motivadoras como educativas. Aunque los dispositivos para la comunicación pueden, ciertamente, ser útiles en algunas ocasiones, también he visto un patrón constante en los niños autistas tras la introducción de un aparato electrónico, como un iPad. Con frecuencia, las madres informan de mejorías académicas al principio sólo para ver cómo su hijo pierde esos avances y retrocede todavía más al cabo de un año. En una conferencia reciente que di sobre estrategias para minimizar las medicaciones psicotrópicas (que incluían, naturalmente, la restricción de los dispositivos electrónicos), varias terapeutas, que también eran madres de hijos autistas, describieron la aparición de comportamientos regresivos que surgían varios meses después de que su hijo empezara a usar un dispositivo electrónico para la comunicación. Una madre dijo que su hijo usó el aparato al principio, luego experimentó un empeoramiento y dejó de comunicarse por completo. Otras describían ataques de ira o una pérdida en términos del lenguaje o del contacto ocular. Lamentablemente, muchos terapeutas formados en el análisis conductual aplicado (o ACA, una terapia en el hogar usada para la mejorar los comportamientos autistas) usan el juego con videojuegos como refuerzo. «¡Son la única cosa que motiva a este niño!», dirán triunfantes, con frecuencia sin ni siquiera intentarlo con otros refuerzos. Con demasiada asiduidad, lo siguiente que oigo es que la madre ha «despedido» a la agencia, al considerar la terapia o el personal ineficaces, o incluso sintiéndose molesta porque el personal de sexo masculino pasa una cantidad desorbitada de tiempo jugando a videojuegos con el niño.

Por el contrario, los niños autistas que siguen el Programa de Reinicio suelen mostrar una reducción significativa de los síntomas con bastante rapidez, y los cambios se mantienen cuando el uso de pantallas se gestiona estrictamente. Una de las primeras cosas que mejora en los TEA con la aplicación del Reinicio es el sueño: un elemento crucial para la curación. El descanso profundo respalda los procesos de detoxificación, que sirven para mejorar el estado de ánimo, la ansiedad y la atención: un círculo *virtuoso*. Otro comportamiento disfuncional que suele mejorar con rapidez es la agresividad. Un paciente mío de diez años de edad pasó de tener ataques de ira en todo su esplendor (incluyendo uno en el que destrozó toda un aula, dando la vuelta y lanzando pupitres, sillas y mesas) hasta la completa resolución de la agresividad una vez que se eliminaron los videojuegos. Dos años después, los informes sobre su comportamiento mostraron *cero* incidentes de agresividad. Varias madres con las que trabajo han comentado que han percibido una mejoría con respecto al lenguaje y la creatividad, e incluso de la empatía y del desarrollo del pensamiento abstracto. No hace falta decir que ser testigo de estos avances en niños autistas es extremadamente gratificante.

En el caso del autismo, la «dosis» de tiempo frente a pantallas que puede provocar el SPE es bastante baja, especialmente en los niños varones. Si decides usar un dispositivo electrónico para la comunicación, usa uno sin juegos y con una estimulación sensorial más natural (por ejemplo, los botones reales son mejores que una pantalla táctil con iluminación). Vigila con atención en busca de los signos clásicos del SPE, como la hiperexcitación y un estado de ánimo alterado, y detén su uso de inmediato si sospechas de un retroceso. Con respecto al uso de aparatos electrónicos para el ocio, dar con actividades alternativas puede resultar especialmente retador en el caso de estos niños, pero desde luego es posible y bien vale el esfuerzo.

Desarrollo alterado: sensorial, del movimiento y del equilibrio

En esta etapa, un alarmante número de niños está encontrándose con problemas con la escritura, la lectura y la regulación de sus estados de ánimo debido a la falta de atención, la mala coordinación motora gruesa y fina, la debilidad de la musculatura del tronco y un sistema sensorial desequilibrado. En otras palabras, muestran alteraciones en la integración sensorial, que es la forma en la que el cerebro descifra las señales de las sensaciones corporales y del entorno externo, usando los cinco sentidos, más el sistema vestibular.*

¿Qué es lo que los niños necesitan para desarrollarse de forma óptima? Los niños precisan varias horas diarias de juegos físicos sin estructura a diario para estimular e integrar adecuadamente los circuitos sensoriales; necesitan una conexión segura (vinculación) con sus cuidadores, muchas caricias y niveles variables de estimulación procedente del entorno que respalden un estado de atención tranquila durante el día y un sueño reparador por la noche. También precisan conversar con adultos, estar en contacto con la naturaleza y válvulas de escape creativas, como la música, el arte o el baile. El tiempo frente a pantallas reduce el tiempo que se pasa experimentando todas estas cosas, y además hiperestimula a los sistemas visual y auditivo, haciendo que resulte difícil filtrar los estímulos relevantes de los que no lo son. La estimulación vestibular durante las actividades con pantallas es baja, lo que con el tiempo da como resultado un tronco débil y unas habilidades visuales-motoras retrasadas, que son necesarias para escribir, leer y regular la excitación.[96] Los niños que usan dispositivos con pantallas también sujetan y tocan o acarician menos, y reciben un menor contacto ocular por parte de su madre (ya que puede que ella misma esté usando un aparato con pantalla). Como el desarrollo a largo plazo del cerebro se ve más afectado por el abandono que por cualquier otro factor,[97] cualquier reducción en el tiempo de establecimiento de lazos es motivo de preocupación. Lo que resulta interesante es que los circuitos de recompensa secuestrados por las drogas y las actividades que

---

* El sistema vestibular determina el equilibrio, la postura y la sensación de la posición del cuerpo en relación con el entorno. Afecta al tono muscular, especialmente a la fuerza del tronco, y también se coordina con el sistema visual. Su desarrollo depende mucho del movimiento adquirido mediante los juegos sin estructura, como saltar, columpiarse, montar en bicicleta y jugar en las barras para trepar de los parques infantiles.

provocan adicción son los mismos que facilitan el establecimiento de vínculos. Así pues, la vinculación afectiva puede servir como tampón, evitando la necesidad de automedicarse con sustancias químicas o de tiempo de estimulación frente a pantallas.[98] Una reducción del contacto (como al ser sujetado, abrazado o jugar a lo bruto) conduce a los niños a estar inquietos y a buscar un aporte sensorial profundo, que puede adoptar la forma de golpear, apretujar o empujar a otros. Por último, mirar repetidamente una pantalla en dos dimensiones no proporciona a la musculatura ocular y al sistema vestibular el *input* tridimensional que necesitan para desarrollarse de manera adecuada.[99]

Así pues, la actividad consistente en tiempo frente a pantallas puede provocar o agravar los déficits visuales-motores, sensoriales y vestibulares, generando problemas con la escritura, la lectura, la concentración y la memoria, y dificultades para regular los estados de humor y de excitación. Si un niño se está sintiendo constantemente incómodo en su entorno, actuará para satisfacer esas necesidades y será incapaz de aprender. Si el tiempo frente a pantallas está provocando estos déficits que afectan a la forma en la que se desarrolla el sistema nervioso, entonces puede que algunos de los niños que requieren servicios especializados (como la terapia ocupacional, la integración sensorial y la terapia visual) no necesitaran estos servicios si los dispositivos con pantalla fueran, simplemente, eliminados y el nivel de juegos físicos aumentara por defecto.

Por otro lado, el trabajo de integración sensorial puede ser bastante poderoso. A veces resuelve problemas de regulación emocional graves cuando otros tratamientos no funcionan, y he visto a niños ascender el equivalente a varios cursos escolares en el transcurso de algunos meses una vez que se abordaron los problemas sensoriales; pero la integración sensorial no funcionará bien si el chico sigue usando aparatos electrónicos. El SPE es muy pertinaz a este respecto.

Convulsiones y cefaleas

Tal y como he mencionado anteriormente, uno de los relatos más dramáticos de convulsiones provocadas visualmente sucedió en 1997 en Japón, cuando varios cientos de niños experimentaron convulsiones y vómitos tras ver una escena concreta de un episodio de los dibujos animados *Pokémon* con unos colores rojos y azules que parpadeaban rápidamente.[100] Ciertamente, se trató de un suceso inusual, pero la idea es que los fenómenos visuales pueden desencadenar suficiente excitabilidad eléctrica como para provocar un suceso neurológico, incluso en personas sin un historial de convulsiones.

Se han reportado convulsiones inducidas por videojuegos desde la década de 1980, pero se consideran relativamente raras. En mi consulta sólo he visto un puñado de casos *confirmados* a lo largo de la última década, más o menos. Pero aunque el episodio de Pokémon mencionado antes fue prohibido, el tipo de estimulación visual que contenía no ha hecho sino intensificarse con los años en un esfuerzo por hacer que los dibujos animados y los juegos sean más estimulantes (un ritmo acelerado, destellos y unos colores anormalmente vivos, una pantalla brillante, zooms rápidos, movimientos bruscos y dibujos cambiantes). Este tipo de estimulación puede sobrecargar con rapidez el sistema visual, sobre todo a uno inmaduro.[101] Además, un sueño de mala calidad (que es parte fundamental del uso de aparatos electrónicos) eleva el riesgo de sufrir convulsiones en general. ¿Significa eso que podemos esperar ver más convulsiones a medida que pase el tiempo? Yo así lo creo.

El problema es que, aunque unas convulsiones generalizadas *(grand mal)* son muy obvias, otros tipos de convulsiones más sutiles, como las parciales complejas y la ausencia de éstas *(petit mal)* que pueden darse durante las actividades que implican el uso de pantallas son más difíciles de detectar. Estas convulsiones no resultan tan obvias para el observador, y puede que aparezcan, o no, en un electroencefalograma (EEG, una prueba que se fija en las ondas cerebrales para buscar la actividad propia de las convulsiones). Los factores de riesgo de las convulsiones inducidas visualmente incluyen un historial de autismo, el TDAH, convulsiones previas y retrasos en el desarrollo. Desde el punto de vista clínico, este tipo de convulsiones suelen ser mal diagnosticadas, ya que pueden manifestarse en forma de un estado extremo de «estar en una nube», problemas de memoria, depresión, ataques de ira, fatiga o la pérdida de contacto con la realidad (por ejemplo, mantener conversaciones con personajes de un programa de televisión), que son síntomas que son semejantes a aquellos de diagnósticos psiquiátricos.[102] En algunos casos de convulsiones debidas a videojuegos, el progenitor notará que las pupilas de su hijo no sólo están dilatadas, sino que son «enormes» después de haber jugado, lo que indica una efusión de reacciones metabólicas. Desde el punto de vista académico, el niño con convulsiones puede parecer «atascado» en el nivel de cierto curso escolar, ya que las convulsiones cotidianas no permiten que el cerebro procese la información de manera normal, y mucho menos que siga madurando.

Estos síntomas son difíciles de distinguir de otros problemas, y no existe una forma fácil de establecer si las convulsiones forman parte del cuadro clínico de tu hijo. (La forma más precisa quizá sea hacer un EEG mientras el niño está jugando a videojuegos, pero ordenar esto es más fácil de decir que de hacer). Las convulsiones debidas a los videojuegos probablemente no sean tan «raras», como a la industria de los videojuegos le gustaría que creyéramos, pero tampoco son tan comunes como otros de los escenarios cambiantes presentados en este capítulo. Con independencia de ello, el ayuno electrónico puede proporcionar algo de información útil, y quizás cierto alivio si se están dando. Eliminar las pantallas (especialmente los videojuegos y los ordenadores) puede que resulte suficiente para resolver estos tipos de convulsiones, pero a veces los medicamentos para tratar las convulsiones (muchos de los cuales son estabilizadores del estado de ánimo) pueden proporcionar mejoras adicionales. En ocasiones se dará un gran «salto» en las capacidades intelectuales tras la eliminación de las pantallas, sumada al tratamiento farmacológico, lo que sugiere que las convulsiones pueden haber estado ciertamente presentes.

En cuanto a las cefaleas, tanto las migrañas como los dolores de cabeza tensionales pueden darse como resultado de la actividad frente a pantallas. A veces, los progenitores establecerán la relación de que las cefaleas de su hijo empezaron después de la instalación de un televisor con una pantalla gigante en la sala de estar (ya que el tamaño de una pantalla afecta a los niveles de excitación). Las migrañas pueden verse precipitadas como resultado de un *input* visual irritante y de la excitabilidad eléctrica, mientras que las cefaleas tensionales pueden deberse a una combinación de estimulación visual y tensión muscular. Ambos tipos de dolores de cabeza se ven agravados por la hiperexcitación, la mala calidad del sueño y otras reacciones propias del estrés.

Enfermedades físicas

Muchas enfermedades físicas relacionadas con las pantallas son, en realidad, consecuencia indirecta de todos los problemas mentales relacionados con el SPE, especialmente la respuesta al estrés y la mala calidad del sueño. Otros se deben a un bajo nivel de actividad física, un mal flujo sanguíneo, movimientos repetitivos o posturas corporales mantenidas de forma prolongada.

Cuando el flujo sanguíneo se estanca debido al sedentarismo, el suministro de alimento y de oxígeno se ralentiza y los productos de desecho se acumulan. Finalmente, este proceso lleva a la inflamación, que nos afecta desde el nivel celular hasta todo el organismo. Los ejemplos de daños tisulares incluyen cosas como el dolor de cuello o de espalda, las lesiones por estrés repetitivo, los daños oculares y los coágulos de sangre. La tensión muscular generalizada es común cuando se pasa tiempo frente a pantallas, y puede conducir a adherencias musculares, que restringen todavía más el flujo sanguíneo. La debilidad muscular e incluso la atrofia (debilitamiento) también pueden deberse a la fata de uso. Los ejemplos de disfunción que afectan a todo el cuerpo incluyen la fatiga, la mala postura, la ganancia de peso, la disfunción hormonal, la presión sanguínea alta y la mala forma física. Para añadir agresores al trastorno, la combinación de la lucha o huida, junto con la poca actividad física, agravan todos estos problemas, además de incrementar el riesgo de enfermedades cardíacas y diabetes.

De forma parecida, el cerebro también sufre con la mala forma física, la inflamación, la fatiga mental y la atrofia tisular debidas al tiempo que se ha pasado frente a pantallas. La salud física se refleja en la salud mental y viceversa. En realidad, el tiempo frente a pantallas nos afecta desde la coronilla hasta la punta de los dedos del pie, desde el interior hasta el exterior.

Puntos del capítulo 3 que hay que recordar

- El SPE puede generar síntomas y disfunciones que imitan o exacerban varios trastornos psiquiátricos, neurológicos o comportamentales. Los efectos debidos al tiempo frente a pantallas son acumulativos, dando lugar a un incremento del riesgo de padecer el SPE con el tiempo.
- Los síntomas relacionados con el estado de ánimo son comunes en el SPE, e incluyen irritabilidad, depresión, cambios del estado de humor y desregulación del estado de ánimo. Cuando el SPE provoca síntomas en el estado de ánimo además de agresividad, suele diagnosticarse erróneamente como trastorno bipolar.
- Los síntomas cognitivos son también comunes, e incluyen problemas de atención, con el control de los impulsos y con la organización. Estos síntomas pueden afectar a las calificaciones, la creatividad y la curiosidad.
- Los problemas de comportamiento incluyen una conducta rebelde y desafiante, crisis nerviosas y un control deficiente de los impulsos. La disfunción social puede adoptar el aspecto de una mala deportividad, dificultades para hacer o conservar amigos y problemas en las relaciones.
- La relación entre el tiempo frente a pantallas y algunos tipos de disfunción es «bidireccional» (se refuerzan mutuamente). Es decir, los niños con ciertos problemas se ven atraídos por el tiempo frente a pantallas, y esos mismos problemas empeoran con el tiempo frente a pantallas. Como ejemplos tenemos la falta de atención, unas habilidades sociales pobres, la depresión, la delincuencia y el autismo.
- Hay abundantes pruebas de que la adicción a Internet, a los videojuegos y a los teléfonos móviles inteligentes es tanto incapacitante como dañina. Las actividades con pantallas pueden «secuestrar» al cerebro de la misma forma en la que lo hacen las drogas y el alcohol.
- Los niños con problemas de atención y/o incompetencia social corren un mayor riesgo de desarrollar adicción a la tecnología, como sucede en el caso de los niños con autismo.

146

- Los síntomas de ansiedad son una manifestación común del SPE, como por ejemplo el comportamiento obsesivo-compulsivo, las pesadillas, los ataques de pánico y las preocupaciones excesivas.
- Los fenómenos neurológicos (los tics nerviosos, las convulsiones, el tartamudeo, las cefaleas, la disfunción sensorial) pueden verse desencadenados por el tiempo frente a pantallas.
- Para todos estos problemas, el ayuno electrónico puede ayudar a aclarar el diagnóstico y reducir los síntomas, tanto si existen trastornos subyacentes como si no.

CAPÍTULO 4

EL CEREBRO LIBERADO

Cómo la vida sin pantallas electrónicas puede cambiar
al cerebro en los días, meses y años venideros

*«Un niño de once años de hoy en día rinde al nivel que rendía
un niño de ocho o nueve años hace treinta años».*
PROFESOR MICHAEL SHAYER, KING'S COLLEGE, UNIVERSIDAD
DE LONDRES[1]

*«Cuando te enfrentas a un dilema, todo lo que hace falta para
empezar es que te hagas tres preguntas: ¿cuáles serán
la consecuencias de mi decisión en diez minutos?,
¿y en diez meses?, ¿y en diez años?».*
SUZY WELCH, AUTORA DE *10 MINUTOS, 10 MESES, 10 AÑOS: UNA
FÓRMULA QUE CAMBIARÁ TU VIDA*[2]

En la década de 1980, el investigador sobre la inteligencia James Flynn
escribió acerca de un curioso fenómeno: a lo largo del siglo anterior,
las puntuaciones del cociente intelectual (CI) habían aumentado unos
tres puntos por década, lo que había provocado que los investigadores
renormalizaran la curva cada quince años, más o menos: el llamado
efecto Flynn.[3] Como este efecto se había visto a nivel global en las na-

ciones desarrolladas, los expertos especularon que dicho efecto se debía a factores socioambientales, como una mejor nutrición, unos entornos más estimulantes y avances educativos, sobre todo en la educación especial. Pese a ello, durante las décadas de 1980 y 1990, los resultados parecieron ralentizarse y luego llegar a una meseta en los países del primer mundo, mientras que siguieron subiendo en los países en vías de desarrollo, lo que sugería que los CI podían alcanzar un «techo» efectivo una vez que los beneficios ambientales se hubieran maximizado.

Entonces, los investigadores empezaron a darse cuenta de algo igualmente curioso. En 2007, Michael Shayer, del King's College de la Universidad de Londres, y dos colegas publicaron algunas investigaciones sorprendentes que sugerían que esa tendencia se había, de hecho, revertido: una medición probada de la inteligencia matemática y científica había descendido considerablemente desde 1975 hasta 2000 a pesar de alcanzar un pico a mediados de la década de 1990, y había seguido bajando desde 2000 a 2003 en estudiantes de séptimo curso de primaria.[4] El estudio generó otros tres hallazgos interesantes: 1) que la diferencia en la puntuación de matemáticas-ciencias entre chicos y chicas había desaparecido; 2) que aunque tanto las puntuaciones de los chicos como de las chicas habían disminuido, las de los muchachos se habían reducido más ostensiblemente: a un ritmo de alrededor del doble que el de las niñas; y 3) que los descensos fueron uniformes en los individuos que obtenían las puntuaciones altas y las bajas. De hecho, ninguno de los niños del grupo del 10 % superior en 2003 obtuvo notas tan altas como los chicos de ese mismo segmento en la década de 1970. De media, los niños se encontraban *tres años* por detrás de sus compañeros de la década de 1970, lo que dio pie a Shayer a escribir la cita que abre este capítulo. Desde entonces, otras investigaciones han sugerido unos descensos similares en otras mediciones del CI.[5]

¿Qué provocó una reversión así de la tendencia y por qué han seguido bajando las puntuaciones? ¿Por qué se están viendo más afectados los niños que las niñas? Nadie puede decirlo con seguridad, pero varios expertos han especulado que el hecho de ver más la televisión estimuló el declive inicial y que el aumento del uso de videojuegos y ordenadores lo ha perpetuado. Los expertos también han especulado que unos niveles más bajos de actividad, un menor tiempo de lectura y menos juegos imaginativos también son responsables de la diferencia. Esto es: directa o indirectamente, gran parte del descenso puede atribuirse al tiempo frente a pantallas y a todo lo que ello conlleva.

El CI no mide la salud cerebral *per se*, pero puede actuar a modo de vara de medir de la madurez en el desarrollo. Tal y como hemos visto en el último par de capítulos, a corto plazo los dispositivos con pantallas encarcelan al cerebro de tu hijo y tienen un impacto sobre las capacidades en todas las áreas de la vida. A largo plazo, la observación y las investigaciones sugieren que los aparatos con pantalla generan un *arrastre* sobre el desarrollo, provocando un retraso en el crecimiento, mesetas o incluso retrocesos. Por el contrario, el hecho de eliminar las pantallas es como reinvertir los dividendos en unas buenas acciones: los beneficios aumentan con el tiempo, tanto que un niño que crezca con poco o nada de tiempo frente a pantallas interactivas podrá, finalmente, superar a un niño más brillante con una exposición «normal» a las pantallas en términos de su desarrollo emocional-cognitivo y su nivel de capacidades.

Ésta es la otra cara de la moneda del capítulo 3: la liberación de las pantallas parece proporcionar no sólo multitud de beneficios para la salud mental, sino también para el desarrollo de los que nos damos cuenta con el tiempo. Cuando se elimina el tiempo frente a pantallas, la química cerebral se reequilibra y los ritmos circadianos se resincronizan. Las redes hiperestimuladas se calman, las hormonas del estrés retroceden y el flujo sanguíneo se redirige de vuelta al lóbulo frontal. Estos cambios empiezan con la eliminación de las influencias desreguladoras, y se ven reforzadas por una mejor calidad del sueño. Al mismo tiempo, en una preciosa sinergia, estos efectos se ven multiplicados por lo que sucede en lugar de lo que pasaba antes. Cuando se elimina el tiempo frente a pantallas, lo más frecuente es que se vea reemplazado por las actividades y las interacciones que los niños necesitan para un desarrollo saludable: las familias se relacionan y los niños se implican y juegan en el entorno natural que tienen a su alrededor.

Ciertamente, la misión del Programa de Reinicio y de la gestión de las pantallas a partir de ahí es optimizar la salud mental de tu hijo ahora, además de su desarrollo con el tiempo. Mientras se discute sobre los pasos para conseguirlo a lo largo del resto de este libro, en este capítulo quiero mostrarte el aspecto que tiene la liberación de las pantallas para que así tengas una imagen en tu cabeza y te des cuenta y aprecies por qué el Reinicio te proporciona tantos beneficios. En primer lugar explicaré cómo se define la salud mental en términos de características (que resulta que son las mismas que optimizan el desarrollo) y describiré, de forma general, qué es lo que necesita el cerebro para comportarse así. A continuación describiré los beneficios, tanto como resultado del Reinicio, como a lo largo de los siguientes meses y años, cuando el tiempo frente a pantallas se limite de forma estricta.

Hacia la integración: la definición de la salud mental

Cuando se trata de la salud mental, tendemos a buscar el alivio de los síntomas sin definir hacia qué queremos *dirigirnos*. Sabemos mucho sobre lo que puede ir mal en el cerebro, además de sobre cómo se manifiestan los trastornos mentales en forma de síntomas y disfunción. Del mismo modo, en los dos últimos capítulos he desglosado lo que puede ir mal en sus componentes, para que así puedas apreciar cómo el tiempo frente a pantallas nos afecta adversamente mediante variedad de mecanismos y a distintos niveles. Pero aunque la enfermedad consiste en cómo se averían las cosas (tanto en su función como en su descripción), la salud consiste en la integración. Independientemente del trastorno, el objetivo es avanzar hacia hacer que el cerebro sea más *completo*. Queremos que funcione más que como la unión de sus partes (con independencia de cuáles sean esas partes). Cuanto más integrado esté el cerebro, más resistente y competente se volverá.

El doctor Dan Siegel, psiquiatra infantil, que es un pionero en el estudio de la neurobiología de la plena conciencia y los vínculos sanos, usa la analogía de que podemos pensar en la salud mental como en un río que fluye, con una ribera que representa el caos y la otra la rigidez. El objetivo consiste en evitar cualquiera de los extremos y fluir agradablemente por el río, ejerciendo más control cuando sea necesario y soltando cuando nos quedemos atascados. Las personas que navegan bien por el río suelen tener un cerebro más integrado, lo que queda reflejado en forma de ciertas características para las que el doctor Siegel nos ofrece el acrónimo CAFEÉ (Curioso, Adaptable, Flexible, lleno de Energía y Estable).[6] Así pues, queremos que los niños sean flexibles, y no rígidos; adaptables cuando se enfrenten al estrés, los cambios o los retos; curiosos con respecto al mundo que tienen a su alrededor y consigo mismos y los demás; llenos de energía, y no vacíos de ella; y estables o autorregulados, y no desregulados.

Así pues, ¿cuáles son las condiciones que respaldan una integración óptima? En primer lugar, el cerebro no puede volverse sano si se encuentra bajo un estrés constante. Aunque nos enfrentamos al estrés cada día, y unas cantidades pequeñas pueden tolerarse y ser incluso útiles, el estrés crónico es perjudicial, tal y como he mostrado. En segundo lugar, el cerebro requiere un reposo o descanso suficiente para recuperarse del estrés cotidiano y procesar la información y las emociones. En tercer lugar, el cerebro requiere educación en forma de interacciones paternofiliales, que incluyen el contacto ocular, hablar y compartir sentimientos, caricias, ser sujetado o abrazado, que se satisfagan las necesidades básicas y ser comprendido. En cuarto lugar, el cerebro necesita variedad de estimulación pero en cantidades adecuadas y en momentos apropiados, y esto se consigue de forma más fácil mediante la interacción del niño con el entorno natural y el aprendizaje a partir de él, junto con períodos de una estimulación baja. Por último, el cerebro necesita que el cuerpo se mueva y sienta, obtener ejercicio tanto suave como riguroso, moverse de formas rítmicas y en distintas direcciones, y experimentar variedad de experiencias sensoriales, incluyendo la presión profunda, para integrar a todo el sistema nervioso.

Muchos de los factores mencionados antes están relacionados con *las funciones del hemisferio cerebral derecho*. De manera conveniente, el hemisferio cerebral derecho es el lado del cerebro más holístico, y la estimulación del lado derecho del cerebro nos sana tanto psicológica como biológicamente. El establecimiento de vínculos, el movimiento, la creatividad, la emoción y el pensamiento abstracto estimulan el lado derecho del cerebro, y también ayudan a integrar todo el cerebro, incluyendo al lóbulo frontal, además de ayudar a conectar el cerebro con el cuerpo. El lado izquierdo del cerebro, en cambio, es mucho más literal. Le gusta la información. Cuando lees una historia en este libro, tu lado derecho del cerebro la capta toda y le encuentra el sentido. Cuando lees acerca de la dopamina o la melatonina, tu lado izquierdo del cerebro recuerda los detalles. En general, como el tiempo frente a pantallas consiste en información rebosante, tiende a hiperestimular el lado izquierdo del cerebro y a subestimar el derecho, lo que hace que todo el sistema esté más fragmentado y menos conectado.[7] Así pues, cuando el sistema nervioso empieza a desregularse, necesitamos enfatizar la actividad del lado derecho del cerebro para regresar al buen camino.

Todos tenemos un «conocimiento» intuitivo de lo que significa ser alguien completo o íntegro. Nuestro lenguaje refleja esto: cuando hablamos sobre que el ego o la psique de alguien están integrados, podemos describirle como «con la cabeza muy bien amueblada», «adaptable» o «en plenitud de sus facultades mentales» pero si el ego de una persona se derrumba con facilidad, podemos decir que «se desmorona con mucha facilidad» o que «no puede hacer frente al estrés y sus emociones se desbordan». Cuando la mente de un niño está *organizada*, es más fácil que ese chico complete rutinas, como preparase para ir a la escuela. Podemos referirnos a ese niño diciendo que «está al tanto de las cosas», mientras que un niño desordenado «no puede organizarse».

Desde el punto de vista clínico también conocemos la integridad: cuando la psique o el ego de un individuo es fuerte pero flexible, sabemos que puede soportar el estrés, mientras que si es débil se «desmorona». Cuando los hemisferios cerebrales y los sistemas sensoriales-motores de un niño están bien integrados, éste aprenderá con facilidad, medrará en entornos nuevos y estimulantes y mostrará unos movimientos motores sincronizados. Por otro lado, un niño con una disfunción de la integración sensorial se hiperestimulará y perturbará con facilidad y mostrará unos movimientos ineficaces y un estado de ánimo alterado. Lo que resulta interesante es que nuestro cuerpo tiene también un conocimiento intuitivo, ya que la integración y la sincronización pueden darse a cualquier nivel, desde la célula hasta el sistema nervioso y la psique. A nivel celular, cuando las células circadianas o del reloj biológico están en sincronía con la naturaleza, *todas* las células del organismo están más sincronizadas, y las hormonas y las funciones corporales siguen el ejemplo. De forma parecida, cuando las hormonas del estrés están a unos niveles bajos, el corazón genera unos ritmos eléctricos coherentes, y los ritmos cerebrales también lo son.

La naturaleza aborrece el vacío. Desde el punto de vista holístico, nada sucede aisladamente, y *la integración a cualquier nivel ayuda a generar círculos virtuosos, más que viciosos.* Así pues, una vez que el cerebro se ve liberado del estrés debido al tiempo que se pasa frente a pantallas, una vez que ha tenido tiempo para descansar, rejuvenecerse y reiniciarse, entonces todo el sistema se vuelve más organizado, integrado y completo. Mientras los límites de un tiempo adecuado frente a pantallas continúen, nuestros sistemas seguirán encaminándose en esa misma dirección, encontrando la parte central del río con más frecuencia.

El cerebro liberado de las pantallas

Echemos un vistazo más concreto a la trayectoria para la salud que proporciona estar libre de pantallas al cerebro de un niño a cabo de los días, las semanas, los meses y los años. Éstos son cambios basados en lo que he observado en mis pacientes y en otras personas con las que he trabajado, en lo que nos muestran las investigaciones y en lo que sabemos acerca de cómo funciona y responde el cerebro frente a las señales del entorno, las reducciones de los estímulos y del estrés, un sueño más profundo, etc. La intención de estas listas es ser una recopilación de los beneficios *típicos* pero, por supuesto, existen variaciones y, desde luego, la vida puede darnos sorpresas a lo lago del camino. Cada niño y cada circunstancia son distintos: algunos chicos responden más rápidamente que otros, algunos niños se están enfrentando a más estrés que otros fuera del tiempo frente a pantallas y algunas familias tienen que batallar con más tiempo frente a pantallas fuera de casa (como por ejemplo en la escuela) que otras. Al mismo tiempo, la reversión de los síntomas o las disfunciones más graves puede llevar más tiempo, y los adolescentes de mayor edad y los adultos jóvenes puede que necesiten más tiempo para ver los mismos beneficios que niños más jóvenes, especialmente si han estado expuestos a muchas horas frente a pantallas durante años. Sin embargo, éstos son cambios que tienden a darse, por lo común, en niños, más o menos en los períodos de tiempo que se indican a continuación:

Al cabo de días

- La reacción negativa inicial del niño al plan (lloros, ira, discusiones, etc.) remite.
- El estado de ánimo, la actitud y la docilidad empiezan a mejorar.
- El niño empieza a dormir mejor y puede que se vaya a la cama más temprano.
- Los juegos empiezan a ser más creativos y más físicos.
- La preocupación inicial del niño por recuperar el tiempo frente a pantallas disminuye (especialmente en los chicos de menor edad), aunque las negociaciones al respecto pueden prolongarse en el tiempo.

Al cabo de semanas

- Las crisis nerviosas se vuelven menos frecuentes y/o graves.
- El estado de ánimo del chico se vuelve más alegre y estable.
- La capacidad de atención del muchacho mejora, a veces de forma espectacular, y el niño se mantiene concentrado con más facilidad.
- Las calificaciones mejoran notablemente.
- El sueño se vuelve más profundo y reparador, promoviendo el proceso de curación y permitiendo que el cerebro se reinicie desde el punto de vista bioquímico.
- El reloj biológico (o ritmo circadiano) del niño se resincroniza con las horas de luz, lo que ayuda a normalizar el ciclo de sueño y vigilia, las hormonas del estrés, el sistema inmunutario y los niveles de serotonina.
- El cerebro recupera la energía celular perdida debido a la reducción de la inflamación.
- El flujo sanguíneo en el cerebro pasa de las áreas primitivas/de supervivencia a los centros de aprendizaje superior, incluyendo el lóbulo frontal.

- Se completan cada vez más tareas escolares, y en menos tiempo, y hacer los deberes se convierte en algo menos «torturador» para el progenitor y el niño.
- Durante las interacciones, el contacto ocular por parte del chico mejora, las conversaciones son más largas y el muchacho «escucha mejor».
- El niño muestra una mejor deportividad y mejores maneras en general.
- El procesado sensorial con frecuencia mejora, de tal modo que es menos probable que el chico se hiperestimule.

Al cabo de meses

- Las crisis nerviosas disminuyen todavía más y pueden desaparecer por completo, y el estado de ánimo se estabiliza más.
- Las calificaciones escolares pueden mejorar notablemente.
- El niño progresa con más rapidez al aprender materias sensibles a la capacidad de atención, como las matemáticas y la lectura.
- El aprendizaje de información nueva se asienta o «se queda» mejor.
- Las señales de mejoría a nivel social se vuelven más visibles, como por ejemplo una mejor empatía, una mayor tolerancia al contacto ocular prolongado y una red social más fuerte.
- La autorreflexión o introspección mejora, especialmente en los adolescentes y los adultos jóvenes.
- La capacidad del niño para interpretar con precisión las emociones y las acciones de los demás mejora, y es menos probable que el chico atribuya motivos hostiles a otros.
- El muchacho se vuelve más consciente de sí mismo. Algunos (pero no todos) atribuirán su mejor rendimiento al hecho de estar libres de pantallas, o se darán cuenta de que los videojuegos les «hacen sentir mal».
- El niño puede animar a sus amigos a llevar a cabo actividades sin pantallas o preferir a amigos que rara vez usen pantallas.
- La coordinación puede mejorar a medida que los sistemas motor-sensorial-vestibular se integran.

Beneficios a largo plazo

Antes de mencionar los beneficios que pueden darse a lo largo de los años, a medida que el niño crece, vale la pena destacar que se vuelve inherentemente más difícil decir qué cambios se deben a la liberación de las pantallas y cuáles a la mera maduración propia del crecimiento. A lo largo de períodos de tiempo prolongados será más fácil discernir mediante la comparación del chico con sus compañeros, ya que la realidad es que la mayoría de los niños están pegados a las pantallas. Por ejemplo, hace años, tu hijo podría haber sido relativamente inmaduro desde el punto de vista emocional en comparación con sus compañeros, pero con el tiempo podría alcanzarles o incluso superarles en este campo. O puede que tu hijo hubiera esta batallando con la comprensión lectora en sus primeros años, pero que años después le gustara leer libros y hablar sobre ellos mucho más que sus amigos. No es que el desarrollo sea una competición. De hecho, competir es, en primer lugar, parte de lo que está generando el abuso de la tecnología. Tampoco queremos acelerar el desarrollo, ya que cada niño es distinto. Más bien, a lo largo del transcurso de los años, comparar el desarrollo de tu hijo con otros niños de edad similar puede dar la impresión de que ciertos atributos y rasgos son más obvios. Quizás te des cuenta de que tu hijo se está volviendo más maduro en ciertas áreas o de formas en las que otros puedan estar retrasados. De forma similar, se te puede pasar por la cabeza que tu hijo se encuentre más cerca de donde tú o *tus* compañeros os encontrabais cuando teníais su edad, y puede que otras personas, incluyendo sus profesores y abuelos, hagan comentarios sobre que tu hijo es en especial maduro, responsable o cariñoso.

A lo largo de los años

- La autonomía del niño aumenta: es decir, piensa en el futuro, hace planes y actúa en consecuencia.
- La empatía y la compasión se ven notablemente potenciadas: es decir, muestra más preocupación y consideración por el bienestar de los demás y puede imaginar cómo se sienten.

- La conciencia que el niño tiene de sí mismo se vuelve más desarrollada, y el chico muestra una amplia variedad de intereses y actividades.
- Es más probable que el niño busque orientación o que pida a los demás ayuda y consejo.
- La capacidad del niño para procesar los sucesos y las emociones negativos, como la pérdida, la aflicción y las decepciones, está más desarrollada y es menos probable que provoque problemas.
- El chico es más capaz de aprender de sus errores y es menos probable que eche la culpa a otros.
- El niño prefiere y escoge unos grupos de compañeros más sanos, con características e intereses más similares, y puede que «abandone» a los amigos que son usuarios excesivos de pantallas.
- Puede que el muchacho reconozca la disfunción relacionada con las pantallas en aquellos que son usuarios empedernidos de éstas.
- El niño completa las tareas rutinarias del hogar mostrando una menor resistencia y una mejor atención a los detalles.
- El chico tiene un sentido de la responsabilidad más fuerte y un mayor respeto por las figuras de autoridad.
- El muchacho sigue desarrollando conciencia de sí mismo, incluyendo sus fortalezas, debilidades, esperanzas, miedos y las áreas que hay que mejorar.
- Cuando se relaciona socialmente, el niño se vuelve cada vez más capaz de mantener conversaciones largas y de establecer un contacto ocular prolongado, y demuestra la capacidad de reflexionar sobre lo que se ha dicho.
- El chico lee más y procesa los materiales con más rapidez y profundidad.
- El niño suele volverse más consciente de la salud y autodisciplinado, y puede que sea más probable que siga hasta el final con los esfuerzos para comer bien o hacer ejercicio con más frecuencia.

Billy: abrir nuevos caminos

Volvamos a Billy, un niño que mencioné en el capítulo 3. Se trata de un caso que atendí en mi consulta cuando empecé a escribir este libro, y su historia muestra muy bien los poderosos cambios en la madurez y el desarrollo que resultan posibles en cuestión de meses.

Cuando conocí a Billy por primera vez, él tenía diez años y unas calificaciones excelentes en la escuela. Billy, que era hijo de dos ingenieros que habían estudiado en la Ivy League (una confederación de universidades muy prestigiosas del este de EE. UU.), era bastante brillante, pero sus progenitores estaban preocupados porque parecía inmaduro desde el punto de vista social. No tenía una gran deportividad, y con frecuencia mentía y hacia trampas cuando jugaba a juegos de mesa, a actividades en el parque de juegos infantiles y a deportes de equipo. Si perdía a cualquier cosa sufría una fuerte crisis nerviosa y culpaba a todo el mundo menos a sí mismo. Salía con un circulo de amigos a los que conocía desde el jardín de infancia, pero a medida que habían ido creciendo, su paciencia con Billy se había ido agotando. Billy tenía, en esencia, que «rotar» las personas con las que pasaba tiempo, y sus padres estaban preocupados porque si eso continuaba así acabaría aislado. Billy no tenía percepción alguna de su comportamiento y era incapaz de ver cómo sus acciones podían alejar a los demás.

En la superficie, Billy no parecía estar sufriendo de problemas de concentración, ya que seguía siendo un estudiante con unas calificaciones formidables. Además, no tenía un historial de trastornos mentales ni nada suficientemente preocupante que hiciera necesario ningún otro tipo de evaluación por parte de un profesional en el pasado. Cuando sus padres me contaron lo que habían estado observando pregunté, naturalmente, sobre el consumo de videojuegos. He visto que, en el caso de los niños muy brillantes, pueden desarrollar el SPE y seguir manteniendo sus buenas calificaciones.

Los padres de Billy decían que jugaba con una consola portátil Nintendo DS cada día en el autobús escolar, y que después de la escuela solía jugar también a juegos de ordenador (incluyendo JRMJR o juegos de rol multijugador en la red, que se sabe que son especialmente adictivos). Además, los progenitores de Billy informaban de que le habían visto jugando a videojuegos a escondidas durante los períodos de restricción. Para los padres de Billy, ninguno de estos hábitos de tiempo frente a pantallas les parecían algo raro ni fuera de lo corriente en comparación con sus compañeros, pero para mí, los cambios de humor reactivos de Billy me decían que su sistema nervioso estaba hiperestimulado e hiperexcitado, y jugar a escondidas implicaba que los antojos y la desregulación de la dopamina estaban en acción. También me preguntaba si la inmadurez de Billy se debía a que el desarrollo de su lóbulo frontal se estaba viendo afectado. Los padres de Billy estuvieron de acuerdo en probar el Programa de Reinicio.

Cuando se le informó del plan, Billy lloró, pero su madre dijo que también parecía aliviado. Hablé con sus padres de nuevo más o menos un mes después.

«Nos quedamos sorprendidos –me dijo su madre–. Su estado de ánimo mejoró casi de inmediato, aparentemente al cabo de algunos días. Parece más feliz en general. Sigue teniendo problemas cuando pierde jugando en el parque de juegos infantiles pero, en general, no sufre unas crisis emocionales enormes por cosas insignificantes, como le sucedía antes».

Después de proseguir con el programa durante el siguiente par de meses, los padres de Billy decidieron dejarle jugar a un juego de ordenador durante treinta minutos los fines de semana. Inmediatamente después de su primera sesión de videojuegos, Billy se enzarzó en una pelea, en principio surgida de la nada, con su madre, y lloró incontroladamente, gritándole que la odiaba. Dos días después, Billy pareció haberse vuelto a regular y su estado de humor se estabilizó. No volvió a jugar a juegos en el ordenador durante otro mes, cuando sus padres volvieron a permitirle hacerlo durante treinta minutos. En esta ocasión no sólo se peleó con su madre, sino que se abalanzó contra su padre. Billy salió entonces corriendo calle abajo hasta la casa de un amigo y se metió en un altercado físico: un territorio del todo nuevo para él.

Debido a estos dos incidentes, los padres de Billy decidieron mantener su estricta política de nada de videojuegos durante un tiempo, ya que Billy parecía muy sensible al desencadenante que suponían las pantallas electrónicas.

Seis meses después me informaron de que Billy había decidido presentarse a delegado de clase, motivo por el cual había dado un discurso: algo que antes le habría aterrorizado. Billy nunca antes había mostrado dotes de liderazgo. Esto suponía un avance inesperado. Además, organizó espontáneamente y con éxito un elaborado juego del escondite en el vecindario. Sus amigos ya no le evitaban, y su deportividad había mejorado en gran medida. Los padres de Billy me informaron de que se sentían «pasmados» por los cambios en Billy. «Ha madurado a grandes pasos», me explicó su madre.

Las nuevas conductas de Billy (su liderazgo, organización, planificación, comunicación e iniciativa) son aspectos propios de un desarrollo saludable del lóbulo frontal, que era un área en la que Billy había mostrado un claro retraso anteriormente. ¿Se debían estos cambios sobre todo al ayuno electrónico? No podemos decirlo con seguridad, pero la secuencia de los eventos hace que así parezca. Es ciertamente algo no inusual que los progenitores perciban «estirones» con respecto a la madurez, Pero Billy pasó de ser social y emocionalmente inmaduro a hacer cosas maduras para cualquiera de su edad. En este caso fue algo así como un salto cuántico, y ciertamente un salto mayor del esperado en un desarrollo normal. Era como si su lóbulo frontal hubiera pasado de estar anulado a ser alimentado. La inteligencia natural de Billy y sus fortalezas y su capacidad de liderazgo, que antes estaban reprimidas, se habían visto liberadas.

A veces los progenitores me preguntan: «Si mi hijo juega mucho a videojuegos pero obtiene unas calificaciones excelentes, ¿supone esto realmente un problema?». Buena pregunta, ¿verdad? ¿Supone un problema que el niño tenga bastante éxito en múltiples áreas funcionales pero que quizás no esté alcanzando todo su potencial? Ésta es la preocupación que exponen Michael Shayer y los estudios sobre el CI, y es que por alguna razón los niños actuales no se están desarrollando de la misma forma en que solían hacerlo. En el contexto general, ¿acaso no queremos que *todos* los niños maximicen su potencial, ya padezcan, o no, trastornos psicológicos o del desarrollo? Ciertamente, no son sólo los niños que muestran una mayor disfunción los que se benefician de la liberación de las pantallas: en términos de un desarrollo óptimo, *todos* los niños se benefician de la eliminación del lastre que supone el tiempo frente a pantallas sobre el desarrollo. Pese a ello, con frecuencia la razón por la que los padres hacen esas preguntas es porque se están preguntando si su hijo está sufriendo en alguna otra área, como por ejemplo con sus amistades. Por suerte o por desgracia son los padres de los niños que están enfrentándose a dificultades de un tipo u otro los que estarán más motivados para llevar a cabo un cambio duradero.

La familia liberada de las pantallas

Cuando un niño se enfrenta a dificultades, esto tiene un impacto negativo en todos los miembros de su familia, y cuando un niño prospera, toda la familia está menos estresada. Naturalmente, el efecto positivo sobre la forma de relacionarse de una familia es incluso más pronunciado cuando los progenitores se vuelven conscientes del tiempo que ellos mismos pasan frente a pantallas. Veo cambios notables en las dinámicas de las familias cuando éstas siguen el Programa de Reinicio y permanecen comprometidas a pasar un tiempo muy limitado frente a pantallas, y observo rasgos similares en las familias que, ya para empezar, son conservadoras con el tiempo frente a pantallas. La siguiente lista describe características o dinámicas en estas familias:

- Los progenitores son (o se vuelven) menos preocupados por el futuro del niño, y confían más en que el niño alcanzará metas como por ejemplo ir a la universidad, conseguir un empleo e independizarse.
- Los miembros de la familia pasan más tiempo de calidad juntos, cara a cara y como unidad, y tienden a hablar más.
- Es menos probable que los niños se quejen de que sus padres no pasan tiempo con ellos, o que un progenitor está «todo el rato frente al ordenador» o «siempre al teléfono».
- Los progenitores están menos estresados y es menos probable que «eviten» el tiempo con su familia debido al trabajo excesivo u otras actividades.

- Es menos probable que los progenitores minen su autoridad entre sí, y se comunican mejor cuando sus estilos educativos difieren.
- Es menos probable que los miembros de la familia se burlen o menosprecien entre ellos.
- Es más probable que los niños les digan a sus padres si están preocupados o si ha sucedido algo malo (y es menos probable que aireen los problemas en las redes sociales).
- Es menos probable que los niños informen de sensaciones como la de que sus progenitores «no tienen ni idea de lo que hago» o «no tienen ningún control sobre mí».
- Los padres no «tienen que tener un cuidado exquisito» cuando están cerca de sus hijos, no temen disciplinar y no temen decir «No».
- Los progenitores no están preocupados ni empiezan a preocuparse por «estar a la altura de los vecinos» en lo tocante a la tecnología.
- Los niños esperan ganarse sus privilegios más que pensar que tienen derecho a ellos.
- Los niños captan mejor cómo funciona el dinero, y es más probable que los padres implementen «ganarse» el dinero o la paga en lugar de que sus hijos lo reciban independientemente de su comportamiento o de dárselo «cuando lo necesiten».
- Es más probable que los hermanos se preocupen de su bienestar mutuo y que sean más conscientes y estén en mayor sintonía con la vida emocional interior de sus hermanos.

Aunque pueda parecer una exageración atribuir todas las dinámicas familiares positivas mencionadas antes a, simplemente, unos buenos hábitos en lo que respecta a las pantallas, las investigaciones respaldan estas observaciones. Los estudios relativos a la televisión y al uso de Internet muestran que unos niveles más altos de tiempo frente a pantallas tienen un efecto negativo sobre la interacción entre padres e hijos,[8] y que los videojuegos que enfatizan el desempeño de roles pueden contribuir a que los niños desarrollen unos tipos de apego patológicos, que incluyen tendencias disociativas que generan barreras emocionales.[9] Otras investigaciones han mostrado que las familias hablan más cuando no ven la televisión durante la cena, y que los niños de familias que cenan juntas y sin pantallas de forma regular obtienen mejores calificaciones, una mejor autoestima y una menor probabilidad de meterse en problemas.[10] Si combinamos estos hallazgos con lo que ya he compartido acerca de cómo el tiempo frente a pantallas tiene un impacto sobre la regulación emocional, la empatía y el control de los impulsos, no es difícil ver cómo una familia liberada de las pantallas actuará de forma mucho más sana.

De niños a hombres: dos casos prácticos a largo plazo

La pregunta sobre qué beneficios podemos atribuir al hecho de limitar el tiempo frente a pantallas es importante y difícil. Es mucho más fácil cuantificar y confirmar los efectos negativos de demasiado tiempo frente a pantallas que los positivos de muy poco tiempo frente a ellas. Para ayudar a ejemplificar la diferencia, aquí tenemos dos casos prácticos a largo plazo que implican a chicos varones a los que traté desde aproximadamente los nueve años hasta la edad adulta. Pese a que ambos sufren trastornos psiquiátricos, uno de ellos tenía, al principio, problemas psiquiátricos más graves y un CI relativamente inferior, pero acabó teniendo unas habilidades organizativas, emocionales y relacionales superiores.

James: incapacidad para despegar

Empecé a atender a James cuando éste tenía nueve años. Era un chico extremadamente brillante y atractivo que tenía TDAH mezclado con un poco de ansiedad y depresión. James, que era extremadamente tímido, se sentía ansioso en situaciones sociales, y se veía atraído por el ordenador, con el que se sentía diestro, y en control de la situación. En la escuela primaria sus profesores le describían como «un ángel», y frecuentemente era premiado por su buen comportamiento con un ordenador. A lo largo de sus años en la escuela, James fue alabado una y otra vez por los profesores, los terapeutas y otros adultos por sus extraordinarias habilidades informáticas, aunque también mostraba otras aptitudes académicas. A los trece años, James obtuvo su primer teléfono móvil. Aunque seguía costándole hacer amigos varones, su buena planta atraía a las chicas, y empezó a mantener «relaciones de mensajes de texto» con varias. Casi cada noche, James se quedaba despierto escribiendo mensajes de texto a las niñas hasta altas horas. Se despertaba agotado cada día y se quejaba de que no podía dormir.

Durante sus años en la escuela secundaria y el bachillerato, James era relativamente más sociable en comparación con cuando era más joven, pero también pasaba más tiempo en casa frente al ordenador, jugando a videojuegos, navegando por Internet y sin apenas relacionarse con su familia. Su depresión, que antes había sido bastante leve, se tornó oscura y tormentosa, y se le acabó diagnosticando un trastorno bipolar leve. No obstante, conseguir que él y su familia cumplieran con el régimen de medicación resultó difícil, y mis intentos por asentar una rutina regular de sueño y vigilia, que forma parte esencial del tratamiento del trastorno bipolar, fueron estériles.

Mis esfuerzos por eliminar los videojuegos y limitar el uso del ordenador se vieron desbaratados por sus padres y sus profesores, que pensaban que el uso del ordenador suponía una fortaleza para él y que los videojuegos eran una «válvula de escape». Cuando James empezó a tener relaciones románticas, sus novias se quejaban de que «no hablaba» durante las interacciones cara a cara, y acababan rompiendo la relación con él. James quedaba desolado por estas rupturas: ansiaba, claramente, la cercanía emocional. Durante el bachillerato consiguió varios trabajos a tiempo parcial, y sus jefes solían comentar que era un buen trabajador. Sin embargo, a pesar de estos buenos informes, James fue despedido de múltiples empleos por llegar tarde o faltar al trabajo por confusiones en su agenda.

Después de graduarse en un instituto alternativo con unas calificaciones bastante decentes, James se retrasó repetidas veces con los plazos para solicitar plaza en un instituto de enseñanza superior. Cuando tenía diecinueve años era capaz de diseñar una página web, pero no podía conservar un trabajo o una novia, inscribirse en una institución educativa o desarrollar amistades profundas con compañeros del mismo sexo. Se fue deprimiendo cada vez más y padecía una baja autoestima. En casa, su relación con sus padres iba de mal en peor. En concreto, la tensión con su madre alcanzó un punto crítico: consideraba que sus advertencias para que «se pusiera las pilas» eran una crítica agobiante, mientras que ella creía que sus respuestas airadas eran como una muestra de completa satisfacción: una dinámica que dio como resultado unas feas peleas a gritos. La madre de James también se quejaba de que él nunca ayudaba en casa, y que cuando lo hacía su trabajo era «realmente chapucero».

La madre de James se volvió cada vez más reticente a retirarle privilegios como la utilización del teléfono móvil o el ordenador porque temía que «me odiara todavía más» y porque «ahora ya es adulto». Se sentía impotente y deseaba que él «simplemente aprendiera a escuchar» y que «tomara buenas decisiones». Llegados a este punto, el padre de James se había apartado, en gran medida, a un lado y evitaba implicarse.

Mientras tanto, James no hizo sino incrementar su uso del ordenador y siguió aislándose más. Su resentimiento hacia su madre creció, y James la culpó por su falta de éxito, mientras que la relación con su padre era inexistente. La última vez que me puse en contacto con James, él tenía veintitrés años y vivía en el sótano de la casa de sus padres, aparentemente buscando trabajo, pero no tenía carnet de conducir y rara vez salía de casa. Él y su madre apenas se hablaban.

James gusta, por lo general, y suele ser descrito como poseedor de un «espíritu afable». Sus pruebas de CI le sitúan en el 5 % superior. No bebe, fuma, toma drogas ni comete delitos, pero está claro que está atascado, y que su potencial emocional y cognitivo está enormemente afectado. ¿Se debe esto al tiempo que pasa frente a pantallas y a los videojuegos? Puede que no, pero está claro que ayuda tanto directa como indirectamente. Por desgracia no podemos sino imaginar lo mejor que sería su vida sin ellos.

Liam: lo innato contra lo adquirido

Al igual de James, Liam tenía nueve años y padecía TDAH cuando le evalué por primera vez; pero Liam también tenía dificultades en el aprendizaje, trastorno bipolar y trastorno obsesivo-compulsivo. Además, había estado expuesto a la metanfetamina en el útero, haciendo que su cerebro fuera bastante sensible a los estímulos del entorno. Sus progenitores le habían adoptado cuando tenía dos años, y cuando acudieron a mí, se encontraban al límite de su cordura. Los comportamientos explosivos y las compulsiones de Liam ocupaban varias horas del día. Estaban tan estresados que estaban dispuestos a dejarle en un centro de internamiento para que recibiera tratamiento para así conseguir un cierto alivio. Los padres de Liam decían que «se subía por la paredes: ¡literalmente!».

Liam estaba claramente hiperestimulado y era incapaz de controlar sus estados de ánimo. Al principio nos centramos en conseguir apoyo para sus padres, para que así pudieran manejar mejor el estrés. La madre de Liam era profesora, y solía decirme que podía distinguir qué niños de su clase jugaban a videojuegos, así que ya estaba de acuerdo con mi sugerencia de eliminar el tiempo frente a pantallas. De hecho, a lo largo de los años, la madre de Liam nunca le había permitido tener un teléfono móvil ni una cuenta en Facebook, y tampoco tener un televisor ni un ordenador portátil en su habitación: «Ya tiene demasiados problemas como para añadir todo esto», bromeaba.

Cuando empecé a trabajar con él, Liam no tenía casi amigos debido a su hiperactividad extrema, pero a lo largo de los años se calmó bastante y tuvo un grupo principal de amigos. Liam y su madre eran estrictos con el mantenimiento de unos horarios de sueño y vigilia regulares, incluso los fines de semana. Durante la adolescencia, Liam experimentó un par de crisis maníacas por las que fue hospitalizado, pero con el tiempo fue volviéndose más versado a la hora de regular sus estados de ánimo y su ansiedad. Las compulsiones incapacitantes anteriores que le hacían repetir tareas una y otra vez se desvanecieron a medida que fue capaz de implementar las habilidades para lidiar con lo que había aprendido en la terapia.

A pesar de necesitar una educación especial, Liam se graduó en el instituto con muy buenas notas. Tenía muchos amigos de ambos sexos con los que iba a la playa y a los parques de atracciones y salía a comer. Era simpático, respetuoso, encantador y podía conversar con adultos mientras mantenía un buen contacto ocular.

Recuerdo un momento al principio de su tratamiento en el que su madre rompió a llorar, temerosa de que Liam nunca fuera capaz de independizarse y vivir por su cuenta; pero cuando cumplió los veinte, Liam estaba en el primer ciclo de la universidad, conciliándolo con su propio tiempo de ocio y dando pasos para aprender cómo gestionar bien su dinero. Para cuando cumplió los veintidós ya se había independizado y su puesto como voluntario en una protectora de animales se había convertido en un empleo remunerado y con prestaciones. En la actualidad lleva una vida plena, activa a independiente. Sale de viaje y hace excursiones y acampadas con sus amigos, tiene éxito en el trabajo y está estudiando a tiempo parcial. De hecho, en una ocasión rechazó la oferta de un puesto como gerente para proseguir con sus estudios. Redacta unos pocos mensajes de texto, apenas escribe correos electrónicos, piensa que Facebook es «una pérdida de tiempo» y no juega a videojuegos en absoluto.

¿Podemos *saber* si fue la liberación de las pantallas lo que permitió que Liam superara sus retos en el desarrollo y psicológicos y tuviera éxito en la vida? Sin duda, Liam se benefició de otros factores: sus padres cariñosos y comprensivos, su terapia, sus profesores, etc. ¿Qué parte de su mejoría podemos atribuir entonces a esta falta de tiempo frente a pantallas? ¿Cómo *sabemos* que, en ausencia de pantallas, Liam durmió mejor a lo largo de los años de lo que hubiera dormido en caso contrario, que sus niveles de dopamina estaban mejor regulados, que su lóbulo frontal se había desarrollado de forma más óptima porque no estaba hiperestimulado? ¿Cómo se puede *demostrar* eso? Puede que, sencillamente, el tiempo frente a pantallas desplace a actividades más saludables, y quizás sea más un asunto de incrementar las actividades más beneficiosas que de reducir el tiempo frente a pantallas. Puede que esta trayectoria se diera porque Liam simplemente hizo más ejercicio o porque tenía unos padres más sanos. Quizás todos los beneficios fueran indirectos.

Puede, o puede que no. Apostaría mi última moneda a que no todos son indirectos, y que *todos* los cambios (los fisiológicos directos y los indirectos) se combinan para poner de manifiesto los beneficios de amplio espectro que vemos con la liberación de las pantallas. Tal y como he mencionado antes, estos cambios se vuelven sinérgicos: el lóbulo frontal queda disponible, y entonces escoge actividades propias del hemisferio cerebral derecho, que integran a todo el cerebro, etc.; pero lo cierto es que si una intervención ayuda a un niño, ¿importa realmente por qué funciona? Un estudio de 2014 sobre la prevención de la obesidad mostró que cuando los padres controlaban los aparatos con pantalla y reducían el tiempo que pasaban sus hijos frente a pantallas, éstos dormían más, les iba mejor en la escuela, estaban más dispuestos a colaborar y eran menos agresivos.[11] Dejemos que los investigadores averigüen cuánta influencia puede atribuirse a los mecanismos directos *versus* los indirectos. Pero para los médicos, los educadores y los padres esto no importa mucho. Tanto los efectos directos como los indirectos dieron como resultado una mejor actividad del lóbulo frontal, lo que a su vez mejora el rendimiento en todos los campos de la vida. Cuanto mejor, mejor, y cuanto peor, peor.

El trabajo del doctor Siegel sobre el apego muestra que un cerebro integrado con un buen funcionamiento del lóbulo frontal significa no sólo una mejor regulación del estado de ánimo y unas mejores funciones intelectuales superiores, sino también una empatía, compasión y capacidad de amar potenciadas.[12] A pesar de que James había sido bendecido con una aguda inteligencia, una buena planta, una personalidad dulce y el deseo de proximidad emocional, la represión del desarrollo de su lóbulo frontal le ha dejado con una discapacidad. Y pese a que Liam le habían tocado malas cartas en la vida, su cerebro y su lóbulo frontal se habían desarrollado de forma óptima, proporcionándole madurez emocional y llevando su capacidad funcional mucho más allá de nuestras expectativas.

El poder de la liberación de las pantallas no puede menospreciarse.

Puntos del capítulo 4 que hay que recordar

- Liberarse de las pantallas aporta beneficios casi inmediatos, y los cambios a largo plazo son profundos en términos del desarrollo social, emocional y cognitivo.
- Prácticamente todos los cambios positivos se atribuyen a una mejor integración del cerebro en general y del lóbulo frontal (que controla las funciones intelectuales superiores y la regulación emocional) en particular.
- El objetivo de los límites a las pantallas no es, simplemente, el de librarse de los síntomas molestos, sino el de optimizar el desarrollo de un niño con el tiempo. Todos los chicos se benefician de los límites a las pantallas, que tienen un efecto acumulativo sobre el rendimiento en la vida futura.
- En cuestión de días de estar libre de pantallas, el niño normalmente mostrará mejorías en su estado de ánimo y su actitud y empezará a dormir mejor.
- En cuestión de semanas, el cerebro empezará a funcionar mejor desde el punto de vista cognitivo y estará rejuvenecido debido a la recuperación de la energía. El niño es más capaz de regular su estado de ánimo y de tolerar el estrés.
- En cuestión de meses, signos externos como unas mejores calificaciones y habilidades para relacionarse se tornan más visibles, y pueden observarse grandes avances en la madurez.
- A lo largo de los años, la liberación de las pantallas mejora significativamente el nivel de madurez de un niño o un adulto joven, de forma que muestra un comportamiento más responsable, amable y empático.

171

PARTE II

LA SOLUCIÓN DEL REINICIO

Un plan de un plan de cuatro semanas de duración
para reiniciar el cerebro de tu hijo

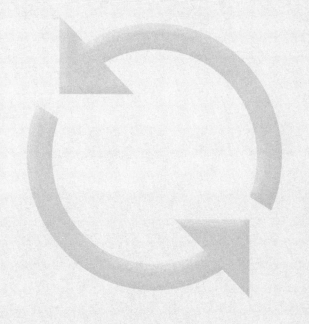

Capítulo 5

SEMANA 1: PREPARÁNDOSE

Prepara a tu hijo para que tenga éxito

«Deja que nuestra preocupación profunda se convierta en pensamiento y planificación profundos».
WINSTON CHURCHILL

La parte 2 describe el Programa de Reinicio de cuatro semanas de duración, que normalmente consiste en una semana de planificación y tres de ayuno de aparatos electrónicos. Aunque he visto a padres lanzarse de cabeza al ayuno electrónico sin planear nada y, pese a ello, tener éxito, la mayoría de las familias se benefician muchísimo con la planificación en términos de facilidad y cumplimiento. Como dice el dicho, incluso un mal plan es mejor que no tener ninguno, y los progenitores que no se anticipan ni se preparan con frecuencia acaban pasando por alto algo que mina su éxito, como por ejemplo olvidarse de un dispositivo que el niño rara vez usa, no proporcionar unas actividades alternativas adecuadas y no asegurarse de que otros cuidadores, como la niñera, conozcan las normas.

Este capítulo te orienta en cuanto al proceso de planificación, que puede llevar más o menos de una semana dependiendo de tu motivación y tu situación. Me encuentro con que cuando los progenitores están listos para el cambio, suelen conseguir organizarlo todo con bastante rapidez (en unos días), mientras que puede que a otros les lleve más tiempo (aunque a veces esto se debe más a la postergación que a una planificación activa). Cuenta con dedicar por lo menos un fin de semana y hasta una semana entera preparándote para el ayuno electrónico de tres semanas de duración.

La preparación para el ayuno consiste en definir áreas problemáticas y objetivos, formar un equipo de apoyo fuerte, decidir cómo reemplazarás los aparatos y las actividades con pantallas, estructurar el programa de tres semanas e informar a tu hijo del plan. Cada paso es importante, y trazar estrategias de forma activa ahora será de ayuda para que refuerces tu compromiso y reduzcas el estrés más adelante. Por último, un Reinicio exitoso depende, en gran medida, de lo estricto que seas con el ayuno. Si llevas a cabo el Reinicio con poco entusiasmo, no resultará eficaz, y quizás le estés robando a tu hijo una oportunidad de sanar y crecer. He desglosado la preparación para el Reinicio en diez pasos, que están seguidos de otras dos cosas que hay que tener en cuenta: la televisión y la escuela. Las únicas cosas que necesitarás son un cuaderno de notas y un calendario mensual, que puedes colgar en la pared.

Diez pasos para prepararse para un ayuno
1. Define las áreas problemáticas y los objetivos.
2. Implica a tu cónyuge y a otros cuidadores del niño.
3. Fija una fecha y crea un programa.
4. Informa a los adultos que formen parte importante de la vida de tu hijo.
5. Consigue los juguetes, juegos y actividades que reemplacen el tiempo frente a pantallas.
6. Planea descansos o recompensas para ti.
7. Si es posible, habla con los padres de un compañero de juegos de tu hijo para que se unan a ti.
8. Informa a tu hijo e implica a toda la familia.
9. Lleva a cabo una retirada concienzuda de todas las pantallas.
10. Define tu meta.

Paso 1: define las áreas problemáticas y los objetivos

Es importante definir los problemas que esperas resolver con un Reinicio. ¿Cómo se manifiestan estas cuestiones en la vida de tu hijo y qué te gustaría ver en lugar de ello? Expresar unas metas claras ayuda a mantener a todos concentrados en lo que es más importante: un buen desempeño. Además, añadir detalles a los problemas concretos y a los objetivos harán que el Reinicio parezca más diseñado a medida o relevante para las necesidades específicas de tu hijo. Los estudios muestran que, en general, marcarse objetivos ayuda a la gente a ceñirse a los programas y a ser conscientes de los beneficios que esperan conseguir.

Ejercicio

Enumera y prioriza las áreas problemáticas

En primer lugar, aporta ideas sobre todas las áreas que estén provocando disfunciones o aflicción en la vida de tu hijo. Ten en cuenta también lo que tu cónyuge, tu hijo y el profesor de tu hijo considerarían problemático: ¿tiene tu hijo un comportamiento perturbador en clase? ¿Es desafiante? ¿Aleja a sus amigos? Tu lista debería responder a la pregunta: «¿Por qué estoy llevando a cabo el Reinicio, en primer lugar?».

Para ayudarte a definir las áreas en las que tu hijo tiene dificultades, he creado una tabla con cinco categorías: emocional, comportamental, escolar, social y física. Rodea con un círculo cualquiera los puntos de la tabla 1 que parezcan los más relevantes para tu hijo. La tabla enumera ejemplos comunes, pero siéntete con la total libertad de reformularlos para que encajen mejor con los problemas concretos de tu hijo y añade también cualquier cuestión en la categoría adecuada. Si no existen problemas en una categoría dada, déjala en blanco. Además, por ahora, si un problema es relativamente menor o parece adecuado dada la edad de tu hijo, no lo enumeres. (Si no estás seguro de si un problema o síntoma es «normal» o adecuado para la edad de tu retoño y está provocando un grado de angustia significativo a tu hijo, ve adelante e inclúyelo en la lista). Concéntrate en los problemas principales que estén provocando el mayor grado de estrés. Tras el ayuno, cuando es de esperar que los problemas más acuciantes se hayan resuelto, o por lo menos hayan reducido su intensidad, puede que sea de ayuda volver a esta tabla y a la lista que hiciste antes del Reinicio para ver qué progresos se han hecho y qué trabajo queda por hacer.

Ahora, una vez elaborada tu lista, *prioriza* estos asuntos. La mayoría de los progenitores enumeran varios problemas, pero no puedes arreglarlo todo de una vez (y tampoco necesitas hacerlo), y es imposible monitorizarlo todo. Así pues, escoge los *tres problemas principales* en los que centrarte, y elige los que más te preocupen o que provoquen las mayores disfunciones. No escojas tres de cada categoría, sino tres principales del listado general. Pregúntate cuáles de estos problemas aportarían más paz si se resolvieran. ¿Por qué sólo tres? Porque es más fácil seguir la pista a los problemas más graves, y porque su reducción aportará un mayor alivio. Además, cuando se resuelve «lo peor de lo peor», los otros problemas tienen una forma divertida de desaparecer también, o de, por lo menos, volverse mucho más manejables.

EMOCIONAL	COMPORTAMENTAL	ESCOLAR	SOCIAL	FÍSICA
Crisis nerviosas	Actitud rebelde	Se olvida de los	Mal espíritu	Dolores de
Estado de ánimo	Desafiante	deberes	deportivo	cabeza
irritable	Discute mucho	Se distrae con	Echa la culpa a	Dolores de
Estado de ánimo	Grita/chilla	facilidad	los demás	estómago
deprimido	Agresivo	Mal comportamiento	Molesta a sus	Migrañas
Temeroso	Defensivo/ reactivo	en clase	compañeros	Dolores
Pesadillas	Hiperactivo	Problemas de	Carece de	corporales /
Ansiedad por	No puede estar	aprendizaje	empatía	dolor de
separación	concentrado en	Falta de	No puede	cuello
Conducta de	la tarea	concentración	interpretar a	Bajo nivel de
aislamiento,	Habitación	Problemas de	los demás	energía
introvertido	desordenada	lectura	Desconsiderado	Se cansa con
No disfruta	Rehúsa las tareas	Las matemáticas le	Inmaduro	facilidad
con las	rutinarias	cuestan	Contacto ocular	Con sobrepeso
actividades	Impulsivo	Posterga las cosas	deficiente	Ansía los dulces
Se frustra con	No puede	Bajo rendimiento	Evita el contacto	Tics nerviosos /
facilidad	«prepararse»		cara a cara	tartamudeo
Compulsivo			Sin amigos	Problemas para
Obsesivo			/ pocos	dormir
			amigos	Duerme
				demasiado

Tabla 1. Ejemplos de las áreas problemáticas.

Ejercicio

Define tus objetivos

Una vez que hayas escogido tres (o incluso dos) áreas problemáticas en las que concentrarte, asigna unas metas relacionadas para cada una de ellas. Por ejemplo, si los tres mayores problemas son *las crisis nerviosas, que se olvida de entregar sus tareas escolares y problemas para dormirse, tus metas podrían ser menos crisis nerviosas, que entregue sus tareas escolares con más frecuencia y que se quede dormido más temprano.* Siempre que sea posible, cuantifica el problema y haz que el objetivo sea reducir la intensidad o la frecuencia. Eliminar el problema por completo suele ser poco realista a corto plazo, y marcarse como objetivo unas reducciones concretas puede resultar contraproducente si no se logra alcanzar la cantidad o el nivel elegidos. (No obstante, quédate tranquilo, ya que no estaría escribiendo este libro si el Reinicio no provocara mejoras significativas, por no decir enormes). Por tanto, aunque puede que estés contando y midiendo si ha habido alguna mejora, el objetivo real debería ser, simplemente, una reducción de algún tipo. La tabla 2, que aparece a continuación, proporciona un ejemplo del aspecto que pueden tener las metas relacionadas con los objetivos. Como puedes ver, algunas metas se prestan a su medición de forma cuantitativa, mientras que otras necesitarán medirse de forma impresionista o subjetiva.

Hay gente que encuentra que marcar unos objetivos es complicado, agobiante o molesto. No lo compliques. De hecho, centrarse en sólo en una o dos áreas funciona bien. Si la simple idea de anotar todos estos problemas y luego escoger tres te abruma, o si tú y tu cónyuge empezáis a discutir sobre qué es más importante, elige simplemente un área problemática en la que podáis poneros de acuerdo y empezad desde ahí. Una vez que hayas identificado de qué te ocuparás, empieza a medir, contar o valorar los problemas la semana antes de que empiece el ayuno para así obtener un punto de referencia para valorar las mejoras. Durante el ayuno recopilarás datos y volverás a valorar las áreas problemáticas de nuevo una vez que se complete el ayuno. Si necesitas ayuda, el capítulo 7 cubre el seguimiento en mayor detalle, pero lo importante es monitorizar *algo* para que te ayude a recordar por qué estás llevando a cabo el Reinicio, en primer lugar. Las metas te ayudan a mantener la mirada puesta en el premio, por así decirlo.

LAS TRES ÁREAS PROBLEMÁTICAS PRINCIPALES Y SU GRAVEDAD ACTUAL	OBJETIVOS RELACIONADOS
1. Crisis nerviosas Frecuencia: 1-2 día Duración típica: 30 minutos Intensidad típica: puntuación de 8/10	Menos frecuentes (menos que a diario) Menor duración (menos de 30 minutos) Menos intensas (puntuación menor de 8/10)
2. Tareas escolares Olvida entregar alrededor del 50 % de los deberes completados	Entrega más de la mitad de las tareas Las calificaciones de las tareas mejoran
3. No puede dormir Se queja de cansancio por la mañana Se opone a irse a la cama Tiene ojeras	Responde «Sí» a la pregunta «¿Has dormido bien?» Se va a la cama más temprano o con mejor disposición Parece descansado, tiene más energía

Tabla 2. Ejemplos de áreas problemáticas consideradas como objetivo y metas.

Paso 2: implica a tu cónyuge y a otros cuidadores del niño

Como con cualquier asunto relacionado con la crianza y la educación de tu hijo, es importante enfocar el Reinicio (y la gestión de las pantallas en general) como un «frente unido». Si tu hijo percibe que los adultos que están al cargo tienen puntos de vista distintos, o si un progenitor no tiene ni idea de cuáles son las restricciones o si «cede», puedes estar seguro de que el niño se aprovechará de esto: ésa es una de las cosas que mejor saben hacer los chicos. Lo que es incluso peor es que esta dinámica puede hacer que los padres se peleen, lo que hace que sea mucho más difícil llevar el Reinicio por el buen camino.

Si vives en un hogar biparental, tu cónyuge puede ayudar a aportar ideas y a planear actividades, y puede proporcionar apoyo emocional y fiabilidad a lo largo del programa. Algunos progenitores deciden implicar a otros amigos o miembros de la familia para que satisfagan distintos aspectos de la planificación, el respaldo o la implementación.

Por ejemplo, en el caso de una familia con la que trabajé, el padre ayudaba a controlar las nuevas normas, mientras que una abuela (que resultaba que había sido profesora) aportaba ideas junto con la madre y le ayudaba a mantenerse firme con llamadas telefónicas diarias. A pesar de la división del trabajo, los miembros de la familia eran conscientes del papel de cada persona y, por tanto, fueron capaces de apoyarse mutuamente. Con independencia de lo que hagas, asegúrate de que todos se comuniquen entre sí.

Para que el Reinicio vaya lo mejor posible, ambos progenitores deberían ser capaces de apreciar *cómo* contribuye el tiempo frente a pantallas interactivas a los trastornos de la salud mental, y deberían comprender no sólo lo que implica el ayuno, sino su base subyacente. Haz que tu cónyuge lea este libro o visita la página web www.ResetYourChildsBrain.com, escrita en inglés, para comprender los aspectos básicos. Los padres más implicados en la educación y que planifiquen las etapas es más probable que se mantengan comprometidos a lo largo del Reinicio y más allá.

El impacto singular de los padres

En general, cuando se trata de la crianza y la educación de los hijos, los padres informan a veces de que se sienten dejados de lado o de que su opinión no cuenta. Pese a ello, las investigaciones muestran que cuando los papás se implican, a los niños les va mejor en la escuela, crean unas relaciones de mayor confianza y disfrutan de una mejor salud física y mental.[1]

De hecho, los padres comprometidos aportan contribuciones singulares al desarrollo. Por ejemplo, las investigaciones sugieren que aunque es más probable que las madres marquen, de algún modo, límites, los padres es más probable que *hagan cumplir* los límites y las consecuencias y que no se sienta culpables por hacerlo. Además, la cantidad de tiempo que un padre pasa directamente con su hijo se correlaciona con la capacidad del niño para la empatía como adulto,[2] y puede que estos dos hallazgos estén vinculados. Tal y como explica el doctor Dr. Warren Farrell, experto en estudios de género: «Educar al niño para que se tome los límites en serio le enseña a respetar los derechos y las necesidades de los demás. Pensar en las necesidades de otro genera empatía». Además, el tipo de juegos a lo bruto y de componente físico en el que los padres tienden a implicarse enseña a los niños habilidades sociales y cognitivas. Farrell escribe «[Papá] usa un estilo distinto de juego: uno que potencia la asunción de riesgos y la competición, llevando un paso más allá las fronteras del niño en cuanto a sus capacidades físicas y mentales, llevando al niño a ganar más y perder más (y por tanto a reír y a llorar más), y mediante el juego, le está enseñando a su hijo a mejorar sus habilidades y su concentración, y a enfrentarse al hecho de perder sin hacer trampa o sin volverse vengativo o violento».[3] Estas características (la empatía, la tolerancia a la frustración, la concentración y el respeto por los límites) representan algunas de las habilidades que más necesitan los niños que padecen trastornos de algún tipo, y son los mismos que se han vuelto más difíciles de desarrollar en el mundo de gratificación inmediata actual.

Así pues, la implicación de un padre en el Reinicio, como en la gestión de las pantallas en general, y en el juego y en la formación de vínculos, proporciona beneficios que van mucho más allá del simple hecho de contar con otro ser vivo que lleve a cabo el trabajo. Haríamos bien en ser más conscientes de la valía de papá.

Si tu cónyuge se resiste

No es infrecuente que un progenitor esté preparado para llevar a cabo el Reinicio pero que el otro se resista. Por lo general la madre es la que está lista y el padre el que se muestra reticente, aunque, por supuesto, también se da el caso contrario. Esto puede deberse, simplemente, a que, desde el punto de vista estadístico, es más probable que la madre sea el progenitor que se ocupe de los asuntos de salud y los escolares, así que estará más motivada para encontrar una respuesta y emprender acciones. Sin embargo, y con frecuencia, me encuentro con que las madres asumen como conclusión inevitable que el padre de la criatura rehusará aceptar el ayuno o que se negará a leer cualquier cosa, así que la madre no dedicará muchos esfuerzos a hablarle del tema, lo que acaba convirtiéndose en una profecía que se cumple. Tal y como digo, la implicación del padre es singularmente importante. Además, las investigaciones muestran que en el caso de los humanos y de los mamíferos en general, los padres refuerzan su papel en la crianza del hijo cuando saben que se les necesita, y se implican menos en ese rol (o se desentienden por completo) cuando no se sienten necesarios.[4] Así pues, los padres necesitan sentirse valorados y conocer concretamente en qué pueden ayudar.

Dejando estos asuntos a un lado, cuando los padres se resisten a escuchar hablar o a tomar parte en el Reinicio, suele deberse a una razón que puede resolverse. ¿Por qué podría resistirse papá? Una razón frecuente es que él mismo disfruta jugando a videojuegos, y especialmente jugando a ellos con sus hijos. Además, si hay chicos varones en la familia, el padre podría considerar que los videojuegos son una actividad «que genera vínculos entre los miembros masculinos del hogar», lo que sólo se suma a la sensación de que la petición para abandonarlos se perciba como injusta e inicua. Si éste es el caso, cuando hables del ayuno reconoce que tú (la madre) eres consciente de que el padre disfruta con esa actividad y que el programa requiere cierto sacrificio, pero que jugar juntos a videojuegos puede reemplazarse por otras actividades. Ten sugerencias preparadas, como juegos de mesa o de naipes, construir algo juntos o simplemente lanzarse una pelota los unos a los otros fuera de casa. Otra fuente de resistencia es que papá puede interpretar la petición de mamá para llevar a cabo el ayuno electrónico como una crítica a su propio tiempo frente a pantallas, ya consista en jugar a videojuegos, usar el ordenador o vegetar delante del televisor. Para contrarrestar esta reacción es importante hacer hincapié en que la petición no es una crítica ni una queja, sino una llamada a la acción que es de esperar que resuelva comportamientos problemáticos en tu hijo y que mejore la calidad de vida de toda la familia.

¿Qué sucede si es mamá la que se refrena? Una razón común por la cual mamá podría resistirse mientras papá está listo puede deberse al miedo a que el programa le genere más trabajo. Esto puede resolverse dando a mamá descansos prescritos (tal y como se comenta en el paso 6) y repartiéndose las responsabilidades propias de los cuidados de los niños. La madres suelen necesitar oír cómo y cuándo ayudará, concretamente, papá, lo cual supone otra razón para hacer que ambos progenitores se impliquen de forma activa en la fase de planificación. Anotar quién hará qué y hacerse responsables mutuamente ayudará a ambos progenitores a sentir que los compromisos serán tomados en serio. A continuación se habla de las estrategias relativas a la responsabilidad.

Otra razón por la cual un cónyuge podría resistirse (lo que sucede tanto en el caso de las madres como de los padres) es cuando la perspectiva de eliminar dispositivos externos provoque inquietud o ansiedad. Obviamente, esto tiene más probabilidades de ocurrir en el caso de aquellos progenitores que dedican tiempo a estar frente a pantallas o que dependen de aparatos electrónicos durante buena parte del día y la tarde para su trabajo y/o su ocio. Los progenitores que usan ordenadores durante todo el día en el trabajo suelen tener varios ordenadores portátiles o tabletas por doquier, y pueden sentirse incomodados o incluso considerar la sugerencia de eliminar los ordenadores portátiles como una afrenta personal: «Bueno, *yo estoy* delante del ordenador todo el día y estoy bien». Como alternativa, un cónyuge puede protestar y decir que necesita disponer de ciertos aparatos en todo momento debido a su trabajo. Los progenitores que son usuarios empedernidos de los medios sociales puede que también se resistan al ayuno. Un escenario típico consiste en una madre que lo pasa mal si no consulta Facebook repetidas veces por las tardes o los fines de semana. Si las tomamos conjuntamente, todas estas cosas afectan a muchas, por no decir a todas las familias, pero pueden esquivarse. El resto de los pasos te ayudará a abordarlos y gestionarlos, en especial la sección «El tiempo que los progenitores pasan frente a pantallas y la responsabilidad», en la página 197.

No es infrecuente que tener en cuenta y discutir sobre el tiempo frente a pantallas y el ayuno haga que surjan cuestiones y emociones enterrados. Sugerir que es necesario un ayuno puede provocar ansiedad o una culpabilidad arraigada sobre los márgenes de permisibilidad del tiempo frente a pantallas pasados o actuales, así que puede que un progenitor minimice, racionalice o niegue el problema en lugar de enfrentarse a estos sentimientos desagradables. Los progenitores también pueden reconocer en silencio que su propio uso de los ordenadores o las redes sociales no es saludable y puede que sientan ansiedad por tener que reducir al mínimo su uso. Los problemas o conflictos relativos a las relaciones familiares que se han evitado también pueden salir a la superficie, así que puede que los miembros de la familia se resistan porque se den cuenta de que no podrán esconderse ya detrás de una pantalla y que se verán obligados a pasar más tiempo relacionándose entre sí. Independientemente del caso, si tu cónyuge o cualquier miembro de la familia se resiste, intenta descubrir la razón, reconoce los sentimientos subyacentes (que es distinto a validar la propia razón), y edúcale con el material de este libro tanto como sea posible. También puede ser de ayuda para los progenitores sentarse y llevar a cabo un ejercicio de costes y beneficios, de lo que hablaré en mayor detalle en el capítulo 8, pero el ejercicio tendrá más sentido si el aspecto educativo ya está asentado.

Si tu cónyuge rehúsa escuchar o leer nada del material, intenta expresar la propuesta para el ayuno electrónico así: «Sé que no crees que los aparatos electrónicos sean parte de lo que le está sucediendo a nuestro hijo, pero me estaba preguntando si estarías dispuesto a alegrarme y seguir el plan durante tres semanas. Yo lo organizaré y te lo mostraré, y me gustaría contar con tu ayuda para orquestarlo. No tienes por qué estar de acuerdo con él: simplemente debes seguirlo durante algunas semanas para ver qué sucede. Es un experimento».

Por mi experiencia, incluso los progenitores que son unos no creyentes acérrimos responden afirmativamente a esto. Plantear la petición como un favor y un experimento evita de forma eficaz cualquier discusión sobre si las premisas subyacentes al SPE y el Reinicio son ciertas, y desvía el foco del hecho de si las nuevas normas quedarán implementadas «para siempre». Por supuesto, en el caso de un cónyuge que se resista, es extremadamente importante explicar con todo lujo de detalles las normas para el ayuno (de acuerdo con este capítulo y el capítulo 6), evitar cualquier tipo de discusión o de excusas como: «Vaya, pensaba que sólo íbamos a dejar de *jugar a videojuegos*, pero no de usar el iPad durante los viajes en automóvil…». Si tu cónyuge se muestra de acuerdo en probar el ayuno pero no se ha leído el libro, seguramente preguntará: «¿Qué es lo que pasa después del ayuno?». Explícale que dependerá del tipo de efecto que tenga el ayuno. Una vez que el ayuno haya terminado, podréis decidir juntos la mejor forma de gestionar el tiempo frente a pantallas en el futuro. Las consideraciones relativas al período tras el Reinicio son el tema que se trata en el capítulo 9.

Y por último, no desistas de intentar concienciar a tu cónyuge a lo largo del proceso: hacer que lea algo durante o incluso después del ayuno será de utilidad. Los hombres, en concreto, quieren ver «datos científicos exactos». Si se resisten a leer este libro, puede resultar de ayuda imprimir algunos artículos e investigaciones para persuadirlos. Algunas buenas elecciones son la conferencia del doctor Aric Sigman en 2012 relativa al tiempo que se pasa frente a pantallas presentada ante la Unión Europea y titulada «El impacto de los dispositivos con pantalla en los niños» («The impact of screen media on children»); el artículo de investigación del año 2012 del doctor Douglas Gentile titulado «Jugar a videojuegos, problemas de atención e impulsividad» («Video game playing, attention problems, and impulsiveness»), y mi artículo que resume las investigaciones sobre las tomografías cerebrales en casos de un uso excesivo de los videojuegos y de Internet titulado «La materia gris importa: demasiado tiempo frente a pantallas perjudica al cerebro» («Gray matters: too much screen-time damages the brain») que incluye abundantes fuentes. Puedes encontrar enlaces a estos artículos en el apartado de bibliografía, al final del libro.[5]

Coordinación con otros cuidadores importantes

Por supuesto, para que un ayuno electrónico sea «limpio» y tenga la máxima eficacia, necesitarás la cooperación de todos los cuidadores de tu hijo: familiares, vecinos, niñeras, el personal de las actividades extraescolares, etc. Incluir a gente que te apoye es algo que se discute en el capítulo 8, pero resumiendo, te recomiendo que te acerques a cualquiera con el que tu hijo vaya a pasar tiempo o que le supervise durante el mes en curso (o el siguiente). Empieza simplemente explicándoles que estás probando un nuevo programa basado en pruebas de que el tiempo frente a pantallas interactivas puede exacerbar los problemas emocionales o comportamentales porque es hiperestimulante, y pregúntales si están dispuestos a cooperar con las normas. Al igual que sucede con un cónyuge que muestre resistencia, no necesitas que los demás acepten que el SPE es válido: sólo tienen que estar de acuerdo con lo que les pides y aceptar el programa.

Si no confías en que un cuidador concreto vaya a respetar las restricciones del ayuno, intenta «apartarlos» durante las tres semanas del ayuno. Lo último que querrás será dedicar todos tus esfuerzos a seguir unas directrices estrictas en casa para ver cómo se sabotea el Reinicio porque un familiar o un amigo del vecindario permite que tu hijo juegue a videojuegos en su casa.

Si tu familia es monoparental

Llevar a cabo el Reinicio siendo padre/madre soltero/a tiene cosas buenas y malas. Por un lado, todo el esfuerzo de orquestar y poner en vigor el ayuno electrónico recae sobre ti, pero por otro lado no te verás saboteado en tu propio hogar por un progenitor que no se tome el programa en serio. No obstante, intenta incluir a otro cuidador importante, a un amigo íntimo o a un familiar para que te ayuden, incluso aunque se trate de alguien como, por ejemplo, un abuelo que sólo llame cada par de días para proporcionarte apoyo emocional y ayudarte a seguir por el buen camino. Disponer de alguien más que sea consciente de lo que estás haciendo hará que sea más probable que te ciñas al programa.

Si estás divorciado/a y tu hijo pasa su tiempo contigo y con su otro progenitor, intenta hacer que tu excónyuge trabaje contigo tanto como sea posible. Me llegan muchos correos electrónicos sobre este asunto, y no es fácil. Tal y como he dicho antes, explica lo que has aprendido sobre el SPE y sobre cómo puede estar afectando a vuestro hijo, y comparte este libro con él. Si tu hijo lo está pasando mal, puede que tu excónyuge no se muestre tan reticente a un ayuno como podrías pensar. Hablo más sobre este asunto en el capítulo 8, pero la idea con la que quedarse es que no debes permitir que la resistencia de un excónyuge te detenga. Hazlo lo mejor que puedas.

Paso 3: fija una fecha y crea un programa

Para el ayuno electrónico es muy importante planear con antelación: escoge la fecha más temprana que puedas y luego estructura el tiempo de tu hijo para minimizar o eliminar el tiempo de ocio, que normalmente estaría ocupado por actividades frente a pantallas. Yo recomiendo tener un calendario mensual de pared, escribiéndolo todo en él y colgándolo donde todos puedan verlo, como por ejemplo en la nevera. Cualquier tipo de calendario mensual servirá, pero quizás valga la pena comprar uno magnético, mensual y lavable en una tienda de suministros de oficina.

¿Cuál es el mejor momento para llevar a cabo un ayuno? En general, querrás «actuar mientras la cosa esté candente». Nunca habrá un «momento perfecto», así que recomiendo comenzar con el Reinicio tan pronto como acabes de leer las partes 1 y 2 del libro, cuando todo esté fresco en tu mente. Algunos progenitores intentan evitar llevar a cabo el programa durante las vacaciones o el verano, ya que hay una mayor cantidad de tiempo poco estructurado, pero desde mi punto de vista éstos también pueden ser buenos momentos, ya que no tendrás que preocuparte de que las tareas escolares puedan contribuir al tiempo que se pasa frente a pantallas. Dicho esto, si sabes que pronto va a haber un evento o un viaje que no vas a poder controlar (como unas vacaciones con primos o amigos en las que sabes que habrá muchos videojuegos), espera a comenzar el Reinicio hasta que esto haya pasado. Luego marca una fecha de inicio y empieza a prepararte.

Normalmente, la mayoría de la gente se encuentra con que es más fácil empezar un lunes. De esa forma puedes prepararte y cerrar los planes el fin de semana anterior, y para cuando llegue el siguiente fin de semana ya tendrás en tu haber cinco días de detoxificación. A continuación tenemos un ejemplo del aspecto que podría tener un Reinicio de cuatro semanas de duración:

Haz un esfuerzo especial por planear actividades para aquellos días con muchas horas sin actividades estructuradas, especialmente los fines de semana. Puedes anotar todas las actividades de cierto día (como las tareas escolares, los deportes en el colegio, las actividades en la iglesia, etc.), o puedes no hacerlo si son algo habitual y destacar sólo lo que sea especial. No tienes por qué planear algo para cada día, pero asegúrate de que dispongas de varias cosas divertidas en el calendario que tu hijo espere con ilusión.

MARZO

Domingo	Lunes	Martes	Miércoles	Jueves	Viernes	Sábado
						1
2	3 **Prepárate:** Cuéntaselo a tu cónyuge	4 **Prepárate:** Cuéntaselo a otros cuidadores	5 **Prepárate:** Propón ideas y planea actividades	6 **Prepárate:** Bloques de construcción Lego, juegos de mesa, libros	7 **Prepárate:** Artículos de arte; encuentra a un compañero para el Reinicio	8 **Prepárate:** Informa a tu hijo
9 **Prepárate:** Elimina las pantallas	10 **AYUNO**	11 **DURANTE**	12 **TRES**	13 **SEMANAS**	14 → Noche de juegos	15 → Fútbol con papá
16 → Ajedrez con mamá, hacer pasteles	17 →	18 →	19 → Cita para cenar con mamá	20 → Visita la biblioteca	21 → Pasar la noche con la abuela	22 → Perro Playa
23 → Excursión y pícnic familiar	24 →	25 →	26 → Salida a comer helado con papá	27 → Noche de juegos	28 → Noche de película y palomitas	29 → Noche de arte y música
30 → Salida con monopatín al parque	31 →					

Figura 7. Lo que está por venir.

189

Piensa en una serie de actividades o eventos: actividades físicas, además de actividades creativas, tiempo con todos los miembros de la familia y tiempo a solas entre progenitor e hijo. Sobre todo, el hecho de planear eventos divertidos y hacer cosas juntos en familia enviará a tu hijo el mensaje de que el ayuno electrónico no pretende ser un castigo. La idea consiste en mejorar la salud de todos: la del cerebro, la mente, las emociones y el cuerpo, lo que significa hacer menos de las cosas que nos perjudican y más de las que nos sanan o ayudan. Además, dedicar esfuerzos a planear actividades interesantes demuestra que tú también estás dispuesto a trabajar durante el Reinicio y que quieres pasar tiempo con tu hijo. Muchos niños se sienten, en la actualidad, ignorados por unos padres ocupados y preocupados, y desean pasar más tiempo con ellos. Por último, una vez que informes a tu hijo del plan, es posible que sienta ansiedad por la pérdida de la estimulación que le proporcionan las pantallas. Haber pensado previamente en actividades sustitutivas ayudará a aliviar parte de esa ansiedad, y, además, también podrás invitar a tu hijo a que proponga sus propias ideas.

Por supuesto, a medida que pasen las semanas, tu programa puede cambiar. A medida que otros padres de amigos vayan oyendo hablar del Reinicio, quizás quieran apuntarse y ayudar a organizar reuniones libres de pantallas. Por otro lado, una vez que el cerebro de tu hijo esté libre de hiperestimulación, volverá de forma natural a los juegos más sencillos, físicos o creativos, incluso cuando no haya nada «organizado» para entretenerles. Con cada nueva semana, puede que te encuentres con que no tienes que llevar a cabo tanta planificación y organización.

Aquí tenemos algunos ejemplos de actividades fáciles de realizar para hacer que los engranajes de la proposición de ideas empiecen a girar:

Ejercicio y actividades en la comunidad

Montad en bicicleta, o haced excursiones o pícnics en familia. Jugad a lanzaros una pelota o un Frisbee, al pilla-pilla o a balonmano fuera de casa. Llévate a tu hijo y a un amigo o dos al parque, a una piscina, o a jugar a baloncesto. Después de cenar, id a dar un paseo juntos. Podéis probar yendo a rocódromos, explorar jardines cercanos o celebrar una fiesta de bailes en casa. Estudia, en el departamento de parques, jardines y recreo u ocio de tu ayuntamiento, de qué clases o lecciones asequibles disponen, como por ejemplo natación, tenis, raquetbol, costura, cocina, clubes de ajedrez, etc. Investiga los negocios: los supermercados o tiendas de comestibles realizan a veces clases de cocina, hay algunos grandes almacenes de la construcción que ofrecen clases de proyectos gratis para padres e hijos una vez al mes, y hay tiendas dedicadas a las artes y la artesanía que suelen organizar clases de forma regular.

Si hace frío fuera, abriga a tus hijos y sácales de casa de todas formas. Estar en movimiento para hacer que la sangre fluya es esencial para la curación, y la luz del sol repone la vitamina D, de la que la mayoría de los niños tienen unos niveles muy bajos.

Tiempo con la familia

Planea, cada semana, tiempo especial con la familia o salidas que impliquen a todos. Una cosa fácil consiste en celebrar un evento o una cena: cocinad la comida juntos y después celebrad una cena «vestidos de gala». Podéis hacer que gire en torno a un tema o, simplemente, cenar a la luz de las velas. Una familia a la que conozco se vio forzada a hacer esto durante un apagón. Pidieron comida para llevar, encendieron velas y acabaron pasando una noche divertida jugando a juegos de mesa después de semanas de estrés, lágrimas y gritos, y después hicieron de esto un ritual semanal. Ciertamente, el tiempo en familia no tiene por qué ser más complicado que una «noche de juegos». Otras buenas ideas son llevar a cabo juntos un proyecto de mejora del hogar, ir a recolectar fruta de temporada, ir al zoo, etc.

Tiempo a solas con cada progenitor

Aparte del tiempo que se pasa en familia, programa un poco de tiempo a solas con tu hijo. Los niños medran con la total atención por parte de un progenitor. La vinculación afectiva ayuda a los niños a sentirse arraigados mientras tranquiliza al sistema nervioso e implica al lado derecho del cerebro, y la interacción a solas con un progenitor facilita el contacto ocular sostenido y potencia las caricias, lo que resulta crucial para un desarrollo óptimo del cerebro. El tiempo a solas no tiene por qué ser siempre con un progenitor. Haz que el niño pase la noche a solas con un abuelo u otro familiar. Si las visitas a la familia siempre se hacen con los hermanos del niño, esto proporcionará al chico la oportunidad de una atención individualizada (y también puede hacerse con sus otros hermanos).

Independientemente de lo que hagas, permite que tu hijo se sienta especial. Haz que él o ella sea tu foco de atención. Ir arrastrando a tu hijo mientras vais a comprar comida o realizáis gestiones no cuenta. Una «cita semanal para cenar» padre e hijo solos constituye una forma muy eficaz e infrautilizada para conseguir un tiempo centrado en el asentamiento de vínculos, y permite que tu hijo sepa que él es importante para ti. Comprométete, además, a ignorar o a apagar tu teléfono durante estos períodos de tiempo. (Incluso mejor, déjalo en algún lugar, de modo que no estés tentado a echarle una ojeada). Hacerlo fortalecerá el mensaje que envías y asegurará que estarás escuchando. Piensa en estas citas como en un tiempo precioso que nunca recuperarás y que tu hijo probablemente recordará cuando sea adulto.

Paso 4: informa a los adultos que formen parte importante de la vida de tu hijo

Cuanta más gente conozca el ayuno electrónico y te apoye, más probable será que el plan tenga éxito y menos probable será que se presenten oportunidades para hacer trampas. Tal y como comento en mayor detalle en el capítulo 8, habla con cualquier adulto importante que se relacione con tu hijo, como por ejemplo profesores, entrenadores, abuelos, etc. Los entrenadores pueden resultar de especial ayuda, ya que la mayoría aborrece la idea de que los niños estén encerrados en casa jugando a videojuegos. Por supuesto, a quién se lo cuentes y cuándo dependerá enteramente de tu situación. En el caso de algunas personas, como los cuidadores, tal vez quieras explicárselo *antes* que a tu hijo, mientras que puede que a otros sea más adecuado dirigirse *después* de haber informado a tu hijo.

Paso 5: consigue los juguetes, juegos y actividades que reemplacen el tiempo frente a pantallas

Tal y como menciono en el paso 3, no tienes por qué planear actividades para cada segundo de vigilia del día. No tengas miedo del tiempo sin un programa ni un plan, pero prepárate para él recopilando un surtido de actividades u objetos sin pantallas con los que tu hijo pueda jugar. El aburrimiento es un importante instigador de los juegos naturales y creativos. Las actividades creativas, el movimiento y el ejercicio estimularán e implicarán al infrautilizado lado derecho del cerebro, además de respaldar la integración de este órgano al completo.

Por tanto, durante la semana anterior al ayuno, revisa los armarios, pide cosas prestadas a amigos y compra cualquier juguete, juego, rompecabezas, cuadernos de dibujo, revistas y actividades que creas que tu hijo pueda encontrar interesantes. Reúne variedad de cosas, encuentra algunas sorpresas y piensa en la «vieja escuela»: algunos juegos son clásicos por alguna razón. Piensa en lo que hacías cuando eras pequeño, o en lo que tu hijo solía estar interesado antes de la irrupción de las pantallas. Tu hijo se interesará por estas cosas de nuevo una vez que hayan desaparecido los aparatos electrónicos. Es de utilidad disponer de juegos de bloques tipo Lego, libros, miniaturas, juegos de fabricación de joyas, juegos relacionados con el arte, tebeos, etc.

Puede que oigas a tu hijo decir: «Los juegos de mesa son aburridos»; pero muéstrale juegos clásicos de estrategia como Hundir la flota, Stratego y Cluedo, o rompecabezas como el cubo de Rubik, y tanto niños como niñas quedarán intrigados. Una de mis pacientes adolescentes me dijo que ella y un grupo de niños habían descubierto un viejo juego de Monopoly en la escuela y que habían empezado a jugar cada semana. Las damas, el ajedrez, el backgammon, los juegos de naipes, el dominó y el *mancala** siguen siendo populares entre los niños y los adolescen-

---

* El *mancala* es un antiguo juego de «contar y capturar» que se juega con un tablero con unos «hoyos» poco profundos y unas cuentas u otros objetos (como semillas o legumbres) que los jugadores mueven. Nota: las cuentas de vidrio bonitas o los objetos naturales emiten unos sonidos rítmicos y repiqueteos que hacen que los niños se impliquen durante más tiempo que si se usaran piezas de plástico.

tes. En cuanto a los juegos y las actividades a los que los niños pueden jugar o hacer por su cuenta, cualquier cosa que puedan construir o hacer con las manos será bueno. También me gusta cualquier cosa que aporte una vertiente cinestética, como trabajar con arcilla, jugar a las canicas, los juegos malabares, organizar y hacer diseños en bandejas de arena y cualquier cosa que promueva el movimiento físico, como un columpio o una cama elástica. A continuación tenemos una lista de objetos que es bueno tener a mano.

Ideas de juguetes y actividades sin pantallas

- Arcilla o plastilina
- Juegos de bloques tipo Lego
- Conjuntos magnéticos de construcción*
- Miniaturas
- Matatenas
- Canicas
- Artículos de arte
- Instrumentos musicales
- Trenes de juguete o circuitos de automóviles en miniatura
- Juegos de cartas tipo solitario
- Juegos de tablero de solitarios de piezas

- Cubo o pirámide de Rubik
- Rompecabezas
- Juegos de fabricación de joyas
- Útiles para hacer calceta, ganchillo o macramé
- Tebeos
- Bicicletas, monopatines o patines
- Muñecas y muñecos de acción
- Comba
- Yo-yo

Paso 6: planea descansos o recompensas para ti

Una de las razones (quizás la principal) por las cuales a los padres no les gusta renunciar a las pantallas es porque actúan a modo de niñera

---

* Consisten en bolas y palitos magnéticos, y quizás sea mi juguete favorito de siempre: resultan interesantes para todos los grupos de edad y para ambos sexos, y el aspecto de «conectar» es satisfactorio desde el punto de vista cinestético y terapéutico desde la vertiente psicológica.

electrónica. Quédate con esto: cuando los niños están ocupados y tranquilos (por lo menos mientras juegan), mamá y papá pueden hacer cosas y disponer de cierta tranquilidad. Muchos padres protestan porque el tiempo frente a pantallas es «el único período de tiempo durante el cual *todos* los niños están en silencio». Así pues, eliminar las pantallas a las que tiene acceso tu hijo puede implicar más trabajo para ti, por lo menos al principio. Así pues, al igual que estarás reemplazando los videojuegos de tu hijo por actividades más saludables, deberás reemplazar los períodos de descanso que has estado obteniendo gracias al tiempo frente a pantallas por otros tipos de pausas. Cuidar de uno mismo es muy importante, y es esencial para evitar el agotamiento. Intenta programar tiempo para ti por lo menos una vez por semana. Haz algo con lo que disfrutaras antes de la llegada de tus hijos. Una cita para cenar con tu cónyuge o una noche con amigos adultos cumple con los requisitos, pero programa también algo de tiempo contigo mismo, ya consista en asistir a una clase de yoga, ir a una cafetería y leer un libro o darte el capricho de un baño perfumado.

Las madres ocupadas son famosas por preocuparse de las necesidades de los demás en primer lugar, pero esta práctica puede evitar que una familia avance. Una madre agotada evitó llevar a cabo el Reinicio durante meses, ya que sentía que no podría sobrevivir sin los períodos de descanso que obtenía gracias al tiempo que sus hijos pasaban frente a pantallas. Su marido era comprensivo y pasaba mucho tiempo con su hijo, e incluso hacía de niñera para que ella dispusiera de tardes libres, pero en lugar de salir fuera de casa a divertirse, llevaba a cabo gestiones. Pese a ello, una noche decidió invitar a algunas amigas a casa para tomar una copa de vino y jugar al Bunco (un juego de dados). Este destello de diversión hizo que se abriera una puerta en su mente, y le hizo darse cuenta de que se sentía menos estresada (y que, por tanto, criaba a sus hijos con más cariño) si disponía de algo que esperar con ilusión cada semana. También volvió a dibujar, algo que había abandonado hacía años, y al final se sintió suficientemente revitalizada como para probar el Reinicio con su hijo. Continuó con sus buenos hábitos de cuidar de sí misma durante y después del ayuno, y a partir de ahí pudo gestionar el tiempo frente a pantallas de forma mucho más eficaz.

Paso 7: si es posible, habla con los padres de un compañero de juegos de tu hijo para que se unan a ti

Implicar a los padres de uno de los amigos de tu hijo para que realicen el Reinicio contigo puede ser algo extremadamente útil. No es necesario, y quizás no conozcas a una familia que puede ser una buena compañera, pero puede suponer una estrategia genial si tu hijo tiene uno o dos amigos íntimos con los que juega de manera regular. Cuando las familias llevan a cabo el Reinicio juntas, pueden compartir la carga de programar actividades y pueden apoyarse mutuamente con autocuidados. Cada familia puede turnarse con los días dedicados a las actividades, permitiendo así que la otra se tome un descanso. Organizar reuniones con juegos sin pantallas es una situación en la que todos salen ganando.

Si no estás seguro de a quién dirigirte o cómo hacer surgir el tema, recuerda que deberás hablar con *todos* los progenitores en cuyas casas juegue tu hijo para asegurarte de que estén dispuestos a seguir unas normas sin pantallas para tu retoño durante el ayuno. Esto proporciona una oportunidad para explicar qué es el SPE, el tipo de problemas a los que se está enfrentado tu hijo y cómo esperas que ayude un ayuno. Si hay otros progenitores que parezcan abiertos a la idea e interesados, aprovecha ese momento para preguntarles si quieren unirse a vosotros en el Reinicio. No descartes a nadie porque permita que su hijo juegue a videojuegos todo el día: puede que los padres no sean conscientes de los efectos perjudiciales del tiempo frente a pantallas, o quizás quieran reducirlo, pero no saben cómo. Por otro lado, si hablas con otros padres y crees que no podrán cumplir o no cumplirán con los requisitos, evita que tu hijo pase tiempo en casa de ese amigo, especialmente durante el ayuno.

Paso 8: informa a tu hijo e implica a toda la familia

El capítulo 6 describe cómo hablarle a tu hijo cuando le expongas tu decisión de llevar a cabo el ayuno. Describe las mejores formas de explicar tu decisión y las reacciones que comúnmente muestran los niños con respecto al hecho de oír hablar del ayuno y durante el ayuno propiamente dicho.

Con independencia de cómo presentes el ayuno a tu hijo y al resto de la familia, deberías ser clarísimo con todos los detalles prácticos. Dependiendo de lo molesto que se muestre tu hijo tras oír la noticia, quizás no quieras discutirlo todo en la primera conversación, pero en último término, tu hijo querrá y necesitará conocer los parámetros exactos. Dile a tu hijo cuáles serán la fecha inicial y la final, dile exactamente qué aparatos no podrá usar y explícale si se permitirá tiempo para ver la televisión o películas (y en caso afirmativo, cuánto). (Para saber más sobre esto *véase* «Ver la televisión durante el Reinicio», en la página 209). Muéstrale el calendario de actividades divertidas que has creado y los juguetes y juegos que has reunido y que reemplazarán el tiempo frente a pantallas. Hazle saber a quién se ha informado sobre el ayuno electrónico, como otros cuidadores, familiares, padres de amigos, etc.

Puedes decirle a tu hijo la fecha inicial y la final, pero no hagas promesas firmes sobre qué dispositivos electrónicos se le devolverán (si es que se le devuelve alguno), una vez que pasen las tres semanas. Ésa es una decisión que no querrás tomar hasta ver los efectos del ayuno electrónico. Como ya hemos visto en varios casos prácticos, algunos niños pueden volver a disponer de una pequeña cantidad de tiempo frente a pantallas o videojuegos, y algunos parece que no pueden hacer frente a ninguna cantidad en absoluto. (Para saber más sobre cómo abordar los aparatos electrónicos tras el Reinicio, *véase* el capítulo 9).

Por último, deberás explicar las normas del tiempo frente a pantallas que el resto de la familia deberá seguir durante el ayuno. También deberías decirle a tu hijo que vosotros (sus padres) seréis responsables de vuestra parte del trato (*véase* «La ley de responsabilidad» más adelante). Permitir saber a los niños que no están haciendo esto solos y darles algo de control sobre la situación ayudará a «equilibrar la balanza» y aportará una sensación de equidad.

El tiempo que los progenitores pasan frente a pantallas y la responsabilidad

Un ayuno electrónico implica a todos los que viven en casa. De acuerdo con la siguiente sección, los hermanos deberían estar sometidos a las mismas restricciones, o a unas muy parecidas (por lo menos en casa), y los progenitores deberían ser conscientes de su propio tiempo frente a pantallas. El grado en el que tú quieras, como padre, llevar a cabo el ayuno es, obviamente, asunto tuyo, pero existen varias razones importantes para intentar limitar el tiempo frente a pantallas tanto como puedas: retirando los aparatos electrónicos y eliminando el tiempo innecesario frente a pantallas, los progenitores serán modelo de unos buenos hábitos, mostrarán respeto por las necesidades de su hijo y alejarán la tentación. De hecho, los padres se benefician, mental y físicamente, de una reducción del tiempo frente a pantallas del mismo modo en que le pasa a los niños (*véase* «Seis razones para reducir tu propio tiempo frente a pantallas durante el Reinicio», en la página 200).

Aunque no todas las reglas se aplican a los progenitores, las «normas del hogar» detalladas en el capítulo 10 son una buena guía para reducir el tiempo que los padres pasan frente a pantallas. Las reglas cruciales consisten en mantener todos los dispositivos electrónicos fuera del dormitorio y estar libres de pantallas a las horas de las comidas y durante cualquier actividad en familia y cara a cara entre dos. Es de utilidad (por no decir más eficaz) agrupar todas tus «gestiones» informáticas, como contestar correos electrónicos y pagar facturas en uno o dos períodos predeterminados durante el día (en lugar de durante breves períodos repartidos a lo largo de toda la jornada) y determinar un único lugar (como una «oficina» o cubículo en casa para la familia) para hacerlo.

También recomiendo a los padres pensar en abandonar las redes sociales durante un ayuno, además de otros períodos de tiempo «de ocio» frente a pantallas interactivas, aunque en realidad es duro hacer que los progenitores coincidan en hacer esto. Si no quieres renunciar por completo al tiempo frente a pantallas en casa, piensa en hacer que esto sea un aspecto a negociar en el que los niños puedan exponer algunas condiciones: quizás que los progenitores deban hacer que el tiempo que pasan frente a pantallas sea parejo al tiempo que dediquen a jugar con ellos o con el tiempo dedicado a hacer ejercicio (de acuerdo con las «normas del hogar»), o que papá y mamá tengan que estar apartados de sus aparatos electrónicos durante ciertas horas. Con la equidad y unos hábitos saludables en mente, es de utilidad preguntarle a tu hijo si piensa que pasas demasiado tiempo pegado a tu teléfono, tu iPad, tu ordenador, etc. ¿Cómo le hace sentir a tu hijo el tiempo que tú pasas frente a pantallas? Reconoce lo que tu hijo diga sin justificar ni racionalizar tu uso de aparatos electrónicos, incluyendo el relacionado con razones laborales. Si tu hijo se siente ignorado, discúlpate y haz hincapié en los cambios que *tú* llevarás a cabo durante el ayuno.

Esta conversación ayuda a hacer que el Reinicio sea un asunto de la familia en lugar de un problema relacionado con el comportamiento. Además, uniéndose al ayuno, además de ser algo muy práctico, los progenitores demuestran que están implicados en el plan y que creen en los beneficios de un tiempo limitado frente a las pantallas. Pero otro aspecto importante relacionado con esto es la responsabilidad: *los padres deben seguir hasta el final con las cosas que prometan hacer*, especialmente pasar más tiempo como familia y jugar cara a cara con el niño. Con frecuencia, cuando una familia se encuentra en mi consulta hablando sobre las actividades, el niño le dice a su progenitor: «Dices que jugarás conmigo, pero luego nunca lo haces». Ésa es la razón por la cual me gusta compartir todas las actividades y salidas en un calendario: es un recordatorio visual y concreto.

La ley de responsabilidad

Una forma muy eficaz de asegurarse de que los padres sigan con este programa hasta el final es crear lo que llamo «La ley de responsabilidad». Se trata de un acuerdo escrito junto con el niño que especifica que los progenitores deben pagar un «impuesto» cuando olviden hacer algo, violen sus propios límites de tiempo frente a pantallas o cancelen una actividad planeada en el último momento. Este impuesto puede consistir en prácticamente cualquier cosa pero, de hecho, el crédito económico es de gran utilidad: el impuesto o multa debería consistir en una suma que suponga una diferencia para el niño y que «duela» lo suficiente como para hacer que el progenitor no vuelva a cometer el mismo error. Por ejemplo, digamos que mamá ha acordado jugar al ajedrez con su hijo el domingo a las tres de la tarde. Sin embargo, el domingo se olvida de la cita para jugar al ajedrez y se pasa toda la tarde de compras en el supermercado. Para cuando llega a casa, ya sólo le queda tiempo para preparar la cena, las tareas de hogar y luego irse a la cama. Mamá ha sido la que ha dejado plantado a su hijo, así que debe pagar la multa: un crédito de veinte euros para una nueva caja de bloques de construcción Lego. ¿Por qué un «crédito»? Con esto evitamos dar dinero al niño y permite el control de los padres sobre en qué se lo gasta.

Una alternativa consiste en meter dinero en un tarro de las multas que se destinará a las salidas en familia (como por ejemplo una noche en que se salga a comer pizza, entradas para un partido de fútbol, etc.). El impuesto también se podría dedicar a actividades para reforzar los vínculos, como un masaje de diez minutos en los pies o la espalda, más cuentos a la hora de irse a la cama, o sentarse juntos en una mecedora. Propón, junto con tu hijo, ideas sobre las consecuencias que deberían tener los distintos errores y resbalones. A los niños les gusta «hacer tratos», y esta práctica realmente ayuda a hacer que todos sean responsables. Ayuda a tranquilizar al niño para que vea que el ayuno no será una tortura y que todos están implicados.

Seis razones para reducir tu propio tiempo frente a pantallas durante el Reinicio

Ser estricto con tu propio tiempo frente a pantallas mejora enormemente las probabilidades de que seas capaz de implementar con éxito el Reinicio de tu hijo, y te proporcionará una ventaja con la gestión saludable de las pantallas después. ¿Por qué? Porque además de asentar un buen ejemplo te sentirás mejor, rendirás más y dormirás mejor.

La crianza y la educación de un hijo es más dura que nunca, y educar a un niño que esté sufriendo problemas graves puede provocar un estrés desmesurado. Pregúntate si tienes tendencia a usar un dispositivo móvil durante todo el día o mientras estás en la cama por la noche como medio para huir de ese estrés. Esas actividades pueden parecer muy inocentes, como leer un libro electrónico, compartir fotos familiares divertidas en Facebook o leer entradas en blogs relacionadas con la crianza de los hijos; pero el tiempo frente a pantallas también afecta al lóbulo frontal de los adultos, así que puede provocar que un progenitor se vuelva desorganizado, muestre un mal control de sus impulsos, carezca de autodisciplina y tenga problemas para continuar hasta lograr sus objetivos, incluyendo establecer una gestión saludable del tiempo frente a pantallas. El tiempo frente a pantallas también afecta al reloj biológico de los adultos, a los niveles de melatonina y la salud física. Al igual que sucede con los niños, es más probable que estos efectos se den si un progenitor está estresado, no duerme bien o, ya para empezar, está experimentando problemas en estas áreas. Así pues, existen numerosas razones para reducir este consumo. De hecho, llevar a cabo el ayuno electrónico con tu hijo puede ser una poderosa experiencia de curación para todos.

En pocas palabras, aquí tenemos seis razones por las cuales vale la pena que los padres dejen a un lado estos aparatos:

1. *Modelarás unos buenos hábitos con respecto a las pantallas.* Los propios hábitos de los progenitores con respecto a los hábitos con las pantallas estarán muy relacionados con los de sus hijos, y unirse a un ayuno con tu hijo ayudará a que crezca el respeto mutuo.

2. *Serás más consciente.* El tiempo frente a pantallas es algo que distrae y reduce el grado de contacto con nuestro entorno. Serás más consciente de cómo les está yendo a tus hijos durante el ayuno y estarás más atento a cualquier intento de saltarse las prohibiciones.

3. *Tus funciones intelectuales superiores se verán potenciadas.* El lóbulo frontal de todo el mundo funcionará mejor con un menor tiempo frente a pantallas, así que la planificación y la resolución de problemas serán algo más sencillo. También serás más creativo, lo que hará que las actividades sean más placenteras para ti y para tu hijo.

4. *Será mucho más fácil que completes el Programa de Reinicio.* El mejor funcionamiento del lóbulo frontal nos ayuda a soportar los esfuerzos y a tener autodisciplina.

¿Están también incluidos los hermanos en el plan?

Los progenitores manejan este asunto de forma distinta, pero recomiendo que lo que sirva para un hijo sirva también para los demás, especialmente si los niños tienen una edad similar. Explica que el Programa de Reinicio es una decisión familiar en la que todos van a participar. Algunos padres deciden que todos los hermanos sigan las mismas normas y eliminan absolutamente todas las pantallas, y otros deciden que los hermanos dejen a un lado las pantallas en casa, pero les permiten su uso en la escuela o en casa de sus amigos. Si los hermanos son mayores, puede que resulte más adecuado hacer que tan sólo sigan las normas del hogar de acuerdo con lo que estén haciendo los padres. Piensa en qué es lo que te parece justo, pero piensa también en lo difícil que será vigilar a todo el mundo. El objetivo más importante es mantener bajo control al hijo que te preocupa.

Por mi experiencia, implicar a los hermanos no suele convertirse en un gran problema. O los hermanos se muestran indiferentes al hecho de renunciar a las pantallas porque no están tan enganchados a ellas, o se molestan, en cuyo caso quizás estén demasiado enganchados y podrían, de todos modos, obtener beneficios gracias a la pausa. El niño que lleve a cabo el Reinicio suele verse molestado por un hermano que sigue jugando a videojuegos mientras a él no se le permite. Así pues, centra las restricciones a los hermanos en ese aspecto y en cualquier otro que tenga sentido en tu situación.

A veces, un hermano pondrá objeciones y preguntará: «¿Por qué tengo que dejar yo de jugar a videojuegos? No soy yo el que está causando problemas». Reconoce el sacrificio que implica el ayuno y valida su frustración, pero explícale que todos los miembros de la familia tenéis que trabajar juntos para ayudar a que las cosas discurran de forma más pacífica para todos. Si el hermano protesta diciendo que no es justo, podrás señalar que lo que sería *realmente* injusto sería pedir que «tu hermano dejara de jugar a videojuegos mientras tú sigues jugando justo delante de él». De hecho, este tipo de apoyo por parte de la familia es similar a lo que se recomienda cuando se debe proporcionar una dieta especial a un niño con obesidad o diabetes: toda la familia debe seguir la dieta o el programa no funcionará.

Paso 9: lleva a cabo una retirada concienzuda de todas las pantallas

El día antes del inicio del ayuno inicia la eliminación de las pantallas retirando todos los aparatos con pantalla. Te recomiendo que lleves a cabo otra ronda el primer día del ayuno porque, inevitablemente, encontrarás dispositivos que pasaste por alto. Los aparatos tienen que *eliminarse*, y no simplemente esconderse. Te recomiendo que te lleves los dispositivos al trabajo y que los metas en un cajón. No puedo explicarte la cantidad de veces que he oído historias de chicos que habían encontrado unos videojuegos que su madre había «escondido» en un armario, o que han vuelto a conectar juegos y ordenadores que sus padres juraban que estaban desactivados, o que habían adivinado o sorteado las claves que bloqueaban el uso de Internet. Si un niño se muere de ganas de jugar a un videojuego o de usar Internet, acabará descubriendo dónde se esconde un aparato y logrará ponerlo en funcionamiento, te lo aseguro.

Retira todos los dispositivos electrónicos del dormitorio de tu hijo, incluyendo los juegos, los ordenadores (incluso los de sobremesa), los teléfonos móviles, los libros electrónicos, los ordenadores portátiles, las tabletas, las cámaras digitales y los iPads. Asegúrate de eliminar incluso los libros electrónicos que usan tinta electrónica, como los de los modelos Kindle y Nook. Retira también cualquier televisor y los reproductores de DVD, ya que cualquier visionado permitido de televisión o películas no debería llevarse a cabo en el dormitorio. Revisa debajo de la cama, dentro los armarios y los cajones, detrás de las cortinas, etc. Luego inspecciona cada habitación de la casa, de arriba abajo. Rebusca entre los montones de juguetes «dejados de lado» en el cuarto de juegos o en el sótano, peina el garaje y retira cualquier aparato electrónico de los automóviles. Además, te recomiendo que inhabilites todas las cuentas que tu hijo pueda tener en las redes sociales: Facebook, Instagram, Twitter, etc. Así, incluso aunque tu hijo consiguiera introducir un dispositivo a escondidas, no podría acceder a estas cuentas, lo que reducirá la tentación de hacer trampas.

Por último, no cometas el error de creer que el mero hecho de decirle a tu hijo que no use ciertos aparatos vaya a ser suficiente para resolver el problema. Ya sea porque no quieren pasar por el fastidio de desenchufar, inhabilitar y esconder dispositivos o porque realmente confían en sus hijos (o quieren hacerlo), los padres piensan a veces que el mero hecho de decir o pedir al niño que no juegue con un aparato será suficiente; pero recuerda que el lóbulo frontal de un chico no está completamente desarrollado, y así pues, no se puede esperar que incluso un niño digno de confianza que prometa que no jugará nunca más a videojuegos (y que lo prometa de verdad, de verdad y *de verdad*) vaya a poner freno a sus ansias o a controlar sus impulsos cuando surjan las tentaciones. Confía en mí. Este error es posible que también se dé cuando los padres no eliminan los teléfonos móviles durante el ayuno y quieren creerse que su hijo no los usará mientras hace los deberes o después de la hora de apagar las luces, o cuando quieran permitir que el niño use un ordenador en su dormitorio para hacer las tareas escolares. No te sientas culpable por no permitir que el chico tenga una oportunidad para ser «responsable». Sería como poner el carro delante de los bueyes.

Tal y como se comenta más adelante en «La planificación del Reinicio y la escuela» (página 212), si tu hijo tiene que usar un ordenador para hacer los deberes, haz que disponga de uno fijo (no portátil), preferiblemente uno de sobremesa, en una área común donde puedas ver qué está haciendo. Lo ideal es que toda la familia comparta un ordenador, lo que forzará a todos a programar el tiempo frente al ordenador con inteligencia y reducirá el número de ordenadores en casa. Si esto no resulta factible, reduce el número de ordenadores al mínimo y haz que sean fijos. Puede que esto nos parezca una gran incomodidad, pero mira si puedes hacerlo por lo menos durante el ayuno: te ahorrará dolores de cabeza en otros aspectos.

En resumen, aquí tenemos lo que tendrás que eliminar en la retirada de pantallas:

Aparatos que eliminar en una retirada de pantallas

- Todos los dispositivos electrónicos de mano/portátiles que haya en casa, como los iPads, los iPods, los iTouch, los videojuegos, las tabletas, los libros electrónicos (incluyendo los Kindle), los teléfonos móviles (incluyendo los viejos) y los celulares inteligentes (también los viejos).
- Todos los aparatos mencionados, más cualquier ordenador portátil, libro electrónico, ordenador de sobremesa, televisor y reproductor de DVD del dormitorio del niño.
- Todos los ordenadores portátiles que haya en casa.
- Todos los videojuegos portátiles u otros aparatos que se usen en el automóvil.
- Todas las consolas de videojuegos que haya en casa, incluyendo las Wii.
- Todos los juegos educativos o para el aprendizaje con pantallas electrónicas.

Evan: descubriendo pantallas ocultas

Evan acudió por primera vez a mi consulta cuando tenía diez años. Era un chico muy inteligente que sufría tics nerviosos, una capacidad de concentración deficiente y problemas de sociabilización, y su padre se preguntaba si su hijo padecía el síndrome de Tourette. Tanto él como su esposa habían visto cómo los tics nerviosos de Evan «se salían de madre» cuando Evan se sentaba frente al ordenador a jugar a videojuegos o a navegar por Internet, cosa que le permitían hacer con frecuencia y durante largos períodos de tiempo, ya que Evan tenía problemas para hacer amigos. Como, en esencia, el tiempo frente a pantallas era la única fuente de entretenimiento para Evan, sus padres se mostraron escépticos al principio cuando les dije que debían eliminar los aparatos electrónicos para poder controlar sus tics nerviosos y sus problemas con la capacidad de atención. Debido a la enorme cantidad de tiempo que Evan pasaba cada día frente al ordenador, estaba completamente convencida de que sus padres serían testigos de una tremenda mejoría si llevaban a cabo un ayuno electrónico estricto.

Sus padres estuvieron de acuerdo, pero dos meses después, volvieron para informarme de que Evan no estaba mostrando una gran mejoría. Me dijeron que habían retirado el ordenador del dormitorio de Evan y que no tenía ningún videojuego portátil. Como Evan no tenía realmente amigos en el colegio, sus padres no pensaron que estuviera usando los videojuegos de otro niño. Creyendo que el ayuno no había funcionado, decidieron que querían intentar otros tratamientos, y les remití a un acupuntor especializado en tratar tics nerviosos.

Pese a ello, seguí pensando en el caso. Evan también me había parecido deprimido, y estaba claramente aislado, y se sabe que estas dos cosas están relacionadas con el uso de Internet. Estaba segura de que Evan seguía, de algún modo, usando aparatos electrónicos, haciendo así que sus síntomas siguieran vivitos y coleando. Decidí llamar a sus padres por capricho, para hacerles algunas preguntas más y para saber qué tal le estaba yendo. En esta ocasión, la madre me confesó que habían encontrado un viejo ordenador portátil debajo de la cama de Evan y que lo había estado usando durante todo el tiempo en que pensaban que había estado libre de pantallas. Me dijo que él no lo había usado nunca antes, así que ella se había olvidado de su existencia. Admitió entonces que probablemente existiera una segunda fuente: dos veces por semana, la tía de Evan cuidaba de él, y mientras estaba en su casa probablemente jugaba a videojuegos con sus primos. La madre se había mostrado reticente a abordar esto con la tía, ya que ésta les estaba haciendo un gran favor cuidando de Evan.

Tras averiguar esto, animé a los padres a darle otra oportunidad al ayuno. Estuvieron de acuerdo, y esta vez retiraron el viejo ordenador portátil del dormitorio de Evan. Además, hablaron con su tía. Como tenían dudas, les sugerí que explicaran a la tía que el médico de Evan les había aconsejado que el niño debía abstenerse de jugar a videojuegos debido a sus tics nerviosos, así que no se podían permitir los video-juegos cuando Eva estuviera en su casa. Si eso no le parecía bien a su tía, tendrían que encontrar a un cuidador alternativo durante algunas semanas, pero la tía les complació.

Con la implementación de un ayuno estricto, la depresión de Evan mejoró considerablemente y sus tics nerviosos eran casi inapreciables para cuando acudió a mi consulta un mes después. Además, estaba entregando más tareas escolares. Más relajado y con una mejor organización mental, Evan pudo empezar a desarrollar sus habilidades sociales, incluyendo empezar a hacer amistades. Pese a ello, si no hubiéramos descubierto las fuentes de pantallas escondidas, la familia nunca se hubiera convencido de que el tiempo frente a pantallas estuviera teniendo un impacto sobre Evan, y no habríamos sido capaces de pasar a unas fases más profundas en el trabajo: un trabajo que era necesario para mejorar la calidad de vida de Evan.

EJERCICIO

Aporta ideas sobre las oportunidades de acceso de tu hijo a pantallas

Para mantener un ayuno electrónico eficaz debes aportar ideas sobre todas las formas, lugares y momentos en los que tu hijo podría estar pasando tiempo frente a pantallas a escondidas. Imagina cada momento del día de tu hijo, anota cualquier cosa y a cualquier persona en la que puedas pensar y luego averigua cómo eliminar la oportunidad. Piensa en *cuándo,* como por ejemplo en el automóvil (contigo o con otros padres), en el autobús, por la noche en la cama o mientras un progenitor está trabajando en casa y distraído. Piensa en *dónde,* como por ejemplo en casa de una niñera, durante una actividad extraescolar o en casa de un amigo o familiar. Piensa en *qué,* como por ejemplo consolas de videojuegos, videojuegos portátiles, teléfonos móviles, ordenadores portátiles, tabletas, iPods y ordenadores de sobremesa. Piensa en *cómo,* como por ejemplo escabullirse con sus primos durante las vacaciones o las reuniones familiares (se trata de una fuente común y que se pasa por alto fácilmente), sacar jugo a los momentos en los que saben que

un progenitor está o estará preocupado (como por ejemplo sentarse frente al ordenador mientras un progenitor está atendiendo una teleconferencia), y conspirar
junto con amigos (como por ejemplo hacer que un amigo saque a escondidas un
videojuego cuando los adultos no les estén vigilando).

En esencia, debes asumir que cualquier dispositivo electrónico será usado si
el niño puede averiguar cómo hacerlo funcionar y salirse con la suya. Ésta es la
razón por la cual un ayuno electrónico implica, en condiciones ideales, nada de
teléfonos (*véase* el cuadro «Cuelga el teléfono»), y por qué una eliminación de las
pantallas debe retirar todos los aparatos electrónicos de casa. Los niños pueden
interpretar las instrucciones vagas muy a su conveniencia: «Pensaba que te referías
simplemente a que no podía jugar con la Playstation. ¿Cómo iba yo a suponer que
también te referías a la consola Nintendo DS de mis amigos?».

Cuelga el teléfono

Hasta hace bastante poco, los niños ni siquiera tenían teléfonos, y de algún modo los padres se las arreglaban para recogerles en la escuela, tras
sus actividades extraescolares y en el centro comercial. Sin embargo, en la
actualidad las circunstancias son distintas, y algunos padres se muestran
reacios a confiscarle el teléfono móvil a su hijo durante el ayuno por razones relacionadas con la comunicación o la seguridad. Éste es un asunto
delicado, ya que para que un ayuno electrónico tenga éxito se deben tapar
incluso las grietas más pequeñas.

Yo aconsejo varias estrategias distintas, dependiendo de la situación.
La solución más sencilla consiste en, simplemente, sobrevivir a las siguientes semanas sin que tu hijo disponga de un teléfono móvil. Si la principal
preocupación es la comunicación, recuerda que incluso aunque tu hijo no
tenga un móvil, otros a su alrededor sí tendrán uno. Si crees que tu hijo
debe llevar un celular, cambia cualquier tipo de teléfono móvil inteligente
por uno abatible con tapa y sencillo que el niño te devuelva en cuanto entre a casa. Lo mejor es que no redacte mensajes de texto; después de eso
la mejor opción sería una redacción limitada de mensajes de texto (a ti), y

pese a ello deberá seguirse monitorizando este uso. No puedo hacer suficiente hincapié en lo arriesgado que es dejar disponible un teléfono móvil. Incluso aunque borres todos los juegos ya instalados y los descargados y bloquees el acceso a Internet, suele haber aplicaciones y archivos que es imposible eliminar y con los que tu hijo puede interaccionar, y no eliminar esta pantalla traiciona el objetivo del ayuno. (En realidad, usar un teléfono móvil inteligente es el paradigma del tiempo frente a pantallas interactivas). No querrás pasar por todo el trabajo de un Reinicio y que no prospere por culpa de un aparato.

Paso 10: define tu meta

Tómate entre cinco y diez minutos para asentar una meta consciente para embarcarte en el Programa de Reinicio para liberar y sanar la mente, el cerebro y el cuerpo de tu hijo. Revisa los objetivos que definiste en el paso 1 (y revisa quizás el capítulo 4) y medita sobre lo que quieres de tu hijo ahora y en el futuro. Por último, escribe tu meta como declaración de una misión y dila en voz alta.

Un ejemplo podría ser: «Mi misión consiste en crear un entorno saludable para mi hija, de modo que se sienta feliz, centrada y querida por sus amigos y su familia. En el futuro quiero que alcance su máximo potencial en la escuela y en su trabajo, que tenga unas relaciones satisfactorias y que desarrolle una fuerte conducta moral. Con este fin, pretendo proporcionar un entorno libre de pantallas durante las próximas tres semanas para que su cerebro repose, sane y se reinicie, y para que yo adquiera una mayor claridad para gestionar el tiempo frente a pantallas en el futuro».

Ver la televisión durante el Reinicio

Normalmente, durante un ayuno electrónico permito que mis pacientes vean un poco la televisión o alguna película ocasional en casa. Si decides permitir esto, ten como objetivo *cinco o menos horas por semana.*

Véase el cuadro «Normas del Reinicio para la televisión», en la página siguiente, para conocer la lista completa de las directrices que deberían seguirse, pero los aspectos básicos se resumen de esta forma: no ver la televisión en el dormitorio, no verla en ningún otro dispositivo que no sea un televisor de un tamaño razonable (desde el otro extremo de la sala) y sin dibujos animados ni ningún otro contenido violento, con un ritmo acelerado o demasiado estimulante visualmente hablando.

¿Por qué está bien «un poco» de televisión durante el Reinicio cuando por todo lo demás insisto en NADA de videojuegos o de cualquier otro tipo de tiempo frente a pantallas interactivas? En esencia, una pequeña cantidad de televisión con contenidos tranquilos no genera la misma calidad o *nivel* de hiperexcitación, agitación y desregulación que el tiempo frente a pantallas interactivas. Describo los aspectos concretos del porqué de esto en el capítulo 1 (*véase* «El tiempo frente a pantallas interactivas *versus* pasivas», en la página 33), pero creo que un poco de televisión no mina la efectividad del Reinicio del mismo modo en que puede hacerlo «un poco» de tiempo frente a pantallas interactivas. Además, puede que los niños se quejen cuando se marquen límites para la televisión, pero suelen aceptarlos, en contraste con las interminables rondas de negociaciones, rabia y lágrimas que pueden acompañar a las restricciones del tiempo frente a pantallas interactivas.

No obstante, utiliza el comportamiento de tu hijo como tu guía definitiva. Muchos estudios han mostrado que ver la televisión, especialmente cuando esto se inicia a una edad temprana, está relacionado con trastornos subsiguientes en la capacidad de atención, depresión, problemas de obesidad, etc. Si tu hijo sufre problemas de sueño, limita la televisión a una hora en cualquier día concreto, y evítala durante el período previo a irse a la cama. Si los problemas de sueño persisten durante el Reinicio, entonces haz todavía más recortes o dejad de verla por completo. Si tu hijo parece adicto a la televisión, está teniendo problemas a la hora de aprender a leer, está muy deprimido o hace muy poco ejercicio, puede que quieras pensar en no permitir nada de televisión en absoluto.

Normas del Reinicio para la televisión

Normas sobre cómo verla

- Aspira a cinco horas o menos por semana de televisión y películas (y piensa en que sólo sea los fines de semana).
- Nada de televisión por la mañana antes de ir al colegio ni durante las horas de las comidas.
- Nada de televisión hasta que se hayan hecho todas las tareas escolares y domésticas.
- Si hay problemas de sueño, limita la televisión a un máximo de una hora seguida, y si los problemas de sueño persisten elimina la televisión por completo.
- Nada de ver la televisión en un ordenador de sobremesa, uno portátil, un iPad o cualquier otro aparato portátil.
- Mira la televisión desde el otro extremo de la sala, y haz que la distancia a la pantalla sea como mínimo de entre 2,5 y 3,5 veces el tamaño de ésta (medido en diagonal) o de por lo menos dos metros y medio.
- Usa la pantalla de menor tamaño que haya en casa, y si sólo dispones de un televisor plano enorme (que haga que se incumplan las distancias descritas en el punto anterior), piensa en eliminar la televisión totalmente.
- Nada de ver la televisión en el dormitorio (y elimina los televisores de la habitación del niño).
- No dejes ningún televisor encendido «en segundo plano».
- No hagas *zapping* rápidamente y sin pensar, y no le dejes el mando a distancia a tu hijo.
- Piensa en colocar una pequeña lámpara o iluminación detrás del televisor (cosa que ayuda a reducir el estrés visual).
- Reduce el nivel de «brillo» de la pantalla del televisor y haz que el nivel de iluminación de la sala concuerde con el del televisor (cuanto más se «integre» la pantalla, más cómodo resultará para los ojos y el cerebro).

- Ajusta el modo de color del televisor a «natural» en lugar de a un modo supersaturado o extremadamente brillante.
- No transmitas contenidos *online* a través del televisor mediante el WiFi (cosa que añade una exposición innecesaria a CEM; *véase* el apéndice B).

Normas relativas al contenido

- Nada de dibujos animados ni películas de animación modernas (que generalmente son demasiado estimulantes).
- Nada de contenidos violentos.
- Evita los programas con un ritmo rápido o llenos de acción.
- Evita los contenidos estimulantes desde el punto de vista visual, con un montaje frenético y unos colores demasiado brillantes (cosa que se aplica a muchos programas infantiles con actores reales).
- Céntrate en programas sobre la naturaleza y en películas de acción más antiguas, con un ritmo más pausado (como por ejemplo *Sonrisas y lágrimas, Benji, Annie, El corcel negro, La película de los Teleñecos* original, las reposiciones de capítulos antiguos de *Barrio Sésamo*).
- Las películas de animación de Disney antiguas estarán bien, ya que los colores son más apagados y el ritmo es más lento (por ejemplo *Pinocho, Dumbo* o *Bambi*).

La planificación del Reinicio y la escuela

Una de las preguntas más comunes de los padres relativas a la planificación consiste en si eliminar el uso de ordenadores es necesario en el caso de la escuela y cómo hacerlo. En verdad, el tiempo frente a pantallas relacionado con la escuela puede escapar a veces al control de los progenitores, especialmente en los niños de mayor edad. Por suerte, la mayoría de las veces el ayuno electrónico tiene éxito si el tiempo frente pantallas interactivas fuera del colegio se elimina y se siguen otras dos normas relacionadas con las tareas escolares: 1) programar el trabajo con un ordenador lo más temprano por la mañana o la tarde que sea posible, y 2) pedir a tu hijo que use un ordenador de sobremesa situado en una zona común desde la que se le pueda ver. Sin embargo, incluso si se siguen estas directrices, habrá algunos niños para los cuales la eliminación del tiempo frente a pantallas en la escuela será necesaria para que el ayuno sea eficaz. De hecho, en el caso de algunos niños con SPE, la escuela puede ser la fuente principal del tiempo frente a pantallas, por lo que abordar esto se convierte en algo necesario.

En la actualidad, casi todos los niños usan ordenadores en el colegio de forma regular, pero la cantidad de uso varía considerablemente. La exposición que reciba tu hijo dependerá del curso en el que esté, del nivel de alta tecnología que tenga o quiera tener la escuela, de si se ha ubicado a tu hijo en un programa piloto centrado en la tecnología y de la mentalidad de cada profesor. Ciertamente, el uso creciente de la tecnología en la educación supone toda una hueste de problemas que van más allá del Reinicio, cosa que discuto en el capítulo 11; pero para el propio Reinicio, eliminar o no el tiempo frente a pantallas relacionado con la escuela depende de lo siguiente:

- De la cantidad de tiempo frente a pantallas interactivas que tu hijo reciba en la escuela a diario.
- De la desregulación o desequilibrio que sufra tu hijo y de lo sensible que sea.
- De lo factible (o complicado) que resulte eliminarlo.
- De las tareas escolares que tenga tu hijo que requieran del uso de un ordenador y de la cantidad de luz durante la noche que añadan los deberes.

En el caso de niños de primaria, puede que valga la pena observar el aula para ver la cantidad de tiempo frente a pantallas que se da durante un día normal. También vale la pena averiguar si el profesor recompensa a los alumnos con tiempo frente al ordenador o con videojuegos, y si se permiten los videojuegos o el uso de teléfonos móviles durante el recreo o en el período entre clases. Si ocurre cualquiera de estas cosas, solicita que se corten estas prácticas en lo tocante a tu hijo. (Estas prácticas se han vuelto extremadamente comunes, incluso en las clases de educación especial).

No hay unas normas estrictas para determinar si puedes dejar a la escuela fuera de la ecuación y pese a ello reiniciar con éxito el cerebro de tu hijo. Así pues, a no ser que sea muy obvio que tienes que hacer esto o que sea relativamente sencillo arreglar las cosas para que se elimine el tiempo frente a pantallas en la escuela, yo te recomendaría intentar el ayuno electrónico sin abordar, primero, la parte de la escuela, y entonces, si no ves resultados, piensa en eliminar también el uso relacionado con la escuela. Dicho esto, cuando trabajo con progenitores individualmente y decidimos que necesitamos eliminar el tiempo frente a pantallas en la escuela (ya sea a nivel preventivo o como parte de la solución de problemas), suelo lograr esto escribiendo una nota que entregar al profesor. Aquí tenemos un modelo del aspecto que normalmente tiene mi nota:

Fecha _____
Asunto: Fulanito Pérez, fecha de nacimiento: 01/02/03
A quien pueda interesar:

Como el tiempo frente a pantallas puede hiperestimular el sistema nervioso y puede provocar una hiperexcitación crónica (reacción de lucha o huida) y, por tanto, afectar negativamente a la capacidad de atención, la regulación del estado de ánimo, el comportamiento y/o el sueño, Fulanito no debe usar ordenadores ni cualquier otro aparato electrónico con pantalla durante las próximas __ semanas, empezando el _____ [fecha] para acabar el _____ [fecha]. A partir de ahí podrán hacerse recomendaciones a determinar relativas a este asunto.

Cordialmente,
_____, licenciado en medicina con n.º de colegiado _____

Generalmente no incluyo los diagnósticos concretos de un niño, a no ser que el progenitor quiera que el maestro o el director de la escuela quieran saber más para poder satisfacer las necesidades del muchacho, en cuyo caso puede resultar de utilidad divulgar más detalles. Además, a veces elimino la descripción inicial sobre los efectos del tiempo frente a pantallas y escribo sencillamente que «por razones médicas» debe restringirse el uso de ordenadores en el colegio por parte del niño.

De cualquier forma, si es necesaria una nota de un médico, puedes llevar un modelo como éste al pediatra de tu hijo (o al psiquiatra infantil, si dispones de uno) y pedirle si puede firmarlo (o que redacte su propia versión, si así lo prefiere) para respaldar tus esfuerzos para probar el Programa de Reinicio. Independientemente de cuánto sepa el médico cómo le afecta a tu hijo el tiempo frente a pantallas, dudo que a la mayoría de los facultativos les importe apoyarte a la hora de probar algo así, especialmente si saben que tu hijo lo está pasando mal, ya que después de todo es algo carente de riesgos. La mayoría de los médicos conocerá las recomendaciones de la Academia Estadounidense de Pediatría relativas a los aparatos electrónicos o al tiempo frente a pantallas, que dicen que los niños no deberían usarlos/verlas más de dos horas al día, y también serán conscientes de que la mayoría de los chicos supera, con mucho, ese límite.

Dependiendo de la escuela, del profesor y de si ya se han llevado a cabo adaptaciones para tu hijo en el colegio, puede que sea suficiente con, simplemente, redactar tu petición por escrito enviándole un correo electrónico al profesor y enviando una copia a cualquier otro empleado relevante de la escuela. Si quieres incluir al colegio en el Reinicio, *véase también* el capítulo 11, que proporciona más orientación sobre cómo trabajar con la escuela de tu hijo de forma más eficaz.

Lista de verificación

¿Has...

❏ Mencionado tres áreas de interés y tres metas?

❏ Explicado a todos quién es importante para el éxito del plan?

❏ Estructurado el programa diario de tu hijo para evitar la inactividad?

❏ Recopilado juegos y actividades sustitutivos?

❏ Creado y pegado en una pared un calendario de actividades para que todos lo vean?

❏ Llevado a cabo una «eliminación de pantallas» exhaustiva?

❏ Programado pausas o premios para ti?

❏ Establecido unas normas claras relativas a la televisión (si la permites)?

❏ Dispuesto una zona de trabajo con un ordenador de sobremesa en una zona común para que el niño pueda hacer los deberes, en caso necesario?

Puntos del capítulo 5 que hay que recordar

- Prepararte para el ayuno electrónico siguiendo los diez pasos es esencial para un Reinicio exitoso.
- Usa un cuaderno de notas destinado únicamente al Reinicio para las actividades y un calendario de cuatro semanas para planificar y programar actividades.
- Para ayudar a hacer un seguimiento de la progresión de los síntomas y para centrarte en tus esfuerzos, escoge problemas concretos que abordar y objetivos para tu hijo.
- Implica a otras personas para que te apoyen y para limitar las oportunidades de que el niño consiga pantallas a escondidas.
- Sustituye las actividades frente a pantallas por actividades físicas, creativas y realizadas por el progenitor y el hijo juntos, lo que respaldará la integración de todo el cerebro y la autoestima.
- Si es posible, haz que otro padre lleve a cabo el Reinicio contigo, para así obtener apoyo psicológico y logístico.
- Si permites que se vea algo de televisión durante el Reinicio, mantén las restricciones relativas al tiempo y los contenidos.
- Elimina tanto tiempo frente a pantallas relacionado con el colegio como sea posible.

CAPÍTULO 6

SEMANAS 2-4: EL «AYUNO» ELECTRÓNICO

Desconecta, rejuvenece y reinicia el sistema nervioso

«Fija tu rumbo con las estrellas y no con las luces de cada barco que pase».
OMAR BRADLEY

Una vez que hayas acabado con los preparativos para el ayuno electrónico de tres semanas de duración para tu hijo, habrá llegado el momento de poner en marcha el Reinicio. Recuerda que el Reinicio es la primera etapa de un viaje más largo: mejorar la calidad de vida de tu hijo ayudándole a desarrollar un cerebro más reposado, equilibrado, integrado y organizado. Durante las siguientes semanas, entre los cambios que requiere el ayuno y el caos de la propia vida, es fácil distraerse de la tarea que llevamos entre manos. *Permanece en el camino.*

Este capítulo aporta una visión de conjunto del ayuno electrónico, de modo que sepas qué esperar, y te proporciona planes de acción para cada semana. Lo ideal es que leas (o revises brevemente) todos los capítulos de la parte 2 antes de empezar. Todos los capítulos del Programa de Reinicio son complementarios entre sí, y los capítulos 7, 8 y 9 se fijan

219

en mayor detalle en los aspectos cruciales del ayuno, como la importancia de hacer un seguimiento de los progresos, tratar con la incertidumbre en ti y la resistencia por parte de otros, identificar los problemas y encontrarles solución, y planificar lo que venga a continuación. Sin embargo, *es de la máxima importancia que no pierdas el empuje ni la motivación*, así que si estás preparado para iniciar el ayuno antes de haber acabado de leer el libro, hazlo, y luego termina de leerlo a medida que vayas avanzando.

Dicho esto, cuando estés preparado para empezar, la primera pregunta es cuándo decírselo a tu hijo. De acuerdo con el calendario de muestra del capítulo 5 (*véase* la página 189), recomiendo que anuncies el ayuno el sábado anterior al lunes inicial (o con dos días de antelación) y luego lleves a cabo la eliminación de las pantallas el día antes del inicio. Puede resultar demasiado brusco anunciar el ayuno electrónico y llevarse todos los aparatos de inmediato, pero esperar más de un día o dos sólo hará que el inicio sea más difícil. Además, los niños siempre preguntan si pueden usar los aparatos con pantalla justo hasta que el reloj empiece a correr, por así decirlo, y generalmente no me importa esta «despedida». Sin embargo, tú eres quien mejor conoce a tu hijo, así que adapta el momento y la presentación de la noticia de la forma que origine menos problemas.

Comenzar el Reinicio: las reacciones de tu hijo

Saber qué esperar cuando informas del Reinicio a tu hijo te ayudará a sentirte con el poder. Casi todos los niños muestran una reacción emocional o comportamental negativa cuando oyen que sus queridos dispositivos desaparecerán, pero has de saber que si otros padres han sobrevivido a esto, tú también lo harás.

En general, al informar a tu hijo de tu decisión de llevar a cabo el Reinicio, sé directo pero compasivo. Comunica tu intención, a tu manera y con tus palabras, de que el propósito del ayuno es ayudaros a todos, y que no es un castigo. Sé empático y comprensivo con la reacción emocional que muestre tu hijo, pero al mismo tiempo sé firme y claro con que el ayuno no está abierto a negociación. En otras palabras, querrás equilibrar dos mensajes: que quieres a tu hijo y que empatizas con lo que está sintiendo, pero que no vas a ceder ni dar marcha atrás con respecto a los términos.

La reacción de los niños al escuchar las noticias varía. Algunos se las tomarán mal, y otros mejor de lo que esperabas; pero todos los niños hacen, inevitablemente, las dos mismas preguntas: ¿por qué? y ¿qué pasará después?

Responder a las preguntas más difíciles

Hay un par de trampas que evitar cuando se responde a la muy válida pregunta sobre por qué estás haciendo esto. La primera trampa es que no es probable que convenzas a tu hijo, que posiblemente no estará de acuerdo con tu explicación (incluso aunque piense, en su interior, que tienes razón), con independencia de lo astutamente que le expongas tus razones. Es muy fácil acabar discutiendo y debatiendo si hay un problema y si ésta es la solución adecuada (que es justo lo que no quieres). Los niños siempre tendrán más energía que tú, así que es ventajoso para ellos mantenerte ocupado, mientras que para ti lo es que todo esto sea breve.

La segunda trampa consiste en permitir que la culpabilidad influya en tus acciones. Los niños se quejarán de que lo que estás proponiendo es injusto o insistirán en que «eres malo». En este caso, si entras en un debate sobre por qué es necesario un ayuno, no harás sino darle a tu hijo la oportunidad de demostrar que estás siendo injusto e insensible. Estas acusaciones duelen. A veces los padres informan de que se les rompe el corazón cuando su hijo expresa lo horrible que será que los demás sigan jugando a videojuegos, escribiendo mensajes de texto, etc. y ellos no. En el caso de algunos niños, estos sentimientos se expresan con un poco de manipulación debida a la desesperación, lo que puede hacer que un progenitor se sienta incluso más tentado a consolarle haciendo concesiones. En otros casos, los niños pueden volverse realmente rencorosos, y la discusión se volverá tan tóxica que resultará intolerable para el progenitor. Ciertamente, algunos padres admiten que la ansiedad debida al hecho de sentir que su hijo les «odia» es lo que les hace mostrarse reticentes, en primer lugar, a llevar a cabo el ayuno; pero un niño que perciba esto explotará esta vulnerabilidad al máximo, así que si ésta es una de tus preocupaciones, estate muy bien preparado para hacer que la conversación sea breve.

Así pues, lo primero que recomiendo que digan los progenitores cuando sus hijos les pregunten es que se trata de «un experimento», que es la verdad. Estás probando esto durante un corto período para ver si todos os sentís mejor al disponer de menos tiempo frente a pantallas. Recuerda a tu hijo que no será para siempre, y consuélate sabiendo que tu hijo está reaccionando ante lo que sea que *imagine* que va a pasar, que es mucho peor que la realidad con la que se encontrará. Esta respuesta también aleja muchas de las trampas descritas anteriormente, ya que no proporciona gran cosa contra la que discutir.

Si te sientes obligado a aportar una explicación en términos de la salud o el funcionamiento cerebral, haz que sea sencilla. Puedes decir algo como: «Los médicos están averiguando que los videojuegos y el tiempo frente a pantallas puede, a veces, ser malo para nuestro cerebro, y especialmente para el cerebro de los niños, que todavía se está desarrollando. Así que vamos a renunciar a los aparatos electrónicos durante tres semanas para ver si nos sentimos mejor».

Si ya has estado ocupándote de problemas concretos, como las crisis nerviosas o quedarse rezagado en la escuela, podrías mencionárselo y usar una analogía del mundo de la informática. Algo así como: «¿Sabes cómo nos hemos estado ocupando de [nombra el síntoma]? Algunos médicos piensan que lo que puede estar sucediendo es parecido a lo que pasa cuando un ordenador se queda congelado o se ralentiza porque hay demasiados programas abiertos. Se está procesando demasiada información al mismo tiempo y el ordenador está sobrecargado. Puede pasar lo mismo en nuestro cerebro cuando usamos aparatos electrónicos durante demasiado tiempo, así que vamos a renunciar a ellos durante un tiempo y ver qué sucede». Asegúrate de plantear tu objetivo de una forma positiva que no haga que el niño se sienta avergonzado o a la defensiva. Di algo como: «Ésta puede ser una forma de ayudarte a sentir que controlas más las cosas [o menos estresado, o a que te vaya mejor en ella escuela]».

En el caso de los adolescentes de mayor edad y los adultos jóvenes, puedes decidir ser más comunicativo sobre las razones concretas basándote en lo que has aprendido sobre el impacto del tiempo frente a pantallas sobre el cerebro, pero compártelo sólo hasta el punto en que les ayude a comprender, y detente cuando percibas que están usando la discusión como herramienta para negociar. Puede que las mismas preguntas surjan periódicamente durante el ayuno y más tarde, y puede que la receptividad del muchacho evolucione a medida que va estando menos a la defensiva.

Por supuesto, una vez que te hayas ocupado del porqué, los niños querrán saber, de inmediato, que sucederá una vez que acabe el ayuno. *Entonces lo recuperaré todo, ¿verdad?* Quizás te veas tentado a discutir qué aparatos le serán devueltos o qué actividades se permitirán, pero se trata de promesas que quizás no puedas cumplir. Lo cierto es que no sabes qué tipo de límites querrás o necesitarás seguir manteniendo tras el ayuno. Eso depende de cómo responda tu hijo y de sus vulnerabilidades subyacentes, además de otros factores que son objeto del capítulo 9.

Así pues, tranquiliza a tu hijo diciéndole que esto no va a ser así «para siempre», pero no te comprometas con aspectos concretos sobre lo que sucederá a continuación. Di: «Ya veremos. Todavía no estamos seguros, exactamente, de lo que sucederá después. Por el momento lo que tenemos que hacer es esto, así que centrémonos en superar las próximas semanas».

Niños de primaria y niños pequeños

Los niños pequeños suelen mostrar una reacción de cierto miedo al oír la noticia de que se eliminarán todos los aparatos con pantalla. El niño suele empezar a llorar, intenta negociar o les explica a sus padres por qué piensa que el plan no es una buena idea. A veces, el niño puede parecer estar de acuerdo con él al principio, pero a medida que la conversación prosigue y la noticia cala en él, las lágrimas empiezan a surgir. Espera esto, y también mucha discusión. Los niños también pueden irritarse o ponerse nerviosos. Independientemente de la reacción, empatiza con los sentimientos de tu hijo, reconoce que sabes que parece que va a ser muy duro, pero que le vas ayudar a lo largo de todo el proceso. Recuerda que desde su perspectiva se está apartando de su vida algo importante y trascendental, y los niños no saben cómo van a llenar este vacío, así que resulta adecuado consolarlos al respecto.

Una vez que hayas explicado el ayuno y hayas empatizado con las reacciones de tu hijo, puedes intentar desviar la conversación hacia cómo planeas compensarlo. Para algunos niños, hablarles sobre lo que haréis en lugar de lo que se hacía antes (las actividades especiales o los premios que has planeado) puede ser una fuente de consuelo, aunque otros rehusarán contemplar tales ideas hasta que hayan aceptado que el ayuno se va a producir realmente, en cuyo caso deberías repasar esta tarea y llevar a cabo una lluvia de ideas con tu hijo cuando se haya tranquilizado.

Preadolescentes y adolescentes

Puede que los adolescentes lloren también, pero es más probable que se pongan furiosos. He conocido a quinceañeros salir corriendo de mi consulta dando portazos: una vez un portazo fue tan fuerte que se cayó un cuadro de una pared. Otros adolescentes se sientan y van preocupándose durante la discusión inicial para acabar calentándose y estallar una vez en casa. No es infrecuente que los adolescentes profieran amenazas, a veces debido a la desesperación para hacerte cambiar de idea, y a veces debido a un intenso miedo a sentirse perdidos o a quedar a la deriva. Si el comportamiento violento o los estados extremadamente depresivos suponen una preocupación, en general, en el caso de tu hijo, puede que deba imponerse un plan de seguridad (*véase* más adelante).

Cuando discutas por qué vas a llevar a cabo el ayuno, cuídate de usar el término «adicto» o «adicción», ya que este vocablo tiende a generar una actitud defensiva. Los quinceañeros sienten, frecuentemente, que nadie comprende su mundo interior, así que asegúrate de empatizar con ellos respondiéndoles a lo que sea que digan sobre cómo se sienten, pero no renuncies a tu compromiso. Por ejemplo, si un adolescente reacciona diciendo: «¡Qué! ¿Por qué? ¡Los videojuegos son la única cosa que me hace feliz!», tú podrías responder: «Sé que esto es terrible, y soy consciente de que los videojuegos son algo con lo que disfrutas de verdad, pero tenemos planeado hacer otras cosas para compensarte».

En el caso de los adolescentes, otro gran motivo de preocupación son las redes sociales y los mensajes de texto, tanto en términos de comunicación y del llamado «miedo a quedar colgados». Una vez más, resulta adecuado consolarlos al respecto, ya que perder sus dispositivos electrónicos tendrá un impacto en su forma de interacción con sus amigos. Si tu hijo quinceañero grita: «¡Demonios! ¿Cómo se supone que hablaré con la gente o me enteraré de lo que está pasando?», podrías responderle algo así como: «Sé que parece como si fueras a perder el contacto con todos, pero vas a seguir viendo a tus amigos en persona, y puedes hablar con ellos por el teléfono fijo».

Adolescentes de mayor edad y adultos jóvenes

La gente joven de este grupo de edad puede mostrar ansiedad o ira también, o como alternativa pueden «apagarse» y deprimirse. Los jóvenes pueden retirarse de la conversación y mostrar un estado de ánimo «plano» o apático, o pueden parecer pensar y hablar más lentamente, desinflándose como si dejáramos salir el último poco de aire de un globo.

Por otro lado, cuanto mayores son los niños, mayor es su habilidad potencial para la introspección. Tienen una mayor capacidad de examinar lo que no está yendo bien en su vida y pueden ser capaces de identificar metas futuras, lo que puede abrir una puerta al alineamiento de sus objetivos con los tuyos. Cuando Emma vino a verme, era una universitaria de diecinueve años con una beca que se pasaba incontables horas frente al ordenador. Emma me informó de que estaban a punto de echarla de su programa de becas por suspender asignaturas. Expresó que quería «ser normal» e «ir a la universidad como cualquiera de mi edad», pero que no podía seguir el ritmo ni mantenerse concentrada. Emma podía sentir que estaba en una encrucijada en su vida: si la fastidiaba otro trimestre, eso limitaría drásticamente sus opciones y sus recursos, y se vería forzada a conseguir un trabajo a jornada completa. Nuestra conversación inicial sobre llevar a cabo el Reinicio fue como la seda, pero de repente empezó a llorar después de que pasáramos a otro tema. Emma admitió entonces que se sentía preocupada por «no poder sobrevivir» sin su ordenador portátil, incluso aunque ya habíamos solucionado el problema sobre cómo realizar sus tareas sin él.

Volvimos a su razón original para acudir a mi consulta. Le volví a citar lo que me había dicho acerca de lo que quería, y que la razón para llevar a cabo el Reinicio no era porque nadie la estuviera «obligando» a hacer algo, sino porque su objetivo era tener éxito en la universidad, y para conseguir eso tenía que mejorar su capacidad de atención y la gestión del tiempo. Si el Reinicio podía ayudarla a conseguir eso, entonces podría hacer que volviera al buen camino para conseguir esa meta. Mientras hablábamos, su comportamiento cambió al pasar de sentirse abatida por perder su ordenador portátil a verse fortalecida por hacerse cargo de su propio futuro. Como tuvo la capacidad de pensar en cómo sus circunstancias actuales no se correspondían con cómo veía el futuro, podía ser motivada de una forma en que no podía serlo una persona más joven.

Alivio

Una importante minoría de niños y adolescentes con trastornos debidos al SPE tendrán la sensación de que los videojuegos, su teléfono móvil inteligente o un iPad los han secuestrado. En estas circunstancias, tras ser informado del ayuno, el niño puede enfadarse, pero al mismo tiempo experimenta una liberación. Los padres me dicen a veces: «Mi hijo ha llorado, pero también parecía un poco aliviado, como si supiera que, de algún modo, los videojuegos son malos para él». Al seguir el ayuno, quizás una cuarta parte de todos los niños empezarán a ser conscientes por sí mismos de los efectos negativos que los aparatos electrónicos tienen en ellos. En concreto, cuando los niños se hayan visto libres de ellos durante algunos meses puede que noten una diferencia en la forma en la que se sienten o puede que identifiquen los efectos negativos del tiempo frente a pantallas en sus amigos.

Reacciones propias del síndrome de abstinencia

El término *síndrome de abstinencia* suele relacionarse con las adicciones, pero en realidad se trata, simplemente, de una reacción ante una reducción súbita de una sustancia en el entorno del cerebro. En el caso del tiempo frente a pantallas, el síndrome de abstinencia puede darse debido a cambios psicológicos y fisiológicos mientras el cerebro se adapta a una reducción relativa de la estimulación. Pueden darse, y de hecho se dan, verdaderas reacciones propias del síndrome de abstinencia parecidas a las que aparecen en el caso de las drogas estimulantes, y entre ellas se incluyen el nerviosismo, el agotamiento, alteraciones del sueño («quedarse dormido»), un estado de humor deprimido o irritable, apatía y falta de motivación. La gravedad de los síntomas depende de la cantidad total de tiempo frente a pantallas acumulada y reciente, de lo desensibilizados que hayan quedado los circuitos de recompensa de la dopamina y de la capacidad de recuperación del individuo. Ciertos factores biológicos, como por ejemplo la depresión, el autismo o una predisposición genética a las adicciones, pueden predisponer a algunos niños a ser más propensos a experimentar un síndrome de abstinencia más intenso. Por otro lado, tener una buena red social resulta protector. Dicho esto, en mi clínica sólo he visto un puñado de casos en los que los síntomas del síndrome de abstinencia duraron varias semanas antes de que se viera una mejoría. Lo más normal es que duren entre un par de días y una semana. Aquí tenemos algunas reglas generales sobre las reacciones del «síndrome de abstinencia»:

- Los niños más jóvenes se recuperan más rápidamente (generalmente en entre uno y tres días).
- A los adolescentes suele llevarles más o menos una semana recuperarse, y puede que al principio se muestren más airados, emocionalmente inestables (enfadados en un momento dado y llorando al siguiente), o deprimidos, en especial durante los primeros días.
- Las reacciones más intensas suelen darse en los adolescentes de mayor edad y los adultos jóvenes que llevan años con un elevado uso del tiempo frente a pantallas.
- Los niños que usan aparatos electrónicos como una «huida» de una vida social insoportable puede que muestren una reacción extremada debido a la angustia.
- Los niños que expresan sentimientos como «Es la única cosa que me hace feliz» pueden mostrar síntomas de depresión.

Un plan de seguridad: gestionar la rabia, las amenazas y la depresión

Esta sección no pretende alarmar a los padres que no esperan que sus hijos muestren una reacción emocional extrema ante el Reinicio y que no consideren que la seguridad es un problema en general. Más bien, los progenitores que necesitan o se benefician de un plan de seguridad ya suelen «saber quiénes son», por así decirlo, porque han sufrido amenazas o comportamientos destructivos en el pasado, cuando se impusieron límites al tiempo frente a pantallas (u otros límites). Con independencia de esto, no es infrecuente que los padres se preocupen de que su hijo vaya a volverse incontrolablemente agresivo o que se haga daño a sí mismo en conjunción con el Reinicio. Si estás preocupado porque tu hijo se autolesione, cause perjuicios a la propiedad o haga daño a otros (incluyéndote a ti), debería implementarse un plan de seguridad. Hazlo independientemente de si crees que las amenazas o el comportamiento de tu hijo son meramente manipulaciones: en otras palabras, tanto si crees que el comportamiento es una elección o si está fuera del control del niño. Los planes de seguridad son poderosos: hacen que un progenitor pase de estar paralizado a estar movilizado y al cargo.

Las amenazas y el comportamiento destructivo tienden a darse en los niños que sufren una desregulación grave, ya sea producto del SPE, de una adicción a la tecnología en todo su esplendor, de otros tipos de adicciones o de trastornos psiquiátricos. Frecuentemente, la propia desregulación puede hacer que la jerarquía del poder en el hogar se dé del todo la vuelta, siendo el niño el que «dirige el cotarro», lo que exacerba todavía más el problema. Con independencia de la causa, los planes de seguridad pueden ser de ayuda. Los planes de seguridad van desde una simple preparación mental para la forma en que gestionarás tu situación concreta hasta la formalización de un plan por escrito que puede implicar o no a profesionales de la salud mental.

En primer lugar, unas palabras sobre los límites. La seguridad tiene que ver por completo con los límites. Un aspecto interesante pero desafortunado del tiempo frente a pantallas es la calidad de la «falta de límites»: el ciberespacio y algunos videojuegos, por ejemplo, prosiguen prácticamente siempre. No hace falta decir que, además de todos los otros efectos de los que hemos hablado, esta calidad va en contra de lo que necesitan los niños. Los límites son lo que hace que los niños se sientan seguros. De forma contraria, cuando un niño siente que no está sometido a un control, traspasará los límites para *forzar* algo de contención, ya que resulta incómodo e inquietante no disponer de ellos. Así pues, queremos ayudar a los niños a que perciban la sensación de unos límites firmes, sin que éstos tengan que obligarnos a hacer algo. Dos formas de promover esta sensación de seguridad y contención en los niños que perciben que no están sometidos a un control son: 1) disponer de un plan que mantenga a todos a salvo independientemente de lo que pase, y 2) tener unos adultos que estén al mando y que se comuniquen entre sí. De este modo, el *propio* plan (más allá de lo que aparezca, de hecho, en el plan) ayuda a conseguir una sensación de contención, ya que el niño sabe que estará a salvo, además de que los padres se sentirán más en control de la situación y con más confianza. Eso no significa que el niño no vaya a poner a prueba los nuevos límites, pero te recuerda que los planes de seguridad funcionan.

Anticiparse a la desesperación

En cuanto a las preocupaciones acerca de la depresión o de que el niño se autolesione en relación con el Reinicio, el principal objetivo del plan de seguridad es asegurarse de que no haya tiempo en el que se deje al niño sin vigilancia por parte de un adulto hasta que se sienta mejor, además de a salvo. Lo más posible es que se produzca un empeoramiento de la depresión y una ansiedad intensa al eliminar los aparatos electrónicos y por la noche, cuando el niño estaba acostumbrado a la «compañía» de un dispositivo antes de irse a dormir, por lo que centrarse en el período de tiempo entre informar al chico y el final de la primera semana del ayuno es de lo más crucial. Una madre con la que trabajé durmió en la habitación de su hija de trece años las cuatro primeras noches. La madre me informó de que: «Estaba furiosa conmigo, pero puedo afirmar que le gustaba que estuviera allí»: de hecho, el miedo a estar aislado y solo es parte de lo que provoca la desesperación de un niño, así que una vigilancia de cerca y «estar ahí» durante este período puede ayudar a proporcionar una sensación de arraigo y conexión, incluso aunque la criatura actúe como si no quisiera que estuvieras ahí.

Recuerda que el tiempo frente a pantallas y la luz por la noche empeoran la depresión y las tendencias suicidas, así que el riesgo de *no* eliminar los aparatos electrónicos es mucho mayor que el de no retirarlos. Puede resultarte tranquilizador saber que he trabajado con niños que han amenazado con hacerse daño si se eliminaban las pantallas, y he visto a chicos pasar por cierto grado de depresión y ansiedad durante las fases iniciales del ayuno, pero nunca he tenido a un niño que se autolesionara en relación con este programa. De hecho, los chicos con un historial de comportamientos autolesivos tienden a mejorar, y no a empeorar.

Contener la agresividad y los comportamientos explosivos

Por otro lado, cuando estés preocupado por el riesgo de agresión hacia los demás, el plan de seguridad debería abordar aquellos períodos concretos en los que el riesgo es alto, como cuando se informa al niño del ayuno y cuando se eliminan los aparatos electrónicos. Para reducir las probabilidades de intensificación durante estos momentos, evita informar a tu hijo del Reinicio cuando esté usando o acabe de usar un dispositivo electrónico; haz que haya por lo menos dos adultos presentes cuando informes a tu hijo y lleva a cabo la retirada de las pantallas cuando tu hijo no esté en casa, como por ejemplo cuando esté en el colegio. Si te preocupa que el niño explote cuando llegue a casa y se encuentre con que se han retirado los dispositivos electrónicos, también necesitarás que haya otro adulto a tu lado en ese momento.

Sin embargo, aparte de los aspectos específicos del Reinicio, el plan de seguridad debería transmitir al niño que tú y otros adultos estáis al mando. Si tu hijo tiene un historial de comportamientos explosivos (en relación a las pantallas o a cualquier otra cosa), te recomiendo implementar un plan de seguridad y revisarlo junto con tu hijo *antes de* hablar del Reinicio. Esto evitará que tu retoño se vea pillado por sorpresa cuando se marquen los límites al tiempo frente a pantallas, y le mostrará a tu hijo que la seguridad es lo primero y que se aplica a todo, y no sólo al tiempo frente a pantallas. También te proporciona la oportunidad de revisar qué comportamientos son aceptables y cuáles no. Por ejemplo, enfurecerse y gritar está bien, pero pegar, dar empujones y tirar cosas, no.

Al ocuparnos del comportamiento explosivo o amenazador, es importante que tanto el hijo como el progenitor experimenten una sensación de contención. Así pues, si sientes que no puedes gestionar con comodidad los aspectos relacionados con la seguridad por tu cuenta o con otros amigos y familiares, implica a profesionales del campo de la salud mental para que te ayuden a redactar el plan, formen parte de él y lo ejecuten. En casos de agresiones, cuantos más adultos estén implicados en formar un «frente unido» y cuanto más sólido sea el plan, más seguro se sentirá el niño (a pesar de las protestas en sentido contrario). Sin embargo, y con frecuencia, en lo que respecta al Reinicio, las situaciones pueden contenerse haciendo, sencillamente, que ambos progenitores estén presentes mientras informan al niño, o que esté presente otro adulto al que el chico conozca y respete, como en el caso de la historia de Lily que aparece más adelante (página 233).

Un plan de seguridad para la agresividad

¿Qué aspecto tiene un plan de seguridad para el comportamiento explosivo? En general, debería incluir estrategias de afrontamiento para reducir los niveles de excitación del niño, ya sea mediante la reorientación de la energía o dando al niño tiempo y espacio para tranquilizarse. Las estrategias o capacidades de afrontamiento deberán ponerse por escrito en el plan, y pueden modificarse a medida que vayas averiguando qué es lo que funciona mejor. El plan también debería incluir lo que harás para mantener la seguridad. Con esto, la respuesta que mostrarás dependerá no sólo del comportamiento del niño, sino también de lo seguro que te sientas, o de la confianza que tengas en que se podrá contener el comportamiento. En otras palabras, si crees que puedes manejar un ataque de ira de una hora de duración siempre que nadie acabe herido, que así sea, pero si un ataque de rabia de cinco minutos te hace sentir que las cosas están escapando a tu control, entonces tendrás que adoptar medidas más rápidamente para contener la situación.

En el caso de los niños de mayor edad, los adolescentes y los adultos jóvenes que hayan mostrado comportamientos explosivos en el pasado, recomiendo incluir en el plan, y como último recurso, «llamar al 112». Añadir esta cláusula puede hacer que algunos padres se sientan incómodos, pero el mensaje que le llegará al niño es que se verá contenido *con independencia de lo que pase*. Ciertamente, si alguien acaba herido o el niño empieza a tirar cosas y a destrozar objetos, deberemos hacer eso. Cuando los progenitores llamen al 112, acudirá la policía o un equipo de emergencias psiquiátricas (EEP), y reducirán la intensidad de la situación si todavía no se ha calmado. Con frecuencia, cuando los padres dan este paso, el niño queda tan conmocionado que los episodios no vuelven a alcanzar este nivel nunca más.

El plan de seguridad debería repasarse verbalmente, y ser leído y firmado por el niño y todos los adultos implicados (incluyendo cualquier terapeuta). Aquí tenemos un ejemplo que usamos para Harley, un chico de catorce años con propensión a los ataques de ira:

El plan de seguridad para Harley

- Si la reacción de Harley se empieza a intensificar, el progenitor o los progenitores intentarán calmarle dándole un tiempo muerto o redirigiéndole con habilidades de afrontamiento (rasgar listines telefónicos, dar puñetazos a un almohadón, jugar a baloncesto en el jardín delantero, hacer flexiones o llamar a la tía Theresa para desahogarse).

- Si Harley sigue siendo «peligroso» o su reacción se intensifica todavía más, el progenitor o los progenitores llamarán a Joe (el vecino que vive al lado).

- Si las intervenciones mencionadas no resultan posibles o no surten efecto, y existe alguna preocupación porque haya peligro para él o los demás, se avisará a Harley de que si no puede comportarse sin que haya peligro, el progenitor o los progenitores llamarán al 112.

- Se pondrá en marcha un temporizador durante ___ minutos. A Harley se le dará un aviso de que dispone de ___ minutos para tranquilizarse y no ser motivo de peligro, o sus padres llamarán al 112.

- Cuando el temporizador llegue al límite mencionado, los progenitores determinarán si Harley está comportándose de forma segura o si se le puede contener.
- Si Harley sigue actuando de forma peligrosa los padres llamarán al 112.

Con frecuencia añado el paso del temporizador, ya que este objeto es, en sí mismo, un límite, y le proporciona al niño una posibilidad de calmarse. Obviamente, si alguien está siendo herido, no tendrás que esperar a que el temporizador suene. Te recomiendo que lo ajustes a entre dos y diez minutos, dependiendo de la gravedad de la situación. Algunos consejos finales sobre el manejo de un chico airado: mantén un tono de voz tranquilo y homogéneo; no reacciones ni respondas al maltrato verbal (como por ejemplo los insultos); no intentes razonar ni sermonear (ya que tiende a hacer que la intensidad del estado del niño sea mayor); y disminuye la estimulación en la habitación (reduce la iluminación, apaga el televisor y cualquier música o la radio, etc.).

Independientemente de aquello para lo que uses el plan de seguridad, recuerda que te puede conferir el poder para implementar el Reinicio, y sé consciente de que el propio Reinicio reducirá todavía más estos comportamientos.

Lily: mamá asume el mando

En el capítulo 3 expliqué la historia de Lily (*véase* la página 89), una muchacha de dieciséis años con trastorno bipolar que había sido expulsada del colegio debido a sus ataques de ira y su conducta errática. Allí describía la historia de Lily durante y después del Reinicio, y aquí me gustaría compartir más cosas sobre cómo pusimos el proceso en marcha. Cuando conocí a Lily y a su madre, acababan de empezar con la educación escolar en casa, pero no estaba yendo bien, ya que Lily pasaba más horas frente al ordenador que nunca, y cuando, en una ocasión, la madre de Lily intentó imponer por su cuenta un límite al tiempo frente a pantallas, Lily tuvo un ataque de rabia.

Cuando sugerí que Lily llevara a cabo un ayuno electrónico, su madre expresó su preocupación por la posible reacción de la chica. «Es más grande que yo», dijo la madre, «y mi marido trabaja hasta tarde y a veces viaja. No sé si podré contenerla si se pone como loca cuando le diga lo que vamos a hacer».

Así pues, la madre de Lily y yo elaboramos un plan de seguridad.

Primero hablamos con el padre de Lily y nos aseguramos de que ambos progenitores estuvieran de acuerdo con el enfoque y respaldaran el plan. Como el padre de Lily no podía estar físicamente en casa la mayor parte del tiempo, la madre implicó a un vecino de confianza para que la apoyara. El vecino estaba con la madre de Lily cuando informó a su hija del plan, y también cuando se retiraron del hogar el teléfono móvil y el ordenador de Lily. En esos dos momentos, Lily tuvo un ataque de rabia, como era de esperar. Si la situación se volvía incontrolable, el plan de seguridad incluía llamar al 112, pero afortunadamente nunca se llegó tan lejos. La madre se mantuvo firme, y aunque hicieron falta varios días más, los ataques de ira de Lily acabaron por disminuir. Al final de la segunda semana hubo un descenso espectacular de sus síntomas, y Lily completó el ayuno con éxito.

El ayuno electrónico: semana a semana

Aunque el reinicio o la restauración de tu ordenador puede ser cuestión de minutos, el cerebro es muchísimo más complicado y, por tanto, necesita más tiempo para descansar y darle la vuelta a la tortilla. Estas tres semanas permiten que el cerebro de tu hijo disponga de la oportunidad de rejuvenecerse mediante la obtención del descanso profundo que necesita para reiniciar los sistemas que han quedado desequilibrados y para redirigir la energía, el flujo sanguíneo y los nutrientes al lóbulo frontal del cerebro.

Semana 1: desconecta para reiniciar

En la primera semana, tu hijo puede que esté, o no, al borde de un verdadero síndrome de abstinencia. En el caso de los niños en edad escolar, puede que durante los dos o tres primeros días se depriman, se quejen y no sepan qué hacer, pero se adaptarán rápidamente: más de lo que puedas pensar. Los niños más jóvenes también tienden a «olvidarse» de jugar a videojuegos o de usar ordenadores antes que los niños de mayor edad.

La eliminación de los aparatos electrónicos con pantalla pone en marcha de inmediato una cadena de acontecimientos saludables. Retirar las pantallas brillantes ayuda a iniciar una resincronización de los ritmos circadianos, permitiendo así que la melatonina (la hormona del sueño) se secrete antes por la tarde y en mayores cantidades. Además de ser una ayuda para el sueño, la melatonina es un potente antioxidante en el sistema nervioso (de hecho, es uno de los *más* potentes), ayudando así a mitigar los daños crónicos relacionados con el estrés provocados por la inflamación. La melatonina es también el precursor de la serotonina, una sustancia química cerebral que nos mantiene tranquilos y felices. Un papel menos conocido de la melatonina es que tiene una influencia sobre las hormonas sexuales. La melatonina está presente en cantidades mucho más elevadas en los niños, y se especula que su supresión pueda ser la causa de una pubertad precoz, lo que se ha vuelto algo cada vez más común en las niñas.[1]

Así pues, la química cerebral y las hormonas disfrutan de un cambio inmediato hacia la normalización una vez que la melatonina ya no se ve reprimida. Del mismo modo, la dopamina ya no se ve forzada a experimentar un patrón de «ascenso súbito y disminución», lo que sirve para mejorar el estado de ánimo y la capacidad de atención. Tras la eliminación de la estimulación sensorial y psicológica antinatural e intensa, el sistema nervioso buscará una estimulación más equilibrada a través de interacciones físicas con el entorno. El cerebro se ha refugiado de la tormenta, y en lugar de estar en un estado protector de reacción y defensa, cambia a un modo proactivo y empieza a repararse a sí mismo.

¿Qué significa esto para tu hijo? En la semana 1 puedes esperar lo siguiente:

- Un retorno a formas de juego más saludables, imaginativas y físicas a medida que va regresando la energía creativa.
- Un mejor estado de ánimo y unas crisis nerviosas menos extremas y menos frecuentes a medida que la regulación de la dopamina y la serotonina se empieza a normalizar.

- Una mejor docilidad y menos comportamientos rebeldes y desafiantes a medida que el cerebro va alejándose de su estado de protección-defensa.

En cuanto a los progenitores, con frecuencia sienten una incertidumbre persistente sobre si podrán superar todo el ayuno de tres semanas de duración. Se sienten preocupados por «lo que costará». Si las crisis nerviosas de tu hijo son peores durante esta semana, puede que empieces a tener dudas. ¡No desfallezcas!

Plan de acción para la semana 1

1. Empieza a monitorizar las áreas problemáticas que identificaste en el capítulo 5 («Paso 1: define las áreas problemáticas y los objetivos», página 176), que ya has contado, medido o valorado durante la semana anterior para establecer un punto de referencia (*véase* el capítulo 7 para saber más sobre la monitorización). Al final de cada día, anota cualquier información que hayas recopilado con respecto a las crisis nerviosas, los informes del sueño durante la noche anterior, las tareas escolares no realizadas o cualquier cosa que hayas decidido monitorizar. Ten una libreta en tu mesita de noche para no olvidarlo.

2. Asegúrate de revisar con tu hijo la «Ley de responsabilidad» (*véase* el capítulo 5, «El tiempo que los progenitores pasan frente a pantallas y la responsabilidad», página 197) para repasar aquello que tú (el progenitor) acordaste hacer en términos de actividades y de límites en cuanto al tiempo frente a pantallas para ti mismo.

3. Rellena cualquier fallo o grieta en el programa para las siguientes semanas, como por ejemplo el tiempo sin ninguna actividad estructurada, el acceso a aparatos electrónicos que nos saltamos o no encontramos durante la retirada inicial de estos dispositivos, o unos cuidadores de poca confianza. Toma los pasos que hayas de tomar para librarte de las «grietas» potenciales.

4. Al final de la semana, reúnete con tu cónyuge y con cualquier otro miembro de apoyo para el Reinicio y repasad lo que está funcionando y lo que no. Si estás haciendo esto por tu cuenta, programa un período de tiempo para escribir, como si se tratara de un diario, sobre tu va-

loración de la semana, y añade cualquier idea que hayas tenido y que pudiera hacer las cosas más fáciles. Si otro equipo de progenitor-hijo está llevando a cabo el Reinicio contigo, compara tus notas con ellos.

5. Ve tachando los días en el calendario y date una palmadita en la espalda. ¡La semana 1 es la más dura!

Semana 2: permite que el cerebro de tu hijo obtenga un descanso profundo

Alcanzada la segunda semana, la química y los biorritmos del cerebro de tu hijo están ya más cerca de la normalización, gracias al sueño más profundo y a la reducción de la exposición a una estimulación artificial. Las ondas cerebrales se vuelven más coherentes y menos erráticas, y las hormonas del estrés descienden. Los síntomas o reacciones de lucha o huida pueden seguir presentes, pero deberían empezar a menguar. Por otro lado, factores subyacentes como trastornos psiquiátricos o neurológicos concomitantes o un estrés psicológico en curso pueden seguir desempeñando un papel, y su gravedad puede afectar al tiempo que le lleve al cerebro y al cuerpo retornar a la tranquilidad.

A medida que los ritmos circadianos se resincronizan, los niveles de serotonina aumentan. A medida que el corazón y el resto del sistema cardiovascular experimentan menos estrés y más tranquilidad, un ritmo conocido con el nombre de *variabilidad del ritmo cardíaco* (VRC) se vuelve más coherente. Lo que resulta interesante es que unos patrones de la VRC más coherentes inducen, a su vez, unas ondas cerebrales más sincronizadas, lo que implica que la reducción del estrés cardiovascular mejora la integración cerebral.[2] Como la VRC, la presión sanguínea y el ritmo cardíaco se ven afectados negativamente por el tiempo frente a pantallas interactivas, estos marcadores deberían mejorar a medida que el ayuno electrónico progrese.

Las cosas que puedes esperar de tu hijo la semana 2 incluyen:

- Un sueño más profundo y reparador, aunque puede que todavía no sea totalmente reconfortante.
- El niño puede que se vaya a la cama antes y que parezca menos cansado al despertarse.

- Una continua mejoría de los cambios en los estados de ánimo y las crisis nerviosas.
- Un comportamiento mejor organizado (el niño se prepara para ir a la escuela con más facilidad y lleva un mejor control de sus pertenencias o su agenda).
- Un mejor control de los impulsos, del pensamiento de «causa-efecto» y de la capacidad de atención debido a un mejor funcionamiento del lóbulo frontal.
- Menos discusiones y negociaciones sobre la devolución de los aparatos electrónicos.
- Un incremento de los juegos espontáneos y del uso de la imaginación.

A medida que los progenitores empiezan a ver signos de una mejor salud mental, sienten una mezcla de esperanza, alivio y una mayor motivación. Durante la semana 2 suele haber menos preocupaciones sobre la capacidad para completar el ayuno.

Plan de acción para la semana 2

1. Reúnete con tu hijo para hablar de la «Ley de responsabilidad». ¿Hay algo que hayáis pasado por alto o que no hayáis cumplido? Si es así, ¿has pagado la «multa»?
2. Pregúntale a tu hijo qué tal ha estado durmiendo, y ten en cuenta también tu propia impresión. ¿Sigue tu hijo teniendo problemas para quedarse o mantenerse dormido?
3. Comprueba por partida doble que no haya dispositivos portátiles escondidos debajo de las sábanas por la noche o dentro de una mochila. Si no le quitaste el teléfono a tu hijo, incluso aunque sea uno sencillo con la tapa abatible, haz que lo apague tan pronto como entre en casa y asegúrate de tenerlo controlado antes de irte a la cama.
4. Sigue examinando y rellenando el programa. ¿Hay demasiado tiempo sin actividades estructuradas? ¿Hay alguna actividad próxima que pueda proporcionar oportunidades para el uso de aparatos electrónicos? Haz lo que sea necesario para eliminar esos riesgos. Tómatelo

en serio: ya has dedicado muchos esfuerzos como para que algo se te pase por alto.

5. Sigue recopilando datos y documéntalos por la noche o con tanta frecuencia como puedas.

6. Al final de la semana 2, reúnete con tu cónyuge y con cualquier compañero del programa de Reinicio. ¿Estáis obteniendo todos suficiente apoyo? ¿Está el programa generando más trabajo para un progenitor que para el otro? ¿Deben reequilibrarse los descansos y la carga de trabajo? Si tu familia es monoparental, ¿necesitas que tus amigos y familiares te ayuden a obtener más descansos?

Semana 3: curar y recuperar el cerebro

Vigila para no decaer durante la semana 3. Si los síntomas más extremados de tu hijo se están disipando o están desapareciendo, puede que te sientas tentado a empezar a hacer algunas excepciones; pero este no es el momento de volverse descuidado: el cerebro de tu hijo todavía se está curando. A estas alturas, los biorritmos y la química cerebral pueden estar cerca de la normalización, y a medida que la curación continúa, las hormonas del estrés y del sueño se reequilibran y promueven la tranquilidad en lugar de la hiperexcitación. Desde el nivel de la célula hasta el de todo el cerebro, el estrés oxidativo y la inflamación se reducen debido a una menor carga de estrés, y las hormonas empezarán a reequilibrarse. A medida que tu hijo va alejándose de un estado de estrés crónico, la energía del cerebro queda liberada para hacer otras cosas, como aprender nuevos conceptos y procesar emociones. En contraste con la tasa de supervivencia, que es inherentemente egoísta, impulsiva y de ideas fijas, tu hijo se encuentra ahora en el camino para tener un estado de ánimo, un pensamiento, un comportamiento y unas relaciones más sanos.

Durante la última semana del ayuno, tu hijo puede experimentar o mostrar:

- Una respuesta de estrés reducida y una mejoría a la hora de enfrentarse a los problemas debido a un descanso profundo.
- Una reducción de los signos de ansiedad, como por ejemplo morderse las uñas, pesadillas o dolores de cabeza o de estómago.

- Una mayor curiosidad y una mejor retención de información nueva.
- Unas mejores maneras y una actitud más respetuosa.
- Un «círculo virtuoso» de mejoría en el que un mejor descanso genera un mejor estado de ánimo y una mejor capacidad de atención, lo que da lugar a una mejor imagen de sí mismo, lo que genera una mejor calidad del sueño, etc.

En cuanto a ti, el ayuno probablemente resultará mucho más fácil de manejar llegado a este punto. Tus propios niveles de estrés quizá sean significativamente menores en general. En concreto, si has reducido el tiempo que tú mismo pasas frente a pantallas, puede que percibas una sensación potenciada de «vivir el momento» con tu hijo.

Plan de acción para la semana 3

1. Escribe un diario sobre tus experiencias durante el ayuno: ¿qué se ha vuelto más fácil y dónde te has encontrado con obstáculos inesperados? ¿Cómo te ha afectado el ayuno?
2. Sigue recopilando datos. Durante la semana, revisa tu lista original de problemas y metas. ¿Tienes la sensación general de que las cosas han mejorado? ¿Han mejorado otros síntomas o problemas? Para explorar esto, *véase* la próxima sección, a continuación: «Después del ayuno: valoraciones y siguientes pasos».
3. Date cuenta y anota cualquier nuevo cambio positivo en tu hijo. ¿Está adquiriendo nuevos intereses, mostrando más curiosidad en general o siendo más sensible y amable con los demás? Estas cosas pueden volverse más pronunciadas con el tiempo, pero darse cuenta de ellas puede ser un recordatorio especialmente conmovedor de cómo el tiempo frente a pantallas ha estado dificultando el desarrollo de tu hijo.
4. Asegúrate de programar descansos para ti. Si tiendes a programarlos pero luego no te los tomas, rompe ese hábito esta semana. Al igual que el cerebro de tu hijo necesita descansar, tú también lo necesitas.
5. Reúnete con tu cónyuge y otros compañeros. Al igual que antes, revisa lo que está funcionando y lo que no. ¿Has hecho algo diferente

durante esta semana que haya ayudado a reequilibrar las cargas de trabajo? Toma notas para así no recaer en viejos vicios.

6. Empieza a desarrollar una estrategia sobre lo que harás a continuación haciendo los ejercicios que aparecen en la siguiente sección y leyendo el capítulo 9. ¿Crees que debería continuarse con un ayuno completo o empezarás a reintroducir el tiempo frente a pantallas en pequeñas cantidades? Y si es así, ¿cómo? Para el final de la semana deberás disponer de una respuesta razonada.

7. Date cuenta de que la regla general para generar un nuevo hábito son veintiún días. Para el final de la semana 3, tú y tu familia deberíais empezar a sentiros más tranquilos con la vida libre de pantallas. «Así es ahora». Felicítate por haber dedicado tiempo suficiente a hacer que un hábito saludable se asiente.

Después del ayuno: valoraciones y siguientes pasos

Al final del ayuno tómate algo de tiempo extra para valorar qué tal han ido las cosas, qué ha cambiado y qué quieres hacer a continuación. Llegados a este punto, los padres tienen muchas preguntas: ¿qué pasa si el Reinicio no ha funcionado? ¿Cómo sé si debo realizar el ayuno durante más de tres semanas? ¿Cómo decido si reintroducir tiempo frente a pantallas, qué tipos y qué cantidad? Responder estas preguntas es el foco de atención del capítulo 9, pero antes déjame compartir contigo un par de cosas que he aprendido trabajando con padres.

En primer lugar, no es infrecuente que los progenitores decidan seguir con el ayuno electrónico durante más de tres semanas (o que yo les persuada para hacerlo así). Hemos visto esto en varios casos prácticos que ya he descrito, como el de Dan en el capítulo 3 (*véase* la página 84), en el que se necesitaron seis semanas de abstinencia antes de que su depresión se disipara, y que después no pudo sino manejar cantidades limitadas de ordenadores sin que los síntomas volvieran a desencadenarse. Otros padres deciden continuar con el ayuno durante varios meses para así tener controlados los síntomas de su hijo, mientras que otros optan por eliminar el tiempo frente a pantallas interactivas de forma más permanente porque han determinado que los riesgos son demasiado altos. Una vez más, muchos quieren intentar reintroducir el tiempo frente a pantallas tras el ayuno de tres semanas, pero en cantidades mucho menores. En cualquier caso, qué hacer a continuación no es una decisión casual.

Esto me hace llegar a mi segundo apartado, que es que, con toda probabilidad, algunas cosas mejorarán durante el ayuno y otras no. Existen muchas posibilidades de que tú y tu hijo experimentéis un alivio y unos beneficios suficientes como para hacer que el ayuno parezca que vale la pena; pero si lo que permanece sigue causando mucho estrés, puede resultar desalentador, lo que hará fácil que menospreciemos cualquier mejoría: «Bueno, sí, a, b y c han mejorado, pero seguimos batallando contra d, e, f y g…». Si éste es el caso, intenta reducir esta tendencia, y durante tu valoración, céntrate en identificar y cuantificar todas las áreas que han mejorado, en lugar de en lo que sigue provocando preocupación. Has de saber que algunos niños necesitarán más tiempo que otros, y recuerda lo que se dice en el capítulo 4: que los beneficios se acumulan y aumentan con el tiempo. *Sigue por el buen camino.*

EJERCICIO

Analiza tus datos

Regresa a los dos o tres puntos prioritarios que decidas controlar. Resume todas tus notas durante las tres semanas y vuelve a valorarlas o medirlas ahora. Si los datos lo permiten, haz gráficas de aquello que decidas controlar y compara las mediciones del punto de partida y las finales. ¿Ha mejorado cada área problemática? ¿Cuánto? ¿Cómo valorarías cada aspecto después del ayuno en comparación con antes de él?

Por ejemplo, digamos que has decidido controlar la finalización de las tareas escolares. Digamos que te has encontrado con que tu hijo ha completado cuatro de ocho tareas durante las dos semanas anteriores al ayuno (un porcentaje del 50%) y que luego te has encontrado con que ha completado cuatro de cinco tareas durante la semana 3 del ayuno (un porcentaje del 80%). Esto implicaría que tu hijo ha incrementado su tasa de realización de sus deberes desde un 50 a un 80%.

Aunque sigue sin ser perfecto, se trata de una mejoría muy significativa. Si decides medir las crisis nerviosas, digamos que has visto que la gravedad ha seguido siendo más o menos la misma, pero que la frecuencia ha decrecido, quizás desde una o dos veces al día a una o dos veces por semana. Incluso siendo conservadores, ese cambio representa un descenso del 70%. Aunque puede que cada crisis nerviosa concreta te haga querer arrancarte el cabello, mirar unos datos puros y duros como éstos puede resultar muy alentador.

Ejercicio

Reconoce los cambios positivos

Cerca del final de la semana 3, anota todas las mejorías que hayas detectado en tu hijo, incluyendo las relacionadas con las áreas problemáticas a las que has hecho un seguimiento, además de cualquier otro cambio positivo que hayas notado. Piensa en términos del comportamiento, el estado de ánimo, la cognición y el bienestar físico. Incluso aunque no estés seguro de si todas y cada una de las mejoras están relacionadas con el ayuno, anótalas todas. Los cambios indirectos también cuentan. ¿Han mejorado el estado de ánimo o la capacidad de atención? ¿Te ha escuchado mejor tu hijo cuando le pides que haga algo? ¿Ha hecho un profesor o un familiar un comentario positivo? ¿Has notado si tu hijo ha vuelto a descubrir juguetes o actividades? ¿En qué consistían? Sé tan concreto y detallado como puedas.

Medita sobre estas mejoras. Valora esta «nueva normalidad» y piensa en su relación con el resto de cambios que has llevado a cabo en las tres últimas semanas (además de la restricción del tiempo frente a pantallas). Ten presentes estas mejorías cuando leas el capítulo 9 y piensa en qué hacer a continuación.

Puntos del capítulo 6 que hay que recordar

- Estate preparado para la reacción negativa de tu hijo cuando le informes del ayuno; prepárate para las preguntas frecuentes y no te impliques en discusiones o negociaciones.
- Si tu hijo se desanima o se enfurece, reconoce sus sentimientos y consuélale al tiempo que te mantienes firme. Mantén la conversación directa y las expectativas claras, y presenta las actividades alternativas y los premios especiales que reemplazarán el tiempo frente a pantallas.
- Los planes de seguridad deberían redactarse en caso de preocupación de que un niño pueda hacerse daño a sí mismo o a otros.
- La primera semana del ayuno es la más dura, pero pone rápidamente en marcha una cadena de hechos positivos que influyen en los ritmos circadianos y la química cerebral, tanto si ves signos externos de mejoría como si no.
- La segunda y la tercera semanas resultan más fáciles, y las mejorías de los síntomas y el rendimiento se vuelven más evidentes, a veces de forma espectacular.
- Cerca del final del ayuno, piensa en los siguientes pasos. Los niños que muestren menos mejorías puede que necesiten un ayuno más prolongado.

MONITORIZACIÓN Y RESOLUCIÓN DE PROBLEMAS

Decidir qué es lo que funciona y lo que no

> *«Valentía significa seguir cultivando una relación, continuar buscando soluciones a un problema difícil y permanecer concentrado durante momentos estresantes».*
>
> DENIS WAITLEY

Este capítulo habla de dos problemas distintos pero interrelacionados: la monitorización de síntomas o trastornos para documentar mejorías, y la identificación y la solución de lo que pueda estar yendo mal si no surgen mejorías. La monitorización es una de las formas más objetivas de determinar si el ayuno ha resultado eficaz, y si no lo ha sido, entonces siempre les pido a los padres que identifiquen y solucionen los problemas o errores comunes que pueden darse al implementar el Reinicio.

Monitorizar los progresos de tu hijo

La mayor parte del tiempo, los beneficios del ayuno resultarán obvios para ti y para otros. Verás cambios importantes en tu hijo y sentirás un alivio evidente; pero a veces, cuando cualquier síntoma que pueda persistir siga siendo perjudicial o estresante, las mejorías no serán tan obvias. Es en estos casos en los que la monitorización resulta crucial. De forma objetiva, la monitorización responde a la importantísima pregunta: *¿vale la pena el ayuno?* Al embarcarse en un cambio en el estilo de vida como el Reinicio, la vida cotidiana puede, muy fácilmente, interponerse en el mantenimiento de la objetividad sobre las mejoras, ya que incluso aunque algunos problemas importantes disminuyan, otros saltan a la palestra. Este proceso puede hacer que un progenitor estresado sienta que no se están logrando avances, cuando en realidad no es así.

Consejos para una monitorización exitosa

La monitorización se reduce a obtener unas mediciones objetivas de referencia de las áreas problemáticas que hayas identificado, recopilando datos durante el ayuno y luego volviendo a valorar esas áreas de nuevo al final de éste. Por ejemplo, si hemos escogido las crisis nerviosas, podríamos monitorizar su frecuencia y/o su gravedad. Aquí tenemos un desglose del proceso.

1. *Recopila datos a diario*: intenta monitorizar a diario, o por lo menos cada pocos días, de modo que tu recuerdo de los sucesos esté fresco. A veces cuesta mucho que los progenitores hagan una monitorización, pero es de ayuda, y no sólo por la información: el ritual de anotar las observaciones ayuda a que concentres tu intención y tu conciencia. Los progenitores que monitorizan se ciñen mejor al ayuno y tienen más éxito.

2. *Cuantifica tanto como sea posible*: existen tres formas principales de cuantificar: contar (como por ejemplo el número de crisis nerviosas en un día), usar una escala de valoración (como por ejemplo la gravedad en una escala del uno al diez), y *calcular un porcentaje o una media* (como por ejemplo la cantidad media de tareas escolares completadas en cierta semana). También podrías usar la hora a la que tu hijo se vaya a la cama, o cuánto tiempo le lleva hacer los deberes.

3. *Escribe en un cuaderno de notas destinado a esto*: dentro de la filosofía de la liberación de las pantallas, haz una monitorización por escrito, en un cuaderno de notas o un diario, que podrás dejar a la vista a modo de recordatorio visual. Por ejemplo, dejar el cuaderno de notas sobre tu cama cada día puede ayudarte a recordar tu tarea relacionada con el diario antes del final del día.

4. *Define una misión más importante*: recuerda que la monitorización (y el propio Reinicio) están al servicio de la salud y la calidad de vida de tu hijo. No te pierdas el bosque por culpa de los árboles. Crea una declaración de intenciones (de acuerdo con el capítulo 5, «Paso 10: define tu meta», página 176) que articule la visión positiva que estás buscando. Esto te ayudará a priorizar, seguir por el buen camino y tener éxito.

5. *Cuelga en una pared tu calendario de un mes para el Reinicio*: según el capítulo 5, «Paso 3: fija una fecha y crea un programa» (página 176), colocar el calendario en un área común proporcionará un recordatorio visual que controlar cada día, y te recordará en qué punto del proceso te encuentras.

6. Marca un recordatorio para monitorizar los criterios de valoración al finalizar el ayuno: los criterios más importantes son tu punto de referencia (antes del ayuno) y las mediciones de tus criterios de valoración (al finalizar el ayuno). Así pues, si empiezas con fuerza pero olvidas hacer una monitorización mediado el ayuno, no pasa nada. Simplemente asegúrate de obtener algunas mediciones a finales de la semana 3. Pon un recordatorio en el calendario del Reinicio y en tu teléfono móvil.

7. Acepta la verdadera naturaleza del cambio: el progreso se da, de forma natural, en forma de vaivenes, y cada persona y cada situación son diferentes. Puede que veas unos cambios positivos espectaculares y luego unos retrocesos inesperados. O puede que los cambios sean muy graduales y difíciles de notar al principio. Monitoriza con la mente abierta y sigue comprometido durante las tres semanas. No dejes el ayuno a medias, y no decidas no hacer la monitorización simplemente porque no estés encontrándote con los resultados deseados.

Para ver cómo puede la monitorización suponer una diferencia significativa en la interpretación de un Reinicio, fijémonos en dos casos. Ambas familias habían adoptado a niños que se enfrentaban a trastornos del apego. La primera era una familia que no realizó la monitorización, lo que minó su confianza en la eficacia del Reinicio, y la segunda era una familia que realizó la monitorización satisfactoriamente, lo que les proporcionó datos objetivos con los que tomar decisiones.

Misha: una falta de pruebas

Los Barrington adoptaron a Misha, su niñita, cuando tenía tres años. Misha procedía de un orfanato ruso, y al igual que muchos niños adoptados que han sufrido el abandono, Misha tenía tendencia a experimentar ataques de ira. Había estado atendiendo a Misha junto con sus padres desde poco después de su adopción. Cuando Misha cumplió once años recibió su primer teléfono móvil: un regalo de sus padres. Misha empezó a escribir mensajes de texto a sus amigos durante todo el día, y también por la noche, cuando se suponía que tenía que estar en la cama, durmiendo, y no llevó mucho tiempo que sus ataques de ira empeoraran (y mucho). Debido a su historial, Misha sufría importantes trastornos del apego, así que cuando mencioné que sus ataques de rabia habían empeorado desde que le habían dado el teléfono móvil, sus progenitores no estaban del todo convencidos de que el celular formara parte del problema. Finalmente, tras meses de ruegos, convencí a la familia de que le quitaran el teléfono a Misha (su único dispositivo electrónico) durante un mes para ver qué pasaba.

De acuerdo con mi práctica normal, había estado monitorizando la frecuencia de los ataques de ira de Misha según la información que recibía de sus padres. Justo antes del Reinicio, Misha tenía, de media, entre dos y tres ataques de rabia semanales que eran suficientemente graves como para resultar en destrozos de objetos. Mientras se aprestaban a empezar con el Reinicio, pedí a sus padres que preparan el calendario de cuatro semanas y que anotaran dos o tres comportamientos (incluyendo los ataques de ira) que les gustaría reducir para valorar los comportamientos en términos de gravedad y frecuencia antes del ayuno y hacer lo mismo cada semana hasta que volviera a verles. Cuando me reuní con ellos un mes después, admitieron que habían olvidado realizar la monitorización, pero que desde luego habían cumplido con el ayuno «sin teléfono móvil».

«No pareció suponer una gran diferencia. Nuestras vidas siguen siendo un infierno», afirmó la madre de Misha sobre el Reinicio.

Le pedí que estimara cuántos ataques de rabia había tenido Misha a lo largo de las tres últimas semanas, y me contestó: «Misha tuvo uno fuerte la semana pasada, por nada. Fue increíble. Tuvo un ataque de ira conmigo porque no quise comprarle unos zapatos».

«Seguro que fue frustrante –le dije–. Pero quedémonos con la frecuencia, y luego ya volveremos a eso. Tuvo un ataque de ira la semana pasada. ¿Y ésta?».

«Esta semana ninguno, pero el que tuvo el lunes pasado en la tienda fue delirante…».

La madre de Misha siguió centrándose en lo que había sucedido durante ese único incidente, pero el hecho de que Misha hubiera experimentado sólo un ataque de rabia en las dos últimas semanas no me pasó desapercibido. Antes, Misha tenía entre cuatro y seis veces más crisis nerviosas en un mismo período. Cuando le señalé esto, la madre de Misha respondió: «Sí, ¿pero cómo sabemos que tuvo algo que ver con la carencia de un teléfono? Quiero decir que podía haber sido por cualquier cosa».

«No lo sabemos con seguridad –admití–, pero el objetivo de la monitorización es aportaros pruebas sobre si los ataques de ira u otros comportamientos han mejorado. Déjame mostrarte lo que he escrito en su gráfico de vuestra última visita».

Le mostré a la madre de Misha mis notas del mes anterior, pero ella decía que seguía «sin estar convencida» de que hubiera sido el móvil lo que hubiera marcado la diferencia. Además, comentó: «Me gusta que tenga el teléfono móvil para así saber dónde está». Al no disponer de pruebas irrefutables, no pude convencer a la madre de Misha de que la estimulación procedente de aparatos electrónicos y la luz por la noche contribuían a los comportamientos de los que se estaba quejando. Estaba «atascada» en la gravedad de los ataques de rabia, además de en la conveniencia del teléfono móvil, y su sensación subjetiva era la de que nada había cambiado, aunque en realidad sí se habían producido cambios. Así pues, fue difícil para mí ayudarla a ver que podía valer la pena seguir con esa intervención. Ésa es la razón por la cual la monitorización es importante: te aporta datos concretos sobre lo que (si es que hay algo) está mejorando, de modo que puedas tomar decisiones informadas, lo que es especialmente importante cuando estás estresado y todo parece otra pesada losa más. La monitorización también puede reforzar tus impresiones subjetivas, lo que fortalecerá la convicción. Prohibir un teléfono móvil no iba a resolver todos los problemas de Misha, pero ciertamente podría haber hecho las cosas más fáciles.

Melody: síntomas de mejoría

La familia Rodríguez adoptó a su niñita, Melody, cuando también tenía tres años, y adoptaron a tres hermanos varones mayores poco después. Cuando Melody estaba en quinto de primaria, empezó a robar compulsivamente, y después de alrededor de un año con este comportamiento, la familia acudió a mi consulta en busca de ayuda. Con cuatro niños, eran una familia ocupada y estresada, y los progenitores no estaban emocionados ante la perspectiva de llevar a cabo un Reinicio, pero todos se mostraron de acuerdo, y para el ayuno de tres semanas de duración decidimos que Melody no usara aparatos electrónicos en casa (nada de ordenadores, teléfono móvil ni redes sociales), pero se le permitiría usar ordenadores en la escuela. La señora Rodríguez estuvo de acuerdo en hacer un seguimiento de los incidentes de hurtos, además del de otros dos comportamientos problemáticos. Entonces tuvo la previsión de proponer una idea que resultó bastante útil: «Si este plan de Reinicio realmente supone una diferencia y necesitamos minimizar el uso de ordenadores en la escuela, también sería buena idea mostrarle al profesor pruebas irrefutables».

Las tres áreas problemáticas que los padres de Melody escogieron fueron los robos (que sucedían en casa y en la escuela), el insomnio y no entregar las tareas escolares. Antes de iniciar el ayuno, los progenitores de Melody anotaron lo siguiente: los hurtos se producían a diario en casa y en la escuela, Melody se quedaba dormida, de media, hacia la 01:00 h, y las calificaciones por sus tareas escolares eran «prácticamente cero».

Cuando me reuní con los padres de Melody al final del ayuno, me informaron de que en la tercera semana, su hija había robado en la escuela sólo dos veces (que ellos supieran), pero que en casa seguía hurtando a diario. Ahora se iba a la cama a las 10:00 h la mayoría de los días sin discutir mucho y se había quedado dormida a las 11:00 h cinco de las últimas siete noches. Por último, había entregado tres tareas escolares esa semana, en comparación con prácticamente ninguna en el punto de partida.

«Obviamente, todavía le queda un largo camino –dijo su madre–, pero por lo menos estamos viendo un embrión de cambio. Hemos decidido seguir reteniendo el ordenador, el teléfono móvil y las redes sociales y ver qué tal va. También le hemos mostrado a su profesora los resultados de nuestra monitorización y hemos hablado sobre cómo puede el tiempo frente a pantallas incrementar los comportamientos compulsivos. Estaba suficientemente impresionada como para probar también con no permitirle el uso de ordenadores en la escuela para ver si podía ser de utilidad».

A lo largo del año siguiente, los padres de Melody siguieron ratificando estas restricciones, y Melody dejó de robar gradualmente hasta no hurtar ya nada. Siguió durmiendo mejor y se fue volviendo más consciente de entregar sus deberes escolares.

Hay un par de aspectos importantes que nos ilustra la historia de Melody. Uno es que si sus padres no hubieran efectuado la monitorización de los robos como conducta problemática, este síntoma podría haber «parecido» que no había sufrido cambios, ya que Melody seguía hurtando casi todos los días en casa. Parte de la dificultad a la hora de abordar comportamientos negativos, embarazosos o que es difícil identificar es que resulta complicado elogiar a un niño por hacerlas «menos»: «Pero si justo ayer hurtó. ¿Se supone que tengo que alabarla por robar *menos*?». Pese a ello, eso es exactamente lo que tiene que pasar. Midiendo los incidentes de robos en la escuela y fijándose también en otros marcadores, los progenitores de Melody pudieron ver, de manera objetiva, una diferencia y estar orgullosos de las mejoras de su hija, lo que reforzó su progreso. El segundo es que la monitorización puede proporcionar pruebas claras que pueden convencer a otras personas, como por ejemplo profesionales médicos de la salud mental y profesores, para que apoyen los límites al tiempo frente a pantallas como parte de una intervención en curso. En el caso de la escuela, donde los profesores y el director tienen que dedicar buena parte de su energía a los niños más problemáticos, datos como éstos pueden resultar especialmente convincentes.

¿Ayudó a Melody estar libre de pantallas para ser menos impulsiva debido a un mejor funcionamiento del lóbulo frontal? ¿Estaba la mejor regulación de la dopamina mitigando sus conductas compulsivas? ¿O estaba simplemente pasando más tiempo de calidad estableciendo vínculos con su familia y se sentía mejor consigo misma? En realidad, ni siquiera tenemos la seguridad de que fuera la reducción del tiempo frente a pantallas lo que fuera de ayuda, y mucho menos el peso de los componentes individuales; pero sí que sabemos que la monitorización permitió a estos padres «ver» unos cambios pequeños pero positivos, lo que les dio esperanzas y les ayudó a desplazar su centro de atención hacia el objetivo más importante: ayudar a su hija a sentirse segura y querida.

La identificación y solución de problemas con el Reinicio

¿Qué sucede si monitorizas diligente y completamente el ayuno de tres semanas de duración pero no ves ningún resultado? Antes de que decidas que el tiempo frente a pantallas no está teniendo un impacto sobre tu hijo, echa un vistazo más de cerca a algunos de los siguientes problemas que pueden minar un Reinicio. Si los solucionas y pruebas de nuevo, existen muchas probabilidades de que obtengas un mejor resultado. No tienes nada que perder y sí mucho que ganar.

Problema n.º 1: aparatos y oportunidades que se han pasado por alto

¿Has omitido algo? Si un niño muestra los síntomas clásicos del Síndrome de la Pantalla Electrónica y está pasando tiempo frente a pantallas interactivas a diario, entonces un ayuno electrónico bien ejecutado casi siempre provocará algún tipo de cambio positivo, incluso aunque haya otras *muchas* variables en funcionamiento. ¿Por qué? Una razón es que una mejor calidad de sueño tiende a hacer que los síntomas psiquiátricos mejoren en general, y como ya sabes, retirar los dispositivos electrónicos mejora la calidad del sueño. Así pues, en casos como éstos, que implican a un niño con los síntomas clásicos del SPE, además de una exposición confirmada al tiempo frente a pantallas, si los progenitores me dicen que el ayuno «no ha funcionado» estoy casi seguro de que ha habido algo que se ha pasado por alto.

Aquí tenemos algunos casos que demuestran lo fácil que es omitir algo.

Georgia: aparatos electrónicos que se han pasado por alto
Cuando empecé a trabajar con Georgia, ella tenía dieciséis años y padecía TDAH. Georgia quedaba descolgada continuamente en la escuela, incluso después de que organizáramos acuerdos con el colegio para ayudarla a ir por el buen camino. Georgia tenía dos hermanos menores, y solía quejarse de que no podía concentrarse lo suficiente como para hacer sus tareas escolares cuando los niños estaban cerca, así que solucionamos ese problema, pero incluso después de que Georgia pudiera trabajar en silencio y sin distracciones, siguió teniendo problemas. Además, se sentía deprimida y sola, y sus padres se quejaban de que rara vez hacía las tareas del hogar. Hablamos de poner límites al tiempo frente a pantallas durante las reuniones familiares, pero los progenitores de Georgia estaban hasta arriba de trabajo con los dos bebés, y se mostraban bastante laxos en cuanto a las imposiciones.

En su penúltimo año en el instituto, Georgia iba tan retrasada en sus estudios que la escuela advirtió a su familia de que quizás no se graduara a su debido tiempo. Ante esto, los padres de Georgia decidieron emprender acciones e iniciaron el ayuno electrónico. Al cabo de varios días, Georgia empezó a dedicar más tiempo y esfuerzos a sus tareas escolares, pero todavía le quedaba bastante para estar a la altura.

Cuando ya llevaban tres semanas de ayuno, Georgia acudió a mi consulta por su cuenta y lloró incontrolablemente por no disponer de su teléfono móvil. Su nivel de desesperación me hizo sospechar que todavía sufría una disfunción, pero negó estar usando ningún otro dispositivo electrónico. A la mañana siguiente, no obstante, su madre me escribió un e-mail diciéndome que habían encontrado un libro electrónico Kindle con la pantalla táctil en la habitación de Georgia que habían olvidado retirar, y que Georgia había admitido que había estado jugando a juegos con él en la cama cada noche. Poco después de descubrirse eso, pillaron a Georgia usando un viejo teléfono celular que había quedado olvidado en un cajón para los trastos. Tras llevar a cabo otro barrido para eliminar los aparatos electrónicos por si acaso, el padre de Georgia se llevó los dispositivos electrónicos al trabajo, momento en el cual empezó el *verdadero* Reinicio.

Sin ningún aparato electrónico que la distrajera, Georgia logró ponerse al día con una enorme cantidad de tareas escolares no entregadas. Empezó a implicarse en más actividades sociales cara a cara, y con una gestión estricta y continua de las pantallas electrónicas, su soledad y su depresión mejoraron. Mientras tanto, su mejor vida social proporcionó a sus padres una nueva ventaja, ya que no tenían que ocuparse de que Georgia hiciera sus tareas escolares. A lo largo de los siguientes meses, Georgia acabó haciendo grandes avances en múltiples campos, pero puede que esto nunca hubiera sucedido si sus padres no hubieran descubierto esos aparatos electrónicos que habían pasado por alto.

J.T.: oportunidades que se han pasado por alto

En este caso, un niño de ocho años llamado J.T. mostró mejoras significativas en su estado de ánimo durante la primera semana de ayuno. Durante la segunda semana, no obstante, sus padres quedaron consternados cuando sus rabietas y sus comportamientos explosivos regresaron. Después de cierta investigación, descubrieron que uno de los amigos de J.T. le estaba dejando jugar con un videojuego portátil durante la media hora que duraba el viaje en autobús que lo llevaba y traía de la escuela. Para solucionar este problema, el padre de J.T. le llevó al colegio en automóvil durante algunas semanas, y claramente, el estado de ánimo de J.T. mejoró de nuevo. Después de decidir continuar con la eliminación de los videojuegos durante varios meses más, su madre habló con el conductor del autobús y con los padres del amigo de su hijo, que estuvieron de acuerdo en ayudar con las restricciones. Como pudo verse, J.T. prefería ir en el autobús con sus amigos, y cumplió con el ayuno en lugar de arriesgarse a tener que volver a ir en automóvil con su querido papá.

Jackson: falsas promesas

Cuando Jackson empezó a acudir a mi consulta tenía veinte años. Sufría algunos trastornos de atención pero, por lo demás, era bastante brillante. Pese a ello, quedaba rezagado continuamente en sus clases en la universidad, y acababa abandonándolas cada semestre. Después de meses insistiendo en que sus hábitos con los videojuegos no le estaban afectando, Jackson acabó admitiendo el tiempo que les dedicaba y cómo afectaban a su motivación. Como Jackson vivía en casa de sus padres, su madre estuvo de acuerdo en retirar todos los videojuegos de casa, de modo que Jackson pudiera centrarse en la universidad.

Sin embargo, una vez que regresaron a casa desde mi consulta, Jackson cambió de opinión y le dijo a su madre que dejara la consola en su habitación. Prometió que no jugaría, pero, por supuesto, siguió haciéndolo igual que antes. Así pues, su madre le propuso un trato: le compraría un *forfait* para ir a esquiar si le entregaba los mandos de la consola. Cerraron el trato, y después de que le entregara los mandos le compró el *forfait*. Cuando más tarde le pregunté a la madre que por qué no se había deshecho de la consola, me contestó: «Era demasiado doloroso». Cuando le pregunté si los mandos se encontraban fuera de casa me dijo que los había escondido en el armario.

No hace falta decir que Jackson encontró los mandos. Al principio los escondió debajo de su cama y jugaba cuando no había nadie en casa, pero acabó por jugar sin esconderse, ya que el *forfait* para ir a esquiar ya había sido pagado y su madre se lo había dado.

Llegados a ese punto, seguí viendo a Jackson, pero evité el tema, ya que parecía que la familia no estaba preparada para seguir hasta el final. Alrededor de un año mas tarde, Jackson acudió a mi consulta y me anunció que había retirado todos los componentes de la consola de su cuarto y que se los había entregado a su madre. Me djio: «Pensaba que podía controlar y jugar sólo de vez en cuando, pero no soy capaz. La única forma de que *no* juegue es no tener la consola a mi alcance».

Jackson empezó a sacar unas notas fenomenales en la universidad, dejó de faltar a las clases y acabó perdiendo nueve kilos.

Cuando se vean enfrentados a la perspectiva de un ayuno electrónico, los niños prometerán que no jugarán a videojuegos ni usarán más sus aparatos electrónicos, siempre que no se los quites. Muchas veces esto no es más que una mera manipulación, pero incluso aunque los niños lo digan y se lo crean de verdad, no les hacemos ningún favor «creyéndoles». Dejar esos dispositivos a su alcance resulta, sencillamente, demasiado tentador. *Nunca* he visto a ningún niño con problemas relacionados con las pantallas electrónicas ser capaz de dejar de usarlas, voluntariamente, durante más de algunos días. Estos aparatos deben retirarse físicamente del hogar, y no tan sólo esconderse en un armario o desenchufarse. Tal y como comento más adelante, los niños son listos, y cuando la necesidad aprieta, se aguza el ingenio.

No subestimes la determinación de tu hijo

Cuando lleves a cabo una retirada de pantallas para un Reinicio, debes *eliminar*, de verdad, cualquier tentación. Con frecuencia los padres retiran los aparatos electrónicos de su hijo, pero dejan los suyos por la casa «bloqueados» con una clave o cualquier otra aplicación que impida acceder a ellos. Esto es un error. Si existe algún camino alternativo, los niños darán con él antes que el técnico de tu compañía de telecomunicaciones. Y tampoco creas que quitarle la batería a un teléfono móvil evitará que un chico lo use: encontrará otra.

Así pues, si sospechas que has pasado algo por alto, ten en cuenta lo siguiente:

- Revisa la agenda de tu hijo, hora a hora y día a día. No olvides el tiempo que pasa en el autobús, compartiendo un vehículo, en el recreo y en los descansos de sus prácticas deportivas como oportunidades potenciales para tener acceso a pantallas electrónicas.
- Haz una lista de los aparatos electrónicos, nuevos y viejos, incluso aunque creas que tu hijo ya no está interesado en ellos. Cualquier vieja consola portátil se volverá tentadora si las actuales no están disponibles.

- No te olvides de los viejos teléfonos móviles. La mayoría dispone de juegos, y tu hijo los encontrará si simplemente se hallan en un cajón donde se guardan objetos obsoletos.

- Piensa en cada lugar al que vaya tu hijo: a la casa de un excónyuge, a una guardería, a actividades extraescolares. Los niños, además, suelen mentir a otros cuidadores y decirles que «ahora se les permite jugar». Asegúrate de recordárselo a todas las personas implicadas. A veces, los abuelos no se dan cuenta de que los teléfonos celulares antiguos pueden tener juegos instalados, y pueden darle uno a su nieto pensando que es inocuo.

- Por último, no permitas que tu hijo conserve un aparato electrónico por el mero hecho de que sea un regalo o porque «se lo compró con su propio dinero». Los teléfonos móviles y otros dispositivos suelen ser baratos, e incluso gratis en la actualidad, lo que da lugar a que se regalen como nunca antes, pero eso no significa que los niños deban disponer de ellos.

Problema n.º 2: duración insuficiente del ayuno

Aunque la mayoría de los niños y los adolescentes pueden reiniciarse con un ayuno de tres semanas de duración, a veces estas tres semanas no son suficientes. La mayoría de las veces esto se da en los adolescentes de mayor edad y los adultos jóvenes que o padecen una adicción física o pasan más de diez o doce horas diarias frente a una pantalla (lo que es algo más común de lo que pudieras creer). Cuando la necesidad de un ayuno más prolongado se da en un niño joven o en edad escolar, suele deberse a factores que complican las cosas, como el autismo, problemas sensoriales o un trastorno subyacente del estado de ánimo, y puede que se trate de un signo de que, sencillamente, no pueden tolerar mucho (por no decir nada) los aparatos electrónicos.

En el capítulo 9 se habla de esto en mayor detalle, pero en pocas palabras: si no estás seguro de por qué no has visto una mejoría, *no podrás equivocarte si prolongas el ayuno*. Los progenitores parecen tener una sensación intuitiva al respecto. Si dudas sobre si tendrías que hacer que dure más, simplemente hazlo.

Problema n.º 3: la relajación de las normas

Existen dos razones principales por las cuales un ayuno estricto puede volverse, progresivamente, menos estricto, y por tanto menos eficaz, con el tiempo. La primera es la fatiga. Mantener un ayuno estricto sin un respaldo adecuado puede parecer muy difícil, por lo que los padres empiezan a aflojar la mano y no monitorizan las cosas tan de cerca. Aparte del agotamiento por no tener suficientes descansos o por no disponer de suficiente ayuda con los cuidados de la criatura, la fatiga puede darse cuando los padres se enfrentan a una gran resistencia con respecto al ayuno o a los problemas relativos al tiempo frente a pantallas proveniente de otros, como familiares, médicos, cuidadores, etc. Los progenitores pueden acabar cansados de explicar y justificar su postura, y empezar a ceder. Se habla sobre este problema y acerca de la forma de gestionarlo en el capítulo 8.

La segunda razón principal por la cual las normas se vuelven más laxas es el éxito precoz. Cuando los padres ven algunos resultados positivos con bastante rapidez, como por ejemplo durante la primera semana, pueden volverse descuidados, consciente o inconscientemente, en lo tocante a las normas durante las siguientes semanas. Cuando el comportamiento de su hijo vuelve a empeorar, el progenitor piensa: «Lo he intentado pero no está funcionando». Así que sé honesto contigo mismo: ¿te has vuelto laxo con las normas, por la razón que sea? ¿Se ha disminuido la intensidad del «ayuno»? ¿Ha entrado a hurtadillas el tiempo frente a pantallas? Recuerda que al cerebro le lleva tres o más semanas (y no sólo una) reposar y rejuvenecer adecuadamente. Tienes todo el derecho a celebrar las mejoras precoces, pero ésa no es razón para soltar las riendas. Si te das cuenta de que esto puede ser lo que haya sucedido, entones vuelve a llevar a cabo el Reinicio de nuevo en cuanto puedas, y redobla tu compromiso para ceñirte a él.

Problema n.º 4: demasiada resistencia o muy poco apoyo

La falta de respaldo o la excesiva resistencia por parte de los demás puede condenar al Reinicio antes de su comienzo. Prácticamente cada progenitor tiene que enfrentarse a las dudas y al escepticismo sobre el SPE por parte de los demás, además de a unos grados variables de cooperación con el ayuno electrónico. Puede que no *se fuera* relajando el ayuno con el tiempo, sino que, para empezar, simplemente no fuera suficientemente estricto debido a la falta de ayuda. Éste es un problema tan enorme y crucial que le he dedicado la segunda mitad del capítulo 8.

Problema n.º 5: tiempo frente a pantallas relacionado con la escuela

Si tu hijo está expuesto a demasiado tiempo frente a pantallas durante la jornada escolar o durante el período que dedica a sus tareas escolares, o si tu hijo es especialmente sensible a la desregulación, quizás debas eliminar las fuentes de pantallas relacionadas con el colegio para que el cerebro descanse y se reinicie de manera adecuada. En algunos casos, sólo es necesario eliminar el tiempo frente a pantallas que tiene que ver con la escuela durante el ayuno, y en otros casos puede que sea importante restringir o eliminarlo a largo plazo. Vuelve a consultar el capítulo 5, la sección «La planificación del Reinicio y la escuela» (página 212) para obtener información sobre pedir que el tiempo frente a pantallas sea eliminado durante el ayuno, y que incluye un ejemplo de una nota de un médico, y lee el capítulo 11, especialmente la sección «Trabajar junto con la escuela de tu hijo: actitudes y enfoques eficaces» (página 361).

Problema n.º 6: otros instigadores relacionados con los aparatos electrónicos

Por último, si estás seguro de que no has pasado por alto ningún dispositivo con pantallas electrónicas ni ninguna oportunidad de acceder a ellos, piensa en si hay algunos impactos relacionados con los aparatos electrónicos que podrían estar provocando alteraciones y evitando que el sistema nervioso de tu hijo sane. Los tres principales son los CEM, la televisión y una iluminación perniciosa.

La radiación procedente de campos electromagnéticos (CEM)

Los CEM se encuentran por doquier, y cada persona muestra una sensibilidad diferente a ellos. Todas las comunicaciones inalámbricas, desde el WiFi hasta los teléfonos móviles, las emiten, y cada vez existen más pruebas que sugieren que los CEM creados por el hombre provocan cambios relacionados con el estrés que pueden contribuir a síntomas propios de la hiperexcitación, por lo menos en algunas personas. Ciertos problemas, entre los que se incluyen el autismo, los trastornos autoinmunitarios, las alergias y algunos casos de TDAH, pueden predisponer a alguien a la sensibilidad a los CEM. A su vez, los CEM pueden hacer empeorar o acelerar estos trastornos.

Como el WiFi es una fuente continua de CEM de radiofrecuencia independientemente de si usas Internet o no, para solucionar el Reinicio, apaga la conexión del WiFi de tu hogar durante un mes y usa, en lugar de ella, un acceso a Internet por cable. Para leer una discusión más detallada sobre los posibles efectos de los CEM, *véase* el apéndice B: «Los campos electromagnéticos (CEM) y la salud».

(*Véase también* el capítulo 11 al respecto del WiFi relacionado con la escuela).

Renuncia a la televisión

Tal y como he comentado en el capítulo 5 («Ver la televisión durante el Reinicio», página 209), generalmente permito algo de televisión o de visionado de películas durante el Reinicio, pero a veces esta concesión se pone en contra. ¿Por qué? A veces, las familias no siguen las directrices relativas a la televisión: se permite que el niño vea unos dibujos animados con un ritmo acelerado y programas infantiles en un monitor con una pantalla enorme sentado justo delante de ella, o la familia deja el televisor encendido todo el tiempo, incluso cuando nadie la está mirando. Tal y como comento en el capítulo 3, los estudios muestran que incluso una televisión encendida de fondo puede ser perjudicial para la capacidad de atención, además de reducir la cantidad y la calidad de las interacciones entre el niño y sus progenitores. Además, ver la televisión está relacionado con los problemas de aprendizaje, lectura y comportamiento. Independientemente de si has seguido o no las normas del Reinicio relativas a la televisión, si tu hijo experimenta dificultades durante el Reinicio y has identificado y solucionado el resto de los problemas, piensa también en renunciar a la televisión.

Iluminación perjudicial

Las investigaciones sugieren que varios factores relacionados con el tipo de luz emitida por las bombillas de bajo consumo pueden contribuir a la hiperexcitación, incluyendo estudios que demuestran reacciones de lucha o huida y un sueño más superficial.[1] Debido a esto, una recomendación que hago cuando ya se han tenido en cuenta otras causas de origen electrónico es cambiar las bombillas de luz fluorescente compacta (LFC) y las LED de casa por luces menos azuladas y de un espectro lumínico más amplio. Si esto no resulta posible, elimina por lo menos esas bombillas de la habitación de tu hijo. Las bombillas incandescentes son las más saludables, porque emiten una luz con un amplio espectro lumínico y de forma continua que resulta más cómoda para su procesado por parte de los ojos y el cerebro, pero es difícil encontrarlas en la actualidad. El siguiente mejor tipo de bombillas son las halógenas, cuyo espectro no es tan equilibrado como el de las incandescentes, pero se le acerca. En contraste, tanto las LFC y las LED tienen unas fuertes tonalidades azules y blancas, y emiten la luz en forma de «pulsos» en lugar de en forma continua, generando así una luz menos relajante.[2] De entre las dos, la luz fluorescente tiene un aspecto y provoca una sensación más irritante, además de emitir más radiación.

Una de las razones por las que sabemos que la luz fluorescente puede ser un irritante visual y del sistema nervioso es porque en ciertos individuos sensibles, como en aquellos con trastornos autoinmunitarios, migrañas, convulsiones o tics nerviosos, las luces fluorescentes pueden precipitar una reacción (como un sarpullido, cefaleas, convulsiones, tics nerviosos, etc.). Por el contrario, hay estudios que muestran que la gente informa de una mayor sensación de bienestar con las luces incandescentes frente a las LFC.[3] Existe una razón por la que la «iluminación ambiental» recibe su nombre.

Cambiar las bombillas es algo relativamente fácil de hacer. Incluso aunque no percibas una diferencia de inmediato, reducir la influencia estresante de las bombillas de bajo consumo puede aportarnos beneficios con el tiempo.

Puntos del capítulo 7 que hay que recordar

- La falta de una monitorización objetiva puede hacer que a veces un progenitor crea que el Reinicio no ha sido de ayuda, cuando en realidad sí lo ha sido.
- Una monitorización adecuada puede ayudarte a priorizar las áreas problemáticas más acuciantes, establecer unas metas claras y mantener una rigurosidad con el ayuno cuando se están dando trastornos en múltiples áreas.
- Si el Reinicio parece haber sido ineficaz, detecta y soluciona las posibles razones antes de decidir que el tiempo frente a pantallas no tiene ningún impacto.
- Los contratiempos relacionados con la localización y la resolución de problemas incluyen haber pasado por alto aparatos electrónicos o la oportunidad de acceder a ellos, un «relajamiento» de las normas del Reinicio y otros instigadores relacionados con la electrónica.
- En algunos niños puede que deba reducirse más o eliminarse ver la televisión para que el sistema nervioso pueda reiniciarse correctamente.
- La exposición a CEM puede provocar muchas de las mismas reacciones de estrés que el tiempo frente a pantallas interactivas, así que minimizar los CEM creados por el hombre apagando el WiFi puede potenciar la eficacia del Reinicio, especialmente en los niños sensibles.

CAPÍTULO 8

ENFRENTARSE A LAS DUDAS
Y APUNTALAR EL RESPALDO

«Toda verdad pasa por tres etapas. Primero es ridiculizada.
En segundo lugar se encuentra con una violenta oposición.
En tercer lugar es aceptada como obvia».
ARTHUR SCHOPENHAUER

El asunto del tiempo frente a pantallas toca una fibra colectiva. Desencadena ansiedad en lo tocante a las prácticas de crianza y educación de los hijos, culpabilidad por permitir que el tiempo frente a pantallas provoque efectos negativos en nuestros retoños y una actitud defensiva en lo tocante a los propios hábitos del tiempo frente a pantallas. Los padres se sienten impotentes y furiosos cuando las escuelas realizan cambios generalizados que les dejan sin elección, y se sienten alarmados cuando oyen que los datos de sus hijos están siendo explotados y vendidos. Algunos están resentidos porque la comunidad médica no ha sido suficientemente contundente con respecto a las advertencias sobre el tiempo frente a pantallas, mientras que a otros les molesta que les digan cómo vivir su vida y cómo criar a sus hijos. Al mismo tiempo, la innovación en general suele estar ligada a la tecnología basada en las pantallas, y se nos dice con frecuencia que la tecnología tiene tal potencial que cuestionar su papel en cualquier terreno parece casi antipatriótico. Todos estos sentimientos conflictivos (que se perciben tanto a nivel individual como social) provocan preguntas apremiantes a los padres: ¿es el tiempo frente a pantallas verdaderamente peligroso o se han exagerado los temores? ¿Afecta a todos los niños o sólo a unos pocos? ¿Es de ayuda para el aprendizaje o lo entorpece? ¿Qué opciones tengo si está afectando a mi hijo? Mientras tanto, las pantallas se encuentran por doquier. Las usamos y dependemos de ellas cada día más, y la idea de limitar el tiempo frente a pantallas (y no hablemos de seguir un ayuno estricto) puede parecer un disparate.

Las dudas y la incertidumbre sobre el tiempo frente a pantallas son un asunto universal, y pueden suponer un obstáculo tan crucial para un Reinicio exitoso que merecen su propio capítulo. Si tienes dudas sobre el SPE y sobre si este síndrome está afectando a tu hijo, debes saber que no estás solo. Casi cada progenitor que lleva a cabo el Programa de Reinicio se enfrenta a dudas. Muchas veces es sólo mediante la perseverancia y siguiendo un ayuno estricto como los padres ven por sí mismos el impacto que está teniendo en sus hijos el tiempo frente a pantallas.

Por otro lado, todos los padres sin excepción deben enfrentarse a las dudas y al escepticismo de los demás. Esto puede suponer todo un reto en ocasiones, ya que es imposible llevar a cabo un Reinicio sin ayuda, cooperación y apoyo. Así pues, además de abordar las dudas que puedan tener los progenitores, este capítulo se ocupa de cómo pueden los padres trabajar con otros y reclutar ayuda, independientemente de lo que la gente piense sobre el SPE o de lo que crea sobre los efectos del tiempo frente a pantallas.

Dicho esto, no todo progenitor con el que trabajo tiene dudas. Algunos, de hecho, se sienten respaldados cuando hablo del SPE, ya que confirma aquello de lo que han sido testigos en su propia vida, con sus propios hijos y con otros. Estos padres están ansiosos por llevar a cabo el Reinicio, porque ya están convencidos de antemano de que será de ayuda; pero incluso aquellos con dudas se beneficiarán de este capítulo mientras vayan incrementando sus apoyos con una red de ayudantes de entre los que quizás no todos compartan esa convicción.

Dudas personales e incertidumbre

Cuando trabajo con familias con problemas relacionados con las pantallas, una de mis tareas más importantes consiste en abordar las dudas y las incertidumbres de los padres sobre el Programa de Reinicio. Es crucial averiguar qué se encuentra *detrás* de cualquier duda o reticencia, ya que la falta de compromiso puede minar fácilmente un Reinicio. En esencia, me encuentro con que esto se reduce a dos áreas: 1) las dudas o la desconfianza relativas a los efectos adversos del tiempo frente a pantallas (y por tanto a la eficacia del Reinicio), y 2) dudar de la propia capacidad para llevar a cabo el Programa de Reinicio.

Es imposible abordar, en este libro, todas las dudas que pudiera tener un padre. Los tres primeros capítulos explican el SPE y proporcionan abundante respaldo científico y procedente de las investigaciones sobre los efectos negativos del tiempo frente a pantallas. Cuando los progenitores desean las «pruebas» de mis afirmaciones acerca de la propensión del tiempo frente a pantallas a alterar el cerebro de un niño, comparto con ellos esas investigaciones, además de mi experiencia de primera mano tratando a otros pacientes. Por otro lado, el capítulo 4 resume los beneficios que he visto con el Programa de Reinicio. Sin embargo, nada de esto responde a las verdaderas preguntas: ¿está teniendo el tiempo frente a pantallas un efecto negativo sobre *tu hijo*?, y ¿qué beneficios obtendría *tu hijo* de un Reinicio?

En realidad, ningún progenitor conoce ninguna de estas cosas con una certeza absoluta antes de probar un ayuno electrónico. Cada padre debe llevar a cabo el Reinicio a pesar de las dudas que pueda tener sobre si el SPE está afectando a su hijo y sobre los beneficios que aportará un ayuno. Algunos casos son más claros que otros, algunos progenitores tienen más ganas que otros, y algunos niños están más dispuestos que otros; pero sólo mirando hacia atrás, una vez que se complete el ayuno, se podrá decir con certeza qué impactos está teniendo el tiempo frente a pantallas y que mejoras aportará su eliminación. Tal y como hemos visto, los impactos y los beneficios son tanto directos como indirectos, y dependen tanto de lo que reemplace de forma natural al tiempo que ya no se pase frente a pantallas como de la retirada de las propias pantallas.

¿Vale la pena realizar el Reinicio cuando no estás seguro de cuáles serán los resultados? En realidad, decidir eso es cosa tuya, pero cuando los padres muestran incertidumbre, les pido que hagan lo que en esencia es un análisis de costes y beneficios. Solicito a los progenitores que hagan una lista con lo que creen que serán los «costes» o impactos negativos de llevar a cabo el Reinicio frente a los que creen que podrían ser los beneficios potenciales a corto y a largo plazo. Ése es, en muchos aspectos, un ejercicio complementario al del capítulo 5, en el que los padres identifican cuáles de los comportamientos problemáticos de su hijo quieren abordar y cuáles son los objetivos que tienen como meta. Cada uno de estos pasos ayuda a los progenitores a aclarar sus metas, su propósito y su misión.

EJERCICIO

Análisis de costes y beneficios del Reinicio: calcular los costes

Al igual que con cualquier análisis de costes y beneficios, este ejercicio consiste en hacer dos listas, comparándolas, y luego tomar tu decisión sobre llevar a cabo el Reinicio basándote en si los costes superan a los beneficios o si los beneficios potenciales justifican los costes. Al contrario que en el caso de un análisis económico de costes y beneficios, no existe un valor fijado o predeterminado para cada artículo. Debes decidir el valor de cada cosa, tanto para ti como para tu hijo.

En cualquier caso, el simple hecho de definir estas cosas es de ayuda. En su ansiedad por la cantidad de problemas que imaginan que va a implicar el Reinicio, algunos padres se resisten sin examinar realmente qué temen. Tampoco comparan esto frente a lo que traería consigo el éxito (en sus propios términos) si el Reinicio funciona. De hecho, algunos de los «costes» típicos, especialmente el miedo a que el niño se sienta muy molesto y furioso, son indicaciones de que es necesario un Reinicio y que en realidad sería eficaz, ya que esta reacción indica, en sí misma, un nivel de apego y de dependencia relacionado con otros impactos negativos. Con frecuencia, los «costes» temidos son la otra cara de la moneda de aquello de lo que nos libraría el programa.

Para empezar este ejercicio, escribe una lista de los costes que prevés durante el Reinicio de un mes de duración. Por ahora deja a un lado las preocupaciones sobre la continuación de los límites a las pantallas en el futuro. Al calcular los costes, sé tan concreto y detallado como puedas. Quizás también podrías catalogar el «valor» de cada punto en una escala del uno al diez con respecto a su impacto real o imaginado. Esta lista también funciona como medio de encuesta sobre todas las áreas de dificultad en las que quizás quieras buscar ayuda y apoyo de otros. Aquí tenemos una lista de los posibles puntos o áreas que los padres suelen mencionar:

- La reacción de mi hijo puede ser intensamente negativa, provocando ira, depresión o agresividad.
- Mi hijo podría echarme las culpas u «odiarme» por llevarme sus aparatos electrónicos.
- Perderé a una «niñera electrónica» necesaria o que uso con frecuencia para conseguir paz y silencio o para poder hacer mi trabajo.
- Perderé tiempo para formar vínculos con mi hijo, ya que el «tiempo de juegos» se comparte o se lleva a cabo estando juntos.
- Perder los dispositivos electrónicos puede aislar, señalar o separar a mi hijo de sus compañeros que usan aparatos electrónicos.
- Un ayuno estricto parece algo muy difícil de cumplir, ya que los dispositivos electrónicos se encuentran por doquier, en casa y en cualquier otro lugar.
- Es algo demasiado incómodo hacer que mi hijo realice sus tareas escolares que precisan un ordenador en un área común del hogar.
- Mi hijo podría «volverme loco» por no saber cómo entretenerse.
- No quiero hacer recortes ni modificar mi propio uso de los aparatos electrónicos y el tiempo frente a pantallas.
- Convencer a mi cónyuge y a otros cuidadores para que acepten y cooperen puede que resulte difícil.
- Reemplazar el tiempo frente a pantallas por otras actividades puede implicar más trabajo que el que tengo tiempo y energía para dedicar.
- Puede que me sienta incluso más estresado y agotado que ahora.

Tal y como recomiendo, al mencionar los costes, sé tan concreto como resulte posible. Por ejemplo, si estás preocupado por reducir tu propio tiempo frente a pantallas en casa, distingue entre cuánto de este tiempo es por conveniencia y placer personal, cuánto es práctico y necesario y cuánto está relacionado con estar disponible para otros con los fines propios de tu trabajo. Al realizar esta distinción no pretendo menospreciar el «factor de conveniencia» como coste: este coste es real y debería tenerse en cuenta. Sin embargo, aunque la conveniencia suele ser el primer coste en el que piensan los padres, se le suele dar más valor del que merece, y a fin de cuentas rara vez es el problema más importante.

EJERCICIO

Análisis de costes y beneficios del Reinicio: especificar los beneficios potenciales

Calcular los costes puede ponerte de mal humor, pero es mejor avanzar con los ojos bien abiertos, de modo que puedas prever y hacer planes si se presentan dificultades. Enfrentarse a los miedos o reconocer los riesgos hace que, de algún modo, no te atenacen tanto.

A continuación piensa en los beneficios potenciales a corto y a largo plazo que podría proporcionarte el Reinicio y haz una lista con ellos. Una vez más, sé lo más concreto posible. Es evidente que no sabrás cuáles serán los beneficios hasta que lleves a cabo el Reinicio, pero incluye en la lista esas cosas que, razonablemente, crees que puedes esperar y desear basándote en lo que has leído hasta el momento en este libro. La tabla 3, que aparece a continuación, nos muestra algunos beneficios potenciales a corto plazo junto con cómo pueden traducirse en forma de beneficios a largo plazo con el tiempo.

BENEFICIOS POTENCIALES A CORTO PLAZO	BENEFICIOS POTENCIALES A LARGO PLAZO
Mejora de la actividad del lóbulo frontal • Estado de ánimo: más feliz, más equilibrado, menos irritable • Cognición: mejor concentración, más organizado, mejor tolerancia al estrés, más creativo • Comportamiento/social: menos impulsivo, más «en sintonía», más obediente	Mejor desarrollo del lóbulo frontal • Mejor regulación del estado de ánimo y de la gestión del estrés • Optimización de los estudios, la carrera laboral y/o el potencial creativo • Pensamiento más profundo • Responsable, empático • Relaciones más ricas, autoestima potenciada • Menor riesgo de consumo de drogas y de delincuencia

BENEFICIOS POTENCIALES A CORTO PLAZO	BENEFICIOS POTENCIALES A LARGO PLAZO
Más descansado y más activo físicamente	Hormonas y sistema inmunitario equilibrados. Peso saludable y corazón sano
Evita o minimiza el uso de medicamentos	Evita o minimiza los riesgos asociados a la medicación a largo plazo
Ahorra dinero y recursos (gastados en tutores, terapeutas, etc.)	Ahorra dinero para el futuro
Menos estrés en el hogar, más asentamiento de lazos	Menos estrés sobre el matrimonio de los padres, lazos más fuertes con sus hermanos

Tabla 3. Beneficios potenciales del Reinicio y de la gestión continua de las pantallas.

A continuación tenemos un ejemplo de un análisis de costes y beneficios real que elaboró Shauna, una madre, con respecto a su hijo Steven después de que habláramos de los efectos del tiempo frente a pantallas, el SPE y mi experiencia con el trabajo con niños parecidos a su hijo. Es de esperar que la tabla 4 te ayude a ver cómo las cuestiones generales de la tabla 3 podrían aplicarse o expresarse en una situación real.

El Programa de Reinicio es, literalmente, una inversión en la salud de tu hijo. Todos los objetivos que valen la pena cuestan trabajo o energía: nada es gratis. Al final, si el Reinicio no resulta muy eficaz con los síntomas de tu hijo, o si su coste no vale la pena, entonces sigue adelante y prueba con algo distinto; pero si el Reinicio funciona y percibes muchos de los beneficios más importantes, entonces los costes previstos suelen palidecer con la comparación. Si te preocupa que el Reinicio sea demasiado duro, te animo encarecidamente a que evalúes muy detenidamente los beneficios a los que podrías estar renunciando. Sobre todo si consideras el ayuno como un «experimento» de tres semanas de duración, limitarás tus costes al tiempo que confirmarás los beneficios para tu hijo, haciendo que se trate de una de las inversiones más baratas con uno de los beneficios potenciales más duraderos que podrías obtener nunca.

COSTES DEL REINICIO	BENEFICIOS POTENCIALES A CORTO PLAZO	BENEFICIOS POTENCIALES A LARGO PLAZO
Energías para convencer a los demás (especialmente a mi marido) Tiempo/energía/dinero para reemplazar las actividades ¡Supone inconvenientes! Enfrentarse a la reacción de Steven Perder los descansos que me proporciona (p. ej. preparar la comida, tiempo de silencio)	Los tics nerviosos pueden mejorar Más interés por jugar fuera de casa Mejor calidad de sueño, menos pesadillas Más obediente (hace lo que le pido) Un rato más tranquilo a la hora de preparase para algo (para irse a la cama o a la escuela) Más feliz, menos enfadado Completa más tareas escolares, provocando menos dolores de cabeza (Yo) Podría ir a sitios sin preocuparme de que él vaya a tener una crisis nerviosa (Yo) Alivio del estrés para mí si sus malos comportamientos se reducen	Mejor conciencia de sí mismo y de su identidad Mejores relaciones con sus amigos y su futura pareja Ayudarle a llegar más lejos en la escuela y alcanzar su potencial Más maduro y respetuoso con los adultos Más responsable, y es más probable que consiga (y conserve) un buen trabajo Intereses más amplios Mejores calificaciones Evita el uso de medicación Los tics nerviosos podrían seguir mejorando y se verían menos «reforzados» (Yo) Menos estrés en mi matrimonio (Yo) Sería más capaz de ir en pos de mis propios deseos/ necesidades/intereses

Tabla 4. El análisis de costes y beneficios de Shauna para el Reinicio de Steven.

La comodidad y la niñera electrónica

Aunque en la práctica no uso el término «niñera electrónica» porque tiene una connotación negativa, se trata de una expresión de la que todos hemos oído hablar y entendemos. Incluso en un hogar biparental, la presión de dejar a los niños usar aparatos electrónicos para que puedas oírte pensar es tremenda. Si permites el uso de videojuegos y de otros dispositivos con pantalla para disponer de algo de paz y tranquilidad para poder hacer tu trabajo, felicidades por ser honesto.

Pero cuando los progenitores sienten que *necesitan* los aparatos electrónicos para que «hagan de niñera», lo que esto suele implicar es que existe un problema de respaldo: no hay suficiente ayuda con los cuidados de los hijos, hay demasiado estrés cotidiano o no existe suficiente tiempo de descanso tranquilo, o momentos agradables durante los cuidados de los hijos. Si dispusieras de más descansos, ¿seguirías necesitando usar aparatos electrónicos para obtener un respiro? Si el nivel de referencia del estrés en casa fuera menor y tuvieras las baterías recargadas, ¿no sería eso bueno para ti también?

Recuerda: si el Reinicio tiene éxito, tu hijo será más capaz de implicarse, durante períodos de tiempo más prolongados, en juegos más saludables por su cuenta o con otros de forma pacífica. ¿Qué pasaría si pudieras conseguir el mismo tipo de descansos cada día en casa dando a tu hijo un libro, un proyecto de manualidades o un juego con el que pudiera entretenerse por su cuenta? Esto no es una fantasía. Tal y como he descrito, el Programa de Reinicio mejora la actividad del lóbulo frontal, lo que potencia la capacidad de iniciar actividades por uno mismo, tolerar la frustración, perderse en un juego imaginario, leer en silencio, soñar despierto, cooperar con sus hermanos y maravillarse con la naturaleza. No te agobies imaginando una vida de crianza y educación de tus hijos sin pantallas. Céntrate en el ayuno, y si funciona, muchos de los inconvenientes que parecen tan amedrentadores ahora podrán resolverse de forma natural.

Construir un círculo de apoyo

Implementar un ayuno electrónico requiere esfuerzo y dedicación y, por tanto, es mucho más probable que el Reinicio tenga éxito si existe o se crea un respaldo suficiente. Por el contrario, un apoyo insuficiente es una de las razones más comunes para que el Reinicio se desmorone. Piensa en tu círculo de apoyo como si tuviera dos brazos: uno para respaldar el ayuno electrónico (tanto espiritual como logísticamente) y el otro para promover que cuides de ti mismo.

Si estás casado, tu cónyuge será una importante fuente de respaldo. Hablo de hacer que tu cónyuge se suba a bordo en el capítulo 5. Incluso aunque un progenitor siga mostrándose escéptico o con dudas de que el Reinicio vaya a ayudar a tu hijo, disponer de la cooperación y la ayuda de esa persona con el ayuno puede suponer toda una diferencia. Al igual que con cualquier cuestión relacionada con la crianza y la educación de los hijos, si los progenitores no están en la misma onda, a los hijos les llegarán señales contradictorias, y probablemente explotarán estas diferencias para evitar las restricciones y los límites relativos al tiempo frente a pantallas. Por el contrario, como los cónyuges comparten el objetivo mutuo de respaldar el bienestar de su hijo, apoyarse mutuamente durante el Reinicio puede generar una experiencia de establecimiento de vínculos.

Pero con independencia de si hay uno o dos progenitores entregados a bordo, hay trabajo por llevar a cabo: hacer preparativos para hablar con las personas relevantes implicadas, organizar agendas y actividades, sacar tiempo que pasar con tu hijo, etc. Si empiezas a hacer todo el trabajo extra sin permitirte cuidar de ti mismo, es más probable que acabes rindiéndote y cediendo los días que estés cansado. La necesidad de planear descansos es especialmente importante para las madres, que tienden a ocuparse antes de las necesidades de los demás y se olvidan de las suyas propias. Recuerda que ésta es una receta que te abocará al agotamiento. Por otro lado, si puedes decirte: «Oye, estoy realmente exhausta, pero el jueves por la noche salgo a cenar con mis amigas», será más fácil ceñirse al programa porque sabes que hay una pausa a la vista. Si eres ese tipo de progenitor que se siente culpable si hace algo para sí mismo (y muchos padres son así), recuerda que «ocuparte de ti mismo» ayudará a que tu hijo también cuide bien de sí mismo.

EJERCICIO

Identifica las fisuras en tu sistema de apoyos

Para formar tu círculo de respaldo, piensa en la gente más cercana a ti y ve buscando también alejándote de tu círculo íntimo. Haz una lista con todas las personas en las que puedas pensar que ya te ayuden y menciona el papel que desempeñan actualmente en tu vida y qué cosas «extra» podrías necesitar de ellos o pedirles durante el ayuno de tres semanas de duración.

Luego empieza a dirigirte a la gente y determina su voluntad de ayudarte. Cuando le explicas a cada persona el Programa de Reinicio y el SPE, ¿cómo reaccionan? ¿Se muestran escépticos o abiertos a la idea? Aparte de tu cónyuge y de los cuidadores clave indispensables, no gastes demasiada energía intentando convencer a otros. Todo lo que necesitas es cooperación con el ayuno, y no que te den la razón de que este tratamiento vale la pena o es eficaz. Dilucida rápidamente a quién es crucial embarcar en este proceso, quién te apoya y quién no, y trabaja a partir de ahí.

Mientras haces esto, valora continuamente: ¿dónde falta apoyo? ¿Dónde están las grietas, los puntos débiles o los lugares en los que los aparatos electrónicos podrían colarse a escondidas durante el ayuno? ¿Es en la escuela, con ciertos amigos o en casa de tu excónyuge? ¿Dónde es más fuerte el respaldo?, y ¿pueden estas personas o situaciones ayudar a compensar las áreas con debilidades?

Sigue actualizando tu lista de apoyos de forma continua durante tu semana de preparación, e idea medidas de seguridad para asegurarte de que nada (incluyendo tu salud mental) se esfume a través de las fisuras. Averigua, desde el punto de vista logístico, cuándo y cómo obtendrás descansos. Los miembros de un matrimonio deberían ayudarse entre sí con las actividades libres de pantallas y los cuidados de los hijos, de modo que cada cónyuge pueda tomarse descansos. Permitir a cada progenitor una noche libre por semana es de ayuda. Si puede ser la misma noche cada semana, mejor, ya que entonces sabrás exactamente cuándo llegará la próxima pausa.

Sam: la madre soltera y la niñera electrónica

Tal y como he dicho, a veces el tiempo frente a pantallas se convierte en un problema precisamente porque los progenitores carecen de apoyo y confían demasiado en los aparatos electrónicos. De hecho, algunos padres puede que necesiten conseguir más respaldo antes de poder pensar siquiera en un ayuno. Éste era el caso de la madre de Sam, que era madre soltera y que permitía que su hijo jugara a videojuegos cada día después de regresar de la escuela y antes de empezar a hacer sus deberes. Los profesores de Sam se quejaban de su mal comportamiento y de que estaba quedando rezagado en lectura y matemáticas, y su madre estaba desesperada.

«Cuando vuelve del colegio esta hecho un desastre –me decía su madre–. Al principio sólo jugaba con los videojuegos si había tenido un día decente en la escuela pero, para ser honesta, necesito el descanso que me proporciona; así que ahora lo consigue prácticamente cada día. Me permite preparar la comida y le mantiene callado. Parece que es algo que, en este preciso momento, funciona».

Sam estaba entonces en segundo de primaria. Le expliqué a su madre el círculo vicioso que estaba generando el hábito diario de los videojuegos: cómo, tras la intensa estimulación y excitación provocada por estos juegos, su cerebro pasaba por una «abstinencia» de dopamina, y se volvía irritable y tenía problemas para concentrarse. Entonces era incapaz de hacer sus deberes y tenía dificultades para quedarse dormido, y el ciclo se repetía. Le dije: «Será incapaz de avanzar académicamente si no se eliminan los videojuegos».

«Sí, ya veo lo que me está diciendo –me contestó–, pero soy madre soltera y a veces, eso es todo lo que puedo hacer para superar el día. No tengo a nadie que me ayude. Y para él, creo de verdad que le calman, por lo menos mientras está jugando; y yo también necesito ese descanso, porque sé que el resto de la tarde va a ser un infierno intentando que haga sus tareas escolares».

La madre de Sam necesitaba, claramente, más apoyo antes de poder intentar un ayuno. No podía pensar en cómo sería la vida sin la pausa que le proporcionaba el tiempo frente a pantallas, así que intentamos resolver ese problema en primer lugar. A Sam le encantaba jugar fuera de casa, pero hasta ese momento su madre había estado restringiendo esto porque se había quedado bastante retrasado en sus estudios. Así pues, el primer movimiento consistió en permitir a Sam jugar fuera de casa entre cuarenta y cinco minutos y una hora cada día, independientemente de lo que pasara. A continuación trabajamos con el profesor para quedar libres de tareas escolares hasta nueva orden, para así permitir más tiempo de «reposo cerebral», y para hacer que las tardes fueran menos agotadoras para la madre de Sam. Una vez que hicimos esto, la madre de Sam estuvo preparada para intentar el Reinicio.

Ahora, con el temido problema de las tareas escolares fuera del mapa, la madre de Sam disponía de más energía para planear actividades saludables para jugar. También empezó a enseñarle a Sam cómo ayudar en casa haciendo, por ejemplo, que Sam preparara con ella la cena y pusiera la mesa. Le pedía que doblara las servilletas de una forma distinta cada noche, una actividad sencilla pero entretenida y creativa para él. A lo largo de las siguientes semanas, entre el tiempo extra de actividades físicas fuera de casa, la curación de su cerebro gracias al ayuno y el tiempo de establecimiento de lazos con su madre, la concentración y la autoestima de Sam mejoraron, y aprender volvió a ser divertido. Una vez que finalizó el Reinicio, dispusimos que Sam completara el 90 % de sus tareas escolares con un ayudante, y siguió con los juegos fuera de casa cuando llegaba al hogar sin videojuegos durante los días laborables. Sam todavía seguía enfrentándose a sus retos, pero sus calificaciones en lectura y matemáticas mejoraron, su comportamiento se tornó mas respetuoso y útil, y su madre pudo volver a disfrutar de pasar tiempo con él por las tardes. Vale la pena señalar que esta madre soltera hizo que sucedieran todas estas cosas sin ayuda extra para cuidar de su hijo y sin gastarse ni un céntimo suplementario.

El fenómeno de la aprobación

El *fenómeno de la aprobación* es una dinámica que se da cuando alguien confirma una creencia interna que tenemos contra las normas o las creencias de la sociedad, y la confirmación o validación nos da «permiso» para actuar de acuerdo con esa creencia. En el caso del tiempo frente a pantallas, el fenómeno de la aprobación surge cuando alguien sospecha que pasa algo inherentemente malo con el tiempo frente a pantallas en general o quizás con ciertos hábitos relativos a las pantallas, como jugar a videojuegos a diario, la redacción de mensajes de texto sin parar o estar obsesionado con las redes sociales. La persona percibe que sus puntos de vista son minoritarios y que, por tanto, no será escuchada, pero al oír una explicación relativa a la naturaleza del tiempo frente a pantallas que coincide con lo que cree en secreto, se siente, repentinamente, con la libertad de actuar.

Con frecuencia, esta persona tendrá una historia frustrante que contar cuando surja el tema de la alteración debida al tiempo frente a pantallas: «Puedo comprenderlo a la perfección. Mi sobrina está descontrolada, y siempre me he preguntado si era porque está pegada a su teléfono móvil las veinticuatro horas del día y los siete días de la semana», o «He estado intentando decirle a mi marido que puedo ver que los videojuegos no son buenos para nuestro hijo, pero él simplemente me dice que las investigaciones afirman que mejoran la capacidad de atención». De forma parecida, cuando recibo correos electrónicos de padres que han leído un artículo mío, me suelen decir que otros médicos y profesionales han echado por tierra sus sospechas de que el tiempo frente a pantallas tenga efectos negativos: «Le dije a mi médico que pensaba que los videojuegos estaban afectando al TDAH de mi hijo menor, pero me contestó que el trastorno de mi hijo es de origen genético y que no debería castigarle quitándole sus videojuegos», o: «Le expliqué al profesor que mi hijo necesitaba jugar fuera de clase durante el recreo (y no jugar con videojuegos), pero el maestro insistió en que los juegos son educativos».

Cuando te diriges a otras personas en busca de apoyo para llevar a cabo un ayuno y se da el fenómeno de la aprobación, la persona escucha

276

atentamente lo que estás proponiendo (y a las razones del porqué) y muestra poca resistencia a hacer lo que haga falta para ayudar a tu hijo. Sentirás la coincidencia porque os encontráis en la misma longitud de onda: es como si, de repente, formarais parte del mismo equipo. Exponiendo la lógica subyacente a los síntomas relacionados con las pantallas y al ayuno, estás aportando una validación con respecto a algo que esta persona ya intuía, además de aportar la oportunidad de ayudar a un niño (el tuyo y quizás también el de él o ella): una atractiva combinación. Incluso los progenitores de niños que usan aparatos electrónicos todo el tiempo puede que sean más abiertos de lo que crees. A veces, los padres simplemente trabajan mucho y se sienten impotentes (o demasiado ocupados) para organizar actividades más saludables. Aquí yace la «aprobación»: estás proporcionando información que les permite actuar de acuerdo con lo que ya creen. Puede resultar muy satisfactorio conectar con alguien de esta forma, al igual que lo es para mí cuando hablo o recibo noticias de padres, abuelos, profesores y médicos de todo el mundo que han actuado de acuerdo con lo que creían tras coincidir con algo que había escrito en un artículo. Así pues, sé valiente, abre la puerta a la conversación y mira a ver quién puede unirse a ti.

Los padres de los compañeros de juegos de tu hijo

A medida que vayas desarrollando tu red de apoyo, deberás hacer un inventario de las personas con las que tu hijo pasará tiempo durante su ayuno, más allá de los cuidadores que se ocupan de tu hijo a diario. Deberías dirigirte, especialmente, a los padres de los amigos de tu hijo, decirles lo que estás haciendo y preguntarles si están dispuestos a cumplir las normas de «nada de pantallas» cuando tu hijo esté en su casa. Si cualquiera de estos progenitores no asiente, o si no estás del todo seguro de que vayan a cumplir, tu hijo no podrá jugar en su hogar: es así de sencillo.

Si no tienes mucha relación con unos padres concretos, quizás desees preservar tu privacidad o la de tu hijo, por lo que tal vez no quieras divulgar todos los problemas a los que se está enfrentando tu retoño o las razones por las cuales estás llevando a cabo el Reinicio. Incluso en el caso de la familia, los padres prefieren ser discretos con los problemas de comportamiento de un hijo, a veces debido a la vergüenza o porque no quieren molestar a los demás. Una explicación vaga, pero pese a ello veraz, para el Reinicio, es que «lo ha ordenado el médico»: que descanse de los videojuegos para mejorar su calidad de sueño. La mayoría de la gente habrá oído hablar de la relación entre el sueño y el uso de aparatos electrónicos, y citar la autoridad del médico te quitará el peso de encima. Enfatiza la importancia de ser estricto: explica que se trata de unas precauciones parecidas a las de una dieta de eliminación cuando se están valorando intolerancias a ciertos alimentos. La valoración no resultaría precisa sin una prohibición completa durante un período de tiempo prescrito.

Dicho esto, tal y como menciono en el cuadro «El fenómeno de la aprobación» (página 276), es probable que te sorprenda la actitud receptiva de por lo menos algunos de estos progenitores. No asumas que porque un padre parezca muy permisivo o indiferente no vaya a compartir tus preocupaciones. Puede que unos progenitores muy ocupados quieran implicarse más, y quizás unos padres permisivos *quieran* inculcar unos hábitos más saludables a su hijo, especialmente si pueden hacerlo junto con alguien que ofrezca un apoyo mutuo. Si compartes información sobre el SPE con estos progenitores, quizás consigas que más de un padre esté dispuesto a poner en vigor el ayuno siempre que tu hijo esté en su casa: puede que consigas a un compañero para el ayuno. Tu propia implicación puede ser el apoyo que alguien necesite para intentarlo, llegado el punto en el que podéis coordinar una responsabilidad mutua y turnaros para organizar actividades, proporcionándoos así, mutuamente, preciosos descansos.

Anna era la madre soltera de Kayla, una muchacha de quince años a la que ya estaba viendo debido a una depresión. Kayla estaba publicando fotografías sexualmente provocativas de ella en su cuenta de Instagram, tenía rabietas y estaba fracasando en el colegio. Preocupada por las repercusiones potenciales de sus acciones y por la gravedad de su irritabilidad, le receté un ayuno estricto y le aconsejé que no se le permitiera el acceso a ninguna red social, incluso después del ayuno. Breanna, que era la mejor amiga de Kayla, era un par de años mayor y también era hija de madre soltera. La propia Breanna usaba las redes sociales de forma obsesiva y no tenía ninguna restricción para acceder a distintos aparatos electrónicos en su casa. Cuando Anna informó a la madre de Breanna que a Kayla no se le iba a permitir pasar tiempo en casa de Breanna durante varias semanas debido al ayuno, la madre de Breanna expresó, inesperadamente, que pensaba que el ayuno era una gran idea. De hecho, también puso a *su* hija (que era muy rebelde) a dieta.

Este movimiento ayudó a ambas madres en términos de refrenar los comportamientos que estaban fuera de control. Para la madre de Kayla, el respaldo adicional por parte de otro progenitor también le permitió abordar otros problemas serios de su hija de forma más eficaz, sin la carga añadida de restringir dónde pasaba Kayla buena parte de su tiempo.

Amigos y familiares

Cuando estés construyendo una red de apoyos no pienses sólo en la gente con la que estará tu hijo durante el ayuno. Piensa en cualquiera que pueda ayudarte con tus propios cuidados. Pide a amigos que se reúnan contigo para una salida nocturna, o pídele a un familiar cercano que te telefonee y se ponga en contacto contigo regularmente: alguien con quien te sientas a gusto desfogándote y que pueda pedirte responsabilidades.

A mí me gusta implicar a los abuelos en este papel, ya que agradecen el retorno a las cosas básicas y sencillas y suelen ser bastante de fiar, además de estar muy motivados a ayudar a sus hijos y a sus nietos; pero a veces los padres se olvidan de hacer saber a los abuelos lo que está pasando con el ayuno. En primer lugar, a los padres no se les pasa por la cabeza que alguien de una generación mayor pueda potenciar el uso de aparatos electrónicos y constituir una «fisura» en el plan, pero a los abuelos les encanta malcriar a sus nietos y con frecuencia se maravillan de lo diestros que son los niños con la tecnología. Además, como parte de una dinámica familiar superior, los abuelos tienen a veces el mal hábito de minar la forma de criar y educar a los hijos que tenéis tú o tu cónyuge. Sin embargo, y con más frecuencia, los abuelos pueden suponer una gran ventaja en términos de apoyo psicológico y logístico. Simplemente asegúrate de tenerlos de tu lado y sé explícito con las normas.

Un ejemplo bastante dramático de un apoyo inesperado implica a una familia con la que trabajé y en la que Elaine, la abuela materna, era la principal cuidadora. Según Elaine, cada vez que Casey, su nieto de siete años, iba a casa de su padre para su visita quincenal en fin de semana, se sentaba a jugar a videojuegos todo el día, y luego regresaba a su hogar «alterado» el domingo por la noche y le llevaba varios días recuperarse. Casey padecía TDAH, sólo podía tolerar unas dosis bajas de medicación y le estaba yendo mal en la escuela. Debido a ello, teníamos la necesidad apremiante de llevar a cabo el ayuno, pero necesitábamos la colaboración del padre del chico. Por desgracia, el padre de Casey no parecía especialmente preocupado por el bienestar general de su hijo. Por ejemplo, aunque Casey padecía asma, sus padre fumaba dentro de casa durante las visitas de su hijo, e incluso lo hacía cuando iban juntos en el automóvil. Así pues, mientras hablábamos sobre qué hacer, Elaine y yo vimos que *no había forma* de que el padre de Casey estuviera de acuerdo en prohibir los videojuegos durante un mes. «La única opción para que lo haga es que lo oiga de usted», me dijo Elaine. Tras fracasar mis intentos por ponerme en contacto con el padre por teléfono, escribí una prescripción facultativa para que Elaine se la entregara al padre de Casey.

Sorprendentemente, el padre del niño colaboró. Ni Elaine ni yo podíamos creerlo. Él empezó a llevarse a Casey a pescar (algo que parece ser que había hecho con su propio padre), y Casey empezó a regresar a casa de su abuela cansado, pero feliz y relajado; y cómo su padre también estaba disfrutando, mantuvo su nueva rutina. Con las largas sesiones de videojuegos fuera de la vista, Casey empezó a recuperar terreno en la escuela. Su profesor informó de una actitud muy mejorada, y Casey se mostraba feliz de que su padre estuviera pasando más tiempo con él.

Éste fue un camino que podríamos haber descartado con facilidad si no le hubiéramos dado al padre de Casey el beneficio de la duda, y la recompensa fue enorme.

Comunidades para la crianza y la educación de los hijos

¿Formas parte de un grupo de padres ya asentado que podrías utilizar durante el Reinicio? Incluso aunque estos progenitores no se unan a ti para el Reinicio, quizás te ayuden de buen grado a conseguirlo.

Un grupo de madres con el que trabajaba decidió realizar el Reinicio en conjunto, ya que habían llevado a cabo la educación de sus hijos en casa de forma comunitaria hacía algunos años. Estas madres estaban acostumbradas a que sus hijos estuvieran mezclados y repartidos por varias casas en días concretos, y su sistema estaba muy bien organizado. Como cada madre sólo debía tener a los niños en su casa un día por semana (o incluso con menor frecuencia), estaban dispuestas a organizar actividades saludables sin pantallas, además de meriendas con alimentos beneficiosos los días que actuaban como «anfitrionas». Las madres que no podían desempeñar este papel debido a su trabajo u otras obligaciones pagaban de alguna otra forma, como por ejemplo proporcionando comida, dinero, suministros u otras actividades durante los fines de semana.

Desde luego, trabajar con un grupo así lleva una buena cantidad de organización por adelantado, pero una vez que está asentado, proporciona a todos los padres una situación en la que todos salen ganando, y llena de descansos, además. Dada la relativa facilidad con la que estas madres sacaron adelante estar libres de pantallas en combinación con los beneficios que observaron, estas familias decidieron, en último término, mantener a sus hijos completamente libres de videojuegos, y sólo permitían un pequeño uso de ordenadores para las tareas escolares una vez por semana. Para saber más sobre las comunidades y los movimientos en pro del Reinicio, *véase* el capítulo 12.

Profesores y entrenadores

Los profesores llevan la voz cantante durante buena parte de la jornada de tu hijo, y los entrenadores pueden ser muy influyentes, en especial en el caso de los chicos varones.

Para abordar específicamente la eliminación del tiempo frente a pantallas relacionado con la escuela, *véase* en el capítulo 5 el apartado «La planificación del Reinicio y la escuela» (página 212). Tal y como comento ahí, por mi experiencia muchos profesores están abiertos a las preocupaciones relacionadas con el tiempo que se pasa frente a pantallas y están dispuestos a ayudar, pero otros no. Aborda a los profesores en busca de cualquier tipo de apoyo que puedas necesitar, y comparte información con ellos si lo consideras oportuno. Infórmate de las políticas del colegio con respecto al uso de teléfonos móviles, los mensajes de texto, el empleo de aparatos electrónicos durante las pausas, y pregunta cómo se hacen cumplir. Otras personas de la escuela con las que plantearse hablar son el psicólogo del centro, la enfermera, el terapeuta ocupacional, los orientadores educativos y el personal de educación especial, además del subdirector y el director. Muchas de las personas que se dedican a estas tareas se están alarmando ante la cantidad de tecnología en las escuelas, y agradecen las pruebas basadas en las investigaciones que apuntan a que esto es algo problemático. Ciertamente, la tecnología en el aula viene acompañada de su propio conjunto de problemas, que se comentan en el capítulo 11. *Véase también* «Trabajar junto con la escuela de tu hijo: actitudes y enfoques eficaces» (página 361).

Disponer de entrenadores a bordo en lo relativo al Reinicio y a la gestión de las pantallas en general puede ser extremadamente útil. Los entrenadores suelen ser firmes creyentes en la salud natural, pueden ser fundamentales para motivar a un niño para que mantenga sus calificaciones escolares y pueden servir a modo de modelo a imitar o mentor de los chicos. Además, los entrenadores (al igual que los profesores) suelen ser demasiado conscientes del impacto de las pantallas en la capacidad de atención, y algunos incluso recomendarán a los niños que dejen de jugar a videojuegos para así mejorar sus notas y para estar más concentrados durante los partidos. Los chicos escuchan a los entrenadores. Recuerda la historia de mi sobrino en el capítulo 3 (*véase* la página 114). Mi sobrino, que era tímido y distraído cuando era más joven, atribuye tener más confianza en sí mismo, interesarse más por las cosas e implicarse en las discusiones en clase a una instrucción que le dio su entrenador de fútbol americano del instituto para que dejara de jugar a videojuegos. Después de reducir su uso y acabar por dejarlos, mi sobrino describe cómo sintió, literalmente, un cambio en la forma en la que funcionaba su cerebro. El cambio fue también perceptible para otras personas. Siguió por este camino y le escogieron para un taller de liderazgo en Washington (Distrito de Columbia) después de que varios profesores quedaran impresionados por su recién descubierta implicación apasionada en las discusiones que se celebraban en clase.

¿Habría florecido este joven de esta forma sin la intervención de un entrenador que insistió en que los jugadores de su equipo abandonaran los videojuegos? Quizás. Obviamente, disponía de otras cosas por las que decantarse, pero yo diría que fue el entrenador de fútbol americano el que liberó el cerebro de mi sobrino (literalmente) y ayudó a que su desarrollo diera un estirón.

Médicos, terapeutas y especialistas en el comportamiento

Los profesionales médicos y de la salud mental varían en gran medida en cuanto a lo bien que comprenden el impacto del tiempo frente a pantallas sobre la salud mental y en lo dispuestos que están en reconocer una conexión. Para llevar a cabo un Reinicio, como no requerirás, necesariamente, la cooperación de cada persona implicada en los cuidados médicos o la salud mental de tu hijo, centra tus esfuerzos, en un principio, en aquellos proveedores de servicios médicos que puedan ayudarte de alguna forma concreta o que puedan, potencialmente, minar tu plan. Con respecto a los primeros, como ejemplos tenemos hablar con el médico o el terapeuta de tu hijo sobre que escriban una carta si decides que necesitas eliminar el tiempo frente a pantallas en la escuela, y trabajar con un equipo de tratamiento para elaborar un plan de seguridad si te preocupan las muestras de agresividad. En lo concerniente a los segundos, como escenarios típicos que pueden minar el Reinicio tenemos a los especialistas en el comportamiento o los terapeutas que usan videojuegos o tiempo con un ordenador a modo de recompensas, logopedas que usan iPads para aplicaciones relacionadas con la comunicación y terapeutas que usan videojuegos o programas de software para enseñar habilidades sociales. Como un padre no suele estar en la misma sala cuando su hijo está recibiendo terapia o un servicio, asegúrate de hacer saber tus deseos a cualquiera que atienda a tu hijo. En último término, tú, y no otra persona, estás al cargo de lo que sucede en la vida de tu hijo, así que tú mandas.

Para ilustrar cómo pueden ayudar los progenitores a que los médicos estén en su misma onda, además de cómo las opiniones discordantes de otros pueden reflejar los sentimientos conflictivos que se dan en nuestro interior, volvamos al caso de Michael, el niño con autismo al que mencioné brevemente en el capítulo 1.

Michael: opiniones conflictivas

Cuando conocí a Michael, éste tenía seis años y estaba recibiendo asistencia comportamental formalizada en casa, un tipo de terapia conocida como análisis conductual aplicado (ACA), que se suele usar para reducir los comportamientos autistas. El equipo que se ocupaba del tratamiento de Michael contactó conmigo para una consulta cuando los comportamientos compulsivos y repetitivos de Michael empeoraron de manera repentina y parecían inmunes al tratamiento del ACA. Cuando supe que Michael había estado ganándose tiempo de juego con videojuegos a lo largo del día como parte de su plan comportamental formalizado, sugerí de inmediato que eliminaran los videojuegos como refuerzo.

El equipo del tratamiento conductual recibió inicialmente esta idea con bastante resistencia. No habían acudido a mí para modificar el plan comportamental, sino para ver qué medicación podía ser de ayuda para Michael. Ahora me encontraba en una posición delicada: no quería minar al equipo conductual, pero tampoco iba a tener en cuenta opciones de medicación hasta que Michael hubiera probado antes un ayuno electrónico. Hablé de mis ideas con sus padres y les expliqué cómo los videojuegos alteraban el sistema nervioso. Reconocí que debía resultar inquietante oír consejos discordantes, pero que en último término, los videojuegos no sólo podían estar contribuyendo directamente a los comportamientos obsesivos-compulsivos de Michael, sino que también podían estar exacerbando la disfunción social característica del autismo: justo los síntomas que se suponía que el ACA tenía que reducir. Para complicar el problema, tenemos el hecho de que los padres se habían alegrado de que a Michael le gustaran los videojuegos, ya que eran algo que «un chico normal de su edad haría». De hecho, habían esperado que le ayudaran a socializarse con sus compañeros.

Mientras pensaban en el Reinicio, los padres luchaban con unos dolorosos sentimientos encontrados. Deseaban que Michael viviera tanto como fuera posible como los otros niños, y se sentían culpables por quitarle algo con lo que disfrutaba, cuando su vida ya era de por sí suficientemente difícil. Mientras hablamos a lo largo de las siguientes sesiones, fueron surgiendo otros problemas incómodos. ¿Qué pasaba si, al permitir los videojuegos, habían estado perjudicando a su hijo sin saberlo? ¿Cómo podía haber pasado eso con unos terapeutas especializados en el autismo? ¿Quiénes eran esas personas para confiar en ellas? Estos padres habían dedicado su vida a darle a su hijo la mejor vida posible, y éstas eran ideas desagradables sobre las que reflexionar.

Hablamos sobre cómo incluso los especialistas en salud mental y conducta tienden a subestimar los efectos negativos de los videojuegos, y que el proceso del ACA estaba respaldado por las investigaciones, pero no así el uso de los videojuegos como refuerzo. Los videojuegos funcionan bien a corto plazo, pero acaban, inevitablemente, por resultar contraproducentes. También hablamos sobre cómo no es de ayuda obsesionarse por lo que ya ha sucedido: no habían hecho nada con Michael que fuera diferente a lo que haría cualquier padre. Regresamos a los aspectos básicos y revisamos sus metas generales: que Michael fuera feliz, estuviera equilibrado y tuviera una funcionalidad tan elevada como fuera posible. Cuando se fijaban en su vida desde ese ángulo, intentar ser «como los otros chicos» mediante la adopción de hábitos perjudiciales no encajaba en esas prioridades. También discutimos sobre si los videojuegos estaban realmente contribuyendo a los síntomas o provocándolos, entonces eliminarlos tal vez revertiría esta situación.

Por último, los padres de Michael decidieron probar el Programa de Reinicio. Entonces tomaron el control y le dijeron al equipo de terapia conductual que querían que dicho equipo intentara dar con otro refuerzo de modo que pudiéramos averiguar si los videojuegos estaban contribuyendo al problema. Con los padres de acuerdo, el equipo de terapia conductual aceptó y pusimos el Reinicio en marcha. Los síntomas obsesivo-compulsivos de Michael se resolvieron casi de inmediato, y a lo largo de las siguientes semanas también empezamos a ver mejoras en el área social. Cuando el equipo se dio cuenta de que podían, de hecho, llevar a Michael a lugares públicos concurridos sin que se hiperestimulara, ya no dudaron de la capacidad de los aparatos electrónicos para provocar alteraciones. Esto permitió que todo el equipo de tratamiento trabajara junto de forma más eficaz y productiva y que el ACA siguiera siendo una gran herramienta para Michael y su familia en los años venideros.

Programas de cuidados después de la escuela

Un área concreta que puede suponer una carga o una ventaja son las características de los programas de un servicio de guardería en grupo o de actividades extraescolares. Por un lado, puede resultar difícil obtener cooperación con las normas del tiempo frente a pantallas para tu hijo que pudieran afectar a otros chicos. Por ejemplo, si se permiten los videojuegos portátiles, entonces los directores o los cuidadores quizás no quieran o no sean capaces de monitorizar si otros niños «comparten» estos aparatos con tu hijo. Por otro lado, éste es un campo en el que puede entrar en juego el fenómeno de la aprobación, y he conocido a progenitores que han navegado con éxito por estas aguas y han obtenido apoyos inesperados.

Una madre descubrió que su hijo de seis años jugaba a videojuegos violentos y veía películas de terror durante sus actividades extraescolares. El niño tenía pesadillas, por lo que la madre estaba muy motivada a alejarle de cualquier cosa que fuera demasiado estimulante. Tras descubrir lo que estaba pasando, la siguiente vez que fue a recoger a su hijo echó un vistazo a los vídeos y los videojuegos, retiró aquellos a los que se oponía y se los llevó al director del programa de actividades extraescolares. «Sé que puede que los otros niños sean capaz de tolerarlos, pero mi hijo no puede –le dijo al director–. Si estos vídeos y videojuegos corren por aquí mientras mi hijo esté presente, no podré traerle aquí. No puede con esto».

El director sorprendió a la madre diciéndole: «¡Me desharé de ellos encantado! A veces, los padres "donan" cosas y nos sentimos groseros si no las tenemos al alcance de los niños, pero en realidad son inadecuadas. Creo que tener videojuegos aquí cuando los chicos disponen de todos estos juguetes y se tienen los unos a los otros para jugar es sencillamente tonto. Retiraré los videojuegos y le diré a los empleados que a partir de ahora están prohibidos».

También es posible que el personal del programa de actividades extraescolares no quiera perderte como cliente, por lo que quizás tengan la motivación de ayudarte. Por supuesto, las cosas no siempre discurren tan fluidas como en el caso de la madre mencionada, pero eso no lo sabrás hasta que preguntes.

Puntos del capítulo 8 que hay que recordar

- Cuando se trata del SPE y del Reinicio, casi todos los padres se enfrentan a cierto grado de dudas e incertidumbre, tanto en su interior como procedentes de otros, pero estas barreras se pueden superar.
- Cuando estés pensando en el Reinicio, llevar a cabo un análisis de costes y beneficios puede ayudar a los padres a comparar los costes de una mejor salud cerebral con los beneficios a corto y largo plazo.
- Confiar en los aparatos electrónicos como «niñera» es común, en general, pero una confianza excesiva en estos dispositivos sugiere que podría ser necesario un reforzamiento del apoyo a los progenitores *antes* de comenzar con el Reinicio.
- Crear una red de respaldo para el Reinicio lleva tiempo y dedicación, pero evitará el agotamiento, mejorará la facilidad y la viabilidad y maximizará la eficacia del Reinicio.
- El apoyo durante el Reinicio puede conseguirse informando a otros y generando situaciones en las que todos salgan ganando.
- Comunicar tus necesidades a otros facilita el cumplimiento rápido y puede conducirte a conseguir fuentes de apoyo inesperadas.
- Un progenitor decidido es una fuerza a tener en cuenta, y no son siempre los padres con más recursos o apoyos aparentes los que triunfan, sino los que tienen más convicción, determinación y compromiso.
- Calcula cuánto tiempo frente a pantallas relacionado con la escuela está pasando tu hijo, y piensa si vas a pedir ayuda a los profesores o la escuela para que lo limiten.

CAPÍTULO 9

ELIMINACIÓN FRENTE A MODERACIÓN

Una estrategia que está avanzando

«Cuando se desenvaina la espada, las pasiones de los hombres no tienen límites ni moderación».
ALEXANDER HAMILTON

Digamos que has completado el Reinicio. *¿Y ahora qué?*

Antes, e incluso durante el Reinicio, siempre pido a los padres que se concentren en lo que tiene que hacerse *ahora*, y no en el futuro y en lo que sucederá después. Digo esto por varias razones: 1) la posibilidad de que los progenitores puedan necesitar eliminar o reducir estrictamente el tiempo frente a pantallas de forma indefinida puede ser algo agobiante en lo que pensar; 2) los padres necesitan *experimentar* los beneficios (y no sólo oírlos o imaginarlos) antes de evaluar qué es lo que harán a continuación; y 3) los progenitores suelen estar estresados antes del Reinicio, y la gente estresada tiende, en general, a tener poca visión de futuro. Quiero que los padres se encuentren en un estado de calma y claridad (un estado en el que se encontrarán *después* del Reinicio), para que así piensen en el panorama general con detenimiento.

Este capítulo te guiará en el proceso de toma de decisiones que sigue a un Reinicio, y te orientará sobre cómo monitorizar y gestionar el tiempo frente a pantallas en el futuro. Lo cierto es que los padres necesitarán evaluar y ajustar el tiempo frente a pantallas continuamente a partir de ahí: tendrán que ser conscientes de los riesgos y ser flexibles cuando las circunstancias cambien. A medida que los niños crecen, que su cerebro se desarrolla, que la vida pasa y que suceden cosas imprevistas, sus necesidades y vulnerabilidades cambiarán, y también lo hará su relación con las pantallas. Quizás debas repetir el Reinicio varias veces a lo largo de los años, y puede que cada ayuno dé como resultado unas nuevas normas o una nueva forma de comprender cómo se puede gestionar mejor el tiempo frente a pantallas mientras se avanza.

Inmediatamente después de un Reinicio tienes tres opciones: puedes prolongar el ayuno, decidir eliminar el tiempo que se pasa frente a pantallas interactivas indefinidamente, o intentar reintroducir unas cantidades limitadas. A corto plazo deberás ser precavido y conservador y avanzar poco a poco. A largo plazo, las necesidades de moderación aumentarán y decrecerán, y deberás valorar una y otra vez si proseguir con el estado de las cosas, relajar o intensificar las restricciones, o reorganizarte embarcándote en otro ayuno.

Errar es humano: la curva del aprendizaje o la gestión positiva de las pantallas

Incluso cuando actuemos con la mejor de las intenciones, y en las familias más disciplinadas, la naturaleza humana dicta que se cometerán errores, y con frecuencia en repetidas ocasiones. Tanto inmediatamente después del ayuno inicial como a lo largo del tiempo, los progenitores tienden a permitir las pantallas demasiado pronto, y los síntomas retornan. Tu mejor defensa contra esto consiste en ser consciente de esta tendencia y documentar lo que está sucediendo, de forma que puedas mirar hacia atrás y recordar cómo era la vida antes y después de un ayuno de pantallas, y hacer ajustes adecuados a partir de ahí.

Lo que por lo general sucede es que el Reinicio da como resultado unas mejoras perceptibles, y los padres experimentan alivio y obtienen placer al ver a su hijo feliz y alcanzando su plenitud. Sin embargo, al verse sosegados por una sensación de autocomplacencia, empiezan a hacerse ilusiones: «Puede que mi hijo pueda tolerar un poco de video-juegos ahora. Me parte el corazón cuando pide jugar y él es el único de sus amigos que no lo hace». Asimismo, las dudas empiezan a intro-ducirse a hurtadillas, ya que los padres comienzan a preguntarse si «la ausencia de pantallas» ha sido realmente la razón de la mejoría: «Qui-zás no fuera el ordenador, después de todo; puede que simplemente esté madurando». Con independencia de la razón, la tendencia, llegados a este punto, es la de relajar las normas y volver a permitir cierto tiempo frente a pantallas. Esto suele dar como resultado el retorno, súbito o más gradual, de las conductas problemáticas y a darse cuenta de que, a partir de ese momento, el tiempo frente a pantallas debe restringirse mucho más de lo esperado. Esto es normal. De hecho, la mayoría de las familias acaban experimentando una «curva de aprendizaje» a medida que van averiguando cuánto tiempo frente a pantallas puede tolerar su hijo. Espera encontrarte con algunos obstáculos en el camino hacia la obtención de una «nueva normalidad» para el tiempo frente a pantallas en tu familia.

Jason: buenas intenciones y consecuencias inintencionadas

La historia de Jason nos proporciona un ejemplo de cómo van normal-mente las cosas en los meses y años posteriores a un primer Reinicio, e ilustra la necesidad de una vigilancia continua. Jason tenía catorce años la primera vez que su familia acordó llevar a cabo el Reinicio. Jason padecía TDA y tics nerviosos, y jugaba a videojuegos durante una hora al día, más o menos. Jason sacaba unas notas más que aceptables en la escuela, pero era bastante brillante, y en realidad debería haber sido un estudiante con unas calificaciones fabulosas. Con el primer Reinicio, como era de esperar, las notas de Jason mejoraron y sus tics nerviosos se redujeron. Como sentía tanto alivio por la disminución de sus tics nerviosos, Jason estuvo de acuerdo en renunciar a los videojuegos de forma más permanente.

Sin embargo, a lo largo del resto de la adolescencia de Jason, los videojuegos volvieron a introducirse a hurtadillas en su vida, y sus tics nerviosos se agravaron o sus calificaciones escolares empeoraron. Más de una vez pensé que hacía falta reajustarle la medicación, para acabar sabiendo que volvía a jugar a videojuegos. En medio de estas intensificaciones de los síntomas, su madre admitía a veces que había permitido que Jason volviera a jugar porque se había portado muy bien y había estado trabajando muy duro: era comprensible que quisiera premiarle y «permitirle ser como los otros chicos». Básicamente, la familia llevó a cabo tres o cuatro ayunos estrictos para cuando Jason se hubo graduado en el instituto, con grandes resultados en cada una de las ocasiones. En su último año en el instituto, Jason se había vuelto cada vez más proactivo con respecto a no jugar a videojuegos, y en lugar de ello reunía a sus amigos para salir fuera de casa y ocuparse en algo activo, e incluso regresaba a casa si insistían en jugar con la consola. Sus amigos acabaron por respetar sus decisiones cada vez más, y las calificaciones de Jason fueron extraordinarias ese año.

Tras graduarse en el instituto, Jason empezó una carrera universitaria de cuatro años en biología, mientras seguía viviendo en casa de sus padres para ahorrar dinero. A Jason le fue bien durante el primer semestre, pero esas Navidades su abuela le regaló un iPad. La madre de Jason sabía que el iPad podía suponer un peligro, pero le pareció grosero devolverlo, ya que era un regalo. «Además», pensó para sí misma, «lo ha estado haciendo muy bien, y podría usarlo para la universidad».

No hace falta decir que las cosas fueron rápidamente a peor. Jason empezó a jugar a videojuegos de nuevo, sólo un poco al principio, pero luego *online* por la noche con sus amigos. También estaba en Facebook mucho más, por lo que su tiempo total frente a pantallas aumentó en varias horas al día. Llegado marzo, sus calificaciones fueron pésimas, y apenas podía dormir debido a unos tics nerviosos intensos. Cuando su madre le sugirió que se deshiciera del iPad, Jason insistió en que podía «controlar» y prometió dejar de jugar a videojuegos; pero un mes después, exhausto y admitiendo que estaba descontrolado, le pidió a su padre que se llevara el Pad al trabajo. Jason empezó a usar un ordenador de sobremesa ubicado en la sala de estar para hacer sus tareas universitarias, y fue capaz de mejorar sus calificaciones para el final del semestre. Mientras tanto, empezó en un trabajo a tiempo parcial que requería que madrugara, forzándole también a irse a dormir temprano. Llegado el verano, sus tics nerviosos se habían reducido considerablemente, y estaba durmiendo mucho más tranquilo.

Es fácil ver cómo se dio esta secuencia de eventos. A pesar de unos resultados espectaculares con los ayunos a lo largo de los años y de ser relativamente consciente del tiempo frente a pantallas, Jason y sus padres podían seguir volviéndose autocomplacientes y permitir que los videojuegos y la luz por la noche volvieran a entrar deslizándose con sigilo. Los progenitores tienden a olvidar cómo eran los problemas y la gran diferencia que puede suponer la restricción de las pantallas. Ésta es la razón por la cual la monitorización y llevar un registro diario son tan útiles durante el Reinicio. Los padres siempre esperan que los hijos dejen atrás o superen sus reacciones ante el tiempo frente a pantallas o que aprendan a controlar su uso compulsivo. Ciertamente, en mayor o menor medida, tanto los patrones de uso como la sensibilidad a las pantallas pueden mejorar con la edad, pero los progenitores no pueden asumir que sucederá eso, ni acelerar el tiempo que implique. De hecho, la mejor forma de maximizar las probabilidades de que esto suceda a medida que el niño va creciendo consiste en proteger el lóbulo frontal limitando el acceso a las pantallas tanto como se pueda durante todo el tiempo posible. Y recuerda que nadie está inmunizado contra la desregulación, ni siquiera los adultos.

La eliminación frente a la moderación: decisiones, decisiones

Tal y como he dicho, este capítulo está dedicado a ayudarte a decidir qué hacer tras un Reinicio y a gestionar el tiempo frente a pantallas a largo plazo. En primer lugar, describo el propio proceso de la toma de decisiones, y luego algunas normas generales, y después enumero factores de riesgo específicos que hay que tener en cuenta si decides reintroducir las pantallas. Por último, aporto una guía para la reintroducción del tiempo frente a pantallas, y una visión de conjunto de los asuntos más importantes que surgen en relación con la gestión de las pantallas a medida que tu hijo vive su vida y crece.

El árbol de decisión después del Reinicio

Para empezar, pregúntate lo eficaz o útil que ha sido el Reinicio. Si crees que no ha tenido éxito y que tu hijo sigue alterado, vuelve al capítulo 7 e intenta averiguar qué ha podido ir mal con el ayuno electrónico. Si hallas algo que haya podido minar el ayuno, entonces soluciona el problema y sigue con el ayuno o vuelve a probarlo.

Como resultado de este proceso, si has eliminado, de forma eficaz, los aparatos electrónicos como los principales sospechosos de la desregulación de tu hijo, puede que ahora la identidad de otros problemas sea más clara. Sin embargo, si identificas una fuente nueva o más potente (ya sea biológica, psicológica o social) que explique mejor la desregulación de tu hijo, sigo recomendando seguir con la eliminación o la limitación estricta del tiempo frente a pantallas interactivas mientras abordas esos problemas, ya que esto hará que cualquier otra cosa que esté sucediendo sea más fácil de tratar.

Independientemente de si has visto algunos beneficios gracias al ayuno, la siguiente decisión consiste en si mantener las restricciones, conservando, e incluso incrementando, las ventajas, o permitir unas cantidades pequeñas de tiempo frente a pantallas y ver si tu hijo puede conservar los beneficios. Si decides reintroducir el tiempo frente a pantallas, procede con mucho cuidado y usa las directrices que aparecen en el apartado «Empieza poco a poco y avanza lentamente» (página 304). Si los problemas reaparecen con rapidez, quizás necesites llevar a cabo un nuevo ayuno durante un período de varios meses antes de volver a intentar una reintroducción de los aparatos electrónicos. Por el contrario, si los reintroduces y los problemas no regresan, entonces mantén las nuevas asignaciones de tiempo frente a pantallas durante *tres meses* mientras monitorizas las áreas problemáticas antes de ajustar más dicho tiempo frente a pantallas.

Recuerda que incluso aunque tu hijo pueda tolerar una cantidad moderada de tiempo frente a pantallas tras el Reinicio, eso puede cambiar con el tiempo. Nuevos aparatos pueden alterar el equilibrio, y siempre es posible que los efectos se «acumulen» y se vuelvan intolerables, lo que significaría que estaría indicado otro ayuno. Con independencia del camino que sigas, continúa documentando el comportamiento y los avances de tu hijo en tu diario del Reinicio, anotando lo que haces con el tiempo frente a las pantallas y qué efectos está teniendo esto.

Para obtener un ejemplo del aspecto que tiene el árbol de toma de decisiones del período posterior al Reinicio, *véase* la figura 8 (en ella, TFPI significa «tiempo frente a pantallas interactivas»).

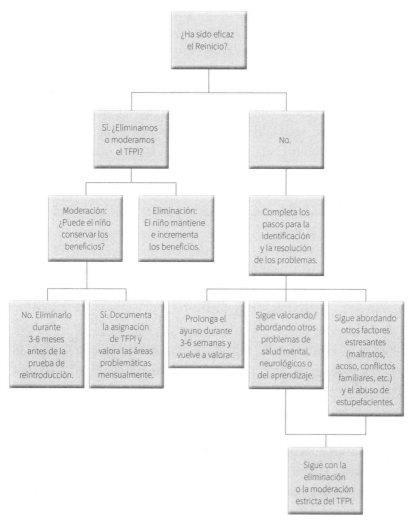

Figura 8. Después del Reinicio: ¿eliminar o moderar?

Normas generales para una buena gestión del tiempo frente a pantallas

Con independencia de lo que decidas hacer (e indistintamente de si tu hijo y tú acabáis de completar el ayuno o si hace meses o incluso años de ello), aquí tenemos algunas normas generales que recordar mientras valoras tu situación. Hay muchas cosas que hay que tener en cuenta para determinar lo que es mejor para tu hijo: cada situación y cada persona son distintas. Usa estas directrices junto con las «normas del hogar» bosquejadas en el capítulo 10, que especifican las reglas para la gestión cotidiana del tiempo frente a pantallas que recomiendo, tanto si estás continuando con el ayuno, eliminando las pantallas a largo plazo o permitiendo un uso moderado de éstas. Estas normas generales también funcionan a modo de directrices para reconocer cualquier momento en el que tu hijo o tu familia hayan «sufrido una caída» en lo tocante a la regulación del tiempo que se pasa frente a las pantallas. Esto le sucede a todo el mundo en alguna ocasión, y cuando ocurra, lo que tendrás que hacer es sacudirte el polvo, adaptarte y avanzar.

- Cuantos más síntomas padezca tu hijo, más estricto tendrás que ser.
- Cuanto más grave sea cierto síntoma, más estricto tendrás que ser.
- Cuanto a más factores de riesgo esté expuesto tu hijo, más estricto tendrás que ser (*véase* inferior).
- Cuanto menor sea tu hijo, más estricto tendrás que ser.
- Cuando «las cosas no funcionen» (cuando tu hijo esté luchando con el aprendizaje, las relaciones, las crisis nerviosas, etc.), el tiempo frente a pantallas debería reducirse o eliminarse.
- Nunca te equivocarás con un tiempo frente a pantallas «demasiado reducido». En caso de duda, retrocede.
- Un resurgimiento de los síntomas o una regresión del rendimiento suele sugerir que las pantallas han «retornado a hurtadillas». Siempre que veas síntomas del Síndrome de la Pantalla Electrónica (desregulación e hiperexcitación), reduce o elimina el tiempo frente a pantallas o lleva a cabo otro ayuno.

- Si las alteraciones regresan, antes de tomar decisiones sobre el tratamiento (especialmente si está relacionado con medicaciones o si es oneroso), prueba antes con otro ayuno.

- Si tu hijo sufre un retorno del insomnio o de un sueño no reparador, repite el ayuno y piensa en eliminar todas las pantallas.

- No compares la asignación de tiempo frente a pantallas de tu hijo con la de otros niños: la mayoría de los chicos usa las pantallas mucho más de lo recomendado.

- La multitarea con aparatos electrónicos empeora la capacidad de atención, la eficiencia y la precisión, incluso aunque el tiempo total frente a pantallas sea bajo.

- Seguir las «normas del hogar» descritas en el capítulo 10 hará que seguir el resto de las reglas sea más fácil.

Eliminación frente a moderación: factores y consecuencias que hay que tener en cuenta

Al decidir si seguir eliminando el tiempo frente a pantallas tras el Reinicio, la consideración más importante consiste en valorar las posibles repercusiones graves a largo plazo, producto de la exposición continua y que son específicas de ciertos problemas preexistentes. También es bueno tener en cuenta cuántos factores de riesgo subyacentes para el desarrollo del Síndrome de la Pantalla Electrónica padece tu hijo: cuantos más factores de riesgo haya, más probable será que tu hijo no sea capaz de tolerar mucho tiempo frente a pantallas interactivas. Además de todas estas consideraciones, otros factores que hay que tener en cuenta son la gravedad de los síntomas de tu hijo en general (tanto antes como después del ayuno) y si existe alguna preocupación relacionada con la seguridad. No es de sorprender que cuantas más dificultades experimente un niño (en términos de sus sentimientos y su rendimiento), más tiempo puede llevarle al cerebro de ese niño curarse con una vida libre de pantallas. Al mismo tiempo, también se deberían tener en cuenta los riesgos para la seguridad. Por ejemplo, si hay unos hermanos más pequeños que pueden correr peligro si el niño tiene un comportamiento explosivo, entonces quizás tengas que ser mucho más conservador en tu forma de actuar.

Lo que viene a continuación, pues, son dos listas que he creado para ayudarte a tener en cuenta 1) las posibles consecuencias futuras del tiempo frente a pantallas basadas en los problemas concretos, y 2) lo probable que es que el SPE se repita (en otras palabras, que tu hijo vuelva a sufrir alteraciones) una vez que se hayan reintroducido las pantallas. La primera lista describe los «riesgos» que puede que estés generando ahora o en el futuro mediante la reintroducción del tiempo frente a pantallas, y la segunda describe «factores de riesgo» que pueden estar ya presentes.

Problemas con consecuencias que pueden alterar la vida debido al tiempo regular frente a pantallas

Algunos trastornos tienen consecuencias más graves, que alteran la vida y con un alcance más amplio que otros. Si tu hijo padece cualquiera de los problemas que aparecen enumerados a continuación, te *recomiendo encarecidamente* que elimines de forma permanente y total el tiempo que pasa frente a pantallas. El impacto del tiempo frente a pantallas ya se ha discutido en el capítulo 3, pero aquí he destacado los riesgos más graves a largo plazo.

Aunque puede resultar abrumador pensar en una prohibición de los aparatos electrónicos a largo plazo, la forma de fijarse en esta información consiste en darse cuenta de que mediante el control del entorno de tu hijo, dispondrás del control sobre su pronóstico. Revisa el capítulo 4 para recordar cómo el cerebro se beneficia de estar libre de pantallas, y sigue concentrándote, ahora mismo, en lo que tienes que hacer para estar lo más libre de pantallas posible. Vivir sin pantallas resultará más fácil durante cuanto más tiempo lo realices. (Nota: en esta lista, el «tiempo frente a pantallas» hace referencia, principalmente, al tiempo frente a pantallas interactivas, a no ser que se especifique otra cosa).

Psicosis: el tiempo que se pasa frente a pantallas puede desencadenar una predisposición genética preexistente a sufrir un trastorno psicótico (esquizofrenia, trastorno esquizoafectivo o trastorno bipolar con psicosis), lo que hace que el tratamiento resulte más difícil y empeora el pronóstico a largo plazo.

Trastornos del espectro autista: el tiempo frente a pantallas refuerza los circuitos cerebrales y las tendencias relacionados con el autismo; incrementa el riesgo de regresión; limita o dificulta el desarrollo de las habilidades lingüísticas y sociales; reduce el desarrollo del lóbulo frontal del cerebro, y puede que, por tanto, limite el potencial para el trabajo, las relaciones y la independencia en la vida adulta.

Incapacidad intelectual: el tiempo frente a pantallas puede limitar el potencial para las habilidades de lectura, escritura y matemáticas; puede dificultar la madurez social-emocional, y puede empeorar gravemente el impacto y el pronóstico de las enfermedades mentales en un grupo de población que es más vulnerable a los trastornos mentales en general.

Adicción a Internet o a la tecnología: la exposición continua al tiempo frente a pantallas hace que la adicción sea cada vez más difícil de tratar o revertir; incrementa el riesgo de daños en la materia cerebral blanca y gris que puede ser irreversible; aumenta el riesgo de sufrir otras adicciones; e incrementa el peligro de violencia, delincuencia y otras enfermedades mentales.

Trastorno reactivo del apego: el tiempo frente a pantallas agrava la hiperexcitación; ralentiza el tratamiento o hace que sea ineficaz; genera una respuesta de «hipersensibilidad» al estrés; limita la capacidad para mantener relaciones sentimentales y para mostrar empatía, confianza y compasión; y, efectivamente, magnifica la carga de estrés de la familia adoptiva.

Abuso del alcohol o de otras sustancias: el tiempo frente a pantallas altera todavía más el cerebro y agrava las enfermedades mentales en aquellos que sufren otras adicciones; crea sinergias en los circuitos cerebrales de las adicciones y puede acrecentar los daños cerebrales.

Fracaso académico: el tiempo frente a pantallas mina el progreso académico, y el fracaso académico puede generar una «espiral descendente» que precipite otros riesgos sociales y emocionales.

Comportamientos y conductas antisociales: jugar a videojuegos de temática violenta insensibiliza todavía más el cerebro frente a la violencia; los videojuegos y el uso de Internet entorpecen el desarrollo de la empatía y la compasión; y el tiempo frente a pantallas empeora el control de los impulsos.

Incompetencia social: el tiempo frente a pantallas agrava la ansiedad social y los sentimientos de aislamiento, lo que conduce a evitar el contacto social y a «refugiarse» en actividades cibernéticas, creando un círculo vicioso que se autoperpetúa.

Agresividad explosiva: el tiempo frente a pantallas agrava las tendencias agresivas, dando lugar a que exista el riesgo de daños graves a uno mismo y a los demás, y se suma a la dinámica de que los progenitores se vean paralizados por el miedo.

TDAH grave: el tiempo frente a pantallas dificulta tanto el control de los impulsos como la capacidad de atención, dando lugar a comportamientos peligrosos (como salir corriendo hacia una calzada con tráfico o tener un comportamiento temerario); puede hacer que las medicaciones y otras intervenciones resulten inútiles; y contribuye a una baja autoestima debido al fracaso académico y social.

Trastorno sensorial grave: el tiempo frente a pantallas dificulta todavía más la integración del sistema nervioso, lo que puede conducir a déficits emocionales, cognitivos y físicos a largo plazo; y hace que la terapia de integración sensorial resulte mucho más difícil.

Depresión y tendencias suicidas: el tiempo frente a pantallas agrava la depresión; el tiempo frente a pantallas y la luz por la noche incrementan el riesgo de pensamientos y de conductas suicidas y hacen que aumente el riesgo de suicidios consumados.

Problemas médicos graves: tanto el tiempo frente a pantallas pasivas como interactivas afecta al metabolismo y puede agravar la diabetes, la obesidad, las enfermedades cardíacas y el síndrome metabólico; el tiempo frente a pantallas interactivas puede agravar las enfermedades autoinmunitarias mediante las reacciones al estrés; y la radiación procedente de los CEM puede potenciar el riesgo a padecer ciertos cánceres.

Factores de riesgo para desarrollar el SPE

Los siguientes factores de riesgo para desarrollar el SPE ya se han discutido en la parte 1. Se trata de factores que pueden haber contribuido al desarrollo del SPE ya en primer lugar, y como tales también desempeñan un papel en lo probable que es que tu hijo vuelva a sufrir alteraciones si decides volver a reintroducir pantallas. Los he enumerado para que puedas, literalmente, calcular el número de factores de riesgo que afectan a tu retoño: a cuantos más se enfrente tu hijo, más tendente será el cerebro a la desregulación. El estudio de los factores de riesgo no es una ciencia exacta, pero, en general, si tu hijo se encuadra en tres o más de ellos, adopta un enfoque extremadamente conservador y sé consciente de que existe la posibilidad de que tu hijo no sea capaz de tolerar el tiempo frente a pantallas interactivas sin sufrir alteraciones, por lo menos por ahora.

Sexo masculino: el cerebro de los chicos es más vulnerable, en general,* a muchos trastornos pediátricos, como el TDAH, el autismo, los tics nerviosos, la dislexia y otros trastornos del aprendizaje; y a las dificultades sensoriales-motoras. Los chicos tienen más probabilidades de volverse adictos al tiempo frente a pantallas, y es más probable que sufran alteraciones con cantidades menores de tiempo frente a éstas.

Menor edad: los cerebros más jóvenes siguen creciendo y desarrollándose de forma activa, por lo que son más tendentes a la desregulación. Los bebés y los niños son los más vulnerables de todos, pero considera la edad como un factor de riesgo independiente si tu hijo tiene doce años o menos.

Cualquier trastorno psiquiátrico: esto incluye trastornos relacionados con el estado de ánimo, la capacidad de atención, la ansiedad y la adicción.

Cualquier trastorno neurológico: esto incluye los tics nerviosos, las convulsiones, las migrañas y los síndromes de origen genético.

Cualquier trastorno del desarrollo: esto incluye el autismo y las discapacidades intelectuales.

Trastornos médicos crónicos: esto incluye la obesidad, unos niveles anormales de colesterol, el síndrome metabólico, la diabetes, la presión sanguínea alta, los problemas musculoesqueléticos, los trastornos relacionados con el dolor, las alergias y las intolerancias alimentarias.

Cualquier trastorno del aprendizaje: esto incluye los problemas con la lectura, las matemáticas y la escritura.

---

* Se cree que disponer de un cromosoma X extra resulta protector para las chicas.

Cualquier trastorno sensorial-motor: esto incluye el trastorno de procesamiento sensorial y los problemas motores gruesos o finos («torpeza»).

Trastornos de déficit de atención: esto incluye las dificultades relacionadas con la capacidad de atención debidas a cualquier razón, incluso aunque el niño no cumpla todos los criterios del TDA/TDAH.

Un rendimiento académico por debajo de su potencial: esto incluye el bajo rendimiento académico en comparación con los compañeros y/o un rendimiento por debajo del potencial del niño.

Habilidades sociales deficientes: esto incluye las dificultades en la esfera social relacionadas con cualquier trastorno, ya tenga que ver con el autismo, la timidez, un carácter difícil, los trastornos sensoriales, etc.

Historial familiar de adicciones o de trastornos psiquiátricos graves: un historial familiar de esquizofrenia, trastorno bipolar, suicidio o depresión grave, alcoholismo o abuso de estupefacientes indica que tu hijo puede tener un cerebro más vulnerable en general.

Traumas durante la gestación o el parto: esto incluye las lesiones o «agresiones» prenatales, perinatales y posnatales, incluyendo las infecciones u otras complicaciones *in utero*, un trabajo de parto o un parto propiamente dicho difíciles, convulsiones febriles, etc.; estos eventos predisponen a que el sistema nervioso sea más frágil, incluso aunque se considere que el niño se ha recuperado completamente.

«Pero es su cultura...»

Al hablar de la posibilidad de eliminar el tiempo frente a pantallas o incluso sólo los videojuegos, los padres suelen protestar diciendo que «todos los amigos de mi hijo lo hacen: es su cultura». Los progenitores temen que si sus hijos dejan de jugar a videojuegos o de participar en ellos, queden apartados de su grupo, no tengan nada de qué hablar con sus amigos, o que, peor todavía, queden excluidos y acaben sin amigos en absoluto. No obstante, he trabajado con una amplia variedad de niños (algunos eran aficionados a los videojuegos y otros apenas jugaban a estos juegos o no lo hacían), y nunca he visto que la vida social de un chico se vea afectada por la restricción del tiempo frente a pantallas. En todo caso, lo que sucede es precisamente todo lo contrario.

Cuando los niños dejan de jugar a videojuegos, se sienten más cómodos consigo mismos y en su relación con los demás. Tienen un mejor acceso a las emociones, son mejores a la hora de expresarlas adecuadamente y desarrollan una variedad más amplia de intereses. Estas habilidades les ayudan a desarrollar unas relaciones más ricas y profundas, primero con sus amigos y luego con sus parejas. Si te preocupa que tu hijo no tenga nada de qué hablar con sus amigos, no te preocupes: podrá tener unas conversaciones más largas e interesantes sobre otras cosas. Tu hijo se acercará entonces de forma natural hacia otros niños que no jueguen mucho a videojuegos, que es lo que tú quieres. Los adolescentes que abandonan los videojuegos suelen acabar animando a sus amigos a salir fuera de casa, y acabarán por dejar de relacionarse con los que no lo hagan.

Estoy segura de que cada progenitor que esté leyendo este libro tiene un hijo con un amigo (o dos) que juega a videojuegos sin parar, que está pálido y tiene sobrepeso, o que está delgado pero sin estar en forma, y que siempre parece distraído y desconectado, y preferirían que su hijo no saliera con este amigo. Al final, del mismo modo en que eliminar los videojuegos deja espacio para que la creatividad florezca, apartar a los amigos que juegan a videojuegos todo el tiempo genera el espacio para tener unos hijos más sanos. Confía en mí. Nunca he visto a un niño que dejara de jugar a videojuegos que se quedara sin amigos. Más bien, y ya para empezar, comienzan a preferir a los chicos que acaban siendo los mejores amigos.

Pruebas de reintroducción: directrices para la moderación consciente

Si dependiera de mí, me encantaría que los niños no dispusieran de ningún aparato con pantalla hasta los doce años, y a partir de ahí sólo con moderación y para adquirir habilidades con los ordenadores. Además, recomendaría que los niños que estén teniendo problemas en la escuela o en casa relacionados con el estado de ánimo, la cognición o el comportamiento dispusieran de cero tiempo frente a pantallas interactivas junto con una gran limitación de la televisión. Eso optimizaría el tratamiento y haría que mi trabajo fuera mucho más fácil.

Pero sin llegar al punto de mi sueño imposible, tengo la esperanza de ayudar a los progenitores que decidan reintroducir las pantallas a hacerlo de forma cuidadosa y meditada e incorporando un control de los daños. Soy consciente de que muchos padres (por no decir la mayoría) esperan que una vez completado el Reinicio, podrán restablecer algún tipo de tiempo frente a pantallas interactivas en su hogar. Si decides reintroducir pantallas, mantén las normas generales detalladas anteriormente y sigue las directrices que aparecen más abajo para saber cuál es la mejor forma de hacerlo. Asegúrate de implementar también todas las normas para el hogar descritas en el capítulo 10. Sobre todo, considera cualquier reintroducción como una prueba: presta a tu hijo la misma atención que durante el Reinicio, y estate preparado para dar marcha atrás si los comportamientos problemáticos o los síntomas retornan.

Empieza poco a poco y avanza lentamente

Durante mi formación en psiquiatría infantil, «empieza poco a poco y avanza lentamente» era una expresión usada con frecuencia que nos recordaba que los niños son más sensibles a la medicación que los adultos, y no sólo debido a su menor tamaño: la estructura, el funcionamiento y la organización de su cerebro son distintos, y además está remodelándose continuamente. Lo mismo se aplica para la gestión del tiempo frente a pantallas: una vez que calmes las cosas con el Reinicio, lo último que querrás hacer es volver a caer de cabeza en el fuego.

Para empezar con la reintroducción de pantallas recomiendo hacerlo los fines de semana y sólo después de que se hayan completado las tareas escolares y las del hogar. Empieza con sólo *quince minutos una vez por semana*, ya sea el sábado o el domingo (pero no ambos). Haz que este período sea durante el día, y no por la noche, para así minimizar el efecto supresor de la melatonina. Además, recomiendo mantener este límite durante *por lo menos tres meses* antes de pensar en más incrementos. Luego, si quieres intentar permitir un poco más, un incremento adecuado podría consistir en treinta minutos en total a lo largo del fin de semana, ya sean todos en un día o divididos en dos períodos de quince minutos el sábado y el domingo. Da pasos minúsculos: es más fácil revertir un poco de desregulación que mucho.

En general, es mucho más probable que las pruebas de reintroducción tengan éxito si se limitan únicamente a los fines de semana. Una vez que empieces a ir reponiendo el tiempo frente a pantallas interactivas durante los días laborables, estarás llamando a los problemas. Como contraste, mediante la eliminación de cualquier posibilidad de tiempo frente a pantallas interactivas como entretenimiento durante la semana escolar, eliminarás de forma eficaz la parte del león de las discusiones y las negociaciones interminables, y además evitarás que tu hijo corra desordenadamente para completar sus tareas del colegio y así obtener tiempo de uso de aparatos electrónicos. Pese a ello, y tanto como eso, después de un largo día en la escuela, *los niños necesitan moverse* y tener interacciones físicas con su entorno. En la actualidad, los niños pasan mucho tiempo sentados en el colegio y tienen tantos deberes que resulta todavía más crucial para ellos descargar la energía acumulada y expandir el cerebro mediante la interacción con el mundo real y tridimensional tanto como sea posible a lo largo de la semana.

Comprender la dosis y el «punto crítico»

El estrés es algo curioso. Unas cantidades pequeñas de estrés pueden ser estimulantes y ayudar a nuestro rendimiento debido a una mayor excitación, que es la razón por la cual algunos niños no tienen problemas con una pequeña cantidad de videojuegos. Sin embargo, cuando se supera la capacidad del cerebro para lidiar con el estrés, esto genera una cascada de efectos negativos, muchos de los cuales he descrito en este libro. Por tanto, encuentro que una analogía útil consiste en pensar en el tiempo frente a pantallas en términos de «dosis», lo que no resulta poco razonable teniendo en cuenta todos los cambios psicológicos que conlleva. Tu objetivo consiste en determinar la «dosis» que tu hijo puede tolerar, tanto de una sentada como a lo largo de un determinado período. Si la dosis es demasiado alta, el estrés se acumulará, y tarde o temprano se alcanzará un «punto crítico» que dará como resultado la desregulación (alteraciones). El punto crítico con el que se da este cambio será distinto para cada niño, pero se producirá, por naturaleza, antes en aquellos niños cuyo sistema nervioso ya esté estresado por otras razones. Esto explica por qué tu hijo puede que tolere algo de tiempo frente a pantallas tras un ayuno, pero que a medida que la dosis se acumule a lo largo de las siguientes semanas o meses pueda volver a mostrar síntomas del SPE. Por ello, pese a que quizás el tiempo que estés permitiendo frente a pantallas no haya variado, la dosis o la exposición se irá acumulando, y puede que resulte necesario otro ayuno para que el sistema vuelva a regularse.

Un claro ejemplo del funcionamiento de la dosis y del punto crítico se ilustra en el caso de Jack, un chico que desarrolló TOC por jugar con la consola Wii (para conocer su historia, *véase* el capítulo 3, «El trastorno obsesivo-compulsivo (TOC)», en la página 126). La madre de Jack llevó a cabo, inicialmente, un ayuno de un mes de duración, y luego reintrodujo los videojuegos permitiendo que su hijo jugara una ver por semana (dosis). Cuando los síntomas de Jack retornaron (punto crítico), su madre eliminó todos los videojuegos durante tres meses más, y luego le permitió jugar una vez al mes durante treinta minutos (dosis adaptada, basada en la tolerancia). Y eso era todo. Una cantidad superior a ésa y Jack volvería a alcanzar su punto crítico y desarrollar síntomas de nuevo.

Sin embargo, compara a Jack con Jason, cuya historia narro al principio de este capítulo. Jason tenía cuatro factores de riesgo: era varón, padecía TDAH y tenía tics nerviosos, y su rendimiento académico era bajo (y no podía tolerar los videojuegos en absoluto). Jack, por otro lado, sólo tenía un factor de riesgo: era varón (como su TOC se desarrolló sólo como resultado de su afición a los videojuegos y se resolvió rápidamente, no lo tendré en cuenta), y su rendimiento académico era bueno. Jack podía tolerar pequeñas dosis de videojuegos una vez a la semana porque su cerebro era menos vulnerable. Jason, por otro lado, incluso pese a ser algo mayor, alcanzaría su punto crítico con más rapidez.

Considera las pantallas como un privilegio y no como un derecho

Poner en vigor una política por la cual el tiempo frente a pantallas sólo pueda ganarse al completar *en primer lugar* las tareas escolares y las del hogar proporcionará dos beneficios importantes. Uno es que esta política ayuda a prevenir que los niños se crean con derechos: la concesión de derechos perniciosos es un fenómeno aceptado que se da en la generación actual y que hace que la crianza y la educación de los hijos resulte mucho más difícil. Y dos, esta política proporciona una protección incorporada para dosificar el tiempo frente a pantallas de forma adecuada, ya que un niño desregulado lo pasará mal a la hora de hacer en primer lugar sus tareas escolares o del hogar y, por tanto, le resultará difícil ganarse tiempo frente a pantallas. Por ello, esta norma crea un entorno «autoadaptable». Si hasta ahora no has estado asignando quehaceres ni monitorizando si se completaban y entregaban las tareas escolares, esto supondrá una buena oportunidad para hacerlo. En términos de la logística, si no puedes controlar la conclusión de las tareas escolares en tiempo real, pídele al profesor o a un supervisor que te envíe un e-mail si tu hijo no ha entregado los deberes o dile a tu hijo que le pida a su profesor que les dé el visto bueno. (Si tu hijo olvida pedirle a su maestro que le dé el visto bueno, entonces no se habrá ganado el tiempo frente a pantallas: y así también habrá una autoadaptación). Los progenitores suelen quejarse de que no se enteran de que no se han entregado tareas escolares hasta un par de semanas después. Si haces saber al maestro lo que estás haciendo y por qué, puede que sea más probable que te ayude a estar al día en lo tocante a las tareas escolares. Si tu hijo va constantemente rezagado con los deberes, esto será un indicativo de que debe reducirse el tiempo total frente a pantallas todavía más y que debe mantenerse así.

Con respecto a los quehaceres, a veces los padres no asignan ninguno a sus hijos porque están preocupados por el hecho de que su retoño tiene tal cantidad de tareas escolares que no le queda tiempo para quehaceres, o porque quieren que su hijo concentre toda su energía en sus deberes. Yo recomiendo que el niño tenga *algunas* tareas hogareñas, incluso aunque sean sencillas y no le lleven mucho tiempo, como por ejemplo que se haga la cama cada día y que ponga la mesa los fines de semana. Aparte de contribuir a ayudar a su familia, los quehaceres obligan al chico a interaccionar con su entorno físico y le enseñan a prestar atención a los detalles, que son cosas que hacen falta que los niños actuales hagan más. Los estudios muestran que a los chicos que tienen quehaceres les va mejor en la escuela y dedican menos tiempo a las pantallas.[1]

Instaura una «asignación» en forma de tiempo frente a pantallas

Una gran estrategia para restringir el tiempo frente a pantallas (al tiempo que se minimizan los conflictos) consiste en tratar el tiempo frente a pantallas como una «asignación» que el niño tendrá que ganarse. Los estudios sobre las intervenciones en lo tocante al tiempo frente a pantallas muestran algún apoyo objetivo a este enfoque, y esto es algo popular entre los progenitores. Por ejemplo, digamos que has acordado permitir un máximo de dos horas de videojuegos por semana. Tu hijo podría ganarse unos «vales» por treinta minutos, que puede «cobrar» en forma de tiempo frente a pantallas. Haz que el niño «escoja» el aparato con pantalla, y luego pon en marcha un temporizador con la cantidad de tiempo que corresponda. Muchos padres incluyen la televisión como parte del tiempo frente a pantallas que su hijo debe ganarse, lo que funciona bien y da lugar a menos discusiones y negociaciones.

Las opiniones de los padres sobre qué métodos funcionan mejor varían ampliamente. De hecho, el mejor enfoque consiste en tratar cualquier tiempo permitido frente a pantallas a modo de prueba para ver si funciona y para determinar cómo estructurarlo mejor. Permite que tus hijos sepan que el sistema puede cambiar dependiendo de cómo vayan las cosas, y que tú y tu cónyuge, y no ellos, seréis los que juzgaréis lo que funciona.

Tipos de permisos con respecto a las pantallas
1. Noches de los días laborables: nada de tiempo frente a pantallas interactivas; treinta minutos de televisión después de haber hecho los deberes. Fines de semana: treinta minutos diarios frente a pantallas

pasivas o interactivas después de completar las tareas escolares y los quehaceres.

2. Si los deberes o las tareas del hogar se llevan a cabo, cinco horas semanales frente a pantallas pasivas. Nada de tiempo frente a pantallas interactivas, excepto en ocasiones especiales (como por ejemplo si se va a una fiesta de cumpleaños).

3. Nada de tiempo frente a pantallas durante las noches de los días laborables. Una hora frente a pantallas pasivas o interactivas por día los fines de semana.

4. Si se completan todas las tareas escolares y las hogareñas, los quehaceres extra permiten ganar «vales» por treinta minutos frente a pantallas (pasivas o interactivas) los fines de semana, pero sólo se permiten dos horas totales por semana.

Dejando el Reinicio de lado, las investigaciones muestran que la monitorización activa y la restricción del tiempo frente a pantallas están relacionadas con un menor tiempo total frente a pantallas, más lectura, un comportamiento con mayor colaboración social, menor agresividad, una mejor calidad del sueño y mejores calificaciones escolares.[2]

Monitoriza, monitoriza y monitoriza

Para respaldar mejor una monitorización consciente es de utilidad hacer un seguimiento de cualquier parámetro relativo al tiempo frente a pantallas con el que planees trabajar. Saca tu querido diario del Reinicio y antes de reintroducir algún aparato electrónico anota la fecha en la que quieres empezar tu nueva prueba. Te recomiendo que monitorices las mismas tres áreas problemáticas que monitorizaste durante el ayuno, ya que las valoraciones posteriores al Reinicio pueden servirte como punto de referencia. Después de él, vuelve a valorarlas una vez al mes y escribe también en tu diario sobre tus impresiones subjetivas. Ten presente que la gravedad de los problemas puede aumentar lentamente, ya que la dosificación del tiempo frente a pantallas aumenta y los efectos acumulativos se vuelven más visibles. Si alcanzas un punto crítico, reduce la cantidad permitida y comprueba por partida doble que no haya aparatos ni oportunidades adicionales ocultas que pudieran afectar a tu forma de hacer ajustes al ir avanzando. Pon un recordatorio mensual en tu teléfono móvil o en un calendario de pared. Piensa, también, en hacer que la monitorización forme parte de tu ley de responsabilidad continua con tu hijo: es decir, dile que le deberás «X» si olvidas documentar lo que suceda. De esa forma, *tu hijo* te ayudará a recordar que realices la monitorización.

Revisa, mensual o periódicamente, los resultados de la monitorización con tu cónyuge y tu hijo y pensad juntos en si se llevarán a cabo ajustes basándose en el comportamiento, las calificaciones, la realización de los quehaceres, el respeto a los adultos, etc. Sé consciente, no obstante, de que los niños pueden considerar estas discusiones como una oportunidad para intentar ganarte por cansancio, así que asegúrate de marcar unos límites desde el principio en lo tocante a las discusiones o los gritos. Incluir a los niños en el debate les ayudará a comprender las razones de las normas, lo que hará menos probable que se rebelen contra ellas. La reunión también puede proporcionar un lugar seguro para que tu hijo exprese aquello que le pueda estar molestando acerca de tu uso de aparatos electrónicos.

Para resumir, querrás monitorizar o documentar: 1) la cantidad de tiempo semanal frente a pantallas y su distribución (activo, pasivo, durante los días laborables, el fin de semana); 2) la fecha en la que empezó un cambio; 3) las áreas problemáticas con sus valoraciones mensuales; y 4) cada vez que modifiques los parámetros y por qué lo hiciste.

Emprende acciones rápidamente si el comportamiento empeora

En el momento en que veas que las cosas empiezan a empeorar, reduce el tiempo frente a pantallas o inicia de inmediato otro ayuno de tres semanas de duración. No esperes a que las cosas empeoren. Si actúas con celeridad, la moderación por sí sola puede resultar suficiente para detener un retroceso. Sin embargo, si las cosas se van agravando o si han vuelto a los niveles previos al Reinicio, no te molestes en ser moderado: sé agresivo y lleva a cabo, directamente, otro ayuno, ya que los retrasos por intentarlo con la moderación pueden agravar los daños en las calificaciones, las amistades, etc.

No toleres las mentiras ni los desacatos

Como mentir acerca de los aparatos eléctricos o usarlos a escondidas y mostrarse desafiante con las normas relativas a las pantallas son síntomas de la adicción a las pantallas, tómate estas conductas en serio. Si el incidente parece una infracción puntual, puedes intentar eliminar todo tiempo frente a pantallas durante una semana o dos; pero si las transgresiones son flagrantes y continuas, estaremos ante un signo de que debes eliminar completamente el tiempo frente a pantallas interactivas durante un período de entre tres y seis meses para interrumpir y acallar los circuitos de recompensa propios de las adicciones. Después de eso vuelve a valorar la situación o, simplemente, prosigue con la eliminación de forma indefinida.

EJERCICIO

Análisis de costes y beneficios: la eliminación frente a la moderación

Antes de decidir con certeza si quieres prolongar el ayuno electrónico, elimina todas las pantallas de forma indefinida, o si deseas intentar reintroducirlas con cuidado, lleva a cabo otro análisis de costes y beneficios como el que aparece en el capítulo 8 (página 270). Incluye las consecuencias inmediatas y las que se darían a largo plazo de cualquiera de los rumbos que estés pensando en tomar, especialmente si tu hijo padece uno de los trastornos preexistentes o de los múltiples factores de riesgo que se han enumerado anteriormente. Siempre que estés pensando en seguir un nuevo rumbo, podrás volver a remitirte a este análisis para que te ayude en el proceso de la toma de decisiones. Si quieres reintroducir el tiempo frente a pantallas tras un ayuno, tómate tu tiempo para pensar qué beneficios obtendrás y qué arriesgarás procediendo así. Lo que puede parecer conveniente en el día a día quizás no lo parezca tanto si se desencadena el caos. Pregúntate: ¿vale la pena? En este caso, lo que tendrás que hacer, en realidad, es elaborar dos análisis de costes y beneficios: uno se fijará en los costes y los beneficios de continuar con las restricciones completas del tiempo frente a pantallas, y el otro examinará los costes y los beneficios de la introducción de cantidades limitadas de tiempo frente a pantallas.

Incluso aunque tengas la certeza de que quieras intentar reintroducir las pantallas, un beneficio resultante de realizar este ejercicio es que te obliga a pensar exactamente en lo que es importante para ti. Al hacerlo puede que te des cuenta de que hay alternativas que satisfacen esas necesidades y que no implican el tiempo frente a pantallas, y así pues, no nos someten al riesgo de volver a desencadenar comportamientos problemáticos. En otras palabras, un análisis de costes y beneficios te ayuda a definir el grado de riesgo que estás dispuesto a asumir y por qué.

Mira hacia delante: Moderación consciente a lo largo del tiempo

Si todo va bien, al cabo de entre tres y seis meses después de un Reinicio habrás asentando una «nueva normalidad» con respecto al tiempo frente a pantallas en tu hogar. ¡Felicidades! Éste es un logro importante, y tanto tú como tu hijo puede que quedéis sorprendidos con lo distinta y mejor que es la vida ahora que el tiempo frente a pantallas ha quedado bajo control.

Pero independientemente de cuál sea esa nueva normalidad, puede que necesite reinventarse. La vida es dinámica y está en constante cambio, por lo que los padres deben estar atentos y poder adaptarse. Los viejos problemas pueden reaparecer, en especial en relación con los siguientes temas.

El desarrollo en evolución de tu hijo

A medida que el cerebro de tu hijo madura, puede que sea capaz de tolerar el incremento (aunque sea modesto) de las cantidades del tiempo frente a pantallas sin sufrir los efectos secundarios de un SPE en todo su esplendor. En el caso de Jack, después del Reinicio, pudo, al principio, tolerar los videojuegos sólo alrededor de una vez al mes sin que su TOC reapareciera. Sin embargo, unos tres años después, su «dosis tolerada» pasó a ser de una vez por semana. En general, cuanto más joven es el cerebro, más sensible es, y más vulnerable será a los cambios permanentes en su potencial, e incluso a los daños.

Dicho esto, el desarrollo del cerebro en la pubertad merece su propia consideración. Durante la pubertad, el lóbulo frontal empieza a experimentar un rápido desarrollo, y las células y las redes cerebrales quedan «podadas» o «escardadas» dependiendo de las experiencias, el estilo de vida y los hábitos del niño. Por tanto, la pubertad puede ser un momento especialmente importante para mantener la estimulación proveniente de pantallas al mínimo, ya que «la repetición de cualquier actividad cerebral hace que se active el mismo patrón cerebral una y otra vez», o «cuanto más activemos determinadas células y patrones cerebrales, más se convertirán en la respuesta por defecto del cerebro frente a cierta situación». Esto, no obstante, no significa que una vez que tu hijo alcance la adolescencia vayas a poder permitir, de repente, un tiempo ilimitado frente a pantallas. Aunque una parte importante del desarrollo del lóbulo frontal se da durante la pubertad, el desarrollo activo de esta área continúa hasta mediada la veintena e incluso más allá. Sin embargo, y especialmente si se limita el tiempo frente a pantallas, cuanto más avance tu hijo en la adolescencia o la edad adulta joven, y cuanto más se haya integrando su lóbulo frontal, más tolerante se volverá tu hijo. Simplemente recuerda que es la actividad del lóbulo frontal (la misma actividad que se ve suprimida por el tiempo frente a pantallas) la que determina la sensibilidad a las pantallas y lo disciplinado que es uno con su uso.

Por último, vale la pena mencionar que la Academia Estadounidense de Pediatría recomienda limitar el tiempo frente a pantallas a entre una y dos horas diarias.[3] Sin embargo, estas directrices no distinguen entre el tiempo frente a pantallas pasivas o interactivas, y aplican a un niño ideal y «libre de síntomas» que descanse bien, cuyo rendimiento académico se corresponda con su potencial, que sea física y creativamente activo, y que disfrute de unas relaciones sanas con sus compañeros. Si no es así, sé mucho más conservador, ya que esta directriz tiene una permisividad demasiado elevada para un niño que sufra alteraciones.

Cambios importantes y situaciones estresantes

Las transiciones o los eventos importantes en la vida (incluso los positivos, como las vacaciones o actuar en una obra teatral), además de las situaciones normalmente estresantes, como estudiar para unos exámenes finales, trabajar en un gran proyecto o empezar en la escuela secundaria, pueden generar a veces suficiente estrés, de modo que incluso unas cantidades pequeñas de tiempo frente a pantallas puede volverse intolerable. En otras palabras, el punto crítico que conduce a la desregulación se alcanza no debido a la cantidad de tiempo frente a pantallas, sino porque la exposición se convierte en la gota que colma el vaso. Sé consciente de cómo los eventos de la vida de tu hijo pueden estar provocando factores estresantes que hagan que las asignaciones actuales de tiempo frente a pantallas resulten perjudiciales. Piensa en levantar el pie del acelerador durante estos períodos (quizás permitiendo sólo un poco de televisión pasiva) hasta que el evento haya pasado. Entonces, durante ese tiempo, haz hincapié en otras estrategias para aliviar el estrés: pausas para tomar meriendas saludables, tiempo al aire libre, lanzar unas pelotas a canasta, una lectura placentera, jugar a los naipes, llamar a los amigos, etc. En el caso de unas tareas escolares estresantes, recuerda que permitir unas cantidades, aunque sean pequeñas, de tiempo frente a pantallas interactivas como respiro antes de abordarlas empeorarán de inmediato la capacidad de atención y las habilidades organizativas, así que, en lugar de eso, proporciona un descanso con algo más natural.

Naturalmente, los eventos negativos o traumáticos provocan estrés y, por tanto, trastornos, pero también pueden generar un uso problemático del tiempo frente a pantallas. Esto se debe, en parte, a que los progenitores y los cuidadores tienden a relajar las normas durante los períodos difíciles (como durante una mudanza, cuando los padres se divorcian, cuando un ser querido fallece, etc.), y por otra parte a que el niño quizás quiera usar pantallas con más frecuencia como medio para huir. Debido a la empatía, tal vez te encuentres queriendo mimar a tu hijo durante los momentos difíciles, pero recuerda que la respuesta de estrés inducida por el tiempo frente a pantallas probablemente no hará sino echar gasolina al fuego. En lugar de ello piensa en reducir todavía más el tiempo frente a pantallas y en pasar más tiempo con tu hijo, ya que la creación de lazos calma el sistema nervioso (tanto para tu hijo como para ti) *y* permite que tu hijo sepa que estás ahí para él.

Como ejemplo tenemos a Carlie, una niña de nueve años con TDAH que sufría alteraciones hasta que completó un ayuno. Posteriormente permaneció estable con veinte minutos diarios frente al ordenador. Esta dosis de tiempo frente a pantallas no resultó problemática durante varios meses, siempre que no la sobrepasara; pero después del fallecimiento de su abuela favorita, el estado emocional de Carlie era, comprensiblemente, más frágil, y cualquier cantidad de tiempo frente al ordenador precipitaba episodios de lloros que duraban horas. La madre de Carlie eliminó todo uso del ordenador durante varios meses para permitir que el proceso de duelo avanzara sin que el tiempo frente a pantallas complicara las cosas. Por último, Carlie pudo tolerar su asignación anterior de tiempo frente a pantallas sin que ello afectara a su estado de ánimo.

Variables ambientales

Si todo el estrés se limita al estrés oxidativo a nivel celular, entonces combatir el estrés con otras opciones propias de un estilo de vida saludable puede aportar, en el caso de algunos niños, cierta protección con respecto a la tolerancia al tiempo frente a pantallas. Sin embargo, entre mis clientes, incluso si empiezan a comer correctamente, a hacer ejercicio de forma regular y a vivir en un entorno más o menos libre de toxinas,* me encuentro con que con frecuencia siguen sufriendo el SPE debido a pequeñas cantidades de exposición, en especial si padecen un trastorno psiquiátrico subyacente.

Por otro lado, si un niño pasa por una temporada en la que no duerme bien, o si no está comiendo tan bien debido a un cambio en el entorno, la sensibilidad al tiempo frente a pantallas puede volverse mucho más pronunciada. Si ves que tu hijo vuelve a sufrir alteraciones con una dosis de tiempo frente a pantallas que antes toleraba, intenta averiguar si alguna variable ambiental ha cambiado, y adapta el tiempo frente a pantallas de forma adecuada.

---

* Entre las formas típicas de minimizar las toxinas tenemos beber agua filtrada, consumir alimentos ecológicos, usar filtros o purificadores del aire, reducir el uso de plásticos y disminuir la exposición a sustancias químicas procedentes de los productos de aseo personal y de limpieza.

Exposición a pantallas relacionada con la escuela

En general, los niños reciben una mayor exposición a las pantallas a medida que progresan en la escuela, ya que los deberes y otras tareas van volviéndose más dependientes del uso de Internet. Además, las escuelas varían mucho en términos del aprendizaje basado en las tecnologías que implementan. Si la escuela de tu hijo introduce un nuevo programa de aprendizaje basado en los ordenadores (como en forma de programas con ordenadores portátiles o iPad de uso personal en los que cada estudiante recibe su dispositivo) o instala WiFi en los edificios de la escuela, cosa que puede complicar la sensibilidad al tiempo frente a pantallas (*véase* el apéndice B, que trata sobre los CEM), estate atento para una reaparición de los problemas relacionados con el tiempo frente a pantallas que quizás tengas que compensar reduciendo el tiempo que el niño pasa frente a las pantallas en casa. *Véase también* el capítulo 11 para saber más sobre los asuntos concernientes a las pantallas relacionadas con la escuela.

Nuevas tecnologías

Cuando empecé a idear este libro, las tabletas ni siquiera existían. Ahora, los iPad, los iPod, los libros electrónicos y las tabletas son algo común. Recuerdo cuando salió al mercado el iPod Touch, y después de las fiestas navideñas acudieron a mi consulta muchísimos pacientes con exacerbaciones de sus síntomas, que invariablemente tenían su causa en recibir el dispositivo como regalo. Lo mismo ha vuelto a suceder con los iPad y las tabletas, pero los problemas resultantes son mucho mayores, debido a que las compañías están ahora vendiendo estos aparatos a niños muy pequeños. ¿Que sucederá después (quizás incluso antes de que este libro llegue a las librerías)? Quién sabe; pero teniendo en cuenta que la tendencia actual es la de los ordenadores corporales, los siguientes dispositivos pueden hacer que los problemas actuales con el tiempo frente a pantallas sean cosa de risa. Cuando los progenitores se muestran reacios a retirar las tabletas para un ayuno, o cuando descubro que un nuevo iPad es la causa de una recaída después de meses de beneficios que ha costado obtener, mi respuesta suele ser: «El iPad es el demonio». *Por supuesto*, el iPad es un dispositivo práctico. Quizás ésa sea la única razón de su existencia. Pero no te dejes engañar. Un poco de practicidad te costará bastantes problemas. Lo que se aplica a la comida rápida, los supermercados abiertos las veinticuatro horas, los mandos a distancia, etc., se aplica también a los nuevos dispositivos con pantallas. Así pues, sé precavido cuando aparezcan nuevas tecnologías y evita adquirir nuevos aparatos para tu hogar. Es más duro tener y luego renunciar que nunca haber tenido.

Puntos del capítulo 9 que hay que recordar

- Los progenitores deberán determinar si eliminar o moderar el tiempo frente a pantallas inmediatamente después del Reinicio, y a partir de ahí deberán decidir de forma continua si eliminar, moderar o llevar a cabo otro ayuno.
- Si los padres deciden reintroducir el tiempo frente a pantallas, éste debería ganarse como un privilegio, y las decisiones también deben tomarse en relación a la cantidad, la frecuencia y las consecuencias de las violaciones de las normas.
- Las normas generales y el árbol de decisiones del Reinicio pueden usarse al pensar en cuestiones concretas relativas a la gestión del tiempo frente a pantallas.
- En referencia a la toma de decisiones relativa al tiempo frente a pantallas, peca por conservador: reducir nunca será un error.
- Ciertos factores deberían considerarse de alto riesgo en términos de sus consecuencias a largo plazo, y, por tanto, pueden justificar la eliminación en lugar de la moderación del tiempo frente a pantallas.
- Reintroducir el tiempo frente a pantallas con la esperanza de moderar su uso debería considerarse como una puesta a prueba y explicárselo como tal al niño.
- La moderación de los permisos del tiempo frente a pantallas puede cambiar con el tiempo, los factores estresantes actuales o continuos y el estado general de salud.

PARTE III

MÁS ALLÁ DEL REINICIO

Estrategias para el hogar, la escuela y la comunidad

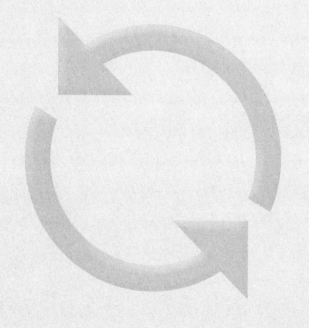

CAPÍTULO 10

NORMAS COTIDIANAS EN EL HOGAR Y PRÁCTICAS PROTECTORAS

«Toda la medicina se reduce a esto: averiguar lo que te está molestando y eliminarlo. Averigua lo que necesitas y obtenlo: el cuerpo hará el resto».
MARK HYMAN, MÉDICO

La parte 3, tal y como dice el título, va «más allá del Reinicio» para describir lo que podemos hacer para proteger a nuestros hijos del estrés relacionado con las pantallas mediante la promoción de una gestión consciente de éstas en el hogar, en la escuela y en la comunidad. El tiempo frente a pantallas nos afecta a todos, y no sólo a esos niños con dificultades debidas al Síndrome de la Pantalla Electrónica. Si todos fuéramos más conscientes de que el tiempo frente a pantallas estresa al sistema nervioso y desarrolláramos unas prácticas más saludables con nuestro creciente surtido de dispositivos tecnológicos, entonces todos disfrutaríamos de un estilo de vida más sano y maximizaríamos el potencial de todos los niños, al tiempo que protegeríamos a los más vulnerables.

Las relaciones más sanas con las pantallas empiezan en casa. En este capítulo expongo lo que recomiendo como el mejor enfoque para convivir con la tecnología y gestionar el tiempo frente a las pantallas a diario, tanto si llevas a cabo un Reinicio como si no. Estas prácticas reforzarán los resultados del Reinicio y ayudarán a evitar que el SPE regrese, y proporcionarán beneficios a la salud y al cerebro a todos los miembros de la familia que las lleven a cabo. Independientemente de la norma o la práctica, el tema principal es hacer que los juegos, los niveles de estimulación y el entorno en el que se duerme sean sencillos y naturales, para así aliviar, en lugar de irritar, al sistema nervioso.

He dividido este consejo en tres secciones: una sobre realizar cambios en el entorno, otra sobre las «normas del hogar» cotidianas relativas al tiempo frente a pantallas y otra sobre actividades que promueven la integración de la salud del cerebro. Siempre que estos asuntos reflejen problemas que se aborden durante el Programa de Reinicio, he mantenido las explicaciones breves y he hecho referencias cruzadas con exposiciones anteriores para obtener más detalles.

Hacia la naturaleza: adaptar el entorno de tu hijo

Independientemente de las pantallas que tengas en casa y de las normas que pongas para su uso, puedes seguir creando un entorno que esté más en sintonía con la naturaleza llevando a cabo ciertas adaptaciones. Sobre todo, estos ajustes ayudan a mitigar el impacto de la intensa luz azulada que emiten todas las pantallas. En otras palabras, la implementación de estas prácticas minimizará la hiperestimulación y la hiperexcitación, y ayudará a prevenir que tu reloj biológico se altere.

Pasa a conectarte por cable

Usar conexiones por cable (en especial en el caso de Internet) hará que matemos varios pájaros de un tiro. En primer lugar, el uso de Internet y de energía mediante la conexión por cable consigue que los niños no puedan usar un ordenador portátil ni una tableta en cualquier lugar y en el momento que deseen. Reducir la facilidad de acceso limita el uso general. En segundo lugar, aunque puede que no quieras estos inconvenientes, en realidad sí los deseas: es mucho más fácil mantener y poner en vigor unas «normas en el hogar» relativas al tiempo frente a pantallas (según lo que se expone más adelante) si todos los aparatos «sólo pueden conectarse por cable» y su ubicación está limitada. Esta práctica reduce las discusiones y los intentos por forzar los límites, y también ayuda a los adultos a tener controlado su uso. En tercer lugar, la eliminación de la comunicación sin cables reduce enormemente los CEM creados por el hombre. Los monitores de sobremesa y los teclados independientes emiten mucha menos radiación que sus versiones inalámbricas, y los CEM procedentes de una conexión a Internet por cable son insignificantes en comparación con los emitidos por el WiFi. La norma «con cables» también puede aplicarse a los teléfonos. Pásate a la versión clásica y convierte en un hábito usar un teléfono fijo con cable siempre que sea posible. (Para saber más sobre los CEM y los riesgos potenciales para la salud, *véase* el apéndice B).

Reduce el brillo artificial

Los televisores, los monitores de los ordenadores, los dispositivos móviles y los teléfonos celulares disponen de controles de brillo ajustables. En el caso de los teléfonos móviles y de otros aparatos, el parámetro de brillo «automático» puede, o no, ser suficientemente natural dependiendo del modelo y la versión del dispositivo, y en algunos aparatos este parámetro sigue siendo demasiado brillante. Reduce el brillo de la pantalla para que se corresponda mejor con el entorno circundante y así limitar la hiperestimulación, la irritación ocular y la supresión de la melatonina. Si tú o tus hijos trabajáis con el ordenador por la tarde (o después de la puesta de sol), minimiza los problemas relacionados con el sueño reduciendo el brillo *por debajo* del parámetro automático. En el caso de la mayoría de los monitores, el extremo inferior de la escala de brillo es suficientemente brillante.

Aparte del efecto de la luz sobre la excitación, nuestros ojos no han sido creados para mirar de forma directa *a la* luz. Hay estudios que muestran que la fatiga ocular debida a los aparatos electrónicos puede acabar ocasionando daños en la retina. Si notas que estás aumentando el brillo o el contraste de la pantalla para ver mejor, estarás frente a un signo de que tus ojos necesitan un descanso.

Descárgate f.lux

Descárgate y usa f.lux, una aplicación de software gratuita y práctica (disponible en https://justgetflux.com) que modifica gradualmente el aspecto de la pantalla añadiendo calidez (tonos rojos) y reduciendo el brillo a medida que cae la noche. Esta idea se basa en las investigaciones que dicen que la luz de tonos azules suprime de forma más potente (alrededor del doble) la secreción de melatonina que la luz de tonalidad roja.[1] Tal y como se ha comentado en el capítulo 2 (en «Los ojos», en la página 55; y en «La alteración del reloj biológico», en la página 61), como las pantallas electrónicas emiten luz brillante rica en tonos azules y blancos, imitan a la luz natural (piensa en el cielo azul), lo que engaña al cerebro haciéndole pensar que es de día. Tal y como se apunta en todo el libro, el cerebro responde a estas señales permaneciendo o cambiando a un estado de alerta, la secreción de la melatonina se ve suprimida y esto da como resultado un sueño alterado. Aunque recomiendo adquirir el hábito de no usar o no permitir el uso de pantallas interactivas después de la puesta de sol, cuando esto no pueda evitarse, f.lux puede mitigar en parte el impacto sobre el sueño. Yo empecé a usar f.lux mientras escribía este libro y lo encontré relajante.

Aunque algunos usuarios se quejan de que los tonos rojos afectan al aspecto de los gráficos, esto no debería afectar a lo que tu hijo necesite hacer para la escuela. (En otras palabras, si te llegan quejas, «¡pues qué pena!»).

Usa pantallas más pequeñas y míralas desde más lejos

Cuando de trata de las pantallas, mayor no es mejor. Podrás recordar que un mayor tamaño de pantalla es uno de los factores implicados en unos niveles más elevados de excitación. Con las pantallas volviéndose cada vez mayores en todos los aparatos, desde los televisores a los ordenadores y los teléfonos móviles inteligentes, éste es un factor que tendrás que vigilar continuamente. Combate la presión ejercida por el resto de los miembros de tu familia y por la publicidad para ir incrementando el tamaño de tus aparatos electrónicos. Éste es uno de esos campos que es relativamente fácil controlar pero que puede suponer una gran diferencia en términos de los niveles de estimulación, especialmente a lo largo del tiempo. Tanto si se trata de un dispositivo con pantalla táctil como de un televisor, la cuestión se resume a qué proporción del campo visual se ve ocupada por el contenido de las pantallas, además de lo cerca que queda la pantalla de los ojos.

En el caso del visionado pasivo de la televisión o de películas (para saber más *véase* el capítulo 5, «Normas del Reinicio para la televisión», página 211), la regla general consiste en verla a una distancia de entre dos veces y media y tres veces y media el tamaño de la pantalla (medido en diagonal). Al adquirir un televisor o al cambiar uno de sitio, recuerda las dimensiones de la habitación en el que se verá. En el caso de los ordenadores, ésta es otra razón para usar sólo los de sobremesa, ya que nos sentamos, de forma natural, más lejos del monitor. Los ordenadores portátiles también favorecen una mejor postura ergonómica. Si sólo dispones de ordenadores portátiles en casa, te recomiendo que consigas un teclado autónomo con cable y que coloques la computadora portátil en un soporte, encima de una mesa o un escritorio, manejándola como si fuera un ordenador de sobremesa. Esto hará que nos quitemos la computadora portátil del regazo y la alejemos del cuerpo, que apartemos el monitor de los ojos, y que retiremos el disco duro y la batería de debajo de nuestras manos. (*Véase también* el apéndice B. Se ha observado que el calor y los CEM procedentes de los ordenadores portátiles afectan a la función reproductora en los chicos, y puede que también perjudiquen a otras áreas en desarrollo). En general, nunca dejes a un niño usar una computadora portátil o una tableta sobre su regazo.

Mantén un «santuario para dormir» y optimiza la iluminación en el dormitorio

Lo ideal sería que el dormitorio de un niño fuera sólo para dormir o relajarse. Sin embargo, en realidad los chicos usan su habitación para jugar, leer, llevar a cabo otras actividades de ocio, hacer los deberes y socializar. Sin embargo, su cuarto debería estar libre de aparatos electrónicos, lo que significa nada de televisores, ordenadores, consolas de videojuegos o dispositivos móviles, incluyendo libros electrónicos. Esto es tanto una «norma para el hogar» como un ajuste del entorno. La propia cama debería ser acogedora y cómoda y hacerse cada día.

La propia cama, la mesilla de noche y la zona que rodea a la cama deberían estar libres de desorden. Estos ajustes en el entorno envían mensajes conscientes e inconscientes al cerebro de que ha llegado el momento de descansar y que es «seguro» hacerlo, mientras que un entorno lleno de aparatos electrónicos le indica al cerebro que esté vigilante.

El uso de una iluminación tenue a partir de, más o menos, una hora antes de irse a la cama ayuda al cuerpo y al cerebro a ir tranquilizándose antes de caer dormido. La luz de las velas o cualquier otra luz suave puede ayudar a conseguir este efecto y proporciona un ambiente cálido y relajante. Investigaciones recientes realizadas en Harvard sugieren que usar una bombilla de luz roja para iluminar el dormitorio por la tarde-noche ayuda a calmar el cerebro mediante la eliminación de la luz de tonalidades azules.[2] De acuerdo con el capítulo 7, en su apartado «Iluminación perjudicial» (página 261), evita la exposición a las LFC y las bombillas de LED por la tarde-noche y no las uses nunca en los dormitorios, ya que emiten una luz con tonalidades más blancas y azules. En lugar de ellas emplea bombillas incandescentes o halógenas. Las LFC también irritan al sistema nervioso de otras formas, y pueden contribuir al insomnio incluso al usarlas en otras zonas del hogar.

Para que se dé una secreción óptima de la melatonina, la habitación de tu hijo debería estar completamente a oscuras durante las horas de sueño. Los antifaces para dormir funcionan bien para conseguir este estado de oscuridad total, y los estudios muestran que son un remedio sencillo pero eficaz. Por mi experiencia, incluso a los niños más pequeños no les importa ponérselos, y ellos los buscarán a la hora de irse a dormir si los encuentran cómodos. Los de seda son los mejores, y podrás hallarlos en cualquier mercería o en otros comercios. También los hay para niños. Cuando se trata de contrarrestar la hiperestimulación relacionada con la tecnología, por muy poco dinero unos antifaces para dormir suponen una intervención bien sencilla.

Minimiza el tiempo frente a pantallas tras la puesta de sol

Para imitar mejor el ciclo día/noche natural, minimiza el tiempo frente a pantallas tras el ocaso y evita completamente el tiempo frente a pantallas interactivas. Especialmente en el caso de los niños, lleva a cabo un esfuerzo concertado para evitar un tiempo frente a pantallas muy estimulante, incluyendo contenidos violentos o excesivamente excitantes, los dibujos animados con un ritmo acelerado, todos los videojuegos y la navegación por Internet. Haz que los niños hagan las tareas escolares que requieran del uso de un ordenador a primera hora de la tarde. En el caso del uso de computadoras por la noche que resulte inevitable, además de descargarte el software de f.lux (*véase* más arriba), puedes probar a usar gafas con filtro azul (*blue block*), que se ha demostrado que reducen la supresión de la secreción de la melatonina, además de la hiperexcitación antes de irse a dormir.[3]

Las normas en el hogar: directrices y límites cotidianos para el tiempo frente a pantallas

Estas normas en el hogar amplían, en esencia, las normas del Programa de Reinicio para un ayuno electrónico, de modo que funcionen a modo de reglas continuas y cotidianas relativas a tiempo frente a pantallas para toda la familia. No tienes por qué seguir todas y cada una de las «normas» a la perfección durante todo el tiempo, pero suponen un ideal por el que esforzarse, y siempre deberías regresar a ellas cuando surja o empeore cualquier problema del estado de ánimo, el comportamiento cognitivo o del sueño.

Mantén los dormitorios libres de pantallas

Al igual que con el uso exclusivo de aparatos conectados por cable (*véase* superior), la sencilla norma de que los dormitorios sean zonas libres de pantallas nos permitirá avanzar mucho: reduce el uso vespertino y general de pantallas y está relacionado con una mejor calidad del sueño, mejores calificaciones, menos depresión y un peso corporal más saludable. A pesar de ser una de las normas más recomendadas universalmente y de tener un importante respaldo en forma de investigaciones, la mayoría de los hogares estadounidenses no la siguen, y por mi experiencia es un paso duro para los padres. Si nunca has tenido ni permitido aparatos electrónicos en el dormitorio, no se te ocurra empezar a tenerlos nunca. Si hasta ahora los has tenido, rompe el hábito y *elimina los dispositivos* de todos los dormitorios. Es casi imposible gestionar el tiempo frente a pantallas sin hacerlo. Para tu hijo será muy importante que también sigas estas normas en tu propio dormitorio.

Si hay una única regla que debas aprender de este libro haz que sea ésta.

Crea una «oficina» de trabajo familiar

Los beneficios de hacer que los niños usen una oficina o cubículo de trabajo común en un espacio público son numerosos: reduce de forma automática el tiempo frente a pantallas y el tiempo necesario para hacer las tareas escolares, además de la multitarea o uso simultáneo de distintos dispositivos. También limita los CEM, especialmente si todas las conexiones y el acceso a Internet son mediante cable. Y, de hecho, desincentivará que los niños entren en páginas web inadecuadas (con contenidos pornográficos, violentos, etc.) o que se impliquen en interacciones inapropiadas en las redes sociales (como la redacción de textos con contenidos sexuales, acosar o ser acosados, abusar de compartir asuntos muy personales, hablar con desconocidos, etc.). Recuerda que los niños y los adolescentes todavía no disponen de una capacidad adecuada por parte de su lóbulo frontal para controlar sus impulsos o pensar en las consecuencias antes de actuar movidos por ellos, así que no podemos esperar que lo hagan. Además, la naturaleza anónima de Internet permite que los niños superen unos límites que normalmente no superarían, haciendo que puedan meterse en todo tipo de problemas. Aunque es difícil evitar por completo que el niño lleve a cabo estas actividades, pedirles que usen Internet y las redes sociales desde donde puedan ser vistos es más eficaz que otras actuaciones, incluyendo el bloqueo de los aparatos y del software. También proporciona una oportunidad para hablar con tu hijo sobre el uso adecuado e inadecuado de Internet.

Por último, el uso de una oficina o cubículo de trabajo familiar conectada por cable potencia que los miembros de la familia completen sus tareas con el ordenador con porciones de tiempo diferenciadas en lugar de llevarlas a cabo a lo largo del día o de la tarde. Esto enseña a gestionar el tiempo y proporciona a todos mayores períodos libres de pantallas.

Combina el tiempo frente a pantallas con tiempo de ejercicio

Otra buena forma de asegurar un equilibrio más saludable es pedirle a todos los niños que lleven a cabo una hora de actividad física en casa antes de ganarse o «tener derecho» a tiempo frente a pantallas ese día. Esto, por supuesto, no implica que un torneo de fútbol que dure todo el día signifique que un niño pueda jugar luego a videojuegos durante cinco horas seguidas. Deberían aplicarse unos límites diarios y semanales, y el tiempo frente a pantallas interactivas sólo debería permitirse cuando los niños estén libres de síntomas, tengan un buen rendimiento académico y completen sus tareas escolares y hogareñas. Sin embargo, es buena idea hacer que el ejercicio diario sea algo que se dé por supuesto para ganarse tiempo frente a pantallas en general, independientemente de la cantidad de tiempo que permitas.

El tiempo frente a pantallas es un privilegio, y no un derecho

Tal y como se ha comentado en el capítulo 9, la gestión de las pantallas será más fácil y eficaz si consideras que el tiempo frente a pantallas es un privilegio que debe ganarse, y no un «derecho» automático. Define unos estándares que deban cumplirse antes de que se permita tiempo frente a pantallas, incluyendo la finalización de las tareas escolares y las hogareñas asignadas. También recomiendo añadir un estándar de comportamiento, como por ejemplo «ser respetuoso», especialmente si los privilegios y la falta de respeto a las normas en general suponen problemas continuos. Así pues, incluso aunque un niño haya hecho todo lo demás que se supone que tiene que hacer, si luego falta al respeto a sus padres de algún modo (por ejemplo, diciendo palabrotas o menospreciándoles), perdería sus derechos en lo tocante a las pantallas durante un período concreto, que podría prolongarse si repite su mal comportamiento antes de la finalización del plazo. El truco consiste en seguir hasta el final, ya que los progenitores que se enfrentan a este problema suelen haber permitido este mal comportamiento durante muchos años, y suelen sentirse culpables a la hora de marcar límites al respecto. Sin embargo, ésta es una forma muy eficaz de librarse del comportamiento irrespetuoso si se aplica constantemente, incluso aunque cometas errores por el camino. A propósito, no son sólo los niños acosadores o alborotadores los que tienen estos malos comportamientos. Muchos niños que por todo lo demás son agradables se comportan así, y a veces los chicos les piden, literalmente, a sus padres que no les dejen salirse con la suya, ya que no les gusta cómo les hace sentirse.

Independientemente de los criterios o normas que aceptas para ganar tiempo frente a pantallas, revísalos con toda la familia, e incluso anótalos y cuélgalos en algún lugar donde todos puedan verlos. Comprueba de manera regular, junto con tu cónyuge, qué tal está yendo todo. Hablar de ello te ayudará a aprender de aquellos casos que podrías haber gestionado de forma diferente. Los estudios muestran que los niños responden mejor a un estilo de crianza y educación que combine unas normas constantes con la urbanidad. Los niños deben «estar seguros y ser vistos» para convertirse en adultos confiables, y practicar el hecho de tener unos límites les ayuda a alcanzarlo.[4]

Prohíbe la multitarea con distintos dispositivos

Prohíbe la práctica del uso de distintos tipos de aparatos simultáneamente. Éste es otro factor que magnifica el estrés generado por el tiempo frente a pantallas. La multitarea con distintos medios fractura la atención y magnifica la hiperexcitación, y se ha mostrado que afecta de manera negativa a la eficiencia y la precisión del rendimiento de la tarea y su conclusión.[5] Naturalmente, esta norma es importante para las tareas escolares, cuando muchos niños se implican en la actividad, pero esta práctica también contribuye, en general, a la fatiga del cerebro y a una mala concentración debido a las exigencias a las que somete al cerebro. Si tu hijo insiste en usar otro tipo de dispositivos mientras hace sus deberes, puedes permitir que escuche música clásica. Se ha comprobado que el resto de tipos de medios, incluyendo otros estilos musicales, dificulta la atención.

Establece momentos y áreas libres de pantallas

Además de asentar unas zonas y momentos libres de pantallas, designa una «cesta para aparatos» en la que colocar los dispositivos electrónicos en cuanto los miembros de la familia entren por la puerta de casa.

Esta zona debería, si es posible, estar alejada de otras áreas comunes para así reducir la facilidad de acceso a los aparatos, y también puede usarse para asegurarse de efectuar una comprobación antes de irse a dormir.

Establece, entonces, ciertos momentos que siempre estén libres de pantallas. Se recomiendan que sean, por ejemplo, el rato dedicado a preparar la comida, las horas de las comidas, los paseos en automóvil, las mañanas antes de ir a la escuela, las salidas en familia o del niño con un progenitor, las vacaciones, los cumpleaños y otros eventos especiales. Determina, además, ventanas de tiempo en las que puedan usarse pantallas (ya se las hayan ganado los niños o sean para que hagan las tareas escolares; y momentos para el trabajo o el placer en el caso de los padres), además de un rato por la tarde en el que todos los aparatos se entreguen y se apaguen. Intenta señalar por lo menos un día libre de pantallas a la semana y simplemente date cuenta de lo agradable que es hablar, salir a dar una vuelta e irte a la cama temprano. Obedecerás mejor esta norma si haces que esto suceda el mismo día cada semana.

Establece, además, unas zonas concretas libres de dispositivos, o lugares en los que los aparatos nunca deberían usarse. Recomendamos la mesa donde se come, el automóvil, los restaurantes y los dormitorios. Con los ritmos frenéticos actuales, los paseos en automóvil también representan una oportunidad para hablar y conectar los unos con los otros. Los padres suelen informar de que sus hijos tienden a compartir más cuando van en vehículo, así que permitir el uso de dispositivos electrónicos durante esos instantes podría estar robándote unos momentos preciosos.

Predica con el ejemplo

A riesgo de darme cabezazos contra un muro, permíteme recordarte que es casi imposible regular el tiempo frente a pantallas de un niño si el de los padres no se gestiona de manera adecuada. Aparte de ser menos consciente de tu entorno cuando estás ensimismado con un aparato electrónico, el impacto sobre el lóbulo frontal hace que sea más difícil obedecer las normas y controlar las cosas. (Para saber más, *véase* «Seis razones para reducir tu propio tiempo frente a pantallas durante el Reinicio», en la página 200). Usa el Reinicio como oportunidad para ser extremadamente estricto con el uso que haces de los dispositivos electrónicos (o haz tú un ayuno completo) y luego comprometeos todos a cumplir unas normas con las que todos podáis vivir y que no afecten a vuestro sueño ni a vuestra salud. Al igual que en el caso de los niños, a veces cortar directamente por lo sano funciona mejor que sólo intentar reducir el uso.

Si por obligación tienes que llevar a cabo actividades de trabajo relacionadas con las pantallas cuando tus hijos estén en casa, escoge un período de tiempo específico y cíñete a él. Intenta limitar o eliminar las actividades de ocio con pantallas, como por ejemplo conectarte a Facebook cuando estés con tus hijos y, como ya se ha mencionado antes, te recomiendo que compruebes con tus hijos cómo perciben ellos tu uso de los dispositivos electrónicos. A muchos de los niños a los que atiendo les vienen las lágrimas a los ojos cuando surge este tema, ya que sienten como si tuvieran que competir por la atención de sus padres. Todos podemos beneficiarnos del hecho de reducir el consumo y de estar más con nuestros seres queridos, así que asentad también unas normas para los progenitores.

Utiliza la ley de responsabilidad

Durante el Reinicio, te sugiero que crees una «ley de responsabilidad» (*véase* el capítulo 5, página 199), lo que dará al niño la oportunidad de hacer a sus padres responsables de cumplir sus promesas y de seguir las normas. Incumplir las reglas o romper un compromiso exigirá que los padres paguen una «multa» de algún tipo: por lo general una que recompense al chico o a la familia en su conjunto. Después del Reinicio puedes seguir usando esta norma como «regla para el hogar» general y para cualquier otra cosa que requiera un seguimiento y responsabilidad. Los niños se emocionan al hacer que un progenitor se responsabilice, así que esta política hace que todos se mantengan a raya de forma bastante eficaz. Por supuesto, también puedes hacer que tus hijos paguen una penalización por incumplir las normas, y la ley también puede usarse para que los cónyuges se hagan mutuamente responsables de seguir las reglas.

Usa temporizadores y listas de comprobación

Si has designado unos períodos libres de pantallas y usas asignaciones de tiempo frente a ellas para tus hijos (*véase* el capítulo 9, «Instaura una "asignación" en forma de tiempo frente a pantallas», página 308), entonces adquiere el hábito de usar temporizadores y unas listas de comprobación para que todos sean honestos y se mantengan a raya. Las listas de comprobación funcionan especialmente bien en conjunción con una oficina de trabajo común («Crea una oficina de trabajo familiar, página 328) y/o una cesta para los aparatos electrónicos manuales («Establece momentos y áreas libres de pantallas», página 330). De esta forma no se permitirá que los dispositivos electrónicos móviles circulen por todo el hogar, lo que reducirá enormemente el tiempo misceláneo frente a pantallas.

Con el fin de hacer que la gestión de las pantallas sea poco sofisticada, prefiero usar temporizadores de cocina sencillos en lugar de instalar controles parentales en el ordenador. Un temporizador nos protege, además, contra los «fracasos», y ayuda a que los niños no excedan la cantidad de tiempo asignada. Los padres no tienen que estar pendientes del reloj temporizador, sino simplemente estar atentos a la alarma.

Hacia la resiliencia: la promoción de la salud del cerebro al tiempo que se previene el SPE

Las siguientes actividades protegen el sistema nervioso del estrés, promueven la integración del cerebro y reducen el riesgo de padecer el SPE. En esencia, estas medidas consisten en recuperar nuestras raíces naturales.

La vegetación, la naturaleza y la luz del sol

Numerosos estudios han averiguado que los entornos naturales potencian la salud mental y la capacidad de aprendizaje mediante la reducción de los niveles de estrés, tanto de inmediato como a lo largo del tiempo.[6] La *teoría de la restauración de la capacidad de atención* postula que los escenarios naturales provocan una «atención sencilla» atrayendo la mirada al tiempo que calman al sistema nervioso, generando un estado de «alerta tranquila». Este estado se considera ideal para el aprendizaje y contrasta con el estado de alerta basado en el estrés, que reduce la capacidad de atención.[7] Una creciente recopilación de estudios de investigación nos dice que la vegetación hace prosperar el aprendizaje, hace que mejoren las calificaciones escolares y reduce la agresividad, y todo ello debido a su efecto restaurador sobre la capacidad de atención y la regulación de la excitación.[8] Ciertamente, esta dinámica relativa a la excitación, la capacidad de atención y la agresividad es el opuesto exacto al proceso del SPE.

Aprovecha la ventaja de este hecho disponiendo plantas en el exterior y por toda la casa, incluyendo los dormitorios. Como beneficio añadido, las plantas en casa reducen las emisiones tóxicas presentes en el aire, incluyendo las de los aparatos electrónicos. Para disponer de unas vistas reconfortantes desde la ventana, dispón arbustos, flores y árboles en el exterior, de tal modo que se pueda ver una vegetación exuberante siempre que tu hijo haga los deberes, y desde las zonas de casa usadas con frecuencia.

Por supuesto, la actividad física regular en espacios verdes, como parques, campos y en plena naturaleza, es incluso más poderosa. La proximidad a la naturaleza y disponer de la libertad para correr y jugar al aire libre pueden ser la razón por la cual los niños que viven en zonas rurales sufren unas menores tasas de trastorno por déficit de atención y de autismo que los niños que viven en zonas urbanas. Ayuda a tu hijo a implicarse con la naturaleza plantando un huerto o un jardín de flores, visitando parques urbanos y zoos, haciendo excursiones en plena naturaleza e interaccionando con animales. En el caso de los urbanitas, salid al campo con tanta frecuencia como podáis.

El tema de los efectos negativos de la luz artificial sobre la salud se discute a lo largo de todo este libro, pero ¿qué hay de los efectos positivos de la luz natural? La *cronobiología*, que es el estudio de cómo nuestro reloj interno afecta a la salud, es un área de investigación que está creciendo rápidamente. La exposición a la luz del sol puede ayudar a reducir los síntomas del trastorno por déficit de atención,[9] y una abundante luz natural intensa a primera hora de la mañana puede ayudar a restaurar unos ritmos circadianos alterados, a mejorar el estado de ánimo y a favorecer un sueño reparador.[10] Muchos niños van directos a la escuela por la mañana sin ver mucha luz natural, y al final del día reciben demasiada luz por la noche: exactamente lo contrario de lo que sucede en la naturaleza. Resincroniza los ritmos haciendo que tu hijo pase quince minutos o más fuera de casa cada mañana (o que por lo menos se siente cerca de una ventana que permita que entre luz directa) y reduciendo las luces por la noche.

El movimiento, el ejercicio y los juegos por su cuenta

En su fascinante libro *Spark*, el doctor John Ratey, psiquiatra de la Universidad de Harvard, describe cómo el estrés y el ejercicio afectan al cerebro: «Los niveles tóxicos de estrés erosionan las conexiones o sinapsis entre miles de millones de células nerviosas del cerebro [...] [mientras que] el ejercicio libera una cascada de sustancias neuroquímicas y de factores de crecimiento que pueden revertir este proceso, fortaleciendo físicamente la infraestructura cerebral».[11] El ejercicio cambia, literalmente, al cerebro y le hace crecer; combate la depresión, la falta de concentración, el insomnio, las adicciones y la ansiedad, elevando y equilibrando los niveles de las sustancias químicas y las hormonas cerebrales que quedan desequilibradas debido al uso de aparatos electrónicos. El ejercicio incluso afecta a lo que expresan los genes. Si quieres probar con deportes de equipo que hagan que los niños se muevan casi de continuo, hazlo con el fútbol, el baloncesto, el tenis y el voleibol. También se ha visto que correr tiene unos efectos espectaculares sobre el cerebro.

Aparte del ejercicio aeróbico, el *movimiento* y *los juegos por su cuenta* también son esenciales para aprender y, de hecho, son requisitos para un desarrollo saludable del cerebro.[12] El juego sin una estructura dada no se realiza sólo por diversión: es un aspecto integral del desarrollo y potencia la integración del cerebro, el dominio de nuevas actividades y roles, captar el estado mental de los demás, el razonamiento de las causas y los efectos, la resolución de problemas y la gestión de conflictos. El juego activo también desarrolla la musculatura del tronco, estimula el sistema vestibular (que afecta al equilibrio y la conciencia del propio cuerpo), y descarga la energía acumulada: cosas, todas ellas, necesarias para aprender. Los niños con problemas sensoriales, TDAH y autismo suelen tener una necesidad incluso mayor de gastar energía, y puede que necesiten varias horas para hacerlo.

Lo he dicho antes y lo volveré a decir: el *movimiento y el juego son más importantes que las tareas escolares*. Si crees que el tiempo para hacer los deberes está reduciendo el tiempo que necesita tu hijo para relajarse y descargar su energía física o creativa, comprueba si puedes reducir o incluso eliminar las tareas escolares, por lo menos temporalmente. Potencia y permite tanto el juego estructurado (como por ejemplo los deportes de equipo) como el juego sin una estructura dada, y reducirás el riesgo de sufrir el SPE, además de la obesidad y otros problemas crónicos de salud, al tiempo que fortalecerás el cerebro de tu hijo.

El sueño profundo y una dieta saludable

Prácticamente todos los trastornos de la salud mental afectan al sueño, y un sueño no reparador puede precipitar numerosos problemas cognitivos, del estado de ánimo y comportamentales, independientemente del origen. Por el contrario, el sueño reparador es restaurador: es un potente sanador de forma global. Ayuda a promover un sueño profundo siguiendo las directrices de este capítulo y asentando una rutina regular de sueño y vigilia. Las investigaciones muestran que las horas para irse a la cama dictadas por los progenitores están relacionadas con una mejor calidad del sueño y un mejor rendimiento en los niños durante las horas de vigilia.[13]

En teoría, una dieta natural y saludable te proporcionará los antioxidantes que necesita el cerebro para combatir la inflamación por el estrés relacionado con las pantallas. Sin embargo, he trabajado con muchas familias que siguen una dieta muy saludable pero que, sin embargo, tienen un hijo con SPE. Así pues, al igual que sucede con el ejercicio, una buena dieta puede ser «necesaria pero no suficiente» para proteger contra el SPE.

La creatividad

La actividad creativa ayuda a estimular el hemisferio cerebral derecho, que suele estar hipoactivo en nuestro mundo sobrecargado de información. Pero el proceso creativo también activa numerosas áreas de todo el cerebro, facilitando la integración de todo este órgano, y también la integración entre el cerebro y el organismo. Además, tensar nuestro músculo creativo ayuda a mejorar nuestras habilidades para resolver los problemas. Sin embargo, y obviamente, los videojuegos «creativos» (como aquellos en los que tienes que construir cosas) no cuentan como medidas protectoras.

De hecho, los estudios muestran que el tiempo frente a pantallas reduce el juego imaginativo. Cuando al cerebro se le proporciona un flujo constante de entretenimiento estimulante, eso satura los sentidos y entorpece el impulso creativo, al igual que lo hace ver una pantalla bidimensional con una luz mate y antinatural. En contraste, unos niveles reducidos de estimulación potencian la creatividad,[14] y la variación de la profundidad de campo y la interacción entre la luz natural y las sombras en un mundo tridimensional estimulan que la mente del que ve se haga preguntas: «¿Qué hay ahí?».[15]

La concienciación y la meditación

Es complicado hacer que un niño se implique en técnicas de concienciación, pero cuando *empieza* a practicar una actividad de concienciación (como por ejemplo yoga para niños), lo que sucede, sin excepción, es que está más tranquilo, se frustra con menos facilidad y descansa mejor. Al igual que reducir o eliminar el tiempo frente a pantallas, practicar la concienciación proporcionará a tu hijo un fantástico rendimiento por tu inversión. No tiene por qué consistir en nada caro: puedes comprar un DVD de yoga para niños y practicar con ellos en casa. ¿Cómo te beneficia la concienciación? Déjame explicarte las formas... La meditación y el yoga tranquilizan al cerebro y reducen la estimulación. Tal y como deja claro este libro, la estimulación electrónica, además de nuestra sociedad dirigida por el estrés, implican, invariablemente, que nuestro cerebro obtiene *demasiada* estimulación intensa. En cuanto a los beneficios cognitivos, las investigaciones sugieren que la meditación está relacionada con un mayor grosor en zonas del córtex cerebral del lóbulo frontal relacionadas con la capacidad de atención y la regulación de las emociones.[16] No es de sorprender que en un estudio realizado con niños de segundo y tercero de primaria a los que se les enseñaron técnicas de concienciación éstos mostraran una mejora en las funciones intelectuales superiores, especialmente en el caso de los niños con problemas de atención.[17]

El establecimiento de vínculos: el contacto humano, la empatía y el amor

Está bien documentado que los niños que reciben una buena crianza y educación desde una edad temprana (como por ejemplo que los tomen en brazos, los mezan, los consuelen y sean cuidados por un progenitor empático que esté «en sintonía» con ellos) tienen un cerebro de mayor tamaño que aquellos que no reciben una crianza adecuada o que son directamente desatendidos. A medida que los chicos van creciendo, el contacto ocular, la interacción cara a cara, el contacto físico y aprender a interpretar el lenguaje corporal son cruciales para su desarrollo, incluyendo aprender a regular sus emociones y la excitación, desarrollar conciencia de sí mismos y la capacidad de tener relaciones románticas.[18] Pasa tiempo con tu hijo de formas que favorezcan la cercanía física y emocional. Unos vínculos sanos y una buena red de apoyo también protegerán a tu hijo de la delincuencia y las adicciones, incluyendo la adicción a las pantallas.[19]

Aparte de recibir una buena crianza y educación, expresar sentimientos de amor y compasión por los demás también tiene beneficios. Las investigaciones han mostrado que practicar estos sentimientos puede estimular el lóbulo frontal, fomentando la regulación emocional y el desarrollo de las funciones intelectuales superiores.[20] De hecho, los facultativos que practican la medicina integradora citan al *amor* como uno de los pilares de la curación natural científico-estadística (basada en las pruebas). Además, las actividades altruistas pueden mejorar la autoestima y pueden facilitar las habilidades propias de la empatía, y encuentro que organizar las cosas para que un muchacho oriente a niños uno o dos años más jóvenes que él o ella aporta unos beneficios enormes. Las escuelas suelen estar dispuestas a trabajar con ideas así, y esto genera una situación en la que todos salen ganando.

Por último, el contacto humano promueve la integración cerebral y el aprendizaje académico. Uno de los determinantes más constantes de lo bien que aprenden los niños a hablar, leer y escribir es el acceso a conversaciones cara a cara con un adulto.[21] Del mismo modo, los niños mayores con conductas de riesgo y unas bajas calificaciones escolares se beneficiarán de unas relaciones sanas y de apoyo por parte de los adultos, incluyendo aquellas con sus maestros.[22]

Puntos del capítulo 10 que hay que recordar

- Una buena gestión de las pantallas se reduce a seguir las normas y las directrices del Reinicio, llevar a cabo ajustes en el entorno e implementar medidas contrarrestantes (protectoras).
- Seguir estas prácticas ayudará a normalizar los niveles de estimulación, a mitigar la respuesta al estrés y a promover la integración cerebral.
- Pueden llevarse a cabo adaptaciones para reducir la irritación del sistema nervioso y disminuir los niveles de excitación ajustando los niveles de brillo de las pantallas, usando unas pantallas de menor tamaño y evitando la multitarea con distintos dispositivos, especialmente antes de la hora de irse a la cama.
- Las normas y las directrices del tiempo frente a pantallas incluyen mantener un dormitorio libre de aparatos electrónicos, colocar un ordenador de sobremesa en una zona común, equilibrar las actividades frente a pantallas con actividades físicas y juegos al aire libre, y completar las tareas escolares y las del hogar para ganarse tiempo de juego con dispositivos electrónicos.
- Las directrices para el Reinicio siempre deberían seguirse, incluyendo reducir el tiempo frente a pantallas y/o implementar ayunos si tu hijo sufre alteraciones o queda rezagado en la escuela.
- La gestión del tiempo cotidiano frente a pantallas debería consistir en un enfoque holístico con respecto a la salud general, promoviendo así un crecimiento sano del lóbulo frontal, la integración cerebral y las conexiones entre el cerebro y el cuerpo, el restablecimiento de la capacidad de atención y el desarrollo de unos buenos vínculos.
- Hay tres «normas» que son las más importantes: mantener el dormitorio libre de aparatos con pantalla, usar un cubículo u oficina de trabajo con un ordenador de sobremesa con conexiones con cables y que tú mismo diseñes las reglas relativas a las pantallas.

CAPÍTULO 11

ATURDIMIENTO EN LA ESCUELA

Preocupaciones en el aula

*«Parece existir un conflicto directo entre, por un lado,
los defensores [de la tecnología] en los primeros años
de la educación y las advertencias que surgen
de los estudios de medicina pediátrica y la biología
por el otro».*[1]
ARIC SIGMAN, ASESOR EN TEMAS DE SALUD PARA EL GRUPO DE
LA CALIDAD DE LA INFANCIA DEL PARLAMENTO EUROPEO SOBRE
EL IMPACTO DE LOS DISPOSITIVOS CON PANTALLAS EN LOS NIÑOS

Hoy en día, en nuestra sociedad hay una creciente discordancia entre
lo que el cerebro y el organismo de los niños debe aprender para desarrollarse de forma óptima y lo que está *proporcionando* el sistema
escolar público. De hecho, las aulas actuales distan mucho de lo que
sería ideal: contienen variedad de peligros potenciales que someten a
estrés y a tensión al sistema nervioso del niño, lo que puede dificultar
o minar el desarrollo cognitivo, emocional y social. Algunas de estas
influencias negativas están relacionadas con un tiempo excesivo frente
a pantallas y a una dependencia creciente en el aprendizaje basado en
los ordenadores, y algunas forman parte de lo que nuestra sociedad

ha aceptado como una educación «normal» en las aulas, en la que los alumnos pasan demasiado tiempo sentados dentro de un edificio y no un tiempo suficiente jugando, interaccionando con la naturaleza y siendo creativos.

Afortunadamente, llevando a cabo el Reinicio y creando un entorno saludable para el cerebro en casa, estarás proporcionando a tu hijo una poderosa protección contra muchos de los peligros relacionados con la escuela a los que se enfrentará. Este capítulo estudia algunos de estos peligros para ilustrar lo «fuera de onda» que se ha vuelto nuestro sistema educativo, además de subrayar la importancia de minimizar la tecnología en el resto de las áreas de la vida de tu hijo. También te proporcionará orientación relativa a enfoques eficaces para comunicarte con la escuela de tu hijo, incluyendo cómo abordar obtener acuerdos relativos al tiempo frente a pantallas para el Reinicio y en general.

Mientras escribo esto, la mayor parte del tiempo el Reinicio será eficaz sin abordar el tiempo frente a pantallas relacionado con el colegio, pero tal y como se comenta en el capítulo 5 («La planificación del Reinicio y la escuela», en la página 212), algunos padres tendrán que enfrentarse a los problemas relacionados con las pantallas en la escuela para conseguir un ayuno «limpiador», o porque la escuela es la mayor fuente de tiempo frente a pantallas. Otros progenitores quizás quieran abordar lo que está sucediendo en el colegio a modo de un asunto de la identificación y la resolución de problemas. De hecho, más allá del Reinicio, el entorno escolar probablemente represente distintos riesgos relativos al SPE con los que quizás tengas que lidiar de manera periódica a medida que tu hijo crezca. Si abordas el estrés electrónico relacionado con la escuela y la forma en que lo hagas dependerá de varios factores: de lo afectado que esté y lo sensible que sea tu hijo, de cómo responda tu hijo al Reinicio en casa, de la exposición a pantallas a las que esté sometido tu hijo en la escuela y del equilibrio único de tu hijo relativo a los factores de riesgo.

¿Qué sucede si mi hijo queda descolgado?

Cuando los padres contemplan para su hijo la ampliación de las restricciones relativas al tiempo frente a pantallas a las aulas, algunos se preocupan: «¿Qué sucede si mi hijo queda descolgado mientras los otros niños aprenden y van sabiendo más cosas sobre los ordenadores?». Comprendo de dónde surge este miedo, ya que ningún padre quiere perjudicar, potencialmente, el futuro de su hijo; pero esta preocupación es infundada, ya que es el funcionamiento del lóbulo frontal el que determina el éxito académico y el social. Respaldar la integración del cerebro estando libre de pantallas significa que estarás optimizando la capacidad de aprendizaje de tu hijo, con independencia de la asignatura. En contraste, un niño que tenga grandes habilidades con el ordenador pero un funcionamiento defectuoso del lóbulo frontal tendrá problemas para avanzar en cualquier cosa, ya que es necesario un buen funcionamiento del lóbulo frontal para «llevar a cabo las cosas», tolerar la frustración y desarrollar una buena red social.

Además, en comparación con aprender a leer, escribir y las matemáticas, las investigaciones muestran que aprender habilidades informáticas es relativamente fácil. Los estudios en monos rhesus han desvelado que pueden aprender con facilidad a usar una pantalla táctil o un *joystick* para resolver problemas en un ordenador, y se ha enseñado a delfines y a simios a usar un iPad.[2] ¿Y cuánta tecnología, que no conozcan ya de antemano o que no quede obsoleta para cuando se gradúen, necesitan saber realmente los chicos para triunfar? Los estudios nos enseñan que las habilidades informáticas no se traducen en forma de unos mejores sueldos,[3] y la mayoría de los chicos ya son muy diestros con las tecnologías. En el peor de los casos tu hijo podrá recuperar el terreno perdido más adelante.

Es más, basándonos en el hecho de que la exposición temprana al tiempo frente a pantallas está relacionado con los retrasos en el lenguaje y la lectura,[4] parece que hay beneficios potenciales a largo plazo como producto de retrasar la exposición a la tecnología con pantallas hasta que el cerebro esté mejor capacitado para tolerarla. Tampoco soy la única que sugiere que resulta inteligente demorar la exposición a la tecnología.

Escuelas de gran prestigio, como las que siguen el método pedagógico Waldorf, y que son famosas por sus métodos educativos naturales, no introducen ningún tipo de educación relacionada con los ordenadores hasta sexto de primaria.[5] Reveladoramente, muchos altos cargos y ejecutivos de las compañías tecnológicas de Silicon Valley prefieren una educación de baja tecnología y «basada en la naturaleza», incluyendo la del método pedagógico Waldorf, para sus hijos.[6] Supuestamente, y de entre todo el mundo, Steve Jobs limitaba de manera estricta el acceso de sus hijos a los aparatos electrónicos, y parece ser que esto es lo que también hacen muchos otros ejecutivos e inversores de capital de riesgo adinerados de Estados Unidos.[7] Si la gente que se encuentra en la cúspide del mundo de la tecnología y las finanzas (y que tiene acceso a los mejores recursos) quiere retrasar la introducción de la tecnología en el caso de sus hijos, ¿qué te dice eso?

Si te encuentras luchando contra la preocupación de que tu hijo pueda «quedar rezagado», recuerda siempre: lo primero es no hacer daño. Sopesa de manera estricta los riesgos de la exposición a los aparatos electrónicos sobre un cerebro que está creciendo frente al consuelo de que tu hijo esté siguiendo el ritmo de los avances tecnológicos. Lo segundo equivaldría a «estar a la altura de los vecinos».

¿Quién quedará rezagado?: el niño que no pueda concentrarse.

La intrusión del tiempo frente a pantallas y la desaparición del respaldo al desarrollo

En Estados Unidos, los niños pasan en la escuela siete o más horas diarias (la mayor parte del tiempo sentados), y se les suele asignar, normalmente, entre media y tres cuartos de hora de tareas escolares cada tarde-noche. Mientras tanto, el ejercicio físico, el recreo, la exposición a la naturaleza y la vegetación, y los juegos por cuenta de cada uno están desapareciendo, incluso a pesar de que se sabe que cada una de estas cosas mejora las capacidades cognitivas.[8] Además, la Academia Estadounidense de Pediatría ha recomendado que los niños en edad escolar no reciban más de dos horas de tiempo frente a pantallas al día,[9] aunque el tiempo frente a pantallas relacionado con la escuela puede sumar, por sí solo, varias horas cada jornada. Tal y como he mostrado aquí, no existe una distinción funcional entre el tiempo frente a pantallas «educativo» y el relacionado con el «ocio» cuando se trata de los impactos y los riesgos para la salud, y las escuelas están llevándonos, en promedio, a un incremento del tiempo frente a pantallas para todos los niños. Se está enseñando a los niños de todas las edades cada vez más habilidades informáticas, asignándoles tareas escolares que requieren la investigación *online* o métodos electrónicos para completarlas o entregarlas, atienden a las clases a través de pizarras electrónicas o de otros tipos de dispositivos interactivos, y se les dice que el tiempo «educativo» frente a pantallas electrónicas está bien, o que es incluso útil, a pesar de las pruebas que apuntan a lo contrario.[10] Luego, en casa, mientras los niños hacen los deberes con aparatos electrónicos, suelen implicarse en multitareas con distintos dispositivos, y se comunican con sus amigos y se entretienen mientras trabajan: enviando mensajes de texto, con programas de mensajería instantánea, conectándose a Skype, comprobando su cuenta de Facebook, escuchando música, y viendo vídeos y la televisión.

Además de todo esto, un número creciente de distritos escolares está instalando accesos a Internet sin cables, a pesar de las advertencias de los posibles efectos biológicos nocivos facilitadas por los principales expertos y organizaciones médicas. ¿Sabías que otros países como Francia, Italia, Suecia, Alemania y Australia están preocupados por la exposición de los niños a los CEM y que algunos han prohibido completamente el WiFi en las escuelas, las guarderías y los jardines de infancia?[11] ¿Sabías que la recomendación oficial de la Academia Estadounidense de Medicina Ambiental (American Academy of Environmental Medicine) es que los niños sólo usen un acceso a Internet *por cable*?[12] ¿Sabías que la Academia Estadounidense de Pediatría ha escrito varias cartas a la Comisión Federal de Comunicaciones de EE.UU. (Federal Communications Comission, FCC) solicitando una actualización de los niveles aceptables de exposición a las radiaciones de los niños debido al aumento de las comunicaciones sin cables especificando que

«Los niños no son adultos pequeños y se ven afectados de forma desproporcionada por la exposición a factores ambientales»?[13]

Probablemente no, y tal vez nadie en tu escuela lo sepa. A continuación tenemos algunas de las principales áreas que provocan preocupación. Tenlas en cuenta y recuérdalas cuando hables con los profesores y los administradores de la escuela sobre la reducción de los riesgos de la exposición de tu hijo a aparatos electrónicos.

Los ordenadores y el uso de Internet

En un pasado no tan lejano, el uso de computadoras en la escuela estaba limitado a adquirir conocimientos en el laboratorio de informática usando sólo un acceso a Internet por cable. Hoy día, los ordenadores portátiles, los iPad, las tabletas y otros dispositivos móviles son moneda corriente, incluso en las aulas de los niños más pequeños. Los distritos escolares siguen introduciendo programas con iPad u ordenadores portátiles para cada alumno, a pesar de que no existen unos beneficios claros y de que hay riesgos importantes y documentados relacionados con el uso de ordenadores, y del enorme coste económico. El uso de ordenadores portátiles y de iPad también supone un tiempo adicional innecesario frente a pantallas y distintas distracciones para los estudiantes.

Hace poco, el distrito escolar unificado de la ciudad de Los Ángeles repartió la primera oleada de iPad en un programa piloto para proporcionar a cada estudiante del distrito un ordenador dedicado a la escuela. ¿Y qué hicieron muchos alumnos? Inhabilitaron rápidamente los filtros de seguridad para jugar a videojuegos y navegar por Internet. El coste estimado del programa durante su duración estimada de tres años es de más de mil millones de dólares (pagado mediante fondos de bonos a veinticinco años), y pese a ello, los colegios del distrito escolar de Los Ángeles siguen pasando sin unas reparaciones muy necesarias de cosas tan básicas como el suministro de agua potable, unos lavabos que funcionen, y unas infraestructuras seguras y estables en las aulas, por no hablar de «extras» como focos en campos de fútbol para que los niños puedan jugar de noche.[14] Es absurdo.

Los ordenadores portátiles y otros ordenadores no fijos generan unos riesgos mayores que los de sobremesa, en especial si se tienen sobre el regazo. Tal y como describo en el apéndice B en relación con los CEM, estos asuntos incluyen los efectos de las radiaciones que generan calor o que no lo generan que podrían dañar los órganos reproductores en los niños y provocar inflamaciones cutáneas. Aparte de la mayor exposición a las radiaciones, los ordenadores portátiles y las tabletas son nefastos para la postura y pueden generar problemas de cuello y espalda. El uso de una computadora de sobremesa también provoca problemas posturales, incluyendo el de la «postura con la cabeza muy adelantada» que ahora es endémico en los jóvenes, pero con los ordenadores portátiles es prácticamente imposible tener una postura ergonómica debido a que el teclado está pegado al monitor.[15] El que las escuelas estén agravando estos trastornos es un problema de salud pública importante.

Surgen variedad de inconvenientes cuando las escuelas piden a los alumnos que usen Internet para hacer sus deberes. Para empezar, esto favorece la multitarea con distintos dispositivos electrónicos, proporciona un fácil acceso a todo tipo de distracciones y genera oportunidades para acceder a contenidos inapropiados. Estas tentaciones distraen a muchos estudiantes, pero esto es especialmente así en el caso de los niños con un mal control de sus impulsos. Además, los estudios muestran que leer textos hipervinculados tiende a provocar una comprensión fragmentada del contenido debido a una mayor carga cognitiva procedente de una mayor toma de decisiones y de procesado visual.[16] El uso de Internet también contribuye a la hiperexcitación debido a los cambios frecuentes entre páginas y la sobrecarga sensorial. Por último, los estudios sugieren que el uso de Google y de Internet para buscar información para las tareas escolares ha dado lugar a un aumento de los plagios, cuya práctica es casi imposible monitorizar.[17]

Para captar mejor cómo el uso de ordenadores en relación con la escuela tiene un impacto en tu hijo, habla con los profesores y averigua cuánto tiempo se dedica a adquirir conocimientos informáticos y cuánto se emplea usando ordenadores en clase, para buscar información y para hacer los deberes. En el caso del uso de Internet, averigua si los niños disponen de un acceso sin estructura ni vigilancia y qué salvaguardas hay en vigor. Como el uso precoz y regular de Internet supone un factor de riesgo para un uso problemático de pantallas, además de para los retrasos cognitivos, pregunta a los maestros si pueden modificar las tareas escolares para minimizar el uso de ordenadores en casa y en el colegio. Los niños que van a primaria deberían tener, en condiciones ideales, clases de informática no más de una vez por semana, e incluso los estudiantes de secundaria y bachillerato parecen tener un mejor rendimiento cuando la disponibilidad de los ordenadores en el instituto se da sólo una o dos veces por semana.[18] Pregunta también sobre el tiempo que se pasa en la biblioteca, y los períodos dedicados al estudio y las pausas, que son momentos en los que tu hijo podría estar acumulando mucho más tiempo frente a pantallas del que crees, además de indagar sobre si los alumnos pueden conseguir tiempo con ordenadores o videojuegos a modo de recompensa.

También se deberían examinar las políticas de la escuela con respecto a los teléfonos móviles. La actitud de cada profesor es importante, ya que algunos son bastante laxos en lo tocante al uso de teléfonos celulares, incluso aunque la política del colegio sea estricta al respecto y viceversa. Muchos niños envían mensajes de texto y usan Internet en sus teléfonos móviles durante el recreo, además de durante las clases a pesar de las políticas del centro. No hace falta decir que la explosión del uso de los teléfonos celulares inteligentes en manos de niños ha agravado este problema, y que no se debería esperar de los chicos que controlen este comportamiento por su cuenta. Una vez más, y según las normas del Reinicio, el hecho de que tu hijo tenga un teléfono celular inteligente (o cualquier tipo de teléfono) es un asunto relacionado con su crianza y educación, así que si se está dando un uso no deseado del teléfono móvil en la escuela, independientemente de cuál sea su política, los progenitores pueden abordar este problema eliminando ese aparato.

Dispositivos «interactivos»: las pizarras electrónicas

Las pizarras electrónicas interactivas representan otras fuentes de estimulación antinatural diseñadas para mantener a los niños «atentos», pero las investigaciones no respaldan su uso, y además son exorbitantemente caras. Un estudio realizado en el Instituto de Educación de la Universidad de Londres halló que estas pizarras no tenían ningún impacto en el rendimiento de los estudiantes durante su primer año de uso, que cualquier incremento en la motivación aparte de la intriga inicial duraba poco y que algunos niños se distraían con esta tecnología. Este estudio también mostró que el ritmo se ralentizaba en las aulas con los estudiantes con menores capacidades, donde existía la tendencia a enfatizar en exceso la «interactividad» permitiendo que todos los niños usaran la pizarra por turnos.[19] Una vez más, los niños más vulnerables eran los que más sufrían mientras un dinero precioso se gastaba de manera innecesaria.

Paradójicamente, estos llamados métodos «interactivos» dan lugar a una reducción de la interacción humana, ya que los ojos del niño se centran en la pantalla, y no en el profesor. El maestro, a su vez, va basándose cada vez más en las clases que emplean esta alta tecnología para estimular y entretener a su audiencia, generando un círculo vicioso. Esto también contribuye a que los chicos lleven a cabo varias tareas a la vez, ya que se ven forzados a atender a diversos estímulos visuales y auditivos mientras responden a las preguntas o toman apuntes e intentan asimilar la lección al mismo tiempo. Tal y como se ha mencionado en el capítulo anterior, la multitarea con distintos dispositivos electrónicos perjudica el rendimiento, tanto inmediatamente como a lo largo del tiempo.

Menos movimiento, tiempo al aire libre y expresión creativa

Acompañando al firme incremento de la tecnología en las aulas hemos visto el constante descenso de las clases de gimnasia, las lecciones de arte y música, el recreo, los juegos improvisados al aire libre y los servicios de terapia ocupacional. Debido a unos presupuestos más ajustados y a la priorización para «enseñar lo que aparecerá en las pruebas oficiales», las escuelas han hecho recortes en las áreas mencionadas anteriormente. También han hecho recortes en las actividades deportivas extraescolares y los salarios de los entrenadores, haciendo que resulte difícil que los niños tengan un acceso regular y libre a deportes organizados. Además, ya existe demasiado sedentarismo, demasiado «trabajo importante» y demasiadas tares escolares. Todos estos factores contribuyen a disminuciones del movimiento, la expresión creativa, la buena sociabilización y el tiempo que se pasa al aire libre: las cosas que se sabe que respaldan el desarrollo de la mente, el cuerpo y el cerebro.

Tal y como se ha comentado en el capítulo 4, éstas son las actividades del «hemisferio cerebral derecho» que ayudan integrar a todo el cerebro, incluido el lóbulo frontal, proporcionando todos los ingredientes adecuados: la utilización de los cinco sentidos, la interacción humana que fomenta una sensación de capacidad y de sentirse cuidado, la exposición a la naturaleza y experimentar de forma activa un entorno físico tridimensional. Haciendo hincapié y dedicando recursos a una mayor cantidad de tecnología, las escuelas minan las formas más baratas y eficaces de fomentar el desarrollo en nuestros hijos.

La exposición a los CEM procedentes del WiFi

Aunque he restringido en gran medida la discusión sobre los campos electromagnéticos (CEM) al apéndice B, incluyendo en qué consisten y cómo pueden provocar daños, el creciente uso del WiFi (acceso a Internet sin cables) en las escuelas merece una mención aquí. Debido a la explosión del uso de los aparatos electrónicos y la comunicación sin cables, todos vivimos en un mar de CEM creados por el hombre. Sin embargo, esto no significa que no debamos minimizar la exposición a la que se ven sometidos los niños. El WiFi multiplica varias veces la exposición a los CEM, y su uso es opcional en las escuelas. Incluso aunque debiéramos suponer que no conlleva riesgos para la salud, ¿por qué se gasta dinero en su instalación y su uso cuando un acceso a Internet sin cables da lugar a un tiempo frente a pantallas incontrolado en los alumnos y los profesores, que podrían, simplemente y en lugar de eso, usar un acceso a Internet por cable? Y ya puestos, ¿por qué no podrían completarse todas las tareas relacionadas con los ordenadores durante las horas de clase, lo que reduciría los costes, haría disminuir los dolores de espalda por tener que llevar las computadoras portátiles de un lado a otro y reduciría los efectos de la luz por la noche?

Pero, de hecho, se puede argumentar acerca de tener en cuenta el impacto del WiFi sobre el cerebro en desarrollo, ya que es literalmente imposible determinar que la exposición al WiFi sea segura. Incluso unos cambios minúsculos en un sistema nervioso en desarrollo pueden dar lugar a grandes cambios en su funcionamiento a lo largo del tiempo, y como el WiFi es algo nuevo no podremos conocer el impacto de lo que está sucediendo ahora hasta dentro de varias décadas. Dicho esto, ya existen miles de estudios que demuestran los efectos biológicos de los CEM, y los límites de exposición seguros proporcionados por el gobierno están desfasados y basados en personas adultas, y no en niños, cuyo cerebro en crecimiento es sustancialmente más sensible.[20] Además, la exposición a los CEM procedentes del WiFi en un aula son constantes, se dan durante todo el día y cada día, ya que los *router* emiten señales incluso cuando no se están usando los dispositivos. Las señales generadas son, además, mucho más potentes que las generadas por tu *router* doméstico de WiFi debido al ancho de banda necesario para satisfacer a un gran número de usuarios. Por último, en el marco de una escuela suelen usarse múltiples aparatos a la vez, lo que hace que los CEM reverberen y se potencien entre sí.

Esto convierte al uso del WiF en los colegios en un asunto serio de salud pública que el gobierno de EE. UU. ha tardado en reconocer y abordar. Mientras tanto hay un creciente clamor por parte de expertos médicos y científicos, como por ejemplo la neuróloga pediátrica Martha Herbert (con un doctorado), de la Universidad de Medicina de Harvard, y Martin Blank (también doctorado), de la Universidad de Columbia, que están adoptando una postura pública en contra de la instalación de WiFi en las escuelas.[21] Los organizaciones médicas de Estados Unidos, Europa, Canadá y Australia han expuesto objeciones.[22] El consejo de la Academia Estadounidense de Medicina Ambiental ha adoptado esta postura:

> Existen efectos adversos para la salud, como por ejemplo dificultades de aprendizaje, respuestas inmunitarias alteradas, dolores de cabeza, etc. como producto de los campos de radiofrecuencia, y están bien documentados en la bibliografía científica. Debe pensarse seriamente en el uso de una tecnología más segura, como por ejemplo las conexiones por cable, en las escuelas, por el bien de la seguridad de aquellos individuos susceptibles que puedan estar afectados por este fenómeno.[23]

Mientras tanto, la Asamblea Parlamentaria del Consejo de Europa (APCE) hizo la siguiente declaración con respecto al uso del WiFi en las escuelas:

> Con respecto a los estándares o los valores límite de emisiones de campos electromagnéticos de todos los tipos y frecuencias, la Asamblea recomienda encarecidamente que se aplique el principio «tan bajo como sea razonablemente posible conseguir» (o ALARA, por sus siglas en inglés) [...] Además, debería aplicarse el principio de precaución cuando la evaluación científica no permita determinar el riesgo con una certeza suficiente [...] En el caso de los niños en general, y especialmente en las escuelas y las aulas, se debe dar preferencia a las conexiones a Internet por cable, y regular estrictamente el uso de los teléfonos móviles por parte de los alumnos en las instalaciones del colegio.[24]

¿Por qué deberíamos nosotros, en Estados Unidos (a quien el resto del mundo mira en términos de tecnología y cuidados de la salud) querer estar en el lado equivocado de la historia? Para saber más sobre este asunto, incluyendo una discusión sobre las vulnerabilidades que afectan específicamente al autismo, lee el apéndice B.

Otros factores perjudiciales en el entorno del aula

En pocas palabras, las aulas actuales representan un entorno lleno de influencias antinaturales. Hay alimentos antinaturales (tentempiés y bebidas azucaradas, y comida rápida en el comedor escolar), luces antinaturales (procedentes de dispositivos con pantalla y de las bombillas fluorescentes que nos iluminan desde el techo), *inputs* sensoriales antinaturales (procedentes de la estimulación electrónica) y unos niveles de actividad antinaturales (sedentarismo prolongado, interacciones con pantallas y una reducción en la práctica de ejercicio). En algunas regiones puede que, además, el aire esté contaminado y no haya acceso a agua potable, lo que perjudicaría todavía más a los niños.

Las luces fluorescentes situadas en el techo están presentes en prácticamente todas las aulas. Hablo de algunos de los efectos de las luces fluorescentes sobre el estrés, el sueño y la salud general en el capítulo 7 («Iluminación perjudicial», página 261), pero también existen algunos estudios menores sobre el comportamiento en las aulas y el rendimiento. Un estudio mostró un incremento de las conductas estereotípicas repetitivas que se dan en los niños autistas que reciben luz fluorescente en comparación con la luz incandescente[25] que coinciden con las experiencias clínicas con algunos niños autistas y las declaraciones de sus progenitores. Otro estudio con niños con graves trastornos del desarrollo (incluyendo a dos que eran ciegos) demostró una menor presión sanguínea y menos agresividad con una iluminación que aportara todo el espectro lumínico en comparación con la luz fluorescente,[26] lo que sugiere que los efectos se estaban dando mediante vías no visuales (tal y como sucede en el caso de la supresión de la secreción de la melatonina). Los progenitores informan a veces de que el comportamiento de sus hijos (por ejemplo en forma de hiperactividad, irritabilidad o tics nerviosos) es peor cuando el niño está expuesto a luces fluorescentes que iluminan desde el techo. Algunos médicos minimizan o no tienen en cuenta esta observación, y sugieren que estas exacerbaciones de los síntomas es más probable que se deban a que el niño tiene que permanecer sentado durante todo el día en el colegio, pero las investigaciones, además de relatos anecdóticos, sugieren que la iluminación de las aulas también conlleva sus propios riesgos.

Aunque quizás resulte algo impracticable cambiar la iluminación del aula, si ésta dispone de grandes ventanas que dejen entrar abundante luz natural, pídele al profesor si por lo menos se pueden apagar la mitad de las luces del techo y luego solicítale que tu hijo se siente cerca de las ventanas.

Tecnología para la educación: presiones e impactos

Además de ponerse un énfasis excesivo en enseñar conocimientos informáticos, existen una enormes fuerzas sociales que presionan a los profesores para que usen tecnología para involucrar a los alumnos mediante «métodos interactivos», para proporcionar ordenadores portátiles y acceso a Internet para «nivelar el terreno para todos los alumnos», para «aprovecharse» de la tecnología para superar problemas con la escritura, el aprendizaje y la alfabetización. Pese a ello, estos pasos se dan sin tener en cuenta la eficacia, y sin la utilización y sin conocer las mediciones de los resultados, y se les da una mayor prioridad que los métodos de enseñanza basados en pruebas. Aparte del hecho de que independientemente de los conocimientos informáticos que se enseñen y de los dispositivos adquiridos es posible que éstos hayan quedado obsoletos para cuando los alumnos se gradúen, las investigaciones muestran que la mayoría de los niños *tienen* acceso a ordenadores e Internet, incluyendo aquellos de familias con bajos ingresos.[27] Así pues, la llamada «brecha digital» (la preocupación de que los niños pobres o los que viven en áreas rurales no dispongan de un acceso a Internet de banda ancha) es, en esencia, un asunto de poca importancia. De hecho, la carrera por cerrar la supuesta brecha proporcionando un acceso universal a Internet ha contribuido a la utilización excesiva de la tecnología, lo que ha *ampliado*, inadvertidamente, la brecha, ya que los niños desfavorecidos se ven afectados por este fenómeno de forma desproporcionada.

Innovación ≠ educación superior

La innovación y la «popularidad» de la tecnología tienen cierta cualidad seductora, pero esto puede conducirnos a la estrechez de miras. Mientras revisaba la información que había recopilado para escribir este capítulo, cuando leí acerca de las «promesas» que estaban ofreciendo las compañías de tecnologías educativas y cómo se estaba gastando, de forma impulsiva, el dinero procedente de los impuestos, eso me hizo me hizo sentir preocupada. No podía evitar pensar que los educadores y los legisladores habían quedado, de algún modo, embelesados por unas presentaciones espectaculares o por las perspectivas de cuánto dinero podrían ahorrar, ya que las promesas desafían a todo lo que sabemos sobre la forma en que los niños aprenden. Por lo visto, el profesor emérito de pedagogía Larry Cuban, de la Universidad de Stanford, está de acuerdo. En uno de entre una serie de artículos que valoraba de forma crítica la tecnología en la educación publicado en el periódico *The Washington Post*, el profesor Cuban subraya:

La fantasía relativa a la transformación de la educación y el aprendizaje (eliminar a los maestros y hacer desaparecer las escuelas tradicionales) es algo parecido a una quimera, incluso cuando los niños disponen de estos poderosos dispositivos en sus manos [...] El bombo publicitario potenciado por parte de los comerciantes y las políticas ilusorias [...] alimentan las fantasías privadas y públicas relacionadas con reemplazar a los profesores y las escuelas.[28]

Cuban también sostiene que los fanáticos de la tecnología «[equiparan] el acceso a la información con la obtención de educación» y que «apenas existen investigaciones que muestren claramente que cualquiera de estas máquinas vaya a mejorar los logros académicos; pero el valor de la novedad es muy valorado por la sociedad estadounidense; y una de las formas en la que las escuelas pueden decir que son "innovadoras" consiste en adquirir el aparato más novedoso».[29]

«De la mejor a la peor»: el desastre de la alfabetización en California

En la década de 1950, las escuelas de California se encontraban en la cumbre de la educación pública eficaz. La lectura se enseñaba con el uso de la fonética, que sigue siendo el mejor método probado en la actualidad, pero debido a una serie de sucesos que se dieron en las décadas de 1960 y 1970 y que afectaron a la forma en la que los distritos escolares recibían fondos, el poder del estado sobre la educación creció, y el control por parte del gobierno local se redujo. Durante la década de 1980, los legisladores estatales decidieron implementar un programa de lectura de «Lenguaje Integral» después de verse seducidos por unas presentaciones encantadoras que implicaban el uso de narraciones para enseñar a leer, sin prestar atención a si el programa funcionaba o no. Los colegios de todo el estado se vieron, efectivamente, forzados a implementar el programa financiado por el gobierno para poder recibir fondos, y las valoraciones relativas a la alfabetización se desplomaron. Cuando el Congreso acabo dándose cuenta de la debacle que había provocado el programa, el daño ya estaba hecho. Este y otros actores condujeron a California a caer desde el primer hasta el último lugar, «igualada únicamente por el estado de Mississippi y por Guam».[30]

Históricamente, se sabe que a nivel estatal y federal, los mandatos gubernamentales han complicado las cosas en lugar de resolver los problemas en el campo de la educación. Con demasiada frecuencia, las «nuevas ideas» no demostradas resultan caras de implementar y suelen ser peores que lo «probado y cierto». Además, las grandes empresas, las compañías tecnológicas y los activistas poderosos pertenecientes a grupos con intereses especiales pueden influir en los políticos para promulgar políticas relativas a la educación que beneficien primero a la industria sin tener en cuenta en absoluto a los estudiantes. Como el dinero gubernamental dedicado a la investigación es limitado, la mayor parte de las investigaciones relativas a la tecnología aplicada a la educación están financiadas por fondos procedentes de la industria, generando así unos conflictos de intereses inherentes.[31] Por último, las escuelas suelen ir cortas de dinero, por lo que suelen agradecer los típicos fondos ofrecidos por corporaciones a cambio de probar o respaldar sus programas.

Dejemos que la historia sea nuestra maestra. Los cambios en la educación deberían llevarse a cabo fijándose en las investigaciones basadas en las pruebas y revisadas por expertos, incluyendo estudios de resultados, y no basándose en ideas que «parecían buenas en ese momento».

El uso de ordenadores perjudica, y no potencia, el aprendizaje

Existen pruebas crecientes de que el uso de ordenadores y el aprendizaje basado en los dispositivos electrónicos no sólo no ayuda al aprendizaje, sino que parece perjudicarlo. En la introducción del capítulo 4 describía cómo varios estudios sobre el CI habían documentado que el rendimiento de los niños y de los adultos jóvenes parecía haberse reducido en las dos últimas décadas. ¿Por qué? Los estudios sugieren que estos retrasos podrían estar provocados por la exposición a la tecnología.

Por ejemplo, un estudio realizado por la Universidad de Duke en 2010 y que hizo un seguimiento a 150.000 alumnos de secundaria vio que adquirir un ordenador para el hogar afectaba negativamente a las valoraciones en lectura y matemáticas, y que el acceso regular a ordenadores en general estaba relacionado con unas calificaciones menores.[32] Otro importante estudio llevado a cabo en 2004 en más de treinta países averiguó que los chicos de quince años que usaban el ordenador varias veces a la semana obtenían unos peores resultados en matemáticas y lectura en comparación con los que usaban los ordenadores con menor frecuencia.[33] Y un estudio realizado en Rumanía en 2010 vio que los estudiantes a los que el gobierno había proporcionado ordenadores obtuvieron unas mejores puntuaciones en conocimientos informáticos, pero peores en lenguaje, escritura y matemáticas.[34]

Pese a ello, la adquisición de conocimientos informáticos debe suponer una diferencia para la mano de obra, ¿verdad? De hecho, no tanto. Un cuidadoso análisis de los datos sobre la mano de obra en Reino Unido sugería que los conocimientos informáticos no suponían ninguna diferencia en términos del sueldo, mientras que, siendo iguales el resto de los factores, los conocimientos en el campo de la escritura y las matemáticas sí suponían una diferencia. Los autores de un estudio de este tipo llevado a cabo en 2004 afirman que «la capacidad de utilizar un ordenador con eficacia no es de gran importancia para el rendimiento de un trabajador en su empleo, lo que implica que no existe ninguna prueba de que los conocimientos informáticos se estén convirtiendo es un nuevo conocimiento básico importante que enseñar en la escuela. Más bien, lo que parece suceder en el caso de la mayoría de los empleos es que una vez que tienen que usarse ordenadores, los conocimientos necesarios para hacerlo son relativamente sencillos y requieren poca o ninguna inversión».[35] Lo mismo sucede en el caso de «igualar las condiciones» proporcionando ordenadores y acceso a Internet a los estudiantes más desfavorecidos, cosa que parece perjudicar a los niños en áreas que en realidad sí son importantes.

Con respecto a la alfabetización, las investigaciones sugieren que la exposición precoz y regular a pantallas reduce el tiempo que se pasa leyendo, y que el tiempo dedicado a los videojuegos tiende a empeorar los resultados en la capacidad lectora.[36] Ahora los niños leen menos relatos de ficción que nunca, especialmente los varones, y la capacidad lectora está disminuyendo.[37] Además, los chicos siempre han quedado por detrás de las chicas en cuanto a la capacidad lectora, pero ahora están «cayendo en picado», y los expertos especulan que esto se debe al tiempo dedicado a los ordenadores y los videojuegos.[38] Las investigaciones realizadas en estudiantes universitarios han mostrado que aquellos que leen más libros y usan menos dispositivos electrónicos obtienen mejores calificaciones y tienen una mejor concentración.[39] En general, la lectura de textos impresos con fines recreativos está relacionada con unos mejores logros y otros beneficios en todos los grupos de edad.[40]

¿Qué hay acerca de aprender a leer, en primer lugar? Muchos educadores saltan directamente a programas de software para «enseñar» a los niños a leer sin darse cuenta de que la propia pantalla electrónica inhibe el proceso de lectura. Un estudio de 2002 que comparaba los programas de lectura con aprendizaje electrónico frente a aquellos basados en libros mostró que aunque el recuento de palabras era igual con ambos métodos, los niños que aprendieron a leer con libros demostraron una mayor comprensión lectora.[41] La alfabetización precoz depende del diálogo entre los progenitores y su hijo, y las capacidades lectoras, del habla y de la escritura dependen, en gran medida, de las conversaciones cara a cara con adultos.[42]

Por último, sabemos, gracias a los estudios llevados a cabo en bebés mayores, que aprender a realizar una tarea gracias a dispositivos con pantalla no se traduce fácilmente en un aprendizaje en la vida real.[43] Otras investigaciones sugieren que la exposición precoz a pantallas afecta a la duración de los juegos y a la concentración durante éstos, y que ralentiza el aprendizaje del lenguaje.[44] Como los bebés mayores y los niños de primaria aprenden mediante el juego imaginativo y el social, los programas de software educativo pueden resultar peligrosos, no sólo debido a factores relacionados con las pantallas, sino porque usarlos está vinculado con una reducción de los juegos imaginativos y una menor interacción con sus progenitores y sus maestros.

La importancia de la escritura manual para el aprendizaje

Cada vez más, se permite que los estudiantes que tienen problemas para dibujar sus primeras letras y para escribir usen ordenadores con este fin, pero las investigaciones apuntan a que adoptar esta práctica demasiado pronto puede provocar inconvenientes adicionales. Los especialistas en la integración sensorial y en el desarrollo de los niños afirman que los chicos que no saben dibujar bien sus primeras letras a mano no aprenden a leer con facilidad porque carecen de una «impronta» visual-motora potente para el reconocimiento de las letras. En contraste, practicar y adquirir maestría dibujando las primeras letras y escribiendo hacen que todo eso resulte más fluido y automático, liberando así energía mental para trabajar en otras materias, como las matemáticas y el deletreo.[45] Hablando de forma más general, dibujar las primeras letras y escribir en cursiva estimulan al cerebro y la mente de formas únicas que escribir con un teclado no consigue, incluyendo la coordinación entre la mano y la vista, la autodisciplina, la atención a los detalles y la implicación global de las áreas cerebrales del pensamiento, el lenguaje y la memoria a corto plazo.[46] Pese a ello, y cada vez más, las escuelas evitan este conocimiento crítico y se apremian a permitir que un niño use el teclado ante la primera señal de dificultades. Enseñar la escritura cursiva ya no supone un requisito para los estándares estatales comunes a nivel nacional de EE. UU. en términos de los conocimientos de los alumnos.

Además, los estudios muestran que tomar apuntes con un ordenador portátil provoca una comprensión mucho más superficial de la materia en comparación con tomar notas a mano, y que los ordenadores portátiles distraen tanto a los usuarios como a sus vecinos, incluso aunque sean utilizados de forma adecuada.[47] Otras investigaciones han puesto de relieve que los estudiantes que usan computadoras portátiles para tomar apuntes no rinden tan bien en los exámenes en comparación con los que toman notas a mano.[48]

En un fascinante artículo de 2007 que defendía la prohibición de los ordenadores portátiles en las aulas,[49] el profesor Kevin Yamamoto, de la facultad de Derecho de la Universidad de South Texas, presenta una lista de investigaciones que respaldan su argumento, incluyendo que el uso de computadoras portátiles en las aulas de la facultad de derecho está relacionado con un menor porcentaje de aprobados en los exámenes de acceso a la práctica de la abogacía. En un estudio realizado en su propia clase, vio que el uso de ordenadores portátiles reducía el contacto ocular entre los alumnos y el profesor, que generaba una confianza excesiva en buscar información en lugar de asimilar los conceptos, que perjudicaba al pensamiento crítico y que erigía una barrera física y mental entre él y los estudiantes. También vio que con frecuencia los alumnos no le seguían, haciendo que las discusiones fueran desesperantemente improductivas. En contraste, después de prohibir los ordenadores portátiles, el profesor Yamamoto se encontró con que los estudiantes hacían más preguntas y que las discusiones eran más profundas, además de unas mejores notas en los exámenes y un *feedback* abrumadoramente positivo por parte de los alumnos (casi un 90 % tenía sensaciones positivas o neutras con respecto a la prohibición). Lo que resulta interesante es que Yamamoto vio que esta prohibición hizo que la administración se pusiera muy nerviosa, y se le disuadió de llevar a cabo esta acción tan atrevida.

Las necesidades de los «estudiantes que aprenden mediante la vista»

Debido a los instintos primitivos de supervivencia, la información que recibimos por vía visual siempre será atendida antes que la recibida por vía auditiva si se presentan al mismo tiempo. Pese a ello, los niños con problemas para seguir las indicaciones visuales suelen ser etiquetados como «alumnos que aprenden mediante la vista», con el resultado de que las habilidades auditivas no se desarrollan, ya que en lugar de ello se llevan a cabo intentos para proporcionar un método alternativo con señales visuales estimulantes. Esto conduce a una dependencia excesiva del aprendizaje visual y a una pobre estimulación del procesado auditivo, lo que da como resultado dificultades en la capacidad de atención.[50] Teniendo en cuenta que estos niños con problemas de atención se ven afectados más intensamente por el tiempo frente a pantallas, se debería hacer más hincapié en el desarrollo de las habilidades y la atención auditivas junto con un menor énfasis en el *input* visual de procedencia electrónica. Si un niño necesita pistas visuales a modo de ayuda, como dibujos, o apuntes o entradas para recordar palabras, deberían ser no electrónicos y sencillos.

Medidas para potenciar el éxito académico y un desarrollo saludable

Aunque debemos ser conscientes de las limitaciones que hay en las aulas actuales, las investigaciones nos dicen que ciertos factores están relacionados con una mejor atención, un mejor éxito académico y un mejor bienestar social. Afortunadamente ya te estarás poniendo a ello mediante la implementación del Programa de Reinicio. Estos factores incluyen un menor tiempo frente a pantallas, llevar a cabo tareas en el hogar, rituales y rutinas, tener un sueño reparador, hacer ejercicio, la exposición a la naturaleza, pasar tiempo con la familia y cara a cara con sus miembros, y disponer de unos límites firmes.[51] Éstas son las mismas prácticas que se exponen en el capítulo 10, así que vuelve a él para obtener más información.

Trabajar junto con la escuela de tu hijo: actitudes y enfoques eficaces

Tanto si estás intentando abordar el tiempo frente a pantallas relacionado con el colegio de forma temporal para el Reinicio como si quieres generar un cambio más permanente en la escuela de tu hijo, empieza formulando algunas preguntas. Pregunta tanto a tu hijo como al profesor cuánto usa ordenadores, Internet y pizarras electrónicas como herramientas educativas a diario. Intenta estimar qué parte de las tareas escolares de tu hijo requieren el uso de un ordenador. Averigua si los estudiantes pasan varios días seguidos sin emplear computadoras ni aparatos electrónicos en absoluto o si se ven expuestos a ellos a diario.

Si puedes, siéntate en el aula de tu hijo durante un día. Si es posible, pregúntale a su profesor sobre su estilo de enseñanza y acerca de los métodos educativos que usa. En el caso de los chicos mayores con muchos maestros y aulas, conoce a tantos profesores como puedas. Recuerda que conocerás a un grupo de docentes variado: algunos considerarán el tiempo frente a pantallas como el enemigo, mientras que otros cantarán las alabanzas de la tecnología. También puedes hablar con el profesor encargado de la educación especial o de los recursos, con los psicólogos o con otros terapeutas, asesores académicos, el director y el subdirector, los entrenadores, etc.

Si te acercas al personal del colegio con una petición y alguien te dice: «No puedes hacer eso», no te desanimes demasiado. Si crees que tu solicitud es factible y que no perjudicaría la educación que recibe tu hijo (ni los hijos de otros), sigue intentándolo. Los sistemas escolares implican una gran burocracia, y las negativas iniciales pueden ser respuestas instintivas. Muchas veces he hecho peticiones para modificar el entorno escolar de un niño y al principio me han dicho que no, pero una vez que el progenitor y yo nos hemos asegurado de hacer comprender al personal el razonamiento subyacente a ciertas solicitudes, y si hacemos que estos cambios sean suficientemente sencillos como para que el colegio los implemente, se acaba llegando a un acuerdo.

Aun a riesgo de caer en estereotipos, puede que te encuentres con que las profesoras coinciden más con el mensaje del tiempo frente a pantallas. En general, el cerebro masculino se ve más atraído por la tecnología. Por otro lado, los profesores y los entrenadores varones que estén en sintonía contigo pueden ser unos aliados muy valiosos e influyentes, tanto con los niños como con la administración. Cuida estas relaciones y no pierdas demasiada energía en aquellos que se pongan a la defensiva con este tema. Independientemente de cómo reaccionen los maestros, debes saber que estarás plantando las semillas de la concienciación. Esas semillas acabarán produciendo raíces y germinarán, fortaleciendo tu postura. La unión hace la fuerza, con independencia de si el respaldo procede de otros padres, de profesores o de entrenadores.

Sé firme pero respetuoso en tu enfoque. Los problemas más aparentes probablemente recibirán atención, pero a nadie le gustan los padres que se creen con derechos y que echan las culpas a la escuela por todos los problemas de su hijo. Ser voluntario o ayudar de otras formas también es de utilidad. Caer en gracia supone una gran diferencia en lo tocante a que los maestros y otros miembros del personal del colegio se tomen molestias para ayudar a tu hijo.

Ben: una recompensa con ningún beneficio

Melissa era una madre estresada que decidió probar el Reinicio con Ben, su hijo adolescente, que pasaba la mayor parte de su tiempo libre en casa conectado a Internet. Cuando el Reinicio pareció no funcionar, descubrimos que Ben había estado escribiendo mensajes de texto por la noche. Tras establecer una nueva norma en la que debía entregar su teléfono móvil a las 21:00 h y apagar su acceso a Internet, esperamos a ver qué pasaba. Ben empezó a entregar más tareas escolares, pero seguía con mal humor en casa y se negaba participar en cualquier cosa que la familia hiciera junta. Por ejemplo, cuando el padre de Ben se llevó a los niños a comprar un abeto de Navidad durante las fiestas (un ritual con el que Ben solía disfrutar), Ben rehusó ir con ellos. Más adelante, cuando Melissa puso música y ella y los hermanos de Ben se prepararon para decorar el árbol, Ben se enfadó y se volvió maleducado, y luego insociable y apático, aislándose en su habitación.

Como Ben estaba recibiendo toda una variedad de servicios de salud mental y se encontraba bajo un estricto control de las pantallas en casa, sospeché que habíamos pasado por alto algún tipo de exposición a pantallas, pero no pude averiguar ni dónde ni cuándo. Por último, pregunté a Ben sobre el uso de ordenadores en la escuela. Cuando me respondió «Los usamos un poco, pero casi nada», supe que estaba banalizando su uso. Le recomendé a Melissa que investigara un poco más sobre este asunto, y solicitó rápidamente una reunión con el profesor de Ben.

Ben asistía a una pequeña escuela privada, y tenía el mismo maestro a lo largo de todo el día. Melissa averiguó que el profesor (intentando ser de utilidad) había llegado a un trato con Ben, de modo que si llegaba puntual al colegio y entregaba sus tareas escolares se ganaría tiempo con ordenadores. También podía usarlo durante su pausa para la comida, así que Ben estaba obteniendo, en esencia, un par de horas de Internet o de juegos frente al ordenador cada día. Melissa le explicó lo que estábamos intentando conseguir, y el profesor empezó a darle a Ben recompensas que no consistían en tiempo frente a pantallas. El estado de humor de Ben mejoró y empezó a hacer más cosas con su familia.

Sé consciente de que el tiempo frente a pantallas relacionado con la escuela puede acumularse rápidamente. Este niño «olvidó» mencionar su tiempo frente a ordenadores en el colegio, de modo que se pasó por alto. Por otro lado, pensábamos que este maestro podría mostrarse reacio a modificar el sistema de recompensas de Ben, pero una vez que su madre le explicó qué estábamos haciendo, resultó ser un aliado.

«Necesitamos una nota del médico»: obtener adaptaciones especiales para el Reinicio

Digamos que quieres eliminar la utilización de ordenadores en la escuela antes de iniciar el Reinicio, o que acabas queriendo hacerlo como intervención para solucionar problemas. A veces el progenitor no tiene más que realizar la petición por escrito para que su hijo no trabaje con ordenadores durante algunas semanas, pero en otras ocasiones es posible que el colegio solicite una nota redactada por un médico o un terapeuta. Dependiendo de la política de la escuela, puede que pidan que la nota esté firmada por un licenciado en medicina, ya que esto hace que la solicitud se convierta en una orden a implementar «por razones médicas». Independientemente de si se lo pides a un pediatra, un psiquiatra o un terapeuta, es de utilidad proporcionarle una plantilla, pese a que puede que desee modificarla o reescribirla. *Véase* el capítulo 5, «La planificación del Reinicio y la escuela» (página 212), para obtener un ejemplo.

Incluso aunque el médico de tu hijo tenga pocos conocimientos de los efectos del tiempo frente a pantallas, debería ser francamente difícil que te negara tu petición, ya que el ayuno electrónico no representa ningún riesgo y puede proporcionar grandes beneficios potenciales. Más bien, es más posible que te la niegue debido al jaleo y la confusión, y ésta es la razón por la cual la plantilla es de utilidad. Si le haces esta solicitud a un médico, te recomiendo que llames o envíes primero un correo electrónico a su consulta para explicarle lo que le estás pidiendo, y concertando luego una cita con él en persona para comentarle las razones y para que te firme la solicitud. Puedes adjuntar referencias en caso necesario (*véase también* la siguiente sección).

Argumentar la «discapacidad» para conseguir adaptaciones relacionadas con los aparatos electrónicos

Los niños con una discapacidad (mental, física o del aprendizaje) que esté afectando a su rendimiento educativo cumplen, técnicamente, los requisitos para un «plan de educación individualizada» (PEI) o un programa educativo para niños con discapacidades que asisten a escuelas primarias o secundarias diseñado a medida para ayudarle en el colegio de la forma concreta en la que lo requieran sus necesidades (llamado plan 504 en EE. UU.). Un PEI o un plan 504 describe cualquier adaptación que proporcionará la escuela para hacer que el aprendizaje o los trabajos escolares sean más fáciles para ese niño. Si quieres que tu hijo se beneficie de adaptaciones a largo plazo más allá de un período en el que se lleve a cabo un Reinicio y tu retoño ya está incluido en un PEI o un plan 504, podrás solicitar que las adaptaciones relativas a la tecnología se incluyan formalmente en el plan. Sin uno de estos planes podrás seguir pidiendo unas adaptaciones como éstas, pero incluso aunque el profesor esté de acuerdo, no son legalmente aplicables.

Como ejemplos de adaptaciones relacionadas con la tecnología o los aparatos electrónicos tenemos ser capaz de completar y entregar las tareas sin tener que usar el ordenador y/o Internet, no permitir jugar a videojuegos ni proporcionar tiempo frente al ordenador como recompensa o durante el recreo, restringir el número de horas semanales frente al ordenador o pantallas, optar por abandonar «programas piloto» como los que usan iPad y pasarse a un aula sin WiFi. Otras adaptaciones que pueden mitigar el estrés relacionado con los dispositivos electrónicos incluyen estar sentado cerca de una ventana para incrementar la exposición a la luz natural, que durante las pausas pueda pasar más rato al aire libre, que se le permita circular por la clase con más frecuencia y menos tareas escolares o su eliminación.

¿Cómo se expone que se incorporen las recomendaciones relativas al tiempo frente a pantallas o al WiFi en un PEI o un plan 504? Como el SPE y la sensibilidad a los CEM no suponen unos diagnósticos formales, deberías elaborar un argumento que relacione esto con un trastorno o discapacidad formales que tu hijo padezca o que se sospeche que padece. Como los PEI y los planes 504 se basan en la ley, un argumento eficaz debería hacer lo siguiente:

1. Vincular la discapacidad actual, reconocida o sospechada, de tu hijo como sensible a los aparatos electrónicos (como el tiempo frente a pantallas en general, el uso de ordenadores, la exposición a los CEM o a la luz por la noche).
2. Demostrar que la sensibilidad conduce a una exacerbación de los síntomas de tu hijo.
3. Demostrar que los síntomas exacerbados provocan, a su vez, un perjuicio en el rendimiento académico.
4. Demostrar que existen alternativas o adaptaciones razonables que pueden llevarse a cabo.

Para fortalecer tu argumento, adjunta referencias de estudios científicos, informes y libros que citen efectos del tiempo frente a pantallas que apliquen en el caso de tu hijo. Todas las investigaciones a las que se hace referencia pueden encontrarse en el apartado de bibliografía. Naturalmente, puede que también debas aportar documentación de aquellos que proporcionan tratamientos a tu hijo, incluyendo una carta de un médico o un terapeuta que respalde la recomendación. En términos de cumplir la petición, por mi experiencia, algunas escuelas se preocupan más por las referencias bibliográficas de investigaciones, y otros priorizan las recomendaciones por escrito de un médico que esté tratando al chico.

Por ejemplo, digamos que tu hijo padece TDAH y que está incluido en un PEI, y un año ubican a tu hijo en una clase en la que usan iPad para numerosas tareas «educativas», los deberes, exposiciones, etc. Para obtener las adaptaciones para poder no participar en estas prácticas, podrías presentar el argumento de que, en el caso de los niños con

TDAH, incluso unas pequeñas cantidades de tiempo frente a pantallas pueden afectar a la capacidad de atención, la memoria, la calidad del sueño y el control de los impulsos. Para cada uno de estos impactos podrías aportar referencias de investigaciones publicadas proporcionando citas (la información básica, como el título, los autores y la fecha), una sinopsis (un resumen formal de los hallazgos del estudio) o artículos enteros. En la actualidad hay muchos estudios científicos a disposición del público que pueden descargarse de Internet. Si quisieras incluir también la eliminación de la exposición al WiFi, podrías citar investigaciones que vinculen los CEM con los perjuicios sobre el comportamiento, el aprendizaje y la memoria en estudios realizados en personas y animales, y aportar las recomendaciones oficiales de organismos como la Academia Estadounidense de Medicina Ambiental, que dicen que para obtener un uso más seguro de la tecnología son preferibles las conexiones por cable.

Si tu hijo todavía no está incluido en un plan formalizado, podría cumplir los requisitos para estarlo. Ciertamente, los niños con problema mentales o trastornos del comportamiento suelen cumplir los requisitos, pero es más probable que pasen desapercibidos debido al estigma y a otras razones. Cualquier padre puede solicitar por escrito al director o al subdirector de la escuela una valoración para asesorar el derecho de su hijo a la inclusión en un PEI. Aunque puede que parezca un lío organizarlo, los planes educativos dan a tu hijo más opciones, lo que se volverá cada vez más importante si prosiguen las actuales tendencias en los campos de la educación y la tecnología.

Puntos del capítulo 11 que hay que recordar

• No pases por alto la jornada escolar y las tareas escolares como fuente importante de tiempo frente a pantallas, aunque el Reinicio suele tener éxito sin eliminar el tiempo frente a pantallas relacionado con el colegio si se siguen al pie de la letra las directrices del ayuno y las normas del hogar.

• Quizás debas valorar y abordar el tiempo frente a pantallas relacionado con la escuela en caso de que el Reinicio no tenga éxito o si el aula o el plan de estudios de tu hijo se basan de forma importante en la tecnología.

• No te dejes seducir por los métodos «de moda» o «innovadores» de enseñanza relacionados con la tecnología que prometen unos resultados superiores. Los estudios al respecto arrojan unos resultados negativos en gran medida o neutros en el mejor de los casos.

• No te preocupes por el hecho de que tu hijo pueda quedar rezagado si tiene una menor exposición a la tecnología en comparación con sus compañeros. Los conocimientos informáticos son relativamente fáciles de adquirir, pero una capacidad de atención deficiente y la desregulación como producto de un mal desarrollo del lóbulo frontal hacen que resulte difícil aprender o conseguir algo.

• La multitarea con distintos aparatos electrónicos conduce a una ralentización del trabajo, a una menor precisión y a una capacidad de atención afectada.

• El movimiento, las relaciones humanas y la exposición a la naturaleza mejoran el aprendizaje y respaldan el desarrollo del sistema nervioso.

• Si la escuela de tu hijo usa mucho la tecnología, es extremadamente importante equilibrar esto creando un entorno natural en casa.

• Si tu hijo está incluido, o necesita ser incluido, en un PEI o un plan 504, quizás puedas conseguir que se lleven a cabo adaptaciones relacionadas con la tecnología argumentando que los dispositivos electrónicos exacerban el trastorno o la discapacidad de tu hijo.

• No te muestres pasivo con los problemas relacionados con la tecnología en la escuela. Los padres tienen voz. Planta semillas, forma una piña e instruye a otros.

CAPÍTULO 12

DESDE LOS FUNDAMENTOS HASTA LA CONCIENCIA GLOBAL

Forjar apoyos para superar el SPE

> *«Es propio de la naturaleza humana tardar tiempo en entender todos los hechos. Eso ya lo sé, pero también sé que puede que llegue el momento de la verdad, cuando desearías haber reaccionado más rápidamente».*
> AL GORE, *UNA VERDAD INCÓMODA: LA CRISIS PLANETARIA DEL CALENTAMIENTO GLOBAL Y CÓMO AFRONTARLA*[1]

> *«Aquí tenemos un buen consejo que llevar a la práctica: asóciate con la naturaleza, ya que ella hace más de la mitad del trabajo y no pide ninguna remuneración».*
> MARTIN H. FISCHER, HABLANDO SOBRE LA PRÁCTICA DE LA MEDICINA[2]

Nosotros creamos el futuro de nuestros hijos. No sabemos qué nos traerá la siguiente oleada de tecnología, pero seguramente ser consciente de las vulnerabilidades concretas de los niños y de la salud mental en general nos puede ayudar a adaptarnos a la tecnología de una forma más elegante y equilibrada en el futuro. Si todos fuéramos más conscientes de la magnitud, la gravedad y la variedad del estrés relacionado con los aparatos electrónicos al que nos vemos expuestos la mayoría de nosotros a diario, y todos emprendiéramos acciones de acuerdo con ello, no sólo reduciríamos el sufrimiento provocado por las enfermedades mentales y físicas, sino que también limitaríamos en gran medida los costes relacionados con estas enfermedades. Esto, a su vez, podría liberar recursos para proporcionar lo que *realmente* necesitan los niños, las familias y las comunidades para medrar.

Lecciones de la gran industria del tabaco

Si tenemos en cuenta que la tecnología es una *industria* (con corporaciones asociadas que tienen deudas con sus accionistas, y no con el público general), podemos empezar a construir el marco necesario para modificar la forma en la que consideramos y usamos la tecnología. Debemos ser conscientes del hecho de que, en último término, las corporaciones, e incluso los pequeños negocios, se mueven por los beneficios, y no por la buena voluntad. Esto no es, en sí mismo, algo malo. La industria tecnológica (con su tecnología educativa, el entretenimiento, las comunicaciones, la información y los componentes médicos asociados) genera un enorme número de empleos y ayuda al buen comportamiento general de la economía en su conjunto; pero no debemos tener en cuenta el incentivo económico. De hecho, puede *convertirse* en algo malo que los mensajes concebidos para impulsar los beneficios tengan un impacto sobre la salud y la educación. En el caso de la industria del tabaco, este tipo de concienciación (que la industria se vio motivada por los beneficios, y no por la verdad científica) es lo que ayudó al cambio de actitud con respecto al hecho de fumar, ya que permitió que los peligros del consumo de tabaco salieran a la luz y ayudó a que el público y las agencias de salud se dieran cuenta de que las «pruebas» que negaban estos peligros estaban siendo fabricadas. Así pues, echemos un vistazo a una página de la historia del tabaco.

Las primeras advertencias relativas a la salud que aparecían en los productos de tabaco se vieron minadas por una poderosa industria cuya estrategia consistía en generar dudas y confusión. Lo consiguieron enviando repetidamente al público el mensaje (mediante la prensa popular) de que no existía un consenso sobre si fumar provocaba riesgos para la salud, y financiando «investigaciones» en instituciones reputadas escogiendo con cuidado a científicos poco escrupulosos cuyos hallazgos se comunicaron al Congreso de EE. UU.[3] Otras estrategias incluían unas campañas de marketing agresivo dirigidas a consumidores cada vez más jóvenes (consiguiendo así unos clientes adictos de por vida) y la fabricación de cigarrillos «saludables» (con filtro), al tiempo que modificaban su composición para hacerlos más adictivos. Los comercializadores de tabaco censuraron las proposiciones de regulaciones por parte del gobierno como si supusieran un violación de la libertad personal y por subestimar la capacidad de alguien de ser responsable de su propia salud. Desde entonces hemos sido testigos del uso de muchos de estos argumentos y tácticas de marketing por parte de distintas industrias, como la química, la alimentaria y la de las bebidas.[4]

La industria de la tecnología también usa estas tácticas, y de forma maestra. Para empezar, las preocupaciones relativas a que el tiempo frente a pantallas afecta a la capacidad de atención y al desarrollo del cerebro son mantenidas a raya por las investigaciones financiadas por esta industria, que afirman lo contrario. El gran número de evidencias de los efectos perjudiciales del tiempo frente a pantallas sobre la cognición *parece* tener el mismo tamaño que las pruebas procedentes de los estudios «positivos», pero esto es así sólo porque los vendedores de los estudios con hallazgos favorables disponen de muchísimo dinero para publicitarlos. En realidad, probablemente exista una relación de veinte a uno entre los estudios negativos y los positivos, y tal vez esta proporción sea incluso mayor si excluimos las investigaciones no sesgadas. Otras preocupaciones relativas a la salud quedan descartadas o son silenciadas por otra nueva vuelta de tuerca: al igual que se fabricaron cigarrillos «seguros», y se hicieron videojuegos «saludables» y software «educativo», las preocupaciones de que el tiempo frente a pantallas nos vuelve perezosos se enfrentan a argumentos sobre los efectos estimulantes del tiempo frente a pantallas «interactivas», y las preocupaciones relativas a que la tecnología nos desconecta y nos convierte en seres solitarios se ven combatidas por afirmaciones de que Internet y las redes sociales «nos conectan a todos». Mientras tanto, los diseñadores de videojuegos «enganchan» a propósito a los jugadores a juegos que nunca acaban, y los publicistas de aparatos electrónicos hacen publicidad dirigida a niños cada vez más jóvenes, que entonces se vuelven dependientes de los dispositivos durante el resto de su vida. Puede que lo más preocupante de todo sea que la inyección de tecnología en la educación pública haya generado una «necesidad» continua de más utensilios y más productos, haciendo que las escuelas sean dependientes de la industria tecnológica.[5]

Tenemos, además, los paralelismos relativos a las tácticas de «elección personal». A la gente (y especialmente a los estadounidenses) no le gusta que se coarte su libertad. Pero, ¿cuán libre de escoger es un niño que se ha vuelto adicto a la tecnología antes de que su cerebro se haya acabado de desarrollar, haciendo así que la adicción resulte una bestia mucho más difícil de controlar? Nosotros, los adultos, determinamos el entorno en el que crece un niño, pero los chicos no tienen elección. Cuando se formulan recomendaciones para limitar el tiempo durante el que un niño está expuesto a pantallas, se nos recuerda que esto amenaza a nuestra libertad personal, que los estadounidenses no quieren tener al gobierno en su cuarto de estar diciéndole qué hacer y, pese a ello, e irónicamente, al mismo tiempo los niños se ven forzados a usar tecnología en las escuelas públicas (debido en gran medida a mandatos gubernamentales como los Estándares Comunes de Educación), les guste o no, e independientemente de si conlleva riesgos inherentes para la salud o no, o de si les ayuda o no. Encima de todo ello tenemos que sus datos están siendo minados en nombre de la educación, pero en realidad están siendo usados y vendidos para obtener más beneficios. ¿Son las grandes compañías tecnológicas realmente benevolentes y están libres de conflictos de intereses cuando «donan» equipos y software a cambio de contratos para usar su tecnología? ¿Y con dinero de los contribuyentes, ni más ni menos?

Cuando las corporaciones tecnológicas juegan con nuestras emociones vendiéndonos la promesa de una educación individualizada que se adaptará a las necesidades específicas de cada niño, o la de crear «una preparación para triunfar en el mundo actual», generan una atmósfera que nos hace sentir que probablemente no podríamos sobrevivir sin ellas. Esto es así a pesar de las pruebas de que la mayoría de los chicos (con y sin necesidades especiales) se ven perjudicados y no ayudados por la tecnología en las aulas. ¿Desde cuándo no son ya el estándar de referencia los métodos de aprendizaje basados en hechos?

Aunque puede que fijarnos en estos asuntos nos haga sentir incómodos, es importante ser consciente de ellos y recordar lo poderosas y sofisticadas que son las tácticas de marketing en la actualidad. Ten claro que los políticos, los consejos de administración y las corporaciones no siempre (o quizás incluso habitualmente) tienen en mente nuestro mejor interés: ésa es la pura realidad. En último término, nadie se preocupa más por tus hijos que tú, pero eso no significa que no puedas hacer nada, sino que tan sólo tienes que tomar decisiones conscientes sobre el futuro de tu hijo, tomarte con reservas los «beneficios» de la tecnología y decantarte por opciones saludables en los casos en los que puedas.

De hecho, haciéndolo estarás ayudando a otros a hacer lo mismo, lo que restará poder a las prácticas engañosas y sacará la verdad a la luz. Los beneficios de la tecnología pueden seguir obteniéndose, pero debemos tomarnos mucho más en serio su impacto y tenerlos en cuenta de forma más realista.

El efecto mariposa: formas prácticas de despertar la conciencia y poner cambios en marcha

Una de las leyes más interesantes de la naturaleza es que los pequeños cambios de energía pueden generar grandes fuerzas a lo largo del espacio y el tiempo. Los científicos han visto que este fenómeno se ejemplificaba en los sistemas meteorológicos, en los que pequeñas brisas alteran, colectivamente, a corrientes que se extienden por todo el mundo. En teoría, un insecto que bata sus alas podría contribuir a unos patrones meteorológicos que acabarían por adquirir la fuerza suficiente como para provocar un huracán o un tornado a miles de kilómetros: de ahí el nombre de «efecto mariposa».

Tengo la esperanza de que todos los que practiquen los principios del Reinicio y de la gestión consciente de las pantallas generen un cambio que pueda crecer hasta cambiar nuestra cultura con respecto a la tecnología. Cada vez que actúas conscientemente para reducir las influencias de las pantallas, envías un mensaje a otros, incluso aunque no compartas la información de manera verbal. Cada vez que te diriges a otro padre para realizar un ayuno electrónico juntos, puede que él o ella mencione la idea a alguien más. Cada profesor con el que hables tiene influencia sobre numerosos alumnos, año tras año, mientras que cada médico o terapeuta tiene influencia sobre decenas, cientos o incluso miles de niños a lo largo del tiempo. Al igual que modificar ahora los hábitos de tu hijo relativos a las pantallas afectará a la trayectoria de su vida, lo mismo sucede con los pequeños esfuerzos por despertar la conciencia, que va más allá de la acción inicial. ¡Es una ley natural!

Aquí tenemos algunas formas de iniciar tu propio efecto mariposa. Quizás quieras volver a leer esta sección después de haber llevado a cabo el Reinicio con tu hijo. Cuando estés listo para compartir, podrás acceder a fichas de datos y a otros recursos en www.ResetYourChilds-Brain.com.

Orienta a otro progenitor

Compartir tu experiencia del Reinicio con otro padre o madre puede ser un método poderoso para despertar la conciencia. El boca a boca entre madres transmite un testimonio importante y mucho más potente que el que podría aportarte yo explicándote mis experiencias con mis pacientes. Si conoces a otro padre que pueda beneficiarse, entonces comparte tu experiencia, préstale este libro y ofrécete a ayudarle. Esta ayuda podría consistir en ofrecerle actividades libres de pantallas para tu hijo y el suyo, hacer de niñera o salir a hacer algo con el progenitor. También puedes mostrarle apoyo telefónico durante el ayuno o cuando le surjan preguntas o problemas.

Crea un club del Reinicio

Menciono por primera vez el uso de comunidades preexistentes para llevar a cabo el Reinicio con un grupo de padres en el capítulo 8 («Comunidades para la crianza y la educación de los hijos», página 281).

Aquí tienes una descripción ampliada sobre qué hacer. Un Reinicio en comunidad supone un enfoque muy eficaz, pero requiere cierta organización. Puedes hacerlo la primera vez que lleves a cabo un ayuno, durante Reinicios posteriores, o simplemente como forma de mantener los límites del tiempo frente a pantallas en curso en un grupo de amigos y vecinos de mentalidad similar. Fundar un «club» para el Reinicio en tu propia comunidad da lugar a una situación en la que todos los implicados ganan, ya que la mejora del rendimiento de cada niño genera círculos virtuosos en el interior y entre los chicos, y cada vez más progenitores llevan a cabo un cuidado de niños libre de pantallas.

Al igual que con cualquier iniciativa en grupo que sea productiva, cada reunión debería encarnar tres elementos: una declaración de la misión o la visión, las metas y un plan de acción. Intenta que colaboren contigo amigos, vecinos y los progenitores de los amigos de juegos de tus hijos que estén interesados. Diles que quieres fundar un club para potenciar los juegos saludables y reducir el tiempo frente a pantallas, y añade que será especialmente útil para los niños con problemas con su comportamiento, con su estado de ánimo o con su capacidad de atención. Las reuniones de las asociaciones de padres, madres y profesores de alumnos y las de vecinos son buenos lugares para encontrar a miembros potenciales. En el caso de los padres interesados en participar, proporciónales información sobre este libro o sobre la página web de este libro y pídeles que se lean la primera parte antes de la reunión inicial. También puedes prestárselo o compartirlo.

Para aquellos que estén interesados pero que no quieran leerse un libro entero, pídeles que se lean el curso por correo electrónico que aparece en www.ResetYourChildsBrain.com y algunos de los artículos clave incluidos en mi blog *Psychology Today*, como por ejemplo «El Síndrome de la Pantalla Electrónica» («Electronic Screen Syndrome»), «La materia gris importa» («Gray Matters») y «Nervioso y cansado» («Wired and Tired»).[6] Todos estos recursos están escritos en inglés. Una razón para recomendar estos «deberes» es que te ayudarán a distinguir a los progenitores muy motivados y que no vayan a retroceder ante la idea de un ayuno estricto. Recomiendo que el grupo sea pequeño, de entre dos y seis padres, y de no de más de unos diez. Una vez que hayas fichado a algunos progenitores de mentalidad parecida, aquí tienes algunos consejos que proporcionarán a tu incipiente club del Reinicio algunas ventajas:

1. *Ficha a un coanfitrión.* Antes de la primera reunión oficial, intenta hacer que otro padre o madre sea el anfitrión junto contigo. Oír ideas procedentes de dos progenitores puede resultar más convincente que de sólo uno, y el apoyo extra también te resultará de ayuda.

2. *Crea una agenda clara.* Lleva un libro de notas del club del Reinicio y pídele a alguien que se preste a tomar apuntes durante cada reunión. Inicia cada encuentro exponiendo el objetivo del club y vuestras metas, seguido de una discusión interesante (educativa, con lluvia de ideas, planeando actividades, etc.), y finalizando con las acciones a emprender.

3. *Identifica las metas individuales y las del grupo.* Para la primera reunión, especialmente, haz que cada progenitor verbalice y anote los problemas a los que se está enfrentando y qué es lo que le gustaría ver en lugar de eso. Hablad, en cada reunión, de los objetivos individuales («Joey tendrá menos rabietas»), además de sobre las metas comunitarias («Incorporar más juegos al aire libre cada fin de semana»).

4. *Informaos y apoyaos los unos a los otros.* Durante la primera reunión, el anfitrión (o anfitriones) puede dirigir un debate sobre los mecanismos y los efectos que conducen al SPE y preguntar a cada miembro qué impacto ha tenido éste en su vida doméstica y escolar. Durante la primera o la segunda reunión, aportad ideas sobre actividades y acerca de la forma en la que podéis ayudaros mutuamente con el cuidado de los niños, además de con los descansos.

5. *Disponed de unas acciones a emprender concretas, delegad y turnaos.* Cada reunión debería finalizar con un plan claro. Delega las tareas de la forma en que resulte adecuada, comprendiendo que algunas semanas quizás requieran más tiempo y energía

que otras. Planea actividades que los niños puedan hacer por su cuenta, con la familia y en grupo, y poneos manos a la obra tanto como podáis durante las fechas difíciles.

6. *Registrad los resultados en forma de gráficas.* Tras el ayuno, programad una reunión presencial en la que documentéis los resultados de cada niño (*véanse* los capítulo 5 y 7). Monitorizar, valorar los beneficios y conseguir la validación y los elogios de los demás resulta muy fortalecedor para la gestión de las pantallas a largo plazo, así que haz que esta reunión sea divertida y social para asegurarte de que los miembros acudan.

7. *Determinad un programa de reuniones.* La frecuencia adecuada es un asunto delicado: reunirse con demasiada frecuencia da la impresión de conllevar demasiado trabajo, mientras que si es muy poca, esto hará que la observancia de las normas sea menor. Durante el ayuno, intentad reuniros semanalmente, de forma presencial, por teléfono o incluso mediante mensajes de texto que os enviéis en el seno de un grupo de mensajería (tipo Whatsapp, por ejemplo), para así maximizar el respaldo y el cumplimiento, y para solucionar los problemas a medida que las necesidades vayan cambiando. Tras el ayuno, intentad reuniros una vez al mes e id realizando adaptaciones según vaya siendo necesario. Si uno o más de los miembros empiezan a pensar que las cosas están volviendo a las andadas, reuníos más frecuentemente y en persona hasta que todos hayáis vuelto al buen camino.

8. *Refuerza tu visión.* Al principio y al final de cada reunión, expón el objetivo de tu grupo: por qué habéis unido esfuerzos y qué cambios desearíais ver. Por ejemplo: «Este Club del Reinicio se ha formado porque estamos preocupados por las implicaciones para la salud de una cantidad excesiva de tecnología, y queremos optimizar el desarrollo del cerebro, el organismo y el carácter de nuestros hijos».

9. *Programa «chequeos» del Reinicio.* Como anfitrión o líder, planifica un recordatorio continuo en el calendario cada seis meses para mantenerte en contacto con el grupo. Invariablemente, las

familias revertirán a sus antiguos hábitos con respecto a las pantallas, así que determinad si el Reinicio debe repetirse. En cambio, puede que algunos miembros del grupo se hayan dado cuenta de que su hijo no puede tolerar nada de tiempo frente a pantallas en absoluto, en cuyo caso puede que esos progenitores deseen trabajar más a fondo con un grupo más pequeño (por ejemplo, sólo con padres de niños autistas).

10. *Espera ver arrepentimientos y cambios.* Al igual que sucede con cualquier grupo, se darán arrepentimientos, aunque puede que algunos miembros regresen si empiezan a experimentar grandes dificultades de nuevo. Además, las necesidades y las circunstancias pueden cambiar con el tiempo.

Generalmente, los progenitores ofrecerán distintos recursos. Algunos padres son buenos aportando ideas y organizando juegos en grupo, puede que otros estén disponibles para llevar a los niños a distintos sitios o para vigilarlos, y quizás otros puedan contribuir comprando la merienda o con aportaciones económicas. Es probable que los progenitores de una familia monoparental necesiten depender más de otros padres, pero ésa es la belleza de la mentalidad «de la aldea».

Un valioso beneficio de este método es que puede proporcionar a todos descansos regulares y planeados. ¿Qué madre no lo daría todo durante un día si luego dispone de algunas horas seguidas para sí misma? Recuerda que como estás reemplazando «las pausas frente a pantallas» por actividades organizadas y tiempo con niños, necesitarás sustituir esas pausas más que nunca. En general, la fundación de un club para el Reinicio requiere más tiempo y esfuerzo al principio, pero también nos proporciona mucho apoyo.

Habla con facultativos y médicos especialistas en salud mental

Lleva contigo este libro o artículos relevantes de mi blog (quizás aquellos que traten sobre aspectos importantes en el caso de tu hijo) a la consulta del médico o el terapeuta de tu retoño. Una vez más, los artículos mencionados anteriormente «El Síndrome de la Pantalla Electrónica: un trastorno no reconocido» («Electronic Screen Syndrome:

An unrecognized disorder») y «La materia gris importa: demasiado tiempo frente a pantallas perjudica al cerebro» («Gray matters: Too much screen time damages the brain») son buenos temas para iniciar una conversación. El segundo artículo proporciona una revisión sobre estudios de tomografías cerebrales que puede resultar especialmente interesante para los médicos. Puedes compartir los resultados observados desde el Reinicio, incluyendo los beneficios concretos en lo relativo al estado de ánimo, la capacidad de concentración, el comportamiento y la calidad del sueño. Incluso aunque estas discusiones se restrinjan a asuntos concernientes a tu hijo, puede que la información resulte importante para muchas otras familias y para colegas con los que trabaje el médico. Así pues, compartir esta información con facultativos puede dar lugar a un enorme efecto mariposa.

Invita a un profesor a reiniciar a toda su clase

En la actualidad, los maestros llevan a veces a cabo ayunos electrónicos o tecnológicos durante algunos días seguidos a modo de tarea escolar, y hay escuelas a lo largo de EE. UU. que ahora participan en la «Semana Nacional Libre de Pantallas» cada mes de mayo, organizada por la Campaña por una Infancia Libre de Publicidad (www.screenfree.org). Pero, ¿por qué no sugerir que toda la clase pruebe un ayuno durante tres semanas? El profesor debería estar dispuesto a no mandar ninguna tarea que implique el uso de ordenadores. Incluso aunque los padres no participen plenamente, este esfuerzo hará que se despierten las conciencias.

Comparte información en una reunión de una asociación de padres, madres y profesores de alumnos

Pregunta si puedes dar una charla de cinco minutos al final de una reunión de una asociación de padres, madres y profesores de alumnos sobre el SPE y el ayuno. Instaura una lista de inscripción para los progenitores y los profesores que quieran saber más y proporciónales las fichas de datos descargables. Ésta es también una buena forma de implicar a gente para un Reinicio comunitario.

Expón el programa a la junta escolar

A medida que cada vez más escuelas requieren que los estudiantes usen iPads u ordenadores portátiles entregados por el colegio, cada vez más progenitores sienten la necesidad de intervenir. He recibido docenas de correos electrónicos de padres sobre sus planes para quejarse a la junta escolar. Algunos están preocupados por los efectos de los CEM debidos al WiFi (*véase* el apéndice B), y otros no desean someter a sus hijos a más impactos en forma de tiempo frente a pantallas. Éste es un tema candente y su relevancia es posible que aumente. Entra regularmente en la página web de este libro en busca de consejos, materiales para hacer exposiciones y recursos, incluyendo información sobre decidir no apuntarse. A medida que los progenitores me vayan enviando más comentarios, iré transmitiendo lo que ellos hayan aprendido.

Mientas tanto, asegúrate de leer «El oro de los tontos: una mirada crítica a los ordenadores durante la niñez», un artículo revelador escrito por la Alianza para la Niñez (Alliance for Childhood), que resume estudios y asuntos relativos a los niños, la tecnología y la educación (www.allianceforchildhood.org/fools_gold). Y échale un vistazo a la conferencia que dio el doctor Aric Sigman acerca de las advertencias del impacto de los dispositivos con pantalla ante el Grupo de la Calidad de la Infancia del Parlamento Europeo; *véase* la sección de Bibliografía para encontrar el enlace.[7]

Únete a grupos de defensa de la infancia

El doctor Richard Louv, autor de *Last child in the woods: saving uur children from nature deficit disorder,*[8] fundó la Red de los Niños y la Naturaleza (Children and Nature Network), cuya misión es conectar a los chicos, las familias y las comunidades con la naturaleza (www.childrenandnature.org). La Campaña por una Infancia Libre de Publicidad (CCFC, www.screenfree.org) está preocupada no sólo por el tiempo frente a pantallas, sino, además, por la comercialización de la infancia, incluyendo la forma en la que la mayoría de los juguetes tienen un gran desarrollo de su marca comercial, y cómo el marketing enfocado a los niños suele incluir mensajes irresponsables que potencian una mala alimentación, un desarrollo sexual precoz y la dependencia de actividades que se llevan a cabo con pantallas.

Pide a corporaciones que donen fondos

Para respaldar el acceso a zonas de juegos seguras al aire libre (que son especialmente cruciales para los niños que viven en áreas urbanas), pide a las corporaciones tecnológicas que donen fondos para construir, reparar y crear parques, patios de juegos, jardines comunitarios y senderos para hacer excursiones en plena naturaleza. Si las compañías tecnológicas sacan provecho haciendo negocios con entidades públicas y desean hacernos creer que sus intenciones son buenas, rétalas a que donen fondos que respalden los juegos saludables y seguros al aire libre.

Contacta con grupos de madres

Tal y como explico, las madres suelen ser las que comienzan un Reinicio, y también es más probable que sean las que forman parte de comunidades organizadas para la educación y la crianza de los hijos. Pueden encontrarse grupos de este tipo a los que acuden las madres y sus hijos en muchos lugares, y engloban una amplia variedad de edades e intereses (visita www.mommy-me.meetup.com para obtener ejemplos de reuniones en distintas regiones de EE. UU.). Frecuentemente, estos grupos suelen centrarse en unos juegos y actividades saludables, la crianza y la educación de los hijos, y el asentamiento de vínculos, así que puede que la presentación del Reinicio se reciba con los brazos abiertos. Otro grupo interesante, en EE. UU., de madres proactivas es Moms Rising (www. momsrising.org), cuyo eslogan es «Donde las madres y la gente que las quiere acuden para cambiar nuestro mundo». Por último, también hay grupos populares de progenitores y organizaciones formales preocupadas por el WiFi en las escuelas. Estos grupos van como anillo al dedo para abrazar los conceptos del SPE y del ayuno electrónico. Visita www.wifi-inschools.com para leer noticias e información sobre investigaciones, y entra en la página web de este libro para conseguir información actualizada sobre grupos dedicados al uso seguro de la tecnología en las escuelas.

Comparte en las redes sociales, en blogs y en servidores automáticos de listas de correo

Quizás, e irónicamente, las comunidades *online* han hecho que el objetivo de la concienciación global sobre el SPE y la gestión del tiempo frente a pantallas electrónicas haya sido más fácil de conseguir. Cuando el terapeuta ocupacional Cris Rowan escribió en su blog un artículo sobre diez razones para prohibir los dispositivos electrónicos manuales a los niños de menos de doce años que se publicó en el periódico *Huffington Post*,[9] este artículo recibió más de un millón de visitas y cientos de comentarios en cuestión de días, y circuló por Facebook durante meses. Es obvio que esta publicación tocó alguna fibra sensible.

Hay también servidores automáticos de listas de correo (como por ejemplo los grupos de Yahoo) y comunidades en las redes sociales para padres y médicos que quieran hablar y compartir información sobre tratamientos naturales o integradores para trastornos psiquiátricos y neurológicos complejos. Los miembros comparten enlaces a artículos o recursos, además de describir sus experiencias. Busca uno relacionado con los problemas concretos de tu hijo y comparte tu experiencia con el grupo para el Reinicio. (Por supuesto, ten cuidado para evitar que la comunicación por Internet consuma una buena parte de tu tiempo o tu energía).

Nunca dejes de aprender

No es necesario que te conviertas en un neurocientífico, pero cuanto mejor comprendas los problemas, más diestro serás a la hora de reconocer cuánto está afectando a tu hijo el tiempo frente a pantallas, y mejor equipado estarás para ayudar a otros. Busca aquellos temas relacionados con tus circunstancias que te preocupen más, y conviértete en un expertos en ellos.

Es de esperar que este libro te haya proporcionado una base sólida, pero también puedes usarlo como trampolín. Toma nota de los estudios o referencias bibliográficas que te toquen la fibra sensible. Muchos de los artículos que aparecen en el apartado de Bibliografía pueden descargarse y leerse completos y, por supuesto, también disponen de sus propias referencias bibliográficas. Otro buen recurso es el blog de Cris Rowan (www.movingtolearn.ca). Rowan proporciona agudas ideas sobre el impacto de la tecnología a través de un punto de vista evolutivo, y su página web aporta manuales de recursos, juegos y una lista de cientos de artículos de investigación sobre los efectos del tiempo frente a pantallas sobre el aprendizaje, el desarrollo y el apego. La asociación Commercial-Free Childhood (www. screenfree.org) también dispone de un blog y de una lista de artículos científicos con enlaces.

Usa los medios de comunicación

Si identificas un problema relacionado con la tecnología que afecte al público general, especialmente si está relacionado con la seguridad, los derechos humanos o si se trata de actividades poco éticas, piensa en dirigirte a periodistas y a medios de comunicación.

Con frecuencia, los problemas que afectan a las escuelas suscitan interés, ya que incumben a muchas personas en las distintas comunidades y al público general. Algunos temas que han aparecido regular y recientemente en los medios son los efectos colaterales del hecho de «enseñar para superar los exámenes» y asuntos relacionados con los Estándares Comunes de Educación, investigaciones sobre miembros del personal que reciben sobornos o «regalos» relacionados con las compras de dispositivos electrónicos o software por parte de todo un distrito escolar, y los progenitores y los profesores que ponen objeciones al uso del Wifi en las aulas. También ha habido historias que despiertan la conciencia o que señalan pequeñas victorias, como por ejemplo los artículos mencionados antes sobre ejecutivos de empresas tecnológicas que limitan el tiempo que sus hijos pasan frente a pantallas.

Las historias que aparecen en los medios pueden, a veces, forzar cambios cuando se hacen públicas acciones cuestionables, y pueden ayudar a correr la voz cuando hay escuelas o comunidades que realizan cambios positivos.

Mirar hacia atrás y mirar hacia delante

Resulta que la facultad de medicina en la que estudiaba es una de las más antiguas de Estados Unidos. En uno de los auditorios, fotografías en blanco y negro recubren las paredes, mostrando la historia del hospital y de sus médicos desde mediados del siglo xix. Una de ellas muestra a varios galenos de pie, fuera de la habitación de un paciente fumando cigarrillos durante lo que parecen ser las rondas matinales

de los facultativos. Todos quedaban alucinados con esta foto: ¡qué irónica era! Tengo la esperanza de que acabemos teniendo este mismo
tipo de sensación sobre las prácticas actuales con respecto a las pantallas. Nos daremos cuenta de lo irónico que es enseñar a los niños con
métodos que afectan a la concentración y la creatividad, a hacer que
hagan ejercicio con medios relacionados con la obesidad, o criarlos y
educarlos con aparatos que inducen rabietas. Sencillamente, no tiene
sentido.

Y pese a ello, no podemos esperar que un progenitor renuncie a su
confianza en un dispositivo si no puede confiar en una comunidad. Los
padres y sus hijos necesitan un fácil acceso a zonas de juego seguras al
aire libre, a la vegetación y a la naturaleza tanto dentro de casa como
fuera de ella, y necesitan unos entornos en la escuela que fomenten el
movimiento y la creatividad en lugar de un acceso fácil a todavía más
pantallas. Debemos ser conscientes de cómo se está usando la tecnología y de cómo el *mal uso* está haciendo que la división entre los más
y los menos afortunados sea mayor. La calidad de vida y el éxito siempre se verán optimizados por un cerebro sano, una buena autoestima y
una sensación de verdadera conexión con los demás: *especialmente* en
el caso de niños que están batallando con otros trastornos. Así pues,
para criar mejor a nuestros hijos debemos recuperar la confianza en
la Madre Naturaleza, escoger la verdad y la realidad por encima de la
extravagancia de la tecnología, y volver a vivir de la forma en que las
personas y la sociedad funcionan mejor: como una aldea.

Por último, todo lo que vale la pena en la vida conlleva trabajo. En
el esfuerzo por hacer que este libro fuera una realidad, cuando acababa
tan cansada de escribir que quería llorar (y lo hacía con frecuencia),
regresaba al clásico de William Zinsser *On writing well*[10] para que me
inspirara, me mantuviera en el buen camino, y me recordara, en primer
lugar, por qué estaba escribiendo: para ayudarte a ayudar a tu hijo. Tú y
yo compartimos el mismo objetivo. Me despido de ti con estas palabras,
que espero que perduren en tu mente como lo hicieron en la mía:

Decide qué es lo que quieres hacer. Entonces decide hacerlo, y luego
hazlo.

Puntos del capítulo 12 que hay que recordar

- La crianza y la educación de los hijos y la medicina deben llevarse a cabo con un conocimiento consciente del impacto del tiempo frente a pantallas sobre la salud física y la mental, el aprendizaje y el desarrollo general.
- La historia de las grandes compañías tabaqueras nos enseña unas valiosas lecciones sobre cómo las empresas se aprovechan de la biología y las emociones al publicitar sus productos y hacerlos más adictivos o cautivadores.
- Una vez que hayas llevado a cabo cambios en la gestión de las pantallas en tu hogar, podrás expandir esa conciencia compartiendo información a nivel local, institucional y global, haciendo así que a otros padres les resulte más fácil implementar cambios para sus propios hijos.
- A nivel local puedes compartir información sobre los esfuerzos comunitarios que implica el Reinicio con tus amigos, vecinos, los padres de los compañeros de juegos de tu hijo, los entrenadores y los profesores.
- Compartir información a nivel institucional, como por ejemplo con el colegio de tu hijo, puede hacer que se obtengan los máximos beneficios posibles de los esfuerzos llegando a muchos padres y educadores a la vez.
- A nivel global, Internet permite la diseminación rápida de información mediante correos electrónicos, servidores automáticos de listas de correo y comunidades *online*, aunque, por supuesto, deberías hacer que las incursiones en la red sean breves y vayan al grano.
- A pesar de la naturaleza ubicua de las pantallas y del aumento de los dispositivos portátiles, los individuos pueden hacer grandes contribuciones en favor del creciente movimiento de concienciación sobre las pantallas escogiendo, conscientemente, pasar tiempo al aire libre frente a pasarlo delante de pantallas, practicando las relaciones cara a cara frente a aquéllas delante de pantallas, y confiando los unos en los otros, de forma que ningún padre se vea forzado a confiar en un dispositivo.

TABLA DE LOS MECANISMOS Y LOS EFECTOS FISIOLÓGICOS DEL TIEMPO FRENTE A PANTALLAS INTERACTIVAS

Múltiples aspectos relacionados con el uso de pantallas desencadenan reacciones de lucha o huida y agravan el estrés crónico a través de cambios en la química cerebral, las hormonas, el flujo sanguíneo, el procesamiento sensorial, los ritmos circadianos y el campo electromagnético biológico. La siguiente tabla resume las vías o circuitos, los mecanismos y las repercusiones del uso de aparatos electrónicos con pantalla, todos los cuales contribuyen al SPE. Esta tabla resume la discusión que se ha tenido en el capítulo 2, aunque también incluye cierta información del capítulo 3. Marca esta página como favorita para acordarte de por qué el cerebro de tu hijo necesita un Reinicio.

VÍA	MECANISMO	REPERCUSIONES
Ojos	Estimulación visual Excitabilidad eléctrica Luz azul/luz intensa	Sobrecarga sensorial, atención visual hiperactiva Impulsos nerviosos erráticos, convulsiones, migrañas, tics nerviosos Perturbaciones del reloj del organismo, supresión de la melatonina, alteraciones del sueño y las hormonas, inflamación, desregulación de la serotonina, inflamación de la retina
Cerebro	Desregulación de la dopamina Cambios en el flujo sanguíneo Implicación psicológica intensa Reflejo de orientación y respuesta de pelea o huida	Antojos, ansiedad, síndrome de abstinencia, cambios en el estado de ánimo, capacidad de atención deficiente, desorganización, irritabilidad, depresión, circuitos de recompensa/adicción activados Desarrollo del lóbulo frontal perjudicado, funciones intelectuales superiores deficientes, alteración de los estados de ánimo, mal control de los impulsos Problemas en las relaciones personales/románticas, contacto ocular deficiente, adicción, creatividad suprimida Hiperexcitación, hiperestimulación, sueño no reparador, perturbación del reloj del organismo, química cerebral y hormonas alteradas, inflamación
Organismo	Estancamiento del flujo sanguíneo a pesar de la reacción de lucha o huida Activación de la reacción de lucha o huida Interferencia de los CEM con el campo electromagnético biológico Períodos prolongados sentado y movimientos repetitivos	Ganancia de peso, absorción de nutrientes reducida, acumulación de toxinas, dolores musculares, energía reprimida Mayor presión sanguínea y ritmo cardíaco, desequilibrio hormonal, menor variabilidad del ritmo cardíaco, reducción del flujo sanguíneo hacia el intestino y otros órganos, sistema inmunitario deprimido Respuesta de estrés, excitabilidad eléctrica del sistema nervioso, inflamación, estrés celular, roturas del ADN, ondas cerebrales alteradas, ¿barrera hematoencefálica alterada? Inflamación musculoesquelética, atrofia muscular, lesiones por esfuerzo repetitivo, coágulos de sangre, tensión en el cuello/la espalda, tronco débil.

Tabla 5. Vías, mecanismos y repercusiones del tiempo frente a pantallas interactivas.

LOS CAMPOS ELECTROMAGNÉTICOS (CEM) Y LA SALUD

Un asunto «polémico»

Al igual que la propia electricidad, el asunto relativo a si la radiación procedente de los aparatos electrónicos provoca perjuicios es una fuerza polarizante. La gente tiende a pensar o que los CEM son perfectamente seguros o que la radiación relacionada con los dispositivos electrónicos es la principal (o incluso la única) razón de que los aparatos electrónicos con pantalla provoquen trastornos. Pero, de hecho, la relación entre la biología y los campos electromagnéticos (CEM) creados por el hombre es compleja, y gran parte de la ciencia relativa a esto todavía no es concluyente. Dicho esto, los siguientes tres puntos están muy claros: los niños absorben más radiación que los adultos; los niños que están creciendo son más sensibles a la exposición a factores ambientales de todo tipo; y los impactos procedentes de la exposición a factores ambientales pueden tardar décadas en manifestarse.[1] Por tanto, el riesgo simplemente tiene que ser *plausible* para justificar un enfoque preventivo, en especial en lo tocante a los niños. La información que presento aquí dista mucho de ser completa, pero cuanto mejor comprenda el público general aquello a lo que se enfrentan los más jóvenes (que, después de todo, no tienen voz ni capacidad de elección con respecto a los impactos ambientales a los que se ven expuestos), más probable será que surjan unas políticas públicas seguras y éticas.

El propio término «radiación» contribuye a la controversia que rodea a los CEM, ya que normalmente se relaciona con la potencia de las plantas de energía nuclear, los tratamientos contra el cáncer y los rayos X. Pero la radiación hace referencia a la energía producida o emitida por los campos electromagnéticos en forma de ondas, cuya potencia y longitud de onda (frecuencia) varía, entre otras cosas. De hecho, las cosas naturales también emiten radiación, incluyendo el Sol, la Tierra y todas las formas de vida. El problema es que la radiación procedente de los CEM creados por el hombre y producidos por los aparatos electrónicos y las comunicaciones inalámbricas se está multiplicando rápidamente, y no está claro cómo está manejando el entorno natural estos enormes cambios.

El campo electromagnético biológico: la electricidad del organismo

Junto con los ojos, el cerebro y el cuerpo, existe otra interrelación entre los aparatos electrónicos con pantalla y tu hijo: el *campo electromagnético biológico*. El Instituto Nacional de la Salud de EE. UU. reconoce ahora el término «campo electromagnético biológico»[2] para describir la compleja matriz de campos electromagnéticos biológicos que emanan del interior, a través y alrededor del cuerpo humano. Éstos incluyen campos electromagnéticos que son fáciles de medir, como los producidos por el cerebro, el corazón, los músculos, los nervios, la piel y las membranas celulares, además de campos electromagnéticos extremadamente débiles o «sutiles», que pueden servir para transmitir información al instante de forma no-lineal.[3] Por ejemplo, unos patrones de ritmos cardíacos coherentes inducen unos patrones de ondas cerebrales coherentes en la misma persona, pero también pueden inducir cambios similares en aquellos que se encuentran cerca, lo que sugeriría una transferencia de información por vía de la energía.[4] Del mismo modo, las células «reloj» ubicadas en el cerebro pueden sincronizar o desincronizar los ritmos a través de todo el cuerpo de forma instantánea mediante una especie de comunicación secreta entre célula y célula. Todos estos distintos campos tienen unas frecuencias e intensidades variables, y también producen un campo electromagnético en conjunto.

Por definición, los campos electromagnéticos son campos físicos producidos por objetos en movimientos cargados eléctricamente que afectan al comportamiento de otros objetos cargados que se encuentran cerca. En otras palabras, los campos electromagnéticos se influyen entre sí si se encuentran suficientemente cerca los unos de los otros. De hecho, los estudios han demostrado que los CEM procedentes de las comunicaciones inalámbricas pueden alterar los campos electromagnéticos producidos por el cerebro (tal y como se detecta con un electroencefalograma) y el corazón (tal y como se captan mediante un electrocardiograma).[5] Sin embargo, es mucho más difícil medir y comprender las complejas interacciones entre los campos electromagnéticos creados por el hombre y las frecuencias de células cerebrales individuales o de un grupo de células cerebrales, y cómo esas interacciones tienen, a su vez, un impacto sobre los campos electromagnéticos sutiles.

Aunque la dinámica entre los aparatos electrónicos y el campo electromagnético biológico no se comprende muy bien, resulta imposible ignorar esta interrelación como vía que contribuye al estrés relacionado con los dispositivos electrónicos. Diversos componentes electrónicos, entre los que se incluyen las pantallas, los monitores, las baterías, los discos duros y los cables, emiten distintos tipos de radiaciones que pueden alterar, potencialmente, el campo electromagnético biológico. No obstante, las comunicaciones inalámbricas producen una radiación en forma de microondas* que pueden resultar en especial perjudiciales, y nuestra exposición a ellas ha crecido exponencialmente en los últimos años. Así pues, los dispositivos manuales con pantallas (en los que las manos del usuario están cerca de la batería y los ojos se encuentran

---

* Las microondas (usadas por las comunicaciones inalámbricas) son una forma de radiación de alta frecuencia que se encuentran en la banda de las radiofrecuencias (RF) del espectro electromagnético. Así pues, los CEM procedentes de las comunicaciones inalámbricas se describen como «microondas», «RF» o «de alta frecuencia» (la última de las cuales las diferencia de las ondas de extremadamente baja frecuencia, o EBF).

cerca de la pantalla) que también usan señales inalámbricas pueden resultar bastante perjudiciales.

Totalmente acelerado: los efectos biológicos de los CEM creados por el hombre

Los biofísicos que estudian la radiación emitida por los aparatos electrónicos cotidianos piensan que la radiación producida por los CEM de origen no natural perturba a los campos energéticos del organismo. Una teoría es que cuando los campos electromagnéticos biológicos naturales se ven alterados por unos campos electromagnéticos intensos creados por el hombre, el campo electromagnético biológico queda desorganizado o se vuelve incoherente a nivel cuántico (el nivel más fundamental), provocando así estrés e interrumpiendo la transmisión de información.[6] Esta incoherencia es una respuesta instantánea que se transmite a *todo* el campo electromagnético biológico, y no sólo al punto de contacto. Otros piensan que los campos electromagnéticos extremadamente débiles creados por el hombre pueden ser capaces de desincronizar a las células o los tejidos mediante efectos de resonancia o de acoplamiento.[7]

Con independencia del mecanismo, existen evidencias tangibles de la relación entre los CEM y el estrés tanto a nivel de las relaciones de estrés sistémicas (de todo el organismo) y las reacciones de estrés celular. Los estudios de exposición han demostrado reacciones de estrés sistémico en forma de unos niveles altos de azúcar en sangre, una baja variabilidad del ritmo cardíaco, unos ritmos circadianos alterados, unos patrones de sueño perturbados y una cognición afectada.[8] El estrés celular se ha puesto de evidencia mediante unos niveles aumentados de proteínas de choque térmico (PCT, cuya función es la de estabilizar a otras proteínas cuando la célula se ve sometida a estrés), el estrés oxidativo (radicales libres), roturas del ADN y una cantidad excesiva de calcio libre en el interior de las células.[9]

Además de estas reacciones, algunos estudios en animales sugieren que los CEM (incluyendo las frecuencias producidas por los teléfonos móviles y el WiFi) pueden alterar la barrera hematoencefálica, dejando al cerebro vulnerable a sustancias contra las que, de otro nodo, se vería protegido.[10] Éste es un campo controvertido, y los hallazgos no han sido constantes. Sin embargo, el estrés agudo ha demostrado que desencadena filtraciones a través de la barrera hematoencefálica mediante la activación de unas células inmunitarias concretas llamadas mastocitos.[11] Se ha visto, a su vez, que los mastocitos son activados por los CEM en algunos individuos sensibles,[12] así que el vínculo entre los CEM y las filtraciones a través de la barrera hematoencefálica es plausible. Otro posible mecanismo está relacionado con las ya mencionadas proteínas de choque térmico, que cuando se producen en exceso pueden hacer aumentar la rigidez de la membrana celular debido a que se unen a ella. Si la célula se vuelve demasiado rígida o si las proteínas de la célula salen de ella, la membrana podría formar ondulaciones, y toda la célula podría encogerse. Cuando la formación de estas ondulaciones o el encogimiento se dan en hileras de células que se supone que tienen que proporcionar una barrera con respecto al mundo exterior, se generan huecos entre ellas, y la barrera queda comprometida. (Normalmente, las barreras celulares sellan áreas conectándose con sus vecinas mediante «uniones estrechas», de modo que pueden controlar muy de cerca qué es lo que entra o sale). De forma parecida, las PCT y/o el exceso de calcio pueden provocar que las membranas de células concretas se vuelvan más frágiles, con lo que la propia membrana celular (más que las uniones entre células) sufre filtraciones o queda alterada.

Lo más probable es que estos procesos avancen a distintas velocidades dependiendo del resto de factores estresantes a los que estén sometidos las células, de modo que las filtraciones no se darán hasta que se alcance un punto crítico. Esto puede explicar por qué los resultados sobre la barrera hematoencefálica no siempre arrojan resultados constantes. Al igual que sucede con el daño celular, este tipo de efecto es más probable que se dé en individuos cuyo sistema nervioso sea, ya para empezar, menos resistente.

Sensible y vulnerable: los ojos, el cerebro y los órganos reproductores

En general, la sensibilidad a la radiación varía según el tipo de tejido y dependiendo de si se está dando cualquier tipo de «remodelación» en ese tejido. Los tejidos que están creciendo activamente o están cambiando tienen mayores probabilidades de absorber radiación, y ésta es una de las razones por las cuales los niños son más sensibles a la radiación electromagnética. Los chicos son también más vulnerables porque su cuerpo contiene más agua, y su cerebro es más vulnerable porque su cráneo es más fino.[13] Ciertamente, los estudios de resonancias magnéticas demuestran con claridad que el cerebro y los ojos de los niños absorben más radiación que los adultos cuando están expuestos a dispositivos móviles.

Con respecto a los tipos de tejidos, los ojos, el cerebro y los órganos sexuales son los más sensibles a la radiación electromagnética. Además de los hallazgos relativos a la barrera hematoencefálica, los estudios han relacionado a los CEM con los daños sobre las células de la retina (el tejido que se encuentra en la parte posterior del ojo y que está implicado en la visión), la pérdida de células del hipocampo (un área cerebral implicada en la memoria), una química cerebral alterada (como por ejemplo debido a unas cantidades reducidas de GABA, la sustancia química cerebral «tranquilizante»), unos niveles menores de antioxidantes en el córtex cerebral (lo que sería sugestivo de la existencia de inflamación) y una activación aberrante de las células o las redes cerebrales.[14]

Otros efectos bien documentados incluyen una reducción en el recuento de espermatozoides y que éstos estén dañados en el caso de los varones, cosa que se ha observado con la exposición a teléfonos móviles y el WiFi. Los estudios en animales han mostrado que los CEM también pueden ser perjudiciales para la fertilidad femenina (y para el embrión).[15] El impacto sobre la fertilidad se ve agravado cuando los dispositivos móviles se colocan sobre el regazo, ya que los efectos térmicos (calentamiento) y los no térmicos son más potentes.[16] Además, la razón por la cual los espermatozoides son tan vulnerables es porque están creciendo activamente y dividiéndose, y por tanto son más sensibles al estrés oxidativo y al calor. Es mucho más difícil valorar el efecto de los aparatos electrónicos sobre los óvulos de las chicas, que también se están desarrollando de forma activa, aunque con más lentitud. Tampoco es fácil determinar si el uso de ordenadores portátiles afecta a otros órganos, todos los cuales son más sensibles en el caso de los niños.

Por último, algunas investigaciones sugieren que es más probable que la descendencia de madres expuestas a unos niveles más elevados de radiaciones procedentes de teléfonos móviles padezcan problemas comportamentales.[17]

La figura 9, que aparece a continuación, resume los mecanismos y los posibles efectos relacionados con la radiación procedente de los aparatos electrónicos y las comunicaciones inalámbricas en orden más o menos descendente de acuerdo con la escala (de sistémicos a celulares).

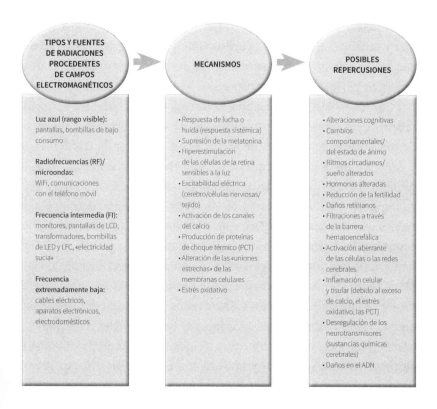

Figura 9. Mecanismos y repercusiones potenciales de distintos tipos de radiación producida por aparatos electrónicos.

Es complicado...

Numerosos expertos que estudian los efectos sobre la salud de los CEM creados por el hombre mantienen que éstos están provocando muchos más perjuicios que los que las agencias reguladoras estadounidenses reconocen actualmente. Esta discrepancia ha surgido, en parte, porque las agencias de EE. UU. reconocen sólo los efectos *térmicos* (calentamiento) debidos a los CEM de las radiofrecuencias como dañinos, mientras que ignoran el creciente conjunto de investigaciones que han hallado daños debidos a efectos *no térmicos*, pese a que ya hay casi dos mil estudios que han documentado efectos no térmicos.[18]

La física de los efectos no térmicos es compleja y no enteramente intuitiva, lo que contribuye a la confusión. Por ejemplo, un grupo de investigadores del Hospital Universitario de Lund, en Suecia, descubrió efectos retardados caracterizados por dos picos distintos en los días y semanas siguientes a la exposición, y otra investigación sugiere que existen unas «ventanas» estrechas de frecuencias concretas que provocan perjuicios.[19] Estas respuestas «no lineales» pueden explicar por qué los hallazgos no siempre son replicables, y hace que resulten difíciles de comprender. Entre tanto, los efectos no térmicos dependen de una sorprendente gama de variables que incluyen la frecuencia o la longitud de onda del campo electromagnético, su potencia, su naturaleza (pulsátil, intermitente, continua, modulada), su orientación, su duración y su interacción con otros campos. También existen variables que implican diferencias individuales en la persona expuesta, como su edad, sexo, estado de salud y nutricional, genética, tejidos implicados, exposiciones previas, etc. Cuantas más variables haya, más difícil resulta replicar y comparar los estudios. Lo más probable es que los efectos no térmicos de los CEM creados por el hombre provoquen un daño sutil y acumulativo a lo largo del tiempo que es relativamente difícil de medir y de demostrar. Teniendo en cuenta la dificultad para controlar las variables y la física con un comportamiento peculiar, no es de extrañar que las investigaciones arrojen resultados contradictorios.

Otros países y agencias responsables de fuera de Estados Unidos, como por ejemplo Francia, Israel, Alemania, Suiza, Rusia y el Consejo

Europeo, han estado mucho más preocupados por los efectos potenciales de los CEM, especialmente en relación con los niños.[20] Las organizaciones médicas de Europa, Canadá y Australia han puesto objeciones a la exposición de los niños a la tecnología inalámbrica de forma innecesaria,[21] y la Asamblea Parlamentaria del Consejo de Europa (APCE) ha reseñado que el uso de WiFi en las escuelas es un asunto de salud pública serio. La APCE ha advertido que «Dado el contexto de exposición creciente de la población, en especial de grupos vulnerables, como los jóvenes y los niños, podría haber unos costes humanos y económicos extremadamente altos si se pasan por alto las advertencias precoces».[22] En los últimos años, las organizaciones médicas estadounidenses también han empezado a solicitar un enfoque cauteloso. Entre ellas se incluye la Academia Estadounidense de Medicina Ambiental, que recomienda que los niños usen sólo un acceso a Internet por cable,[23] y la Academia Estadounidense de Pediatría, que ha escrito a la Comisión Federal de Comunicaciones (Federal Comunications Commission, FCC) y a la Administración de Alimentos y Medicamentos (Food and Drug Administration, FDA) recomendando que se actualicen los límites de radiación para que sí reflejen los patrones de uso actuales, y advirtiendo que los niños y las mujeres gestantes tienen una vulnerabilidad especial.[24] Para obtener más datos concretos con respecto al uso creciente del WiFi en las escuelas (que expone a los niños a unas cantidades cotidianas y continuas de radiación de radiofrecuencias), *véase* el capítulo 11 («La exposición a los CEM procedentes del WiFi», en la página 350).

El autismo: ¿un caso especial?

Algunos expertos creen que la explosión de las comunicaciones inalámbricas ha contribuido a las tasas crecientes de autismo y TDAH, quizás debido al colapso de las barreras intestinal y cerebral.[25] El autismo, en concreto, está aumentando a un ritmo alarmante. Un estudio mostraba que incluso cuando se tenían en cuenta los diagnósticos de los casos más leves y a unas edades más tempranas, el autismo se quintuplicó desde 1990 a 2006.[26]

La doctora Martha Herbert, una neuróloga pediátrica y experta en autismo de la Facultad de Medicina de la Universidad de Harvard y del Hospital General de Massachusetts, en Boston, publicó un extenso informe en 2012 argumentando que muchos de los procesos patológicos relacionados con el autismo van en paralelo con los efectos hallados en las investigaciones sobre las radiofrecuencias y otros CEM, y por tanto es probable que el uso de aparatos electrónicos agrave los trastornos del espectro autista.[27] La doctora Herbert cree que estos efectos deberían considerarse una amenaza para la salud pública, y no sólo por el reciente aumento espectacular del autismo y de otros trastornos mentales, sino porque el WiFi se va incorporando cada vez más en las escuelas sin prestar atención a los estudios de seguridad y sin tomar medidas de precaución como, por ejemplo, el simple uso de ordenadores de sobremesa con conexiones por cable.

Entre los efectos de los CEM creados por el hombre averiguados gracias a las investigaciones, tenemos que podrían desencadenar o agravar el autismo mediante las filtraciones a través de la barrera hematoencefálica, una mayor inflamación debida al estrés oxidativo, daños en el ADN y unos mecanismos de reparación perjudicados, una señalización anómala de los canales del calcio en las células, una respuesta de estrés excesivamente sensible, cambios en el flujo de sangre en el cerebro, una activación excesiva de los mastocitos, una supresión de la secreción de la melatonina y la excitabilidad eléctrica.[28] Nótese que muchos de los efectos que se cree que están provocados por los CEM son los mismos que se deben al tiempo frente a pantallas interactivas que se discuten en el capítulo 2, lo que sugeriría que pueden darse mecanismos sinérgicos. Lo más probable es que todos estos procesos se estén dando en todos nosotros, pero en un cerebro autista vulnerable las consecuencias pueden ser catastróficas.

La electrosensibilidad frente al Síndrome de la Pantalla Electrónica

Hay gente que cree que es especialmente sensible a los CEM creados por el hombre. Estos individuos *electrosensibles* o *electrohipersensibles*

(EHS) informan de que los CEM les provocan cefaleas, ansiedad, depresión, insomnio y otros síntomas relacionados con el estrés. Aunque es difícil demostrar la causa y el efecto en el caso de síntomas cuya naturaleza es subjetiva, las investigaciones indican que algunos individuos presuntamente sensibles muestran ciertos niveles objetivos de marcadores de inflamación cutánea cuando se ven expuestos a CEM en comparación con los controles.[29] Puede que también exista una conexión con otros tipos de sensibilidades: los niños que padecen alergias químicas, estacionales o alimentarias, incluyendo problemas sensoriales, puede que se vean más afectados por los CEM que otros. De hecho, los problemas relativos a la barrera hematoencefálica descritos antes podrían explicar por qué: es decir, que las mismas «uniones estrechas» entre las células diseñadas para proteger al cerebro también se encuentran en las barreras que deben proteger al intestino, los ojos, la piel y los pulmones. Éstos son tejidos relacionados con los trastornos actuales que están aumentando en los niños y los adultos jóvenes, como por ejemplo el colon irritable, el autismo, el eccema, las alergias, los trastornos autoinmunitarios y el asma. Lo que resulta interesante es que los individuos electrosensibles puede que tengan una menor resistencia eléctrica (una mayor conductividad).[30] A su vez, los cambios eléctricos pueden provocar que el calcio entre en la célula o que las uniones estrechas sufran filtraciones en distintos tejidos, dando así como resultado una amplia variedad de daños y síntomas.

¿Son el SPE y la hipersensibilidad electrónica (HSE) parte del mismo trastorno? Yo defiendo que son entidades distintas con mecanismos sinérgicos (como por ejemplo unos ritmos circadianos alterados, la supresión de la secreción de la melatonina y la hiperexcitación), además de tener unos síntomas similares, incluyendo problemas relacionados con el sueño, el comportamiento, el estado de ánimo y la cognición. El cuadro clínico puede parecer muy similar. Sin embargo, empecé a reconocer el fenómeno del SPE alrededor del cambio de milenio, cuando los niños jugaban mucho a videojuegos pero no tenían teléfonos móviles y el Internet inalámbrico no era algo común. Así pues, aunque estos niños estaban expuestos a los CEM procedentes de aparatos electrónicos con pantalla, no estaban expuestos al mismo nivel de comunicaciones inalámbricas al que están expuestos en la actualidad, y no usaban dispositivos portátiles con pantallas sostenidas justo delante de su cara. Además, muchos progenitores implementan el Reinicio de forma regular con éxito sin apagar el WiFi en casa (aunque me pregunto si obtendrían unos resultados todavía más sorprendentes si lo hicieran). Esto sugiere que buena parte o la mayoría de la desregulación que se da en el SPE se debe a la interacción con un aparato con pantalla además de a la exposición a la propia pantalla brillante. Del mismo modo, muchos de los que padecen HSE «captan» las señales del WiFi o de los teléfonos móviles, lo que indicaría un mecanismo independiente del tiempo frente a pantallas.

En la actualidad se estima que un 3 % de los adultos sufren HSE.[31] Probablemente, esta cifra representa una proporción inferior de personas en comparación con aquéllas afectadas por el SPE, que estimo que suponen, más o menos, entre un 15 y un 20 % de los niños. Creo que como los individuos electrosensibles tienen unos sistemas reactivos, es probable que sean sensibles al fenómeno del SPE *además* de a los CEM. En contraste, aquellos que padecen el SPE puede que sufran, o no, sensibilidad a los CEM. Los niños con trastornos de sensibilidad al entorno, como por ejemplo el autismo y las alergias, pueden tener una mayor probabilidad de sufrir ambos, al igual que muchos chicos que padecen trastornos que provocan convulsiones, tics nerviosos y TDAH.

Pasos para proteger a tu hijo

Debido a la naturaleza de la exposición a factores ambientales sobre la fisiología y el desarrollo, llevará décadas que algunos de los efectos se pongan de manifiesto. De hecho, algunos científicos especulan que puede que sean los *hijos de nuestros hijos* los que muestren todos los efectos del nivel *actual* de exposición si las mutaciones del ADN se transmiten a las generaciones futuras. Es una sencilla buena medida médica adoptar una postura conservadora.

Aunque no podemos evitar por completo los CEM, aquí tenemos algunos pasos que reducirán muchísimo la exposición:

1. *Apaga el acceso inalámbrico a Internet en tu hogar.* Sí, ya sé que esto puede parecer extremadamente incómodo, pero intenta usar conexiones por cable durante un mes y observa si esto supone una diferencia para tu hijo (y es más, para todos los miembros de la familia). Los expertos en CEM dicen que puedes apreciar una diferencia en un individuo sensible en tan sólo tres días. Los dispositivos inalámbricos y los *routers* emiten radiación electromagnética todo el tiempo, y no sólo cuando se usa Internet, pero las descargas hacen que la radiación se multiplique mucho.[32] Si no puedes comprometerte a dejar de usar el WiFi por completo, apaga cada noche el *router* manualmente o con un temporizador.

2. *Sustituye todas las bombillas de luz fluorescente compacta (LFC).* Reemplaza todas las bombillas de LFC por bombillas incandescentes (que son las mejores), bombillas halógenas (las segundas mejores), o LED. Todas las bombillas de bajo consumo emiten distintos tipo de radiación, pero las LFC emiten también radiación ultravioleta. Las bombillas de LFC y las pantallas de LED emiten, además, una luz con tonalidad azul que suprime la secreción de melatonina, y mirar directamente a las pantallas es en principio perjudicial para la retina.[33] (*Véase también*, en el capítulo 7, «Iluminación perjudicial», en la página 261).

3. *Reduce las fuentes de CEM en el dormitorio de tu hijo.* Desplaza el radiorreloj despertador de la mesilla de noche a una cómoda, retira las lámparas que hay al lado de la cama hasta por lo menos sesenta centímetros de la cabeza de tu hijo, y aleja cualquier cable todo lo que puedas de la cama. Si hay muchos cables tras la pared sobre la que reposa el cabecero de la cama de tu hijo, cámbiala de lugar. Retira los televisores y el resto de aparatos electrónicos del dormitorio, y no permitas que tu hijo tenga un móvil en su cuarto ni que lo use por la tarde-noche. La cama debería ser un santuario para dormir.

4. *Usa un teléfono fijo para las llamadas.* Haz que ésta sea la elección propia de vuestro estilo de vida en casa. Será incluso mejor que uséis un teléfono con cable. Haced ver que vivís en 1985.

5. *Usa auriculares con cable.* Si tienes que emplear tu teléfono móvil o un teléfono sin cable para llamar, usa auriculares con cable o habla a través del altavoz del manos libres. Coloca el teléfono sobre una mesa y tan lejos de ti como puedas. Si estás descargando archivos pesados en tu teléfono móvil inteligente, no lo tengas en tu mano, suéltalo y déjalo en un lugar alejado de ti.

6. *Deja los teléfonos móviles en un lugar alejado cuando no los estés usando.* Cuando estés cargando los teléfonos celulares, y durante los períodos «libres de tecnología» o en zonas libres de tecnología, deja los teléfonos móviles en otra habitación. Incluso mejor, apágalos por completo.

7. *Mantén los ordenadores portátiles y las tabletas alejados de tu regazo y los teléfonos celulares fuera de tus bolsillos.* Este consejo es especialmente importante para los niños. Tal y como se ha comentado antes, los CEM afectan a la salud de los espermatozoides de los chicos, puede que afecten negativamente a los óvulos de las chicas y quizás también perjudiquen a otros órganos.

8. *Usa un ordenador de sobremesa siempre que sea posible.* Los ordenadores de sobremesa emiten mucha menos radiación que los portátiles o las tabletas, y los teléfonos móviles emiten unos campos más potentes, además de más campos electromagnéticos de frecuencias variables, en parte porque sus distintos componentes electrónicos están contenidos en un solo dispositivo. Las pantallas de los ordenadores portátiles y las pantallas táctiles emiten varios tipos de radiaciones, y las baterías, los discos duros, el cableado y las señales inalámbricas también contribuyen.[34] Además, las yemas de los dedos y las palmas de las manos son muy conductoras, lo que puede magnificar ciertos efectos de la contaminación electrónica. Los ordenadores de sobremesa también hacen que sea más fácil mantener una distancia de unos sesenta centímetros a los ojos del niño y tener también a otros componentes alejados del cuerpo. Si sólo dispones de dispositivos móviles y no tienes acceso a uno de sobremesa en tu hogar, compra un teclado con cable y trata el aparato móvil como si fuera uno de sobremesa. Nótese que la capacidad de captar las redes Wifi debe *desactivarse* en los

ordenadores portátiles y las tabletas para evitar que el dispositivo «busque».

9. *No dejes que tu hijo asista a programas escolares basados en el uso de iPads o tabletas.* Solicita que tu hijo no participe en los programas escolares que requieran el uso de comunicación inalámbrica. Además, si la escuela de tu hijo tiene el WiFi encendido todo el tiempo, averigua dónde se encuentran los *routers* y pregunta si pueden asignar a tu hijo un aula sin WiFi. Si no, pide que los *routers* se enciendan sólo cuando la clase los esté usando. En 2014, una profesora del distrito escolar unificado de Los Ángeles solicitó, con éxito, dar sus clases en un aula sin WiFi después de que ella y varios de sus alumnos experimentaran distintos síntomas y malestar tras la instalación de WiFi en toda la escuela.[35] (Para saber más sobre el WiFi en las escuelas, *véase* el capítulo 11).

Las políticas públicas y el principio de precaución

La esencia del principio de precaución es la siguiente: siempre que las investigaciones referentes a una nueva tecnología sugieran que existe un riesgo plausible de daños importantes, deberíamos tomar precauciones para proteger la salud humana y la medioambiental y emplear alternativas razonables siempre que podamos, incluso aunque la ciencia relativa a tales riesgos no sea del todo concluyente. Aunque el principio de precaución debería tenerse en cuenta con respecto a los CEM en general, es especialmente aplicable con respecto a la exposición de los niños al WiFi en las escuelas. Aparte del hecho de que la Organización Mundial de la Salud ha clasificado hace poco los campos de radiofrecuencia como «posibles carcinógenos»,[36] existen pruebas suficientes para sospechar que dichos campos estresan al cerebro y a otros órganos que se están desarrollando, y existen alternativas a las comunicaciones inalámbricas.

Para obtener más información sobre la ciencia, las investigaciones y las políticas relativas a los efectos sobre la salud de los CEM, visita las páginas web del Fondo para la Salud Medioambiental (Environmental Health Trust, www.ehtrust.org) y de la Asociación Nacional para los

Niños y la Tecnología Segura (National Association for Children and Safe Technology, www.nacst.org). Para acceder a información sobre las investigaciones y a resúmenes científicos más detallados, visita la página web de BioInitiative 2012 (www.bioinitiative.org).

APÉNDICE C

LAS PREGUNTAS MÁS FRECUENTES
DE LOS PADRES

1. ¿Dura un «ayuno electrónico para siempre»? ¿Será suficiente con la moderación?

El tiempo durante el que ayunes y la cantidad de uso de aparatos electrónicos que permitas tras el ayuno dependerá de varios factores. Cuantos más factores de riesgo posea tu hijo para desarrollar el SPE, y cuanto más esté batallando ya contra el SPE, menor será la «dosis» de exposición a pantallas que podrá tolerar. Esto significa que tras el Reinicio algunos niños podrán reintroducir tiempo frente a pantallas interactivas en pequeñas cantidades, mientras que otros no podrán tolerar ningún uso de pantallas en absoluto. Independientemente de esto, los progenitores que deseen reintroducir dispositivos electrónicos después del Reinicio tendrán que aprender, a base de la prueba y el error, la cantidad de exposición a la tecnología que pueden tolerar sus hijos (si es que la pueden tolerar). Cómo gestionar de manera consciente el tiempo frente a pantallas después de un Reinicio es un tema que se trata en el capítulo 9.

En particular, la tolerancia puede aumentar con el tiempo y con la madurez cerebral, y algunos niños pueden tolerar cantidades moderadas de tiempo frente a pantallas después de la abstinencia durante períodos más prolongados (entre meses y años). Para muchos niños, adolescentes y adultos jóvenes, la eliminación continua de todos los videojuegos y la prohibición de todos los aparatos electrónicos en el dormitorio es suficiente para evitar que el SPE se repita.

2. *¿No afectarán las restricciones relativas a las pantallas a las relaciones de mi hijo con sus compañeros si se siente «fuera del círculo» con respecto a los últimos programas de ordenador, aplicaciones, páginas de Internet y videojuegos?*

Nunca me he encontrado con un caso en el que la vida social de un niño se viera afectada como resultado de las limitaciones en el uso de pantallas. En lugar de eso suceden una o más de las siguientes cosas. Uno: que el niño se queja de que no puede hablar de videojuegos con ciertos amigos pero, en realidad, las relaciones no están «sufriendo» en sí mismas. Si el chico no puede encontrar otro interés común con estos amigos, pasará a relacionarse con otros. Dos: las relaciones del niño con sus compañeros prosperan porque ahora ha mejorado su tolerancia a la frustración y su estado de humor, el contacto ocular también mejora y hay un aumento de la capacidad de conversación. Tres: el niño empieza darse cuenta del tiempo que sus amigos pasan delante de estos aparatos, por lo que les anima a llevar a cabo otras actividades alternativas. Y cuatro: el niño no se da cuenta ni se preocupa por las actividades frente a pantallas de otros porque su mente se ha expandido de forma natural y, de todas formas, prefiere actividades más saludables.

De hecho, si a lo largo del ayuno un niño sigue quejándose y rogando excesivamente jugar a videojuegos o que le devuelvan un dispositivo en aras de la socialización, esto puede ser un signo de adicción, y esto supone una razón más para seguir con las restricciones. Para obtener más detalles con respecto al efecto de la tecnología sobre las habilidades sociales y las relaciones, además de su impacto en los circuitos de la adicción en el cerebro, *véase* el capítulo 3.

3. *¿Cómo les explico a mis otros hijos que no pueden jugar a videojuegos cuando no parecen afectarles de la misma manera?*

Cuando hablamos de tratar el Síndrome de la Pantalla Electrónica (SPE), la analogía que uso es que un ayuno electrónico debe enfocarse del mismo modo que las restricciones de ciertos alimentos para un niño con diabetes: si un niño tiene que consumir una dieta concreta debido a razones de salud importantes, toda la familia debe compartir esa dieta. Ésta es la mejor forma (y a veces la única) de asegurar el cumplimiento, y transmite al chico que sus necesidades son apoyadas y respetadas. Lo que encuentro es que si los hermanos no están muy «enganchados» a las pantallas, el ayuno no les preocupará mucho, y si lo están se beneficiarán, por definición, estando libres de ellas.

Cuando el Reinicio se aborda en familia, nadie es señalado como si estuviera siendo «castigado», y en lugar de eso emerge un sentimiento de esfuerzo compartido. Además, cuando los padres son conscientes de su propio tiempo frente a pantallas y siguen las «normas del hogar», el Reinicio y el tiempo frente a pantallas en general se vuelven más fáciles de gestionar, y se refuerzan hábitos e interacciones más saludables. El capítulo 4 describe el impacto de una buena gestión de las pantallas sobre las dinámicas familiares; el capítulo 5 trata sobre cómo prepararse e implicar a la familia para el ayuno; y el capítulo 10 describe las «normas del hogar» que hay que seguir de forma cotidiana.

4. *¿Cómo afectan los videojuegos a la salud física de mi hijo? ¿Es un sistema de videojuegos más activo, como el de la consola Wii, mejor para él?*
Todo el tiempo frente a pantallas, incluyendo el pasivo (televisión) y el interactivo (los videojuegos y el uso de Internet), tiene, con el tiempo, efectos negativos sobre la salud. Parte del impacto se debe a la naturaleza sedentaria de esta actividad, y parte a distintas reacciones de estrés psicológico y fisiológico, incluyendo la alteración del sueño. Muchos de estos mecanismos se describen en los capítulos 2 y 3, especialmente con respecto al tiempo frente a pantallas interactivas.

En general, el tiempo frente a pantallas se relaciona con la ganancia de peso, la presión sanguínea alta, la alteración en los niveles de azúcar en sangre y unos niveles de colesterol elevados. Además, los estudios sugieren que el tiempo frente a pantallas incrementa el riesgo de padecer enfermedades cardiovasculares, diabetes y el síndrome metabólico: trastornos que eran prácticamente desconocidos en los niños de hace tan sólo una generación. Estos problemas pueden ser más comunes ahora debido a las reacciones de estrés crónico que se dan si se pasa demasiado tiempo frente a pantallas, y son las mismas reacciones que conducen a la desregulación del sistema nervioso o al SPE. Además, los estudios sugieren que el tiempo frente a pantallas ralentiza el metabolismo y afecta a las señales de apetito y de saciedad, lo que da lugar a que se coma en exceso y a la ganancia de peso. De hecho, el tiempo frente a pantallas se relaciona con la obesidad con independencia del ejercicio que se haga, lo que sugiere que tiene efectos además de, simplemente, reemplazar a unos juegos que implican una mayor actividad física.

Los niños que dedican demasiado tiempo a estar frente a pantallas también pueden desarrollar lesiones por estrés repetitivo (como por ejemplo el síndrome del túnel carpiano), problemas posturales debido a la tendencia a inclinar la cabeza hacia la pantalla, y dolores en el cuello y la espalda. Como los niños que están creciendo tienen unos ligamentos y tendones más flexibles, estos hábitos pueden dar lugar a cambios irreversibles que, a su vez, pueden incapacitarles físicamente. Además, cada vez más niños se quejan de cefaleas y de vista cansada por razones similares.

Los videojuegos activos, con consolas como la Wii, que también reciben el nombre de videojuegos de ejercicios, sólo son mínimamente mejores que otros videojuegos en términos del gasto de energía. No hacen que quememos, ni de lejos, tantas calorías como el mismo deporte del videojuego practicado en la vida real, y no harán que el niño quede en un estado «tranquilo y relajado» como lo harían los juegos naturales. De entre los distintos tipos, los juegos de baile son quizás los más exigentes. Aparte de eso, debe hacerse la consideración adicional de que es más probable que la consola Wii precipite ciertos fenómenos, como el TOC y los tics nerviosos, tal y como se señala en el capítulo 3. Así pues, no existe un tipo inherentemente «mejor» de videojuegos. Además, si tu hijo tiene sobrepeso, te irá mucho mejor reducir de manera drástica el tiempo frente a pantallas que intentar incorporar juegos de ejercicios mientras procuras controlar la ingesta de alimentos debida a las reacciones de estrés y a las señales de apetito alteradas mencionadas antes. Para saber más sobre los cambios fisiológicos que se dan debido al estrés electrónico, *véanse* los capítulos 2 y 3.

5. *¿Cómo puedo hacer que la escuela de mi hijo coopere con este programa?*

La respuesta breve consiste en, simplemente, pedirlo respetuosa pero firmemente. Las formas de proceder de cada escuela varían en gran medida, igual que la personalidad de los profesores y su actitud con respecto al uso de la tecnología en el aula y su confianza en ella. A quién te acerques y cómo lo hagas dependerá, en realidad, de tu situación particular pero, en general, haz todo lo que puedas para facilitarles a los maestros que puedan satisfacer tus peticiones. El hecho de que necesites incluir al colegio dependerá de lo que suceda en él, además de la gravedad de los síntomas de tu hijo. Esto se discute en el capítulo 5 («La planificación del Reinicio y la escuela», página 212), además de en el capítulo 7, como un asunto relacionado con la detección y resolución de problemas.

Si una discusión con el profesor o con la escuela no surten efecto, piensa en pedirle al médico de tu hijo (o quizás a un terapeuta) que escriba una carta (para obtener una plantilla de una carta *véase* la página 214). Aunque el Reinicio puede, frecuentemente, llevarse a cabo con éxito sin variar la cantidad de tiempo frente a pantallas en la escuela, éste no siempre es el caso, y los colegios representan lo que puede ser una constelación perjudicial de problemas y efectos relacionados con el tiempo frente a pantallas. Para saber más acerca de esto, *véase* el capítulo 11.

Quizás tengas que dirigirte al personal de la escuela y exponer tu petición varias veces antes de obtener cooperación. Presentar lo que deseas como si fuera un experimento o una prueba temporal puede ser de ayuda. Naturalmente, si tu hijo ya muestra comportamientos rebeldes o problemáticos en la escuela, entonces expón tu petición como forma de conseguir el objetivo compartido de reducir estas conductas, haciendo que se trate de una situación en la que todos saldréis ganando si tiene éxito.

6. *El sueño de mi hija es trabajar con ordenadores. ¿Cómo puede adquirir estos conocimientos sin verse afectada por el SPE?*

Es importante distinguir entre aprender un oficio relacionado con la tecnología de adulto y los riesgos de un tiempo excesivo frente a pantallas cuando se es un niño que todavía está creciendo. Este libro está dedicado a la propuesta de que demasiado tiempo frente a pantallas a una edad excesivamente joven dificulta el desarrollo del cerebro, y también puede desencadenar variedad de síntomas negativos, comportamientos problemáticos e incluso otros varios trastornos médicos. Si un niño padece el SPE, es crucial que esto se tome en serio y se aborde con una gestión estricta de las pantallas. Los trastornos relacionados con la capacidad de atención, el estado de ánimo, la capacidad cognitiva y el comportamiento se convertirán en una barrera para cualquier carrera futura, esté relacionada con los ordenadores o no.

Eso no significa, de manera necesaria, que un niño propenso a sufrir el SPE no pueda trabajar con ordenadores una vez que sea mayor. Los adultos jóvenes, cuyo cerebro se ha desarrollado más son, normalmente, más capaces de tolerar el tiempo frente a pantallas que los niños. Y nada del Programa de Reinicio evitará que cualquier adulto, joven o mayor, adquiera conocimientos de informática. De hecho, las habilidades y las capacidades mentales se verán en gran medida mejoradas gracias a unos límites al tiempo frente a pantallas en una fase precoz de la vida, tal y como muestro en el capítulo 4.

Al fin y al cabo, si un niño padece el SPE, preocuparse por sus habilidades informáticas es como preocuparse de regar el jardín cuando la casa está en llamas: ocúpate primero de lo que es crucial para la salud y el futuro ya se ocupará de sí mismo.

7. *¿Cómo reconcilio el futuro de la tecnología con la salud de mi hijo?*

Al igual que con la carrera futura de tu hijo, no permitas que el futuro de la tecnología y la sociedad cambien lo que haces con tu retoño:

Pon siempre la salud en primer lugar. Haz lo que debas hacer ahora mismo para proteger y educar a tu hijo, con independencia de si va en contra de la corriente de nuestra sociedad actual o contra la cultura de los compañeros de tu hijo. Hablo de enfrentarse a las dudas personales en mayor detalle en el capítulo 8.

¿Qué le reserva el futuro a la tecnología? Me gustaría pensar que la tecnología se convertirá en parte de la solución al problema que ha creado. El primer paso consiste en que la sociedad coincida en que la tecnología es un problema, y hablo de algunos de estos asuntos en el capítulo 12. Es bastante probable que la innovación nos conduzca hacia formas en las que podamos protegernos de los efectos desreguladores del tiempo frente a pantallas interactivas y del estrés electromagnético. Mientras tanto, ten la salud mental y el desarrollo del cerebro de tu hijo como objetivos principales. No puedes controlar el futuro, pero sí lo que sucede en tu familia. No importa lo que la tecnología traiga consigo: es muy improbable que pueda vencer al hecho de estar en sintonía con la naturaleza. Cuando estés valorando el último «avance» tecnológico basado en las pantallas que te prometa la luna, harás bien en recordar esto: *lo primero es no hacer daño.*

8. *¿Quedará mi hijo «rezagado» porque no tiene tantos conocimientos informáticos como otros niños?*
Aparte del hecho de que las investigaciones sugieren que el tiempo frente a pantallas es perjudicial para el aprendizaje y el éxito académico en general, los estudios muestran que en la escuela se hace demasiado hincapié en los conocimientos informáticos, y en ocasiones esto va en detrimento de otros tipos de aprendizaje. Para saber más sobre estos hallazgos, *véase* el capítulo 11.

Además, con respecto a lograr el potencial, los estudios muestran que los conocimientos informáticos básicos son fáciles de aprender y no pronostican un mejor empleo o sueldo, mientras que los conocimientos matemáticos y la capacidad lectora, sí. Además, en el mundo real, la incapacidad de concentrarse, planificar, llevarse bien con los demás o tolerar la frustración es mucho más probable que eviten que alguien progrese. Se trata de rasgos que hacen que los niños o los adultos queden rezagados en el juego de la vida, y no lo que «sepan» sobre la tecnología. Por último, ten en cuenta que la mayoría de los chicos actuales ya son de por sí muy mañosos con los ordenadores y que gran parte de la tecnología actual puede que quede obsoleta para cuando tu hijo alcance la edad adulta.

9. *¿Qué pasará cuando mi hijo crezca y ya no pueda protegerle?*
Esta pregunta responde a un dilema al que se enfrentan los padres con respecto a cualquier problema. Con el tiempo, los niños crecen y se convierten en adultos que deben asumir la responsabilidad por sí mismos. Al igual que con otros aspectos de aprender a manejarse con éxito en la vida como adulto, puede que tu hijo tenga que caerse algunas veces antes de averiguar qué es lo que tiene que hacer para mantener controlado el uso de los dispositivos electrónicos y para evitar que reaparezcan los síntomas relacionados con las pantallas. Ciertamente, la tecnología ha complicado la vida de formas a las que las generaciones anteriores no han tenido que enfrentarse. Sin embargo, siguiendo y enseñando una buena gestión de las pantallas en casa mientras tus hijos son jóvenes y viven bajo tu techo harás que empiecen con el pie derecho (y mucho mejor de lo que pudieras creer).

Además, puede resultar tranquilizador tener presente lo siguiente: en primer lugar, el cerebro adulto es menos sensible a los efectos del tiempo frente a pantallas y, por tanto, es menos vulnerable al SPE, aunque los síntomas del SPE pueden darse, y de hecho se dan, en los adultos (*véase* la pregunta 10, a continuación). De hecho, el cerebro se sigue desarrollando de forma activa hasta mediada la veintena, así que puede que sea capaz de tolerar mejor el tiempo frente a pantallas una vez que haya pasado esta etapa. En segundo lugar, al proteger el cerebro de un niño a medida que se va desarrollando, ayudarás a protegerle durante el resto de su vida. Esto se debe, en parte, a que los niños y los adolescentes que no crecen muy unidos a la tecnología tienden a no verse tan atraídos por los dispositivos electrónicos de adultos, y en parte a que limitar de forma estricta el tiempo frente a pantallas protege y fortalece las áreas del cerebro que determinan la autodisciplina y la resistencia. En otras palabras, proteger el cerebro ahora hará que sea menos vulnerable más adelante, y mejora las probabilidades de que los niños usen la tecnología de forma productiva, y no de manera compulsiva o para afrontar los problemas. Para saber más sobre los beneficios y el ajuste de la gestión de las pantallas a lo largo del tiempo, *véanse* los capítulos 4 y 9.

10. ¿Afecta también el tiempo frente a pantallas a los adultos?

La respuesta breve es un «sí» bien fuerte. Como adulto, tienes que ser capaz de hacer dos cosas con respecto a las pantallas: tolerar y moderar. Todos tenemos una «dosis» de tiempo frente a pantallas que podemos tolerar sin experimentar ningún efecto secundario negativo, aunque determinar cuándo se ha superado este límite puede que no resulte tan obvio como en el caso de los niños. Parte de la razón por la cual tengo tanta sintonía con lo que les sucede a los niños con SPE es que yo misma soy sensible al tiempo frente a pantallas, y sé que si uso Internet o mi teléfono móvil demasiado quedaré alterada, me volveré irritable y tendré problemas para dormir. No hace falta decir que escribir este libro y llevar cabo las investigaciones para redactarlo me hicieron muy consciente de la dosis que puedo tolerar. De algún modo, la sensibilidad como adulto proporciona una protección incorporada, ya que obliga a uno a practicar unos buenos hábitos con respecto a las pantallas. Muchos adultos no perciben unos efectos inmediatos, haciendo que resulte más difícil apreciar un vínculo entre los hábitos relativos a las pantallas y la salud o el rendimiento. Algunas señales de alarma de que los aparatos electrónicos pueden estar teniendo un impacto en ti pueden incluir la incapacidad de relajarte o de sentirte descansado a pesar de dormir suficiente, la incapacidad de cumplir con los compromisos y que sientas como si no pudieras completar nada.

Los adultos con problemas de salud mental deberían tener en cuenta los efectos del uso de aparatos electrónicos y de la luz por la noche sobre la depresión, el aislamiento social, la capacidad de atención, la intimidad, la motivación y la organización. El tiempo frente a pantallas también tiene un impacto sobre la consciencia presente y la capacidad de resolver problemas. Los adultos con tendencias adictivas, déficits sociales o trastornos psiquiátricos o neurológicos tienen más probabilidades de desarrollar hábitos problemáticos relativos al tiempo frente a pantallas. Con respecto a la salud física, tal y como se ha mencionado antes, el tiempo frente a pantallas y la luz por la noche son unos agentes culpables subestimados en el desarrollo de la ganancia de peso, unos niveles altos de colesterol, la enfermedad cardíaca y la diabetes: trastornos que son comunes para cuando alcanzamos la edad madura y que resultan más difíciles de revertir cuanto más tiempo lleven afectándonos.

Si te cuestionas si deberías moderar tu propio uso de aparatos electrónicos, pregúntate: si te pidieran que dejaras de usar tus dispositivos cada tarde-noche (como se te sugiere hacer durante el Reinicio), ¿te resistirías? Si es así, piensa en llevar a cabo el ayuno electrónico junto con tu hijo para así romper el círculo vicioso del uso compulsivo y que puedas concederte tiempo para reflexionar. Para saber más sobre cómo puede beneficiarte, *véase* «Seis razones para reducir tu propio tiempo frente a pantallas durante el Reinicio» (página 200).

AGRADECIMIENTOS

En primer lugar, me gustaría dar las gracias a Lauralyn Kearney, cuya orientación espiritual y sabias palabras con respecto a que el libro era parte de mi viaje como sanadora me ayudó a reafirmarme cuando me sentía perdida, y liberada cuando me sentía atascada. Siempre me sentiré agradecida con Lisa Tener, mi *coach* para la redacción de libros, que llegó a mi vida justo en el momento perfecto y que siempre sabía exactamente lo que decir. Me ayudó a enfocar el mensaje del libro, me hizo creer en su «grandeza» y me animó una y otra vez. También me animó a acudir al curso de publicaciones de la Facultad de Medicina de la Universidad de Harvard para profesionales de la salud: un suceso que supuso un punto de inflexión para mí. También fue allí donde conocí a Deirdre Mullane, mi agente literaria, con la que conecté al instante. Doy las gracias a Deirdre por darme una oportunidad como autora novata y por todos los consejos, el apoyo y los ánimos que me proporcionó a lo largo de todo este arduo proceso.

Toda la gente de New World Library ha sido maravillosamente solidaria y amable. Me siento afortunada de trabajar con una editorial con tanta dedicación e integridad. Estoy en especial agradecida a mi editor, Jason Gardner, que estuvo en sintonía con el mensaje del libro desde el primer momento y con quien ha sido un verdadero lujo trabajar, incluso cuando le volvía loco con numerosas revisiones. Escribir un libro puede ser agotador y alienante, así que trabajar con personas que te gustan te salva la vida. Muchas gracias a Jeff Campbell, mi revisor de textos, por empujarme a desarrollar mis ideas con más plenitud y claridad, y por su sorprendente mano para controlar los distintos elementos. Mi editor y mi corrector de textos llevaron el libro mucho más allá de mis expectativas.

También estoy en deuda con Christopher Mulligan y Cris Rowan, mis almas gemelas, que ensancharon y mejoraron mis conocimientos del impacto de la tecnología en el desarrollo y el autismo, respectivamente, y con Hilarie Cash por todos sus esfuerzos organizativos y administrativos para reunir a médicos clínicos e investigadores de ideas similares en un foro. También quiero dar las gracias al movimiento de acceso libre a las publicaciones académicas, además de a ResearchGate, que me proporcionaron acceso a cientos de artículos publicados en revistas científicas de docenas de campos que, de otro modo, habría resultado prohibitivamente caro consultar.

Muchas gracias a todos los amigos y familiares que me han escuchado hablar sobre el tema del tiempo frente a pantallas desde hace ya una década. Doy las gracias a a mis padres y a mi suegra por su amor y su apoyo (especialmente a mi madre, que me escribió notas de ánimo y se ocupó de buena parte del trabajo en las redes sociales de modo que yo misma no tuviera que vérmelas con más tiempo frente a pantallas). También un agradecimiento muy grande a mis hermanas, que se leyeron mi libro y me aportaron críticas constructivas de inmediato. Mi mayor deuda de gratitud es con Ben, mi marido, que entre otras cosas soportó mis crisis emocionales relacionadas con el SPE, se aseguró de que comiera y me ayudó a retocar incontables frases.

También quiero dar las gracias a todos los padres, abuelos, profesores y médicos que me han escrito ofreciéndome sus conocimientos. Y por último, mi agradecimiento a mis pacientes y sus familias por trabajar conmigo y por compartir lo que han aprendido. Me han devuelto el favor.

Introducción. Algo malvado se acerca

1. MORENO, C. ET AL. (2007): «National trends in the outpatient diagnosis and treatment of bipolar disorder in youth», *Archives of General Psychiatry*, vol. 64, núm. 9 (septiembre 2007), pp. 1032-1339; doi:10.1001/archpsyc.64.9.1032.
2. ATLADÓTTIR, H. O. ET AL. (2007): «Time trends in reported diagnoses of childhood neuropsychiatric disorders: A Danish cohort study», *Archives of Pediatrics & Adolescent Medicine*, vol. 161, núm. 2 (febrero 2007), pp. 193-198; doi:10.1001 /archpedi.161.2.193.
3. COX, E. R., ET AL. (2008): «Trends in the prevalence of chronic medication use in children: 2002-2005», *Pediatrics*, vol. 122, núm. 5 (1 de noviembre de 2008), pp. 1053-1061; doi:10.1542/peds.2008-0214.
4. *SSI Annual Statistical Report, 2012* (Washington DC: Social Security Administration, julio de 2013); http://www.ssa.gov/policy/docs/ statcomps/ssi_asr/2012 /ssi_asr12.pdf.
5. RIDEOUT, V. J.; VANDEWATER, E. A. y WARTELLA, E. A. (2003): «Zero to six: Electronic media in the lives of infants, toddlers and preschoolers»; http://eric.ed.gov/?id=ED482302. CHRISTAKIS, D. A., ET AL. (2004). «Television, video, and computer game usage in children under 11 years of age», *J Pediatr*, vol. 145, núm. 5, pp. 652-656.
6. *Campaign for a Commercial Free Childhood*: «Facing the screen dilemma: Young children, technology and early education», octubre de 2012, http://www.commercialfreechildhood.org/screendilemma.
7. RIDEOUT, V. J.; FOEHR, U. G. y ROBERTS, D. F. (2010): «Generation M2: Media in the Lives of 8- to 18- Year Olds», *Kaiser Family*

Foundation Study; http://kff.org/other/poll-finding/report-genera-tion-m2-media-in-the-lives/.

8. MEDIAMARK RESEARCH & INTELLIGENCE: «Kids' cell phone owner-ship has dramatically increased in past five years», enero de 2010, http://www.gfkmri.com/PDF/MRIPR_010410_KidsAndCellPho-nes.pdf.

9. RIDEOUT, V. J.; FOEHR, U. G. y ROBERTS, D. F. (2010): «Generation M2: Media in the Lives of 8- to 18- Year Olds».

10. *Nielsen Report*: «U.S. teen mobile report calling yesterday, texting today, using apps tomorrow», 14 de octubre de 2010, www.nielsen. com/us/en/insights/news/2010/u-s-teen-mobile-report-calling-yesterday-texting-today-using -apps-tomorrow.html.

11. GROHOL, J. M. (2012): «What is disruptive mood dysregulation disorder?», *Psych Central*, 16 de mayo de 2012; psychcentral.com/blog/archives/2012/05/16/what-is-disruptive-mood-dysregulation-disorder/.

Capítulo 1: el Síndrome de la Pantalla Electrónica

1. AHUJA, S. y KUMARI, S. (2009): «The impact of extended video viewing on cognitive, affective and behavioral processes in preado-lescents» (tesis doctoral, School of Management and Social Scien-ces, Thapar University, Patiala-147001). MARK, A. E. y JANSSEN, I. (2008): «Relationship between screen time and metabolic syndro-me in adolescents», *Journal of Public Health*, vol. 30, núm. 2 (2 de abril de 2008): 153-160; doi:10.1093/pubmed/fdn022.

2. FORTIN, D. R. y DHOLAKIA, R. R. (2005): «Interactivity and vivid-ness effects on social presence and involvement with a web-based advertisement», *Journal of Business Research*, vol. 58, núm. 3 (marzo de 2005): pp. 387-396; doi:10.1016/S01482963(03)00106-1.

3. GREENFIELD, D. N. (1999): «Psychological characteristics of com-pulsive internet use: A preliminary analysis», *CyberPsychology & Behavior*, vol. 2, núm. 5 (1 de octubre de 1999), pp. 403-412; doi: 10.1089/cpb.1999.2.403. FORTIN, D. R. y DHOLAKIA, R. R. (2005):

«Interactivity and vividness effects on social presence and involvement with a web-based advertisement».

4. KONDO, K., *ET AL.* (2012): «Association between feeling upon awakening and use of information technology devices in Japanese children», *Journal of Epidemiology / Japan Epidemiological Association*, vol. 22, núm. 1, pp. 12-20.

5. DWORAK, M., *ET AL.* (2007): «Impact of singular excessive computer game and television exposure on sleep patterns and memory performance of school-aged children», *Pediatrics*, vol. 120, núm. 5 (noviembre de 2007), pp. 978-985; doi:10.1542/peds.2007-0476.

6. GRADISAR, M., *ET AL.* (2013): «The sleep and technology use of Americans: Findings from the National Sleep Foundation's 2011 sleep in America poll», *Journal of Clinical Sleep Medicine: JCSM: Official Publication of the American Academy of Sleep Medicine*, vol. 9, núm. 12, pp. 1291-1299; doi:10.5664/jcsm.3272.

7. WENG, C-B., *ET AL.* (2013): «Gray matter and white matter abnormalities in online game addiction», *European Journal of Radiology*, vol. 82, núm. 8 (agosto de 2013), pp. 1308-1312; doi:10.1016/j.ejrad.2013.01.031.

8. COUNCIL ON COMMUNICATIONS AND MEDIA (2013): «Children, adolescents, and the media», *Pediatrics* (28 de octubre de 2013); doi:10.1542/peds.2013-2656.

9. HEYMAN, S. (2014): «Reading literature on screen: A price for convenience?», *New York Times*, 13 de agosto de 2014; http://www.nytimes.com/2014/08/14/arts/reading-literature-on-screen-a-price-for-convenience.html?_r=0. MANGEN, A.; WALGERMO, B. R. y BRØNNICK, K. (2013): «Reading linear texts on paper versus computer screen: Effects on reading comprehension», *International Journal of Educational Research*, núm. 58 (enero de 2013), pp. 61-68; doi:10.1016/j.ijer.2012.12.002.

10. LILLARD, A. S. y PETERSON, J. (2011): «The immediate impact of different types of television on young children's executive function», *Pediatrics*, vol. 128, núm. 4 (octubre de 2011), pp. 644-649; doi:10.1542/peds.2010-1919.

11. BLANK, M. y GOODMAN, R. (2009): «Electromagnetic fields stress living cells», *Pathophysiology: The Official Journal of the Interna-*

tional Society for Pathophysiology / ISP, vol. 16, núm. 2-3 (agosto de 2009), pp. 71-78; doi:10.1016/j.pathophys.2009.01.006. ALDAD, T. S., ET AL. (2012): «Fetal radiofrequency radiation exposure from 800-1900 Mhz-rated cellular telephones affects neurodevelopment and behavior in mice», *Scientific Reports 2* (15 de marzo de 2012); doi:10.1038/srep00312. HERBERT, M. R. y SAGE, C. (2013): «Autism and EMF? Plausibility of a pathophysiological link – Part I», *Pathophysiology: The Official Journal of the International Society for Pathophysiology / ISP*, vol. 20, núm. 3 (junio de 2013), pp. 191-209; doi: 10.1016/j.pathophys.2013.08.001.

12. «Media and Children», *American Academy of Pediatrics*; http://www.aap.org/en-us/advocacy-and-policy/aap-health-initiatives/Pages/Media-and-Children.aspx. SIGMAN, A. (2012): «Time for a view on screen time», *Archives of Disease in Childhood*, vol. 97, núm. 11 (8 de octubre de 2012), pp. 935-942; doi:10.1136/archdischild-2012-302196.

13. GENTILE, D. A., ET AL. (2004): «Well-child visits in the video age: Pediatricians and the American Academy of Pediatrics' guidelines for children's media use», *Pediatrics*, vol. 114, núm. 5 (noviembre 2004), pp. 1235-1241; doi:10.1542/peds.2003-1121-L.

14. CORDES, C. y MILLER, E.: *Fool's gold: A critical look at computers in childhood*. Alliance for Childhood, College Park (Maryland), 2000. Ehrcke, T. (2013): «21st century learning Inc.», *Our Schools/Our Selves* (invierno de 2013), http://www.nl1630.policyalternatives.ca/sites/default/files/uploads/publications/National%20 Office/2013/02/osos110_21stCenturyLearning_0.pdf.

Capítulo 2: completamente revolucionado y sin ningún lugar adonde ir

1. KOHYAMA, J. (2009): «A newly proposed disease condition produced by light exposure during night: Asynchronization», *Brain and Development*, vol. 31, núm. 4 (abril de 2009), pp. 255-273; doi:10.1016/j.braindev.2008.07.006.

2. Rowan, C. (2010): «Unplug – don't drug: A critical look at the influence of technology on child behavior with an alternative way of responding other than evaluation and drugging», *Ethical Human Psychology and Psychiatry*, vol. 12, núm. 1 (1 de abril de 2010), pp. 60-68; doi:10.1891/1559-4343.12.1.60.

3. Kozeis, N. (2009): «Impact of computer use on children's vision», *Hippokratia*, vol. 13, núm. 4 (octubre de 2009), pp. 230-231.

4. Chamorro, E. *et al.* (2013): «Effects of light-emitting diode radiations on human retinal pigment epithelial cells *in vitro*», *Photochemistry and Photobiology*, vol. 89, núm. 2 (abril de 2013), pp. 468-473; doi:10.1111/j.1751-1097.2012.01237.x. Narimatsu, T. *et al.* (2013): «Disruption of cell-cell junctions and induction of pathological cytokines in the retinal pigment epithelium of light-exposed mice», *Investigative Ophthalmology & Visual Science*, vol. 54, núm. 7 (julio de 2013), pp. 4555-4562 doi:10.1167/iovs.12-11572.

5. B. Gopinath *et al.* (2011): «Influence of physical activity and screen time on the retinal microvasculature in young children», *Arteriosclerosis, Thrombosis, and Vascular Biology*, vol. 31, núm. 5 (20 de abril de 2011), pp. 1233-1239; doi:10.1161/ATVBAHA.110.219451.

6. Stamatakis, E.; Hamer, M. y Dunstan, D. W. (2011): «Screen-based entertainment time, all-cause mortality, and cardiovascular events: Population-based study with ongoing mortality and hospital events follow-up», *Journal of the American College of Cardiology*, vol. 57, núm. 3 (8 de enero de 2011), pp. 292-299; doi:10.1016/j.jacc.2010.05.065. Mark A. E. y Janssen I. (2008): «Relationship between screen time and metabolic syndrome in adolescents», *Journal of Public Health*, vol. 30, núm. 2 (2 de abril de 2008), pp. 153-160; doi:10.1093/pubmed/fdn022. Carson, V. y Janssen, I. (2012): «Neighborhood disorder and screen time among 10-16 year old Canadian youth: A cross-sectional study», *The International Journal of Behavioral Nutrition and Physical Activity*, vol. 9, p. 66; doi:10.1186/1479-5868-9-66. Gopinath, B. *et al.* (2011): «Influence of physical activity and screen time on the retinal microvasculature in young children», *Arteriosclerosis, Thrombosis, and Vascular Biology*, vol. 31, núm. 5 (20 de abril de 2011), pp.

1233-1239; doi:10.1161/ATVBAHA.110.219451. GOPINATH, B. ET AL. (2012): «Relationship between a range of sedentary behaviours and blood pressure during early adolescence», *Journal of Human Hypertension*, vol. 26, núm. 6 (junio de 2012), pp. 350-356; doi:10.1038/jhh.2011.40.

7. MARK A. E. y JANSSEN I. (2008): «Relationship between screen time and metabolic syndrome in adolescents».

8. ROWAN, C. (2010): «Unplug – don't drug: A critical look at the influence of technology on child behavior with an alternative way of responding other than evaluation and drugging».

9. IVORY, J. D. y KALYANARAMAN, S. (2007): «The effects of technological advancement and violent content in video games on players' feelings of presence, involvement, physiological arousal, and aggression», *Journal of Communication*, vol. 57, núm. 3 (septiembre de 2007), pp. 532-555; doi:10.1111/j.1460-2466.2007.00356.x. DETENBUR, B. H.; SIMONS, R. F. and y BENNETT, G. G. JR. (1998): «The effects of picture motion on emotional responses», *Journal of Broadcasting and Electronic Media*, núm. 42 (1998): 113-127. SIMONS, R. F. ET AL. (1999): «Emotion processing in three systems: The medium and the message», *Psychophysiology*, vol. 36, núm. 5, pp. 619-627. KOHYAMA, J. (2009): «A newly proposed disease condition produced by light exposure during night: Asynchronization».

10. SOLODAR, J. (2014): «Commentary: ILAE definition of epilepsy», *Epilepsia*, vol. 55, num. 4, p. 491; doi:10.1111/epi.12594. *Center for Neurosciences*, «Headache/Migraine», http://www.neurotucson.com/medical-specialties/pediatric-neurology/headache-migraine/. AMERICAN NUTRITION ASSOCIATION: «Tics and Tourette's – Tracing the true triggers,», http://americannutritionassociation.org/newsletter/tics-tourettes-tracing-true-triggers.

11. *CNN World News*, «Cartoon-based illness mystifies Japan», 17 de diciembre de 1997, http://www.cnn.com/WORLD/9712/17/japan.cartoon/.

12. ORTIZ DE GORTARI, A. B. y GRIFFITHS, M. D. (2013): «Altered visual perception in game transfer phenomena: An empirical self-report study», *International Journal of Human-Computer Interaction*,

vol. 30, núm. 2 (25 de septiembre de 2013), pp. 95-105; doi:10.1080 /10447318.2013.839900.

13. ROWAN, C. (2010): «The impact of technology on child sensory and motor development», http://www.sensoryprocessinginfo/Cris-Rowan.pdf.

14. HOPSON, J. (2001): «Behavioral game design», *Gamasutra* (27 de abril de 2001), http://www.gamasutra.com/view/feature/3085/behavioral_game_design .php?page=1.

15. IVORY, J. D. y KALYANARAMAN, S. (2007): «The effects of technological advancement and violent content in video games on players' feelings of presence, involvement, physiological arousal, and aggression». GENTILE, D. A. y STONE, W. (2005): «Violent video game effects on children and adolescents: A review of the literature», *Minerva Pediatrica*, vol. 57, núm. 6 (diciembre de 2005), pp. 337-358. SIGMAN, A. (2007): «Visual voodoo: The biological impact of watching TV», *Biologist*, vol. 54, núm. 1, pp. 12-17.

16. NG, B. D. y WIEMER-HASTINGS, P. (2005) «Addiction to the Internet and online gaming», *Cyberpsychology & Behavior: The Impact of the Internet, Multimedia and Virtual Reality on Behavior and Society*, vol. 8, núm. 2 (abril de 2005), pp. 110-113; doi:10.1089 / cpb.2005.8.110.

17. HSU, S. H.; WEN, M-H. y WU, M-C. (2009): «Exploring user experiences as predictors of MMORPG addiction», *Computers & Education*, vol. 53, núm. 3 (noviembre de 2009), pp. 990-999; doi:10.1016/j.compedu.2009.05.016.

18. WARD, M. (2013): «Why Minecraft is more than just another video game», *BBC News*, 6 de septiembre de 2013, http://www.bbc.com/news/magazine-23572742.

19. BARRON, M. L. (2008): «Light exposure, melatonin secretion, and menstrual cycle parameters: An integrative review», *Biological Research for Nursing*, vol. 9, núm. 1 (julio de 2007), pp. 49-69; doi:10.1177/1099800407303337. KASUYA, E. *ET AL.* (2008): «Light exposure during night suppresses nocturnal increase in growth hormone secretion in Holstein steers», *Journal of Animal Science*, vol. 86, núm. 8 (agosto de 2008), pp. 1799-1807; doi:10.2527/jas.2008-0877.

20. HIGUCHI, S. *ET AL.* (2003): «Effects of VDT tasks with a bright display at night on melatonin, core temperature, heart rate, and sleepiness», *Journal of Applied Physiology*, vol. 94, núm. 5 (mayo de 2003), pp. 1773-1776; doi:10.1152/japplphysiol.00616.2002. KOHYAMA, J. (2009): «A newly proposed disease condition produced by light exposure during night: Asynchronization».

21. LUBOSHITZKY, R. y LAVIE, P. (1999): «Melatonin and sex hormone interrelationships – a review», *Journal of Pediatric Endocrinology & Metabolism*, vol. 12, núm. 3 (junio de 1999), pp. 355-362. ROSSIGNOL, D. A. y FRYE, R. E. (2011): «Melatonin in autism spectrum disorders: A systematic review and meta-analysis», *Developmental Medicine and Child Neurology*, vol. 53, núm. 9 (septiembre de 2011), pp. 783-792; doi:10.1111/j.1469 -8749.2011.03980.x. WETTERBERG, L. *ET AL.* (1992): «Age, alcoholism and depression are associated with low levels of urinary melatonin», *Journal of Psychiatry & Neuroscience*, vol. 17, núm. 5 (noviembre de 1992), pp. 215-224.

22. KASUYA, E. *ET AL.* (2008): «Light exposure during night suppresses nocturnal increase in growth hormone secretion in Holstein steers».

23. CAJOCHEN, C. *ET AL.* (2011): «Evening exposure to a light-emitting diodes (led)-backlit computer screen affects circadian physiology and cognitive performance», *Journal of Applied Physiology*, vol. 110, núm. 5 (mayo de 2011), pp. 1432-1438; doi:10.1152 /japplphysiol.00165.2011. HIGUCHI, S. *ET AL.* (2003): «Effects of VDT tasks with a bright display at night on melatonin, core temperature, heart rate, and sleepiness».

24. *Harvard Health Publications*: «Blue light has a dark side», mayo de 2012, http://www.health.harvard.edu/newsletters/Harvard_Health_Letter/2012/May/blue-light-has-a-dark-side?utm_source=health&utm_medium=press release&utm_campaign=health0512.

25. JARUPAT, S. *ET AL.* (2003): «Effects of the 1900MHz electromagnetic field emitted from cellular phone on nocturnal melatonin secretion», *Journal of Physiological Anthropology and Applied Human Science*, vol. 22, núm. 1, pp. 61-63.

26. CARSKADON, M. A. (2011): «Sleep's effects on cognition and learning in adolescence», *Progress in Brain Research*, núm. 190, p. 137-143, doi:10.1016/B978-0-444-53817 -8.00008-6.

27. PADDOCK, C. (2010): «Bedtime texting, Internet use, disturbs sleep and mood in teens», *Medical News Today*, 3 de noviembre de 2010, http://www.medicalnewstoday.com/articles/206546.php.

28. OSHIMA, N. ET AL. (2012): «The suicidal feelings, self-injury, and mobile phone use after lights out in adolescents», *Journal of Pediatric Psychology*, vol. 37, núm. 9 (1 de octubre de 2012), pp. 1023-1030; doi:10.1093/jpepsy/jss072. YANG, Y-S. ET AL. (2010): «The association between problematic cellular phone use and risky behaviors and low self-esteem among Taiwanese adolescents», *BMC Public Health*, núm. 10, p. 217; doi:10.1186/1471-2458-10-217. PADDOCK, C. (2010): «Bedtime texting, Internet use, disturbs sleep and mood in teens».

29. KOHYAMA, J. (2011): «Neurochemical and neuropharmacological aspects of circadian disruptions: An introduction to asynchronization», *Current Neuropharmacology*, vol. 9, núm. 2, p. 330.

30. VAN DEN BULCK, J. (2007): «Adolescent use of mobile phones for calling and for sending text messages after lights out: Results from a prospective cohort study with a one-year follow-up», *Sleep*, vol. 30, núm. 9 (septiembre de 2007), pp. 1220-1223.

31. SUN, Y. ET AL. (2012): «Brain fMRI study of crave induced by cue pictures in online game addicts (male adolescents)», *Behavioural Brain Research*, vol. 233, núm. 2 (1 de agosto de 2012), pp. 563-576, doi:10.1016/j.bbr.2012.05.005. HAN, D. H. ET AL. (2011): «Brain activity and desire for Internet video game play», *Comprehensive Psychiatry*, vol. 52, núm. 1 (enero de 2011), pp. 88-95; doi:10.1016/j.comppsych.2010.04.004.

32. HAN, D. H. ET AL. (2010): «Changes in cue-induced, prefrontal cortex activity with video-game play», *Cyberpsychology, Behavior and Social Networking*, vol. 13, núm. 6 (diciembre de 2010), pp. 655-661; doi:10.1089/cyber.2009.0327.

33. ZHOU, Y. ET AL. (2011): «Gray matter abnormalities in Internet addiction: A voxel-based morphometry study», *European Journal of*

Radiology, vol. 79, núm. 1 (julio de 2011), pp. 92-95; doi:10.1016/j.ejrad.2009.10.025. WENG, C-B. ET AL. (2013): «Gray matter and white matter abnormalities in online game addiction», *European Journal of Radiology*, vol. 82, núm. 8 (agosto de 2013), pp. 1308-1312,; doi:10.1016/j.ejrad.2013.01.031. WENG, C-B. ET AL. (2012) «[A voxel-based morphometric analysis of brain gray matter in online game addicts]», *Zhonghua yi xue za zhi*, vol. 92, núm. 45 (4 de diciembre de 2012), pp. 3221-3223. YUAN, K. ET AL. (2011): «Microstructure abnormalities in adolescents with Internet addiction disorder», ed. Shaolin Yang, *PLoS ONE*, vol. 6, núm. 6 (3 de junio de 2011), e20708; doi:10.1371/journal.pone.0020708. HONG, S. B. ET AL. (2013): «Reduced orbitofrontal cortical thickness in male adolescents with Internet addiction», *Behavioral and Brain Functions*, vol. 9, núm. 1, p. 11; doi:10.1186/1744-9081-9-11. YUAN, K. ET AL. (2013): «Cortical thickness abnormalities in late adolescence with online gaming addiction», ed. Bogdan Draganski, *PLoS ONE*, vol. 8, núm. 1 (9 de enero de 2013), e53055; doi:10.1371/journal.pone.0053055.

34. KOEPP, M. J. ET AL. (1998): «Evidence for striatal dopamine release during a video game», *Nature*, vol. 393, núm. 6682 (21 de mayo de 1998), pp. 266-268; doi:10.1038/30498.

35. KOOB, G. y KREEK, M. J. (2007): «Stress, dysregulation of drug reward pathways, and the transition to drug dependence», *American Journal of Psychiatry*, vol. 164, núm. 8 (1 de agosto de 2007), p. 1149; doi:10.1176/appi.ajp.2007.05030503.

36. HILGARD, J.; ENGELHARDT, C. R. y BARTHOLOW, B. D. (2013): «Individual differences in motives, preferences, and pathology in video games: The gaming attitudes, motives, and experiences scales (GAMES)», *Frontiers in Psychology*, núm. 4, p. 608; doi:10.3389/fpsyg.2013.00608.

37. REAM, G. L.; ELLIOTT, L. C. y DUNLAP, E. (2011): «Playing video games while using or feeling the effects of substances: Associations with substance use problems», *International Journal of Environmental Research and Public Health*, vol. 8, núm. 12 (18 de octubre de 2011), pp. 3979-3998; doi:10.3390/ijerph8103979.

38. DETENBUR, B. H.; SIMONS, R. F. and y BENNETT, G. G. JR. (1998): «The effects of picture motion on emotional responses». SIGMAN, A. (2007): «Visual voodoo: The biological impact of watching TV».

39. REEVES, B. ET AL. (1999): «The effects of screen size and message content on attention and arousal», *Media Psychology*, vol. 1, núm. 1 (1 de marzo de 1999), pp. 49-67; doi:10.1207 /s1532785x-mep0101_4.

40. SUNDAR, S. S. y WAGNER, C. B. (2002): «The world wide wait: Exploring physiological and behavioral effects of download speed», *Media Psychology*, vol. 4, núm. 2 (1 de mayo de 2002), pp. 173-206; doi:10.1207/S1532785XMEP0402_04. DETENBUR, B.H.; SIMONS, R. F. y BENNETT, G. G. JR. (1998): «The effects of picture motion on emotional responses».

41. IVORY, J. D. y KALYANARAMAN, S. (2007): «The effects of technological advancement and violent content in video games on players' feelings of presence, involvement, physiological arousal, and aggression».

42. MARK, G.; WANG, Y. y NIIYA, M. (2014): «Stress and multitasking in everyday college life: An empirical study of online activity», *CHI '14: Proceedings of the SIGCHI Conference on Human Factors in Computing Systems* (ACM Press), pp. 41-50; doi:10.1145/2556288.2557361. BECKER, M. W.; ALZAHABI, R. y HOPWOOD, C. J. (2013): «Media multitasking is associated with symptoms of depression and social anxiety», *Cyberpsychology, Behavior and Social Networking*, vol. 16, núm. 2 (febrero de 2013), pp. 132-135; doi:10.1089/cyber.2012.0291. WOLPERT, S. (2006): «Russell Poldrack: Multi-tasking adversely affects the brain's learning aystems», *UCLA Department of Psychology*, 25 de julio de 2006, http://www.psych.ucla.edu/news/russell-poldrack-multi-tasking-adversely-affects-the-brains-learning-systems.

43. WALLENIUS, M. (2010): «Salivary cortisol in relation to the use of information and communication technology (ICT) in school-aged children», *Psychology*, vol. 1, núm. 2, pp. 88-95; doi:10.4236/psych.2010.12012. BEDROSIAN, T. A. ET AL. (2013): «Light at night alters daily patterns of cortisol and clock proteins in female Siberian

hamsters», *Journal of Neuroendocrinology*, vol, 25, núm. 6 (junio de 2013), pp. 590-596; doi:10.1111/jne.12036.

44. PERVANIDOU, P. y CHROUSOS, G. P.: «Stress and obesity/metabolic syndrome in childhood and adolescence», *International Journal of Pediatric Obesity: IJPO: An Official Journal of the International Association for the Study of Obesity*, núm. 6, supl. 1 (septiembre de 2011), pp. 21-28; doi:10.3109/17477166.2011.615996.

45. NEPOMNASCHY, P. A. ET AL. (2004): «Stress and female reproductive function: A study of daily variations in cortisol, gonadotrophins, and gonadal steroids in a rural Mayan population», *American Journal of Human Biology: The Official Journal of the Human Biology Council*, vol. 16, núm. 5 (octubre de 2004), pp. 523-532; doi:10.1002/ajhb.20057. GORE, A. C.; ATTARDI, B. y DEFRANCO, D. B. (2006): «Glucocorticoid repression of the reproductive axis: Effects on GnRH and gonadotropin subunit mRNA levels», *Molecular and Cellular Endocrinology*, vol. 256, núm. 1-2 (15 de agosto 2006), pp. 40-48; doi:10.1016/j.mce.2006.06.002. PERVANIDOU. P. y CHROUSOS, G. P. (2012): «Metabolic consequences of stress during childhood and adolescence», *Metabolism: Clinical and Experimental*, vol. 61, núm. 5 (mayo de 2012), pp. 611-619; doi:10.1016/j.metabol.2011.10.005.

46. NARIMATSU, T. ET AL. (2013): «Disruption of cell-cell junctions and induction of pathological cytokines in the retinal pigment epithelium of light-exposed mice».

47. PADDOCK, C. (2010): «Bedtime texting, Internet use, disturbs sleep and mood in teens». MARAS, P. M. ET AL. (2014): «Preferential loss of dorsal-hippocampus synapses underlies memory impairments provoked by short, multimodal stress», *Mol Psychiatry*, vol. 19, núm. 7 (julio de 2014), pp. 811-822.

48. RAU, P-L. P.; PENG, S-Y. y YANG, C-C. (2006): «Time distortion for expert and novice online game players», *Cyberpsychology & Behavior: The Impact of the Internet, Multimedia and Virtual Reality on Behavior and Society*, vol. 9, núm. 4 (agosto de 2006), pp. 396-403; doi:10.1089/cpb.2006.9.396.

49. R. KRAUT ET AL. (1998): «Internet paradox. A social technology that reduces social involvement and psychological well-being?»,

The American Psychologist, vol. 53, núm. 9 (septiembre de 1998), 1017-1031.

Capítulo 3: un camaleón insidioso

1. SCHUMACHER, E. F.: *Small is beautiful: Economics as if people mattered*. Harper Perennial, Nueva York, 2010. (Trad. cast.: *Lo pequeño es hermoso*. Akal, Tres Cantos, Madrid, 2011).
2. PACHNER, A. R. (1988): «*Borrelia burgdorferi* in the nervous system: The new "great imitator"», *Annals of the New York Academy of Sciences*, núm. 539, pp. 56-64.
3. HOU, H. ET AL. (2012): «Reduced striatal dopamine transporters in people with Internet addiction disorder», *Journal of Biomedicine & Biotechnology*, article ID 854524; doi:10.1155/2012/854524. KIM, S. H. ET AL. (2011): «Reduced striatal dopamine D2 receptors in people with Internet addiction», *Neuroreport*, vol. 22, núm. 8 (11 de junio de 2011), pp. 407-411; doi:10.1097/WNR.0b013e328346e16e.
4. MESSIAS, E. ET AL. (2011): «Sadness, suicide, and their association with video game and Internet overuse among teens: Results from the Youth Risk Behavior Survey 2007 and 2009», *Suicide & Life-Threatening Behavior*, vol. 41, núm. 3 (junio de 2011), pp. 307-315; doi:10.1111/j.1943-278X.2011.00030.x. KATSUMATA, T. ET AL. (2008): «Electronic media use and suicidal ideation in Japanese adolescents», *Psychiatry and Clinical Neurosciences*, vol. 62, núm.. 6 (diciembre de 2008), pp. 744-746; doi:10.1111/ j.14401819.2008.01880.x. MORRISON, C. M. y GORE, H. (2010): «The relationship between excessive Internet use and depression: A questionnaire-based study of 1,319 young people and adults», *Psychopathology*, vol. 43, núm., pp. 121-126; doi:10.1159/000277001.
5. RICHARDS, R. ET AL. (2010): «Adolescent screen time and attachment to parents and peers», *Archives of Pediatrics & Adolescent Medicine*, vol. 164, núm. 3 (marzo de 2010), pp. 258-262; doi:10.1001/ archpediatrics.2009.280. SCHIMMENTI, A. ET AL. (2012): «Attachment disorganization and dissociation in virtual worlds: A study on

problematic Internet use among players of online role playing games», *Clinical Neuropsychiatry*, vol. 9, núm. 5, pp. 195-202. KRAUT, R. *ET AL*. (1998): «Internet paradox. A social technology that reduces social involvement and psychological well-being?», *The American Psychologist*, vol. 53, núm. 9 (septiembre de 1998), pp. 1017-1031.

6. KROSS, E. *ET AL*., «Facebook use predicts declines in subjective well-being in young adults», ed. Cédric Sueur, *PLoS ONE*, vol. 8, núm. 8 (14 de agosto de 2013); e69841; doi:10.1371/journal.pone.0069841. CHOU, H-T. G. y EDGE, N.: «"They are happier and having better lives than I am": The impact of using Facebook on perceptions of others' lives», *Cyberpsychology, Behavior and Social Networking*, vol. 15, núm. 2 (febrero de 2012), pp. 117-121; doi:10.1089/cyber.2011.0324.

7. DUNCKLEY, V. (2014): «The link between light-at-night, depression & suicidality», *Psychology Today*, «*Mental Wealth*» (30 de marzo de 2014), http:// www.psychologytoday.com/blog/mental-wealth/201403/the-link-between-light-night-depression-suicidality. OSHIMA, N. *ET AL*. (2012) «The suicidal feelings, self-injury, and mobile phone use after lights out in adolescents», *Journal of Pediatric Psychology*, vol. 37, núm. 9 (1 de octubre de 2012), pp. 1023-1030; doi:10.1093 /jpepsy/jss072. KATSUMATA, T. *ET AL*. (2008): «Electronic media use and suicidal ideation in Japanese adolescents».

8. BECKER, M. W.; ALZAHABI, R. y HOPWOOD, C. J. (2013): «Media multitasking is associated with symptoms of depression and social anxiety», *Cyberpsychology, Behavior and Social Networking*, vol. 16, núm. 2 (febrero de 2013), pp. 132-135; doi:10.1089/cyber.2012.0291. LEE, J.; LEE, K. y CHOI, T. (2013): «The effects of smartphone and Internet/computer addiction on adolescent psychopathology» (póster presentado en el 166º Congreso Anual de la American Psychiatric Association, San Francisco, California; NR6-41).

9. MENTZONI, R. A. *ET AL*. (2011): «Problematic video game use: Estimated prevalence and associations with mental and physical health», *Cyberpsychology, Behavior and Social Networking*, vol. 14, núm. 10 (octubre de 2011), pp. 591-596; doi:10.1089/cyber.2010.0260. MESSIAS, E. *ET AL*. (2011): «Sadness, suicide, and their association with

video game and Internet overuse among teens: Results from the Youth Risk Behavior Survey 2007 and 2009». DESAI, R. A. ET AL. (2010): «Video-gaming among high school students: Health correlates, gender differences, and problematic gaming», *Pediatrics*, vol. 126, núm. 6 (1 de diciembre de 2010), pp. e1414-e1424; doi:10.1542 /peds.2009-2706.

10. GENTILE, D. A. ET AL. (2011): «Pathological video game use among youths: A two-year longitudinal study», *Pediatrics*, vol. 127, núm. 2 (17 de enero de 2011), pp. e319-e329; doi:10.1542/peds.2010-1353.

11. *Ibid.*

12. KOHYAMA, J. (2011): «Neurochemical and neuropharmacological aspects of circadian disruptions: An introduction to asynchronization», *Current Neuropharmacology*, vol. 9, núm. 2, p. 330.

13. DUNCKLEY, V. (2011): «Misdiagnosed? Bipolar disorder is all the rage!», *Psychology Today*, «*Mental Wealth*» (7 de junio de 2011), http://www.psychologytoday.com/blog/mental-wealth/201106/misdiagnosed-bipolar-disorder-is-all-the-rage.

14. CALAMARO, C. J.; MASON, T. B. A. y RATCLIFFE, S. J. (2009): «Adolescents living the 24/7 lifestyle: Effects of caffeine and technology on sleep duration and daytime functioning», *Pediatrics*, vol. 123, núm. 6 (1 de junio de 2009), pp. e1005-e1010; doi:10.1542/peds.2008-3641. PADDOCK, C. (2010): «Bedtime texting, Internet use, disturbs sleep and mood in teens». POLOS, P. G. ET AL. (2010): «The effect of sleep time related information and communication technology (STRICT) on sleep patterns and daytime functioning in children and young adults: A pilot study», *CHEST Journal*, vol. 138, núm. 4 (1 de octubre de 2010), 911A; doi:10.1378/chest.9771.

15. GENTILE, D. A. ET AL. (2012): «Video game playing, attention problems, and impulsiveness: Evidence of bidirectional causality», *Psychology of Popular Media Culture*, vol. 1, núm. 1, pp. 62-70; doi:10.1037/a0026969.

16. HAN, D. H. ET AL. (2009): «The effect of methylphenidate on Internet video game play in children with attention-deficit/hyperactivity disorder», *Comprehensive Psychiatry*, vol. 50, núm. 3 (junio de 2009), pp. 251-256; doi:10.1016/j.comppsych.2008.08.011. HAN, D.

H.; HWANG, J. W. y RENSHAW, P. F. (2010): «Bupropion sustained release treatment decreases craving for video games and cue-induced brain activity in patients with Internet video game addiction», *Experimental and Clinical Psychopharmacology*, vol. 18, núm. 4 (agosto de 2010), pp. 297-304; doi:10.1037/a0020023.

17. GREEN, C. S. y BAVELIER, D. (2003): «Action video game modifies visual selective attention», *Nature*, vol. 423, núm. 6939 (29 de mayo de 2003), pp. 534-537.

18. BEULLENS, K.; ROE, K. y VAN DEN BULCK, J. (2011): «Excellent gamer, excellent driver? The impact of adolescents' video game playing on driving behavior: A two-wave panel study», *Accident, Analysis and Prevention*, vol. 43, núm. 1 (enero de 2011), pp. 58-65; doi:10.1016/j.aap.2010.07.011.

19. CHRISTAKIS, D. A. ET AL. (2004): «Early television exposure and subsequent attentional problems in children», *Pediatrics*, vol. 113, núm. 4, pp. 708-713. LANDHUIS, C. E. ET AL. (2007): «Does childhood television viewing lead to attention problems in adolescence? Results from a prospective longitudinal study», *Pediatrics*, vol. 120, núm. 3 (31 de agosto 2007), pp. 532-537; doi:10.1542/peds.2007-0978. ACEVEDO-POLAKOVICH, I. D. ET AL. (2006): «Disentangling the relation between television viewing and cognitive processes in children with attention-deficit/hyperactivity disorder and comparison children», *Archives of Pediatrics & Adolescent Medicine*, vol. 160, núm. 4 (1 de abril de 2006), p. 354; doi:10.1001/archpedi.160.4.354. JOHNSON, J. G. ET AL. (2007): «Extensive television viewing and the development of attention and learning difficulties during adolescence», *Archives of Pediatrics & Adolescent Medicine*, vol. 161, núm. 5 (mayo de 2007), pp. 480-486; doi:10.1001/archpedi.161.5.480.

20. BIOULAC, S.; ARFI, L. y BOUVARD, M. P. (2008): «Attention deficit/hyperactivity disorder and video games: A comparative study of hyperactive and control children», *European Psychiatry, The Journal of the Association of European Psychiatrists*, vol. 23, núm. 2 (marzo de 2008), pp. 134-141; doi:10.1016/j.eurpsy.2007.11.002. CHAN, P. y RABINOWITZ, T. (2006): «A cross-sectional analysis of video games and attention deficit hyperactivity disorder symptoms in adoles-

cents», *Annals of General Psychiatry*, vol. 5, núm. 1, p. 16. SWING, E. L. *ET AL*. (2010): «Television and video game exposure and the development of attention problems», *Pediatrics*, vol. 126, núm. 2 (agosto 2010), pp. 214-221; doi:10.1542/peds.2009-1508. YEN, J-Y. *ET AL*. (2007): «The comorbid psychiatric symptoms of Internet addiction: Attention deficit and hyperactivity disorder (ADHD), depression, social phobia, and hostility», *The Journal of Adolescent Health: Official Publication of the Society for Adolescent Medicine*, vol. 41, núm. 1 (julio 2007), pp. 93-98; doi:10.1016/j.jadohealth.2007.02.002. YOO, H. J. *ET AL*. (2004): «Attention deficit hyperactivity symptoms and Internet addiction», *Psychiatry Clin Neurosci*, vol. 58, núm. 5, pp. 487-494.

21. DWORAK, M. *ET AL*. (2007): «Impact of singular excessive computer game and television exposure on sleep patterns and memory performance of school-aged children», *Pediatrics*, vol. 120, núm. 5 (noviembre de 2007), pp. 978-85; doi:10.1542/peds.20070476.

22. SWING, E. L. *ET AL*. (2010): «Television and video game exposure and the development of attention problems».

23. YEN, J-Y. *ET AL*. (2007): «The comorbid psychiatric symptoms of Internet addiction: Attention deficit and hyperactivity disorder (ADHD), depression, social phobia, and hostility».

24. SWING, E. L. *ET AL*. (2010): «Television and video game exposure and the development of attention problems».

25. LILLARD, A. S. y PETERSON, J.: «The immediate impact of different types of television on young children's executive function», *Pediatrics*, vol. 128, núm. 4 (octubre de 2011), pp. 644-649; doi:10.1542/peds.2010-1919.

26. TAHIROGLU, A. Y. *ET AL*. (2010): «Short-term effects of playing computer games on attention», *Journal of Attention Disorders*, vol. 13, núm. 6 (mayo de 2010), pp. 668-676; doi:10.1177/1087054709347205.

27. RAU, P-L. P.; PENG, S-Y. y YANG, C-C. (2006): «Time distortion for expert and novice online game players», *Cyberpsychology & Behavior: The Impact of the Internet, Multimedia and Virtual Reality on Behavior and Society*, vol. 9, núm. 4 (agosto de 2006), pp. 396-403; doi:10.1089/cpb.2006.9.396.

28. FISCHER, P. *ET AL.* (2009): «The racing-game effect: Why do video racing games increase risk-taking inclinations?», *Personality and Social Psychology Bulletin*, vol. 35, núm. 10 (1 de octubre de 2009), pp. 1395-1409; doi:10.1177/0146167209339628.

29. CAJOCHEN, C. *ET AL.* (2011): «Evening exposure to a light-emitting diodes (led)-backlit computer screen affects circadian physiology and cognitive performance», *Journal of Applied Physiology*, vol. 110, núm. 5 (mayo de 2011), pp. 1432-1438; doi:10.1152/japplphysiol.00165.2011. CALAMARO, C. J.; MASON, T. B. A. y RATCLIFFE, S. J. (2009): «Adolescents living the 24/7 lifestyle: Effects of caffeine and technology on sleep duration and daytime functioning». KIM, S. J. *ET AL.* (2011): «Relationship between weekend catch-up sleep and poor performance on attention tasks in Korean adolescents», *Archives of Pediatrics & Adolescent Medicine*, vol. 165, núm. 9 (septiembre de 2011), pp. 806-812; doi:10.1001/archpediatrics.2011.128. POLOS, P. G. *ET AL.* (2010): «The effect of sleep time related information and communication technology (STRICT) on sleep patterns and daytime functioning in children and young adults: A pilot study».

30. HIGUCHI, S. *ET AL.* (2003): «Effects of VDT tasks with a bright display at night on melatonin, core temperature, heart rate, and sleepiness», *Journal of Applied Physiology*, vol. 94, núm. 5 (mayo de 2003), pp. 1773-1776; doi:10.1152/japplphysiol.00616.2002.

31. WOLPERT, S. (2006): «Russell Poldrack: Multi-tasking adversely affects the brain's learning systems», *UCLA Department of Psychology*, 25 de julio de 2006, http://www.psych.ucla.edu/news/russell-poldrack-multi-tasking-adversely-affects-the-brains-learning-systems. MEYER, D. (2006): «Multitasking and task switching» *Brain, Cognition and Action Laboratory: University of Michigan*, http://www.umich.edu/~bcalab/multitasking.html.

32. ROSEN, L. D.; CARRIER, L. M. y CHEEVER, N. A. (2013): «Facebook and texting made me do it: Media-induced task-switching while studying», *Computers in Human Behavior*, vol. 29, núm. 3 (mayo de 2013), pp. 948-958; doi:10.1016/j.chb.2012.12.001.

33. WEIS, R. y CERANKOSKY, B. C. (2010): «Effects of video-game ownership on young boys' academic and behavioral functioning:

A randomized, controlled study», *Psychological Science*, vol. 21, núm. 4 (abril de 2010), pp. 463-470; doi:10.1177/0956797610362670.

34. VIGDOR, J. y LADD, H. (2010): «Scaling the digital divide: Home computer technology and student achievement», *National Center for Analysis of Longitudinal Data in Education Reseach (CALDER), The Urban Institute* (junio de 2010), http://www.caldercenter.org/publications/scaling-digital-divide-home-computer-technology-and-student-achievement.

35. MALAMUD, O. y POP-ELECHES, C. (2010): «Home computer use and the development of human capital», *National Bureau of Economic Research*, http://www.nber.org/papers/w15814.

36. SAX, L.: *Boys adrift: The five factors driving the growing epidemic of unmotivated boys and underachieving young men*. Basic Books, Nueva York, 2009.

37. CARR, N. (2008): «Is Google making us stupid?», *The Atlantic*, julio/agosto 2008, http://www.theatlantic.com/magazine/archive/2008/07/is-google-making-us-stupid/306868/.

38. MANNUZZA, S. *ET AL*. (2004): «Significance of childhood conduct problems to later development of conduct disorder among children with ADHD: A prospective follow-up study», *Journal of Abnormal Child Psychology*, vol. 32, núm. 5 (octubre de 2004), pp. 565-573.

39. KAPLAN, S. y TALBOT, J. F.: «Psychological benefits of a wilderness experience», en *Behavior and the natural environment*, pp. 163-203 (ed. Irwin Altman and Joachim F. Wohlwill). Springer, Nueva York, 1983, http://dx.doi .org/10.1007/978-1-4613-3539-9_6.

40. KUO, F. E. y SULLIVAN, W. C. (2001): «Aggression and violence in the inner city: Effects of environment via mental fatigue», *Environment and Behavior*, vol. 33, núm. 4 (1 de julio de 2001), pp. 543-571; doi:10.1177/00139160121973124. TAYLOR, A, F.; KUO, F. E. y SULLIVAN, W. C. (2001): «Coping with ADD: The surprising nonnection to green play settings», *Environment and Behavior*, vol. 33, núm. 1, pp. 54-77. TAYLOR, A. F. y KUO, F. E. (2009): «Children with attention deficits concentrate better after walk in the park», *Journal of Attention Disorders*, vol. 12, núm. 5 (1 de marzo de 2009), pp. 402-409; doi:10.1177/1087054708323000.

WELLS, N. M. (2000): «At home with nature: Effects of "greenness" on children's cognitive functioning», *Environment and Behavior*, vol. 32, núm. 6 (1 de noviembre de 2000), pp. 775-795; doi:10.1177/00139160021972793.

41. DUNCKLEY, V. (2012): «Computer, video games & psychosis: Cause for concern», *Psychology Today*, «*Mental Wealth*» (30 de junio de 2012), http://www.psychology today.com/blog/mental-wealth/201206/computer-video-games-psychosis-cause-concern.

42. SPENCE, S. A. (1993): «Nintendo hallucinations: A new phenomenological entity», *Irish Journal of Psychological Medicine*, vol. 10, núm. 2 (junio de 1993), pp. 98-99. FORSYTH, R.; HARLAND, R. Y EDWARDS, T. (2001): «Computer game delusions», *Journal of the Royal Society of Medicine*, vol. 94, núm. 4 (abril de 2001), pp 184-185. BONOTIS, K. S. (2013): «Manifestations of psychotic symptomatology during excessive Internet use», *Psychology and Behavioral Sciences*, vol. 2, núm. 2, p. 28; doi:10.11648/j.pbs.20130202.12. NITZAN, U. ET AL. (2011): «Internet-related psychosis – A sign of the times», *The Israel Journal of Psychiatry and Related Sciences*, vol. 48, núm. 3, pp. 207-211.

43. ORTIZ DE GORTARI, A. B. y GRIFFITHS, M. D. (2013): «Altered visual perception in game transfer phenomena: An empirical self-report study», *International Journal of Human-Computer Interaction*, vol. 30, núm. 2 (25 de septiembre de 2013), pp. 95-105; doi:10.10 80/10447318.2013.839900.

44. WEISS, M. D. ET AL. (2011): «The screens culture: Impact on ADHD», *ADHD Attention Deficit and Hyperactivity Disorders*, vol. 3, núm. 4 (24 de septiembre de 2011), pp. 327-334; doi:10.1007/s12402-011-0065-z.

45. HAUGE, M. R. y GENTILE, D. A. (2003): «Video game addiction among adolescents: Associations with academic performance and aggression», *Society for Research in Child Development Conference*.

46. IRVINE, M. A. ET AL. (2013): «Impaired decisional impulsivity in pathological videogamers», ed. Leonardo Fontenelle, *PLoS ONE*, vol. 8, núm. 10 (16 de octubre 2013); e75914, doi:10.1371/journal.pone.0075914. YEN, J-Y. ET AL. (2007): «The comorbid psychiatric

symptoms of Internet addiction: Attention deficit and hyperactivity disorder (ADHD), depression, social phobia, and hostility».

47. YEN, J-Y. *ET AL.* (2007): «The comorbid psychiatric symptoms of Internet addiction: Attention deficit and hyperactivity disorder (ADHD), depression, social phobia, and hostility».

48. ANDERSON, C. A. *ET AL.* (2010): «Violent video game effects on aggression, empathy, and prosocial behavior in eastern and western countries: A meta-analytic review», *Psychological Bulletin*, vol. 136, núm. 2, pp. 151-173; doi:10.1037/a0018251.

49. LEE, J.; LEE, K. y CHOI, T. (2013): «The effects of smartphone and Internet/computer addiction on adolescent psychopathology». CARSON, V.; PICKETT, W. y JANSSEN, I. (2011): «Screen time and risk behaviors in 10- to 16-year-old Canadian youth», *Preventive Medicine*, vol. 52, núm. 2 (febrero 2011), pp. 99-103; doi:10.1016/j.ypmed.2010.07.005.

50. YEN, C-F.; KING, B. H. y TANG, T-C. (2010): «The association between short and long nocturnal sleep durations and risky behaviours and the moderating factors in Taiwanese adolescents», *Psychiatry Research*, vol. 179, núm. 1 (30 de agosto de 2010), pp. 69-74; doi:10.1016/j.psychres.2009.02.016.

51. BARLETT, C. P.; HARRIS, R. J. y BALDASSARO, R. (2007): «Longer you play, the more hostile you feel: Examination of first person shooter video games and aggression during video game play», *Aggressive Behavior*, vol. 33, núm. 6 (diciembre de 2007), pp. 486-497; doi:10.1002/ab.20227.

52. EWOLDSEN, D. R. *ET AL.* (2012): «Effect of playing violent video games cooperatively or competitively on subsequent cooperative behavior», *Cyberpsychology, Behavior, and Social Networking*, vol. 15, núm. 5 (mayo de 2012), pp. 277-280; doi:10.1089/cyber.2011.0308. SCHMIERBACH, M. (2010): «"Killing spree": Exploring the connection between competitive game play and aggressive cognition», *Communication Research*, vol. 37, núm. 2 (1 de abril de 2010), pp. 256-274; doi:10.1177/0093650209356394. SHEESE, B. E. y GRAZIANO, W. G. (2005): «Deciding to defect: The effects of video-game violence on cooperative behavior», *Psycho-*

logical Science, vol. 16, núm. 5 (mayo de 2005), pp. 354-357; doi:10.1111/j.0956-7976.2005.01539.x. GREITEMEYER, T. (2011): «Effects of prosocial media on social behavior: When and why does media exposure affect helping and aggression?», *Current Directions in Psychological Science*, vol. 20, núm. 4 (1 de agosto 2011), pp. 251-255; doi:10.1177/0963721411415229.

53. SCHMIERBACH, M. (2010): «"Killing spree": Exploring the connection between competitive game play and aggressive cognition».

54. COUNCIL ON COMMUNICATIONS AND MEDIA (2009): «Media violence», *Pediatrics*, vol. 124, núm. 5 (1 de noviembre de 2009), pp. 1495-1503; doi:10.1542/peds.2009-2146.

55. HUESMANN, L. R. ET AL. (2003): «Longitudinal relations between children's exposure to TV violence and their aggressive and violent behavior in young adulthood: 1977-1992», *Developmental Psychology*, vol. 39, núm. 2 (marzo de 2003), pp. 201-221. ANDERSON, D. R. (2007): «A neuroscience of children and media?», *Journal of Children and Media*, vol. 1, núm. 1 (1 de febrero de 2007), pp. 77-85; doi:10.1080/17482790601005215.

56. GENTILE, D. A. y STONE, W. (2005): «Violent video game effects on children and adolescents: A review of the literature», *Minerva Pediatrica*, vol. 57, núm. 6 (diciembre de 2005), pp. 337-358.

57. ANDERSON, C. A. ET AL. (2010): «Violent video game effects on aggression, empathy, and prosocial behavior in eastern and western countries: A meta-analytic review». BARTHOLOW, B. D.; SESTIR, M. A. y DAVIS, E. B. (2005) «Correlates and consequences of exposure to video game violence: Hostile personality, empathy, and aggressive behavior», *Personality and Social Psychology Bulletin*, vol. 31, núm. 11 (1 de noviembre de 2005), pp. 1573-1586; doi:10.1177/0146167205277205. GENTILE, D. A. y ANDERSON, C. A.: «Violent video games: Effects on youth and public policy implications», en *Handbook of children, culture, and violence* (eds. Dowd, N. E.; Singer, D. G. y Wilson, R. F.). Thousand Oaks, Sage (California), 2006, pp. 225-46.

58. ENGELHARDT, C. R. ET AL. (2011): «This is your brain on violent video games: Neural desensitization to violence predicts increased

aggression following violent video game exposure», *Journal of Experimental Social Psychology*, vol. 47, núm. 5 (septiembre de 2011), pp. 1033-1036; doi:10.1016/j.jesp.2011.03.027. BARTHOLOW, B. D.; BUSHMAN, B. J. y SESTIR, M. A. (2006): «Chronic violent video game exposure and desensitization to violence: Behavioral and event-related brain potential data», *Journal of Experimental Social Psychology*, vol. 42, núm. 4 (julio de 2006), pp. 532-539; doi:10.1016/j.jesp.2005.08.006.

59. CARNAGEY, N. L.; ANDERSON, C. A. y BUSHMAN, B. J. (2007): «The effect of video game violence on physiological desensitization to real-life violence», *Journal of Experimental Social Psychology*, vol. 43, núm. 3 (mayo de 2007), pp. 489-496; doi:10.1016/j.jesp.2006.05.003.

60. MARKEY, P. M. y MARKEY, C. N. (2010): «Vulnerability to violent video games: A review and integration of personality research», *Review of General Psychology*, vol. 14, núm. 2, pp. 82-91; doi:10.1037/a0019000. FRÖLICH, J.; LEHMKUHL, G. y DÖPFNER, M. (2009): «Computer games in childhood and adolescence: relations to addictive behavior, ADHD, and aggression», *Zeitschrift für Kinder- und Jugendpsychiatrie und Psychotherapie*, vol. 37, núm. 5 (septiembre de 2009), pp. 393-402; quiz 403-404; doi:10.1024/1422-4917.37.5.393.

61. SHERRY, J. L. (2001): «The effects of violent video games on aggression», *Human Communication Research*, vol. 27, núm. 3, pp. 409-431; doi:10.1111/j.1468-2958.2001. tb00787.x. IVORY, J. D. y KALYANARAMAN, S. (2007): «The effects of technological advancement and violent content in video games on players' feelings of presence, involvement, physiological arousal, and aggression», *Journal of Communication*, vol. 57, núm. 3 (septiembre de 2007), pp. 532-555; doi:10.1111/j.1460-2466.2007 .00356.x. BARLETT, C. P. y RODEHEFFER, C. (2009): «Effects of realism on extended violent and nonviolent video game play on aggressive thoughts, feelings, and physiological arousal», *Aggressive Behavior*, vol. 35, núm. 3 (junio de 2009), pp. 213-224; doi:10.1002/ab.20279.

62. CARSON, V.; PICKETT, W. y JANSSEN, I. (2011): «Screen time and risk behaviors in 10- to 16-year-old Canadian youth». YANG, Y-S.

ET AL. (2010): «The association between problematic cellular phone use and risky behaviors and low self-esteem among Taiwanese adolescents», *BMC Public Health*, núm. 10, p. 217; doi:10.1186/1471-2458-10-217.

63. CARSON, V.; PICKETT, W. y JANSSEN, I. (2011): «Screen time and risk behaviors in 10- to 16-year-old Canadian youth».

64. YEN, C-F.; KING, B. H. y TANG, T-C. (2010): «The association between short and long nocturnal sleep durations and risky behaviours and the moderating factors in Taiwanese adolescents».

65. KO, C. H. *ET AL.* (2009): «Predictive values of psychiatric symptoms for Internet addiction in adolescents: A 2-year prospective study», *Archives of Pediatrics & Adolescent Medicine*, vol. 163, núm. 10 (octubre de 2009), pp. 937-943; doi:10.1001/arch pediatrics.2009.159. GENTILE, D. A. *ET AL.* (2011): «Pathological video game use among youths: A two-year longitudinal study». SANSONE, R. A. y SANSONE, L. A. (2013): «Cell phones: The psychosocial risks», *Innovations in Clinical Neuroscience*, vol. 10, núm. 1 (enero de 2013), pp. 33-37.

66. RICHARDS, R. *ET AL.* (2010): «Adolescent screen time and attachment to parents and peers».

67. WENG, C-B. *ET AL.* (2012): «A voxel-based morphometric analysis of brain gray matter in online game addicts», *Zhonghua yi xue za zhi*, vol. 92, núm. 45 (4 de diciembre de 2012), pp. 3221-3223. SUZUKI, A. (2012): «Emotional functions of the insula», *Brain and Nerve = Shinkei Kenkyo No Shinpo*, vol. 64, núm. 10 (octubre de 2012), pp. 1103-1112.

68. KONRATH, S. H.; O'BRIEN, E. H. y HSING, C. (2011): «Changes in dispositional empathy in American college students over time: A meta-analysis», *Personality and Social Psychology Review*, vol. 15, núm. 2 (1 de mayo de 2011), pp. 180-198; doi:10.1177/1088868310377395.

69. PEA, R. *ET AL.* (2012): «Media use, face-to-face communication, media multitasking, and social well-being among 8- to 12-year-old girls», *Developmental Psychology*, vol. 48, núm. 2 (marzo de 2012), pp. 327-336; doi:10.1037/a0027030.

70. UHLS, Y. T. *ET AL.* (2014): «Five days at outdoor education camp without screens improves preteen skills with nonverbal emotion

cues», *Computers in Human Behavior*, núm. 39 (octubre de 2014), pp. 387-392; doi:10.1016/j.chb.2014.05.036.

71. RIDEOUT, V. J.; FOEHR, U. G. y ROBERTS, D. F. (2010): «Generation M2: Media in the lives of 8- to 18- year olds».

72. CHRISTAKIS, D. (2010): «Internet addiction: A 21st century epidemic?», *BMC Medicine*, vol. 8, núm. 1, p. 61. GENTILE, D. A. *ET AL.* (2011): «Pathological video game use among youths: A two-year longitudinal study».

73. IVORY, J. D. y KALYANARAMAN, S. (2007): «The effects of technological advancement and violent content in video games on players' feelings of presence, involvement, physiological arousal, and aggression».

74. WENG, C-B. *ET AL.* (2013): «Gray matter and white matter abnormalities in online game addiction», *European Journal of Radiology*, vol. 82, núm. 8 (agosto de 2013), pp. 1308-1312; doi:10.1016/j. ejrad.2013.01.031. YUAN, K. *ET AL.* (2011): «Internet addiction: Neuroimaging findings», *Communicative & Integrative Biology*, vol. 4, núm. 6, pp. 637-639.

75. LIN, F. *ET AL.* (2012): «Abnormal white matter integrity in adolescents with Internetaddiction disorder: A tract-based spatial statistics study», *PloS One 7*, núm. 1: e30253; doi:10.1371/journal. pone.0030253.

76. GENTILE, D. A. *ET AL.* (2011): «Pathological video game use among youths: A two-year longitudinal study».

77. WEINSTEIN, A. y WEIZMAN, A. (2012): «Emerging association between addictive gaming and attention-deficit/hyperactivity disorder», *Current Psychiatry Reports*, vol. 14, núm. 5 (octubre de 2012), pp. 590-597; doi:10.1007/s11920-012-0311-x. KO, C. H. *ET AL.* (2009): «Predictive values of psychiatric symptoms for Internet addiction in adolescents: A 2-year prospective study».

78. PADDOCK, C. (2010): «Bedtime texting, Internet use, disturbs sleep and mood in teens».

79. LEE, J.; LEE, K. y CHOI, T. (2013): «The effects of smartphone and Internet/computer addiction on adolescent psychopathology». KAMIBEPPU, K. y SUGIURA, H. (2005): «Impact of the mobile phone on junior high-school students' friendships in the Tokyo metropolitan

area», *Cyberpsychology & Behavior: The Impact of the Internet, Multimedia and Virtual Reality on Behavior and Society*, vol. 8, núm. 2 (abril de 2005), pp. 121-130; doi:10.1089/cpb.2005.8.121. OSHIMA, N. *ET AL.* (2012): «The suicidal feelings, self-injury, and mobile phone use after lights out in adolescents», *Journal of Pediatric Psychology*, vol. 37, núm. 9 (1 de octubre de 2012), pp. 1023-1030; doi:10.1093/jpepsy /jss072.

80. «The effect of drugs on the adolescent brain», *SAMA Foundation, Science and Management of Addiction*; http://samafoundation.org/youth-substance-addiction/effects-of-drugs-on-adolescent-brain/.

81. REAM, G. L.; ELLIOTT, L. C. y DUNLAP, E. (2011): «Playing video games while using or feeling the effects of substances: associations with substance use problems», *International Journal of Environmental Research and Public Health*, vol. 8, núm. 12 (18 de octubre de 2011), pp. 3979-3998; doi:10.3390/ijerph8103979.

82. DUNCKLEY, V. (2012): «Case: OCD precipitated by Wii video game», *Psychology Today*, *«Mental Wealth»* (6 de septiembre de 2012), http://www.psychologytoday.com/blog/mental-wealth/201209/case-ocd-precipitated-wii-video-game.

83. GARRISON, M. M.; LIEKWEG, K. y CHRISTAKIS, D. A. (2011): «Media use and child sleep: The impact of content, timing, and environment», *Pediatrics*, vol. 128, núm. 1 (julio de 2011), pp. 29-35; doi:10.1542/peds.2010-3304.

84. ATLADÓTTIR, H. O. *ET AL.* (2007) «Time trends in reported diagnoses of childhood neuropsychiatric disorders: A Danish cohort study», *Archives of Pediatrics & Adolescent Medicine*, vol. 161, núm. 2 (febrero 2007), pp. 193-198; doi:10.1001/archpedi.161.2.193.

85. «Tics and Tourette's – Tracing the true triggers», *American Nutrition Association*, http://americannutritionassociation.org/newsletter/tics-tourettes-tracing-true-triggers.

86. MULLIGAN, C. (2012): «The toxic relationship: technology and autism», http://www.teenvideogameaddiction.com/The_toxicrelationshipautismand technology.pdf.

87. MAZUREK, M. O. y ENGELHARDT, C. R. (2013): «Video game use and problem behaviors in boys with autism spectrum disorders»,

Research in Autism Spectrum Disorders, vol. 7, núm. 2 (febrero de 2013), pp. 316-324; doi:10.1016/j.rasd.2012.09.008. Mazurek, M. O. y Wenstrup, C. (2013): «Television, video game and social media use among children with ASD and typically developing siblings», *Journal of Autism and Developmental Disorders*, vol. 43, núm. 6 (junio de 2013), pp. 1258-1271; doi:10.1007/s10803-012-1659-9.

88. Herbert, M. y Sage, C. (2012): «Findings in autism (ASD) consistent with electromagnetic fields (EMF) and radiofrequency radiation (RFR)», http://www.bioinitiative.org/report/wp-content/uploads/pdfs/sec20_2012 _Findings_in_Autism.pdf.

89. Nally, B.; Houlton, B. y Ralph, S. (2000): «Researches in brief: The management of television and video by parents of children with autism», *Autism*, vol. 4, núm. 3 (1 de septiembre de 2000), pp. 331-337; doi:10.1177/1362361300004003008.

90. Mazurek, M. O. y Wenstrup, C. (2013): «Television, video game and social media use among children with ASD and typically developing siblings».

91. Mazurek, M. O. y Engelhardt, C. R. (2013): «Video game use in boys with autism spectrum disorder, ADHD, or typical development», *Pediatrics*, vol. 132, núm. 2 (agosto 2013), pp. 260-266; doi:10.1542/peds.2012-3956.

92. Melke, J. *et al.* (2007): «Abnormal melatonin synthesis in autism spectrum disorders», *Mol Psychiatry*, vol. 13, núm. 1 (15 de mayo de 2007), pp. 90-98.

93. Tomchek, S. D. y Dunn, W. (2007): «Sensory processing in children with and without autism: A comparative study using the short sensory profile», *American Journal of Occupational Therapy*, vol. 61, núm. 2, pp. 190-200.

94. Waldman, M.; Nicholson, S. y Adilov, N. (2006): «Does Television Cause Autism?», *National Bureau of Economic Research*, http://www.nber.org /papers/w12632.

95. Herbert, M. y Sage, C. (2012): «Findings in autism (ASD) consistent with electromagnetic fields (EMF) and radiofrequency radiation (RFR)».

96. Rowan, C. (2010): «Unplug – don't drug: A critical look at the influence of technology on child behavior with an alternative way of responding other than evaluation and drugging», *Ethical Human Psychology and Psychiatry*, vol. 12, núm. 1 (1 de abril de 2010), pp. 60-68; doi:10.1891/1559-4343.12.1.60.

97. Strathearn, L. (2011): «Maternal neglect: Oxytocin, dopamine and the neurobiology of attachment», *Journal of Neuroendocrinology*, vol. 23, núm. 11 (noviembre de 2011), pp. 1054-1065, doi:10.1111/j.1365-2826.2011.02228.x.

98. Insel, T. R. (2003): «Is social attachment an addictive disorder?», *Physiology & Behavior*, vol. 79, núm. 3 (agosto de 2003), pp. 351-357; doi:10.1016/S0031-9384(03)00148-3.

99. Rowan, C. (2010): «Unplug – don't drug: A critical look at the influence of technology on child behavior with an alternative way of responding other than evaluation and drugging».

100. «Cartoon-based illness mystifies Japan», *CNN World News*, 17 de diciembre de 1997, http://www.cnn.com/WORLD/9712/17/japan.cartoon/.

101. Hughes, J. R. (2008): «The photoparoxysmal response: The probable cause of attacks during video games», *Clinical EEG and Neuroscience*, vol. 39, núm. 1 (enero de 2008): pp. 1-7.

102. Solodar, J. (2014): «Commentary: ILAE definition of epilepsy», *Epilepsia*, vol. 55, núm. 4 (2014), p. 491; doi:10.1111/epi.12594.

Capítulo 4: el cerebro liberado

1. Shayer, M.; Ginsburg, D. y Coe, R. (2007): «Thirty years on – a large anti-Flynn effect? The Piagetian test volume & heaviness norms 1975-2003», *British Journal of Educational Psychology*, vol. 77, núm. 1 (marzo de 2007), pp. 25-41; doi:10.1348/000709906X96987.

2. Welch, S.: *10-10-10: A Life Transforming Idea*. Simon & Schuster, Londres, 2009. (Trad. cast.: *10 minutos, 10 meses, 10 años: una fórmula que cambiará tu vida*. Alienta, Barcelona, 2012).

3. Schooler, C.: «Environmental complexity and the Flynn effect», en *The rising curve: long-term gains in IQ and related measures*, pp. 67-79 (ed. Ulric Neisser). American Psychological Association, Washington, 1998, http://content.apa.org /books/10270-002.

4. Shayer, M.; Ginsburg, D. y Coe, R. (2007): «Thirty years on – a large anti-Flynn effect? The Piagetian test volume & heaviness norms 1975-2003».

5. Teasdale, T. W. y Owen, D.: «Secular declines in cognitive test scores: A reversal of the Flynn effect», *Intelligence*, vol. 36, núm. 2 (marzo de 2008), pp. 121-126; doi:10.1016/j.intell.2007.01.007.

6. Siegel, D. J. (2006): «An interpersonal neurobiology approach to psychotherapy», *Psychiatric Annals*, vol. 36, núm. 4 (1 de abril de 2006).

7. Mulligan, M. (2012): «The toxic relationship: Technology and autism», http://www.teenvideogameaddiction.com/The_toxicrelationshipautismand technology.pdf.

8. Kirkorian, H. L. *et al.* (2009): «The impact of background television on parent-child interaction», *Child Development*, vol. 80, núm. 5 (octubre de 2009), pp. 1350-1359; doi:10.1111/j.1467-8624.2009.01337.x. Richards, R. *et al.* (2010): «Adolescent screen time and attachment to parents and peers», *Archives of Pediatrics & Adolescent Medicine*, vol. 164, núm. 3 (marzo de 2010), pp. 258-262; doi:10.1001/archpediatrics.2009.280.

9. Schimmenti, A. *et al.* (2012): «Attachment disorganization and dissociation in virtual worlds: A study on problematic Internet use among players of online role playing games», *Clinical Neuropsychiatry*, vol. 9, núm. 5, pp. 195-202.

10. Fishel, A.: *The Family Dinner Project, FAQ page*, http://thefamilydinnerproject.org/resources/faq/.

11. Gentile, D. A. *et al.* (2014), «Protective effects of parental monitoring of children's media use: A prospective study», *JAMA Pediatrics*, vol. 168, núm. 5 (mayo de 2014), pp. 479-484; doi:10.1001/jamapediatrics.2014.146.

12. Siegel, D. J. (2006): «An interpersonal neurobiology approach to psychotherapy».

Capítulo 5: semana 1: preparándose

1. FARRELL, F.: *Father and child reunion: how to bring the dads we need to the children we love* (pp. 29-36). Tarcher, Nueva York, 2001.
2. KOESTNER, R.; FRANZ, C. y WEINBERGER, J. (1990): «The family origins of empathic concern: A 26-year longitudinal study», *Journal of Personality and Social Psychology*, vol. 58, núm. 4 (abril de 1990), pp. 709-717.
3. FARRELL, F.: *Father and child reunion: how to bring the dads we need to the children we love* (pp. 31, 55-56). Tarcher, Nueva York, 2001.
4. MASSON, J.: *The Emperor's embrace: Reflections on animal families and fatherhood* (pp. 38-44). Atria Books, Nueva York, 2014. (Trad. cast.: *Padres y padrazos: la paternidad en los animales.* Ateles, Alcobendas, Madrid, 2000).
5. SIGMAN, A. (2012): «The impact of screen media on children: A Eurovision for Parliament», *Improving the Quality of Childhood in Europe 3*, pp. 88-121. GENTILE, D. A. *ET AL.* (2012): «Video game playing, attention problems, and impulsiveness: Evidence of bidirectional causality», *Psychology of Popular Media Culture*, vol. 1, núm. 1, pp. 62-70; doi:10.1037/a0026969. DUNCKLEY, V. (2014): «Gray matters: Too much screen time damages the brain», *Psychology Today*, «*Mental Wealth*» (27 de febrero de 2014), http://www.psychologytoday.com/blog/mental -wealth/201402/gray-matters-too-much-screen-time-damages-the-brain.

Capítulo 6: semanas 2-4: el «ayuno» electrónico

1. WALDHAUSER, F. *ET AL.* (1991): «Serum melatonin in central precocious puberty is lower than in age-matched prepubertal children», *The Journal of Clinical Endocrinology and Metabolism*, vol. 73, núm. 4 (octubre de 1991), pp. 793-796; doi:10.1210/jcem-73-4-793.
2. McCRATY, R.; ATKINSON, M. y TILLER, W. (1999): «The role of physiological coherence in the detection and measurement of cardiac energy exchange between people», en *Proceedings of the Tenth International Montreux Congress on Stress*. Montreux, Suiza.

Capítulo 7: monitorización y resolución de problemas

1. Morita T. y Tokura, H. (1996): «Effects of lights of different color temperature on the nocturnal changes in core temperature and melatonin in humans», *Applied Human Science: Journal of Physiological Anthropology*, vol. 15, núm. 5 (septiembre de 1996), pp. 243-246. Basso, M. R. (2001): «Neurobiological relationships between ambient lighting and the startle response to acoustic stress in humans», *International Journal of Neuroscience*, vol. 110, núm. 3-4 (1 de enero de 2001), pp. 147-157; doi:10.3109/00207450108986542. Kozaki, T. *et al.* (2005): «Effect of color temperature of light sources on slow-wave sleep», *Journal of Physiological Anthropology and Applied Human Science*, vol. 24, núm. 2 (marzo de 2005), pp. 183-186.

2. Figueiro, M. G. y Rea, M. S. (2010): «The effects of red and blue lights on circadian variations in cortisol, alpha amylase, and melatonin», *International Journal of Endocrinology 2010*, pp. 1-9; doi:10.1155/2010/829351. Chamorro, E. *et al.* (2103): «Effects of light-emitting diode radiations on human retinal pigment epithelial cells *in vitro*», *Photochemistry and Photobiology*, vol. 89, núm. 2 (abril de 2013), pp. 468-473; doi:10.1111/j.1751-1097.2012.01237.x.

3. Havas, M.: «Health concerns associated with energy efficient lighting and their electromagnetic emissions», *Scientific Committee on Emerging and Newly Indentified Health Risks (SCENIHR)*, (junio de 2008). Mironava, T. *et al.* (2012): «The effects of UV emission from compact fluorescent light exposure on human dermal fibroblasts and keratinocytes *in vitro*», *Photochemistry and Photobiology*, vol. 88, núm. 6 (noviembre de 2012), pp. 1497-1506; doi:10.1111/j.1751-1097.2012.01192.x. Wilkins, A. J. *et al.* (1989): «Fluorescent lighting, headaches and eyestrain», *Lighting Research and Technology*, vol. 21, núm. 1 (1 de marzo de 1989), pp. 11-18; doi:10.1177/096032718902100102.

Capítulo 9: eliminación frente a moderación

1. Pressman, R. M. et al. (2014): «Examining the interface of family and personal traits, media, and academic imperatives using the learning habit study», *The American Journal of Family Therapy*, vol. 42, núm. 5 (20 de octubre de 2014), pp. 347-363; doi:10.10 80/01926187.2014.935684.
2. Gentile, D. A. et al. (2014): «Protective effects of parental monitoring of children's media use: A prospective study», *JAMA Pediatrics*, vol. 168, núm. 5 (mayo de 2014), pp. 479-484; doi:10.1001/jamapediatrics.2014.146.
3. «Media and children», *American Academy of Pediatrics*, http://www.aap.org/en-us/advocacy-and-policy/aap-health-initiatives/Pages/Media-and-Children.aspx.

Capítulo 10: normas cotidianas en el hogar y prácticas protectoras

1. «Blue light has a dark side», *Harvard Health Publications*, mayo de 2012, http:// www.health.harvard.edu/staying-healthy/blue-light-has-a-dark-side. Chellappa, S. L. et al. (2013): «Acute exposure to evening blue-enriched light impacts on human sleep», *Journal of Sleep Research*, vol. 22, núm. 5 (octubre de 2013), pp. 573-580; doi:10.1111/jsr.12050.
2. «Blue light has a dark side», *Harvard Health Publications*.
3. van der Lely, S. et al. (2015): «Blue blocker glasses as a countermeasure for alerting effects of evening light-emitting diode screen exposure in male teenagers», *Journal of Adolescent Health*, vol. 56, núm. 1, pp. 113-119 (enero de 2015); doi:10.1016/j.jadohealth.2014.08.002.
4. Siegel, D. J. (2006): «An interpersonal neurobiology approach to psychotherapy», *Psychiatric Annals*, vol. 36, núm. 4 (1 de abril de 2006).
5. Meyer, D. (2006): «Multitasking and task switching», *Brain, Cognition, and Action Laboratory, University of Michigan*, http://

www.umich.edu/~bcalab/ multitasking.html. Stuss, D. T. *et al.* (2002): «Dissociation within the anterior attentional system: Effects of task complexity and irrelevant information on reaction time speed and accuracy», *Neuropsychology*, vol. 16, núm. 4, pp. 500-513; doi:10.1037//0894-4105.16.4.500. Ophir, E.; Nass, C. y Wagner, A. D. (2009): «Cognitive control in media multitaskers», *Proceedings of the National Academy of Sciences*, vol. 106, núm. 37 (15 de septiembre de 2009), pp. 15583-15587; doi:10.1073/pnas.0903620106.

6. Kaplan, S. (1995): «The restorative benefits of nature: Toward an integrative framework», *Journal of Environmental Psychology*, vol. 15, núm. 3, pp. 169-182. Taylor, A. F. y Kuo, F. E. (2009): «Children with attention deficits concentrate better after walk in the park», *Journal of Attention Disorders*, vol. 12, núm. 5 (1 de marzo de 2009), pp. 402-409; doi:10.1177/1087054708323000. Kuo, F. E. y Sullivan, W. C. (2001): «Aggression and violence in the inner city: effects of environment via mental fatigue», *Environment and behavior*, vol. 33, núm. 4 (1 de julio de 2001), pp. 543-571; doi:10.1177/00139160121973124. Wells, N. M. (2000): «At home with nature: Effects of "greenness" on children's cognitive functioning», *Environment and Behavior*, vol. 32, núm. 6 (1 de noviembre de 2000), pp. 775-795; doi:10.1177/00139160021972793.

7. Kaplan, S. (1995): «The restorative benefits of nature: Toward an integrative framework».

8. Wells, N. M. (2000): «At home with nature: Effects of "greenness" on children's cognitive functioning». Kuo, F. E. y Sullivan, W. C. (2001): «Aggression and violence in the inner city: effects of environment via mental fatigue».

9. Nauert, R. (2013): «Does sunlight & climate influence prevalence of ADHD?», P*sych Central*, 22 de octubre, http://psychcentral.com/news/2013/10/22/does-sunlight-climate-influence-prevalence-of-adhd/61026.html.

10. Lewy, A. J.; Sack, R. L. y Singer, C. M. (1985): «Melatonin, light and chronobiological disorders», *Ciba Foundation Symposium 117*, pp. 231-252. Monteleone, P.; Martiadis, V. y Maj, M. (2011):

«Circadian rhythms and treatment implications in depression», *Progress in Neuro-Psychopharmacology & Biological Psychiatry*, vol. 35, núm. 7 (15 de agosto de 2011), pp. 1569-1574; doi:10.1016/j.pnpbp.2010.07.028.

11. RATEY, J. J. y HAGERMAN, E.: *Spark: The revolutionary new science of exercise and the brain* (pp. 3-5). Little, Brown and Co., Nueva York, 2013.

12. WELLS, S. L. (2012): «Moving through the curriculum: The effect of movement on student learning, behavior, and attitude», *Rising Tide*, núm. 5 (verano de 2012): pp. 1-17.

13. SHORT. M. A. ET AL. (2011): «Time for bed: Parent-set bedtimes associated with improved sleep and daytime functioning in adolescents», *Sleep*, vol. 34, núm. 6 (junio de 2011), pp. 797-800; doi:10.5665/SLEEP.1052.

14. SUEDFELD, P.; METCALFE, J. y BLUCK, S. (1987): «Enhancement of scientific creativity by flotation REST (Restricted Environmental Stimulation Technique)», *Journal of Environmental Psychology*, vol. 7, núm. 3, pp. 219-231.

15. AHUJA, S. y KUMARI, S. (2009): «The impact of extended video viewing on cognitive, affective and behavioral processes in preadolescents». Tesis doctoral, School of Management and Social Sciences, Thapar University, Patiala, Punjab, India, pp. 21-23.

16. KANG D-H. ET AL. (2013): «The effect of meditation on brain structure: Cortical thickness mapping and diffusion tensor imaging», *Social Cognitive and Affective Neuroscience*, vol. 8, núm. 1 (enero de 2013), pp. 27-33; doi:10.1093/scan/nss056.

17. FLOOK, L. ET AL. (2010): «Effects of mindful awareness practices on executive functions in elementary school children», *Journal of Applied School Psychology*, vol. 26, núm. 1 (9 de febrero de 2010), pp. 70-95; doi:10.1080/15377900903379125.

18. STRATHEARN, L. (2001): «Maternal neglect: Oxytocin, dopamine and the neurobiology of attachment», *Journal of Neuroendocrinology*, vol. 23, núm. 11 (noviembre de 2011), pp. 1054-1065; doi:10.1111/j.1365-2826.2011.02228.x. PEA, R. ET AL. (2012): «Media use, face-to-face communication, media multitasking, and

social well-being among 8- to 12-year old girls», *Developmental Psychology*, vol. 48, núm. 2 (marzo 2012), pp. 327-336; doi:10.1037/a0027030.

19. RICHARDS, R. *ET AL.* (2010): «Adolescent screen time and attachment to parents and peers», *Archives of Pediatrics & Adolescent Medicine*, vol. 164, núm.. 3 (marzo de 2010), pp. 258-262, doi:10.1001/archpediatrics.2009.280. SCHIMMENTI, A. *ET AL.* (2012): «Attachment disorganization and dissociation in virtual worlds: A study on problematic Internet use among players of online role playing games», *Clinical Neuropsychiatry*, vol. 9, núm. 5, pp. 195-202. GENTILE, D.: «Pathological video-game use among youth ages 8 to 18: A national study», *Psychological Science*, vol. 20, núm. 5 (mayo de 2009), pp. 594-602, doi:10.1111/j.1467-9280.2009.02340.x. CARSON V. y JANSSEN, I. (2012): «Neighborhood disorder and screen time among 10-16 year old Canadian youth: A cross-sectional study», *The International Journal of Behavioral Nutrition and Physical Activity*, núm. 9, p. 66; doi:10.1186/1479-5868-9-66.

20. WENG, H. Y. *ET AL.* (2013): «Compassion training alters altruism and neural responses to suffering», *Psychological Science*, vol. 24, núm. 7 (1 de julio de 2013), pp. 1171-1180; doi:10.1177/0956797612469537.

21. SANDERS, B.: *A is for ox: The collapse of literacy and the rise of violence in an electronic age.* Vintage Books, Nueva York, 1995.

22. ROSSI, R. J. y STRINGFIELD, S. C. (1995): «What we must do for students placed at risk», *Phi Delta Kappan*, vol. 77, núm. 1, pp. 173-177. CORDES, C. y MILLER, E.: *Fool's gold: A critical look at computers in childhood.* Alliance for Childhood, College Park (Maryland), 2000, pp. 28-39.

Capítulo 11: aturdimiento en la escuela

1. SIGMAN, A.: «Does not compute, revisited: Screen technology in early years education», en *Too Much, Too Soon?* (ed. Richard House). Hawthorn Press, Gloucestershire, Inglaterra, 2011, pp. 265-289.

2. «How Smart Are Monkeys?», *The Tulane National Primate Research Center*, 2006, http://tulane.edu/tnprc/outreach/public-faq/#q20. NEMELKA, L. (2012): «Apps for animals: iPads used in communicating with apes, dolphins», *Deseret News*, 10 de mayo de 2012, http://www.deseretnews.com/article/765575082/Apps-for-animals-iPads-used-in-communicating-with-apes-dolphins.html?pg=all.

3. BORGHANS, L. y TER WEEL, B. (2004): «Are computer skills the new basic skills? The returns to computer, writing and math skills in Britain», *Labour Economics*, vol. 11, núm. 1 (febrero de 2004), pp. 85-98; doi:10.1016/S0927-5371(03)00054-X.

4. PARISH-MORRIS, J. *ET AL.* (2013): «Once upon a time: Parent-child dialogue and storybook reading in the electronic era: Preschool reading in the electronic era», *Mind, Brain, and Education*, vol. 7, núm. 3 (septiembre de 2013), vol. 200-211; doi:10.1111 / mbe.12028. CHONCHAIYA W. y PRUKSANANONDA, C. (2008): «Television viewing associates with delayed language development», *Acta Pædiatrica*, vol. 97, núm. 7, pp. 977-982; doi:10.1111/j.1651-2227.2008.00831.x.

5. Association of Waldorf Schools of North America: «Why Waldorf works – Frequently asked questions», http://www.whywaldorfworks.org/02_W_Education/faq_about.asp.

6. RICHTEL, M. (2011): «A Silicon Valley school that doesn't compute», *New York Times*, 22 de octubre de 2011, http://www.nytimes.com/2011/10/23/technology/at-waldorf-school-in-silicon-valley-technology-can-wait.html.

7. BILTON, N. (2014): «Steve Jobs was a low-tech parent», *New York Times*, 10 de septiembre de 2014, http://www.nytimes.com/2014/09/11/fashion/steve-jobs-apple-was-a-low-tech-parent.html.

8. LOGE. A. S. y CHARLES, C. (2012): «Children's contact with the outdoors and nature: A focus on educators and educational settings», *Children and Nature Network*, http://www.childrenandnature.org/downloads/C&NN EducationBenefits2012.pdf. WELLS, N. M. (2000): «At home with nature: Effects of "greenness" on children's cognitive functioning», *Environment and Behavior*, vol. 32, núm. 6 (1 de noviembre de 2000), pp. 775-795; doi:10.1177/00139160021972793.

Jarrett, O. (2013): «A researched-based case for recess», *US Play Coalition* (noviembre de 2013), http://usplaycoalition.clemson.edu/ resources/articles/13.11.5_Recess_final _online.pdf.

9. American Academy of Pediatrics: «Media and Children», http://www.aap.org/en-us/advocacy-and-policy/aap-health-initiatives/Pages/Media-and-Children.aspx.

10. Owen, A. M. *et al*.: «Putting brain training to the test», *Nature*, vol. 465, núm. 7299 (10 de junio de 2010), pp. 775-778, doi:10.1038/ nature09042. Lewin, T. (2008): «No Einstein in your crib? Get a refund», *New York Times*, 23 de octubre de 2009, http://www.nytimes. com/2009/10/24/education/24baby.html. Cordes, C. y Miller, E.: *Fool's gold: A critical look at computers in childhood*. Alliance for Childhood, College Park (Maryland), 2000, pp. 28-39.

11. Cellular Phone Task Force: «Governments and organizations that ban or warn against wireless technology», http://www.cellphonetaskforce.org/?page_id=128. Burrell, L. (2014): «WiFi banned from pre-school childcare facilities in a bold move by French government», *Natural News*, 29 de enero de 2014, http://www.naturalnews. com/043695_electrosensitivity_WiFi_French_government.html.

12. American Academy of Environmental Medicine: «Statement on WiFi in schools», 3 de octubre de 2012, http://aaemonline.org/ WiFischool.html.

13. Rochman, B. (2012): «Pediatricians say cell phone radiation standards need another look», *Time*, 20 de julio de 2012, http:// healthland.time.com/2012/07/20/pediatricians-call-on-the-fcc-to-reconsider-cell-phone-radiation-standards/.

14. Blume, H. (2014): «Former L. A. schools chief calls iPad program illegal», *LA Times*, 27 de febrero de 2014, http://www.latimes. com/local/lanow/la-me-ln-former-schools-chief-ipad-illegal-20140227-story.html.

15. Cornell University Ergonomics Web: «5 tips for using a laptop computer», http://ergo.human.cornell.edu/culaptoptips.html. Wahlstrom, J. (2005): «Ergonomics, musculoskeletal disorders and computer work» *Occupational Medicine*, vol. 55, núm. 3 (9 de marzo de 2005), pp. 168-176; doi:10.1093/occmed/kqi083.

16. DeStefano, D. y LeFevre J-A. (2007): «Cognitive load in hypertext reading: A review», *Computers in Human Behavior*, vol. 23, núm. 3 (mayo de 2007), pp. 1616-1641; doi:10.1016/j.chb.2005.08.012.

17. Rimer, S. (2003): «A campus fad that's being copied: Internet plagiarism seems on the rise», *New York Times*, 3 septiembre de 2003, http://www.nytimes.com/2003/09/03/nyregion/a-campus-fad-that-s-being-copied-internet-plagiarism-seems-on-the-rise.html.

18. Fuchs, T. y Woessman, L. (2004): «Computers and student learning: Bivariate and multivariate evidence on the availability and use of computers at home and at school» (CESifo, documentos internos del departamento, noviembre de 2004), http://www.econstor .eu/handle/10419/18686.

19. Moss, G.: *Great Britain, and Department for Education and Skills, The interactive whiteboards, pedagogy and pupil performance evaluation: An evaluation of the schools whiteboard expansion (SWE) project: London challenge.* DfES Publications, Nottingham, Reino Unido, 2007.

20. BioInitiative (2012): «BioInitiative report: A rationale for a biologically-based public exposure standard for electromagnetic fields (ELF and RF)», http://www.bioinitiative.org/.

21. WiFi in schools: «LAUSD Testimony», http://www.wifiinschools.com/lausd-testimony.html.

22. Safe Schools (2012): «Medical and scientific experts call for safe technologies in schools», Wifiinschools.org.uk, http://www.wifiinschools.org.uk/resources /safeschools2012.pdf.

23. *Ibid.*

24. Parliamentary Assembly, Council of Europe (2011): «Resolution 1815 (2011): The potential dangers of electromagnetic fields and their effect on the environment», http://www.assembly.coe.int/Mainf.asp?link=/Documents/Adopted Text/ta11/ERES1815.htm.

25. Fenton, D. M. y Penney, R. (1985): «The effects of fluorescent and incandescent lighting on the repetitive behaviours of autistic and intellectually handicapped children», *Journal of Intellectual and Developmental Disability*, vol. 11, núm. 3 (1 de enero de 1985), pp. 137-141; doi:10.3109/13668258508998632.

26. GRUSON, L. (1982): «Color has a powerful effect on behavior», *New York Times*, 19 de octubre de 1982, http://www.nytimes.com/1982/10/19/science/color-has-a-powerful-effect-on-behavior-researchers-assert.html.

27. CARROLL, A. E. *ET AL.* (2005): «Household computer and Internet access: The digital divide in a pediatric clinic population», *AMIA Annual Symposium Proceedings Archive*, pp. 111-115.

28. CUBAN, L., citado en STRAUSS, V. (2013): «Magical thinking about technology in education», *Washington Post*, 21 de marzo de 2013, http://www.washingtonpost.com /blogs/answer-sheet/wp/2013/03/21/magical-thinking-about-technology-in-education/.

29. CUBAN, L., citado en STRAUSS, V. (2014): «The problem with evidenced-based education policy: The evidence», *Washington Post*, 10 de abril de 2014, http://www .washingtonpost.com/blogs/answer-sheet/wp/2014/04/10/the-problem-with-evidence-based-education-policy-the-evidence/. CUBAN, L., citado en MCCRUMMEN, S. (2010): «Some educators question if whiteboards, other hightech tools raise achievement», *Washington Post*, 11 de junio de 2010, http://www.washingtonpost.com/wp-dyn/content/article/2010/06/10/AR2010061005522 .html.

30. PBS: «*Learning Matters, "First to Worst"*», 30 de abril de 2004, pp. 14-15. Transcripción extraída de http://learningmatters.tv/images/blog/First.pdf.

31. EHRCKE, T. (2014): «21st Century Learning Inc.», *Our Schools/Our Selves* (invierno de 2013), https://www.policyalternatives.ca/sites/default/files/uploads/publications/Nation%20Office/2013/02/osos110_21stCenturyLearning_0.pdf.

32. VIGDOR, J. y LADD, H. (2010): «Scaling the digital divide: Home computer technology and student achievement», *National Center for Analysis of Longitudinal Data in Education Reseach (CALDER), The Urban Institute* (junio de 2010), http://www.caldercenter.org/sites/default/files/CALDERWorkingPaper_48.pdf.

33. FUCHS, T. y WOESSMAN, L. (2004): «Computers and student learning: Bivariate and multivariate evidence on the availability and use of computers at home and at school».

455

34. MALAMUD, O. y POP-ELECHES, C. (2010): «Home computer use and the development of human capital», *National Bureau of Economic Research*, marzo de 2010, http://www.nber.org/papers/w15814.

35. BORGHANS, L. y TER WEEL, B. (2004): «Are computer skills the new basic skills? The returns to computer, writing and math skills in Britain».

36. ZIMMERMAN, F. J. y CHRISTAKIS, D. A. (2005): «Children's television viewing and cognitive outcomes: A longitudinal analysis of national data», *Archives of Pediatrics & Adolescent Medicine*, vol. 159, núm. 7 (julio de 2005), pp. 619-625; doi:10.1001/ archpedi.159.7.619. WEIS, R. y CERANKOSKY, B. C. (2010): «Effects of video-game ownership on young boys' academic and behavioral functioning: A randomized, controlled study», *Psychological Science*, vol. 21, núm. 4 (abril de 2010), pp. 463-470; doi:10.1177/0956797610362670.

37. GIOIA, D.: *To read or not to read: A question of national consequence*. National Endowment for the Arts. DIANE Publishing, Washington, noviembre de 2007, http://arts.gov/sites/default/files/ToRead_ExecSum.pdf.

38. SAX, L.: *Boys adrift the five factors driving the growing epidemic of unmotivated boys and underachieving young men*. Basic Books, Nueva York, 2009, pp. 8-9, 53-57.

39. LEVINE, L. E.; WAITE, B. M. y BOWMAN, L. L. (2007): «Electronic media use, reading, and academic distractibility in college youth», *CyberPsychology & Behavior*, vol. 10, núm. 4 (agosto 2007), pp. 560-566; doi:10.1089/cpb.2007.9990.

40. CULLINAN, B. E. (2000): «Independent reading and school achievement», School Library *Media Research*, vol. 3, núm. 3.

41. DE JONG, M. T. y BUS, A. G. (2002): «Quality of book-reading matters for emergent readers: An experiment with the same book in a regular or electronic format», *Journal of Educational Psychology*, vol. 94, núm. 1 (2002), pp. 145-155; doi:10.1037/0022-0663.94.1.145.

42. GARTON, A.: *Learning to be literate: The development of spoken and written language,* 2.ª ed. Blackwell, Malden (Massachusetts), 1998. (Trad. cast.: *Aprendizaje y proceso de alfabetización: el desarrollo del lenguaje hablado escrito*. Paidós Ibérica, Barcelona, 1991).

43. ANDERSON, D. R. y PEMPEK, T. A. (2005): «Television and very young children», *American Behavioral Scientist*, vol. 48, núm. 5 (1 de enero de 2005), pp. 505-522, doi:10.1177/0002764204271506. GENG, G. y DISNEY, L. (2013): «A case study: Exploring video deficit effect in 2-year-old children's playing and learning with an iPad», *Proceedings of the 21st International Conference on Computers in Education 2013* (Bali, Indonesia), http://espace.cdu.edu.au/view/cdu:40222.

44. SCHMIDT, M. E. *ET AL.* (2008): «The effects of background television on the toy play behavior of very young children», *Child Development*, vol. 79, núm. 4 (agosto de 2008), pp. 1137-1151; doi:10.1111/j.1467-8624.2008.01180.x. CHRISTAKIS, D. A. *ET AL.* (2004): «Early television exposure and subsequent attentional problems in children», *Pediatrics*, vol. 113, núm. 4, pp. 708-713.

45. ROWAN, C. (2014): «Ten reasons to NOT use technology in schools for children under the age of 12 years», *Moving to Learn*, 1 de enero de 2014, http://movingtolearn.ca/2014/ten-reasons-to-not-use-technology-in-schools-for-children-under-the-age-of-12-years.

46. KLEMM, W. (2013): «Biological and psychology benefits of learning cursive», *Psychology Today*, «Memory Medic» (5 de agosto de 2013), http://www.psychologytoday.com/blog/memory-medic/201308/biological-and-psychology-benefits-learning-cursive.

47. FRIED, C. B. (2008): «In-class laptop use and its effects on student learning», *Computers & Education*, vol. 50, núm. 3 (abril de 2008), pp. 906-914; doi:10.1016/j.compedu.2006 .09.006.

48. MUELLER, P. A. y OPPENHEIMER, D. M. (2014): «The pen is mightier than the keyboard: advantages of longhand over laptop note taking», *Psychological Science*, 23 de abril de 2014; doi: 10.1177/0956797614524581.

49. YAMAMOTO, K. (2007): «Banning laptops in the classroom: Is it worth the hassles?», *J. Legal Educ.* núm. 57, p. 477.

50. ROWAN, C. (2013): «The impact of technology on the developing child», *Huffington Post*, 29 de mayo de 2013, http://www.huffingtonpost.com/cris-rowan/technology-children-negative-impact_b_3343245.html.

51. Pressman, R. M. *et al.* (2014): «Examining the interface of family and personal traits, media, and academic imperatives using the learning habit study», *The American Journal of Family Therapy*, vol. 42, núm. 5 (20 de octubre de 2014), pp. 347-363 doi:10.1080/0 1926187.2014.935684.

Capítulo 12: desde los fundamentos hasta la conciencia global

1. Gore, A. *et al.* (2006): *Una verdad incómoda*. Paramount, Hollywood, California (película documental).
2. Fischer, M.: *Fischerisms* (ed. Howard Fabing y Ray Marr). Charles C. Thomas, Springfield, Illinois, 1944.
3. Oreskes, N. y Conway E. M.: *Merchants of doubt: How a handful of scientists obscured the truth on issues from tobacco smoke to global warming*. Bloomsbury Press, Nueva York, 2010.
4. Brownell, K. D. y Warner, K. E. (2009): «The perils of ignoring history: Big Tobacco played dirty and millions died. How similar is Big Food?», *Milbank Quarterly*, vol. 87, núm. 1 (marzo de 2009), pp. 259-294; doi:10.1111/j.1468-0009.2009.00555.x.
5. Ehrcke, T. (2014): «21st century learning Inc.», *Our Schools/Our Selves* (invierno de 2013), https://www.policyalternatives.ca/sites/default/files/uploads/publications/National%20Office/2013/02/osos110_21stCentury Learning_0.pdf.
6. Dunckley, V. (2012): «Electronic screen syndrome: An unrecognized disorder?», *Psychology Today*, «*Mental Wealth*» (23 de julio de 2012), http://www.psychologytoday.com/blog/mental-wealth/201207/electronic-screen-syndrome-unrecognized-disorder; – (2014): «Gray matters: Too much screen time damages the brain», *Psychology Today*, «*Mental Wealth*» (27 de febrero de 2014), http://www.psychology today.com/blog/mental-wealth/201402/gray-matters-too-much-screen-time-damages-the-brain; – (2011): «Wired and tired: Electronics and sleep disturbance in children», *Psychology Today*, «*Mental Wealth*» (12 de marzo de 2011), http://www.psychologytoday.com/

blog/mental-wealth/201103/wired-and-tired-electronics-and-sleep-disturbance-in-children.

7. SIGMAN, A. (2012): «The impact of screen media on children: A Eurovision for Parliament», *Improving the Quality of Childhood in Europe 3*, pp. 88-121, www.ecswe .com/downloads/publications/QOC-V3/Chapter-4.pdf.

8. LOUV, R.: *Last child in the woods: Saving our children from nature-deficit disorder.* Algonquin Books of Chapel Hill, Chapel Hill, Carolina del Norte, 2008.

9. ROWAN, C. (2014): «10 reasons why handheld devices should be banned for children under the age of 12», *Huffington Post*, 6 de marzo de 2014, http://www.huffington post.com/cris-rowan/10-reasons-why-handheld-devices-should-be-banned_b _4899218.html.

10. ZINSSER, W. K.: *On writing well: The classic guide to writing nonfiction*, 7.ª ed. HarperCollins, Nueva York, 2006, p. 280.

Apéndice B: los campos electromagnéticos (CEM) y la salud

1. MORGAN, L. L.; KESARI, S. y DAVIS, D. L. (2005): «Why children absorb more microwave radiation than adults: The consequences», *Journal of Microscopy and Ultrastructure*, vol. 2, núm. 4, pp. 197-204; doi:10.1016/j.jmau.2014.06.005. KHEIFETS, L. ET AL. (2005): «The sensitivity of children to electromagnetic fields», *Pediatrics*, vol. 116, núm. 2 (1 de agosto de 2005), pp. E303-313; doi:10.1542/peds.2004-2541.

2. RUBIK, B. (2002): «The biofield hypothesis: Its biophysical basis and role in medicine», *Journal of Alternative & Complementary Medicine*, vol. 8, núm. 6, pp. 703-717.

3. RUBIK, B. (2002): «The biofield hypothesis: Its biophysical basis and role in medicine», pp. 703-717.

4. McCRATY, R. y ATKINSON, M. (1999): «Influence of afferent cardiovascular input on cognitive performance and alpha activity», en *Proceedings of the Annual Meeting of the Pavlovian Society* (Tarrytown,

Nueva York). McCRATY, R.; ATKINSON, M. y TILLER, W. (1999): «The role of physiological coherence in the detection and measurement of cardiac energy exchange between people», en *Proceedings of the Tenth International Montreux Congress on Stress* (Montreux, Suiza).

5. REGEL, S. J. *ET AL.* (2007): «Pulsed radio-frequency electromagnetic fields: Dose-dependent effects on sleep, the sleep EEG and cognitive performance», *Journal of Sleep Research*, vol. 16, núm. 3, pp. 253-58; doi:10.1111/j.1365-2869.2007.00603.x. HAVAS, M. (2013): «Radiation from wireless technology affects the blood, the heart, and the autonomic nervous system», *Reviews on Environmental Health*, vol. 28, núm. 2-3 (1 de enero de 2013); doi:10.1515/reveh-2013-0004.

6. RUBIK, B. (2002): «Sympathetic resonance technology: Scientific foundation and summary of biologic and clinical studies», *Journal of Alternative and Complementary Medicine*, vol. 8, núm. 6 (diciembre de 2002), pp. 823-856; doi:10.1089/10755530260511838.

7. «BioInitiative report: A rationale for a biologically-based public exposure standard for electromagnetic fields (ELF and RF)», *BioInitiative 2012*, http://www .bioinitiative.org/.

8. HAVAS, M. (2008): «Dirty electricity elevates blood sugar among electrically sensitive diabetics and may explain brittle diabetes», *Electromagnetic Biology and Medicine*, vol. 27, núm. 2, pp. 135-146; doi:10.1080/15368370802072075. LEWCZUK, B. *ET AL.* (2014): «Influence of electric, magnetic, and electromagnetic fields on the circadian system: Current stage of knowledge», *BioMed Research International 2014*; doi:10.1155/2014/169459. HAVAS, M. (2013): «Radiation from wireless technology affects the blood, the heart, and the autonomic nervous system». REGEL, S. J. *ET AL.* (2007): «Pulsed radio-frequency electromagnetic fields: Dose-dependent effects on sleep, the sleep EEG and cognitive performance».

9. BLANK M. y GOODMAN, R. (2009): «Electromagnetic fields stress living cells». *Pathophysiology: The Official Journal of the International Society for Pathophysiology*, vol. 16, núm. 2-3 (agosto de 2009), pp. 71-78; doi:10.1016/j.pathophys.2009.01.006. SIMKÓ, M. (2007): «Cell type specific redox status is responsible for diverse electromagnetic field effects», *Current Medicinal Chemistry*, vol. 14,

núm. 10, pp. 1141-1152. PALL, M. L. (2013): «Electromagnetic fields act via activation of voltage-gated calcium channels to produce beneficial or adverse effects», *Journal of Cellular and Molecular Medicine*, vol. 17, núm. 8 (agosto de 2013), pp. 958-965; doi:10.1111/jcmm.12088.

10. SALFORD, L. G. *ET AL.* (2003): «Nerve cell damage in mammalian brain after exposure to microwaves from GSM mobile phones», *Environmental Health Perspectives*, vol. 111, núm. 7 (junio de 2003), pp. 881-883; discusión A408. EBERHARDT, J. L. *ET AL.* (2008): «Blood-brain barrier permeability and nerve cell damage in rat brain 14 and 28 days after exposure to microwaves from GSM mobile phones», *Electromagnetic Biology and Medicine*, vol. 27, núm. 3, pp. 215-229; doi:10.1080/15368370802344037.

11. ESPOSITO, P. *ET AL.* (2001): «Acute stress increases permeability of the blood-brain-barrier through activation of brain mast cells», *Brain Research*, vol. 888, núm. 1 (5 de enero de 2001), pp. 117-127. THEOHARIDES, T. C. y DOYLE, R. (2008): «Autism, gut-blood-brain barrier, and mast cells», *Journal of Clinical Psychopharmacology*, vol. 28, núm. 5 (octubre de 2008), pp. 479-483; doi:10.1097/ JCP.0b013e3181845f48.

12. JOHANSSON, O. (2006): «Electrohypersensitivity: State-of-the-art of a functional impairment», *Electromagnetic Biology and Medicine*, vol. 25, núm. 4, pp. 245-258; doi:10.1080/15368370601044150.

13. MORGAN, L. L.; KESARI, S. y DAVIS, D. L. (2005): «Why children absorb more microwave radiation than adults: The consequences».

14. CHAMORRO, E. *ET AL.* (2013): «Effects of light-emitting diode radiations on human retinal pigment epithelial cells *in vitro*», *Photochemistry and Photobiology*, vol. 89, núm. 2 (abril de 2013), pp. 468-473; doi:10.1111/j.1751-1097.2012.01237.x. MAUSSET, A. L. *ET AL.* (2001): «Effects of radiofrequency exposure on the GABAergic system in the rat cerebellum: Clues from semi-quantitative immunohistochemistry», *Brain Research*, vol. 912, núm. 1 (31 de agosto de 2001), pp. 33-46. SALFORD, L. G. *ET AL.* (2003): «Nerve cell damage in mammalian brain after exposure to microwaves from GSM mobile phones». PALL, M. L. (2013): «Electromagnetic fields

act via activation of voltage-gated calcium channels to produce beneficial or adverse effects».

15. LA VIGNERA, S. *ET AL*. (2012): «Effects of the exposure to mobile phones on male reproduction: A review of the literature», *Journal of Andrology*, vol. 33, núm. 3 (junio de 2012), pp. 350-356; doi:10.2164/jandrol.111.014373. GYE, M. C. y PARK, C. J. (2012): «Effect of electromagnetic field exposure on the reproductive system», *Clinical and Experimental Reproductive Medicine*, vol. 39, núm. 1, p. 1; doi:10.5653/cerm.2012.39.1.1.

16. AVENDAÑO, C. *ET AL*. (2012): «Use of laptop computers connected to Internet through WiFi decreases human sperm motility and increases sperm DNA fragmentation», *Fertility and Sterility*, vol. 97, núm. 1, pp. 39-45; doi:10.1016/j.fertnstert.2011.10.012. «Laptops can cause "toasted skin syndrome": Medical reports», *Sydney Morning Herald*, 4 de octubre de 2010, http://www.smh.com.au/digital-life/computers/laptops-can-cause-toasted-skin-syndromemedical-reports-20101004-163l1.html.

17. BYUN, Y-H. *ET AL*. (2013): «Mobile phone use, blood lead levels, and attention deficit hyperactivity symptoms in children: A longitudinal study», *PloS One*, vol. 8, núm. 3, e59742; doi:10.1371/journal.pone.0059742. ALDAD, T. S. *ET AL*. (2012): «Fetal radiofrequency radiation exposure from 800-1900 Mhz-rated cellular telephones affects meurodevelopment and behavior in mice», *Scientific Reports* 2 (15 de marzo de 2012); doi:10.1038/srep00312.

18. «BioInitiative report: A rationale for a biologically-based public exposure standard for electromagnetic fields (ELF and RF)».

19. RUBIK, B. (2002): «The biofield hypothesis: Its biophysical basis and role in medicine». EBERHARDT, J. L. *ET AL*. (2008): «Blood-brain barrier permeability and nerve cell damage in rat brain 14 and 28 days after exposure to microwaves from GSM mobile phones». FRANCESCHETTI, G. y PINTO, I. (1984): «Cell membrane nonlinear response to an applied electromagnetic field», *IEEE Transactions on Microwave Theory and Techniques*, vol. 32, núm. 7 (julio de 1984), pp. 653-658; doi:10.1109/TMTT.1984.1132749. RAO, V. S. *ET AL*. (2008): «Nonthermal effects of radiofrequency-field exposure on

calcium dynamics in stem cell-derived neuronal cells: Elucidation of calcium pathways», *Radiation Research*, vol. 169, núm. 3 (marzo de 2008), pp. 319-329; doi:10.1667/RR1118.1.

20. Burrell, L. (2014): «WiFi banned from pre-school childcare facilities in a bold move by French government», *Natural News*, 29 de enero de 2014, http://www.naturalnews.com/043695_electrosensitivity_wifi_French_government.html. Safe Schools 2012: «Medical and scientific experts call for safe technologies in schools» (2012), http://www.wifiinschools.org.uk/resources/safeschools2012.pdf. «WiFi in schools Australia: Worldwide», *WiFi in Schools Australia*, http://www.wifi-in-schools-australia.org/p/worldwide.html.

21. Safe Schools 2012: «Medical and scientific experts call for safe technologies in schools».

22. Resolución 1815 (2011): Peligros potenciales de los campos electromagnéticos y sus efectos en el medio ambiente, Asamblea Parlamentaria del Consejo Europeo (2011), http://www.assembly.coe.int/Mainf.asp?link=/Documents/AdoptedText/ta11/ERES1815.htm.

23. «Statement on WiFi in schools», *American Academy of Environmental Medicine*, 3 de octubre de 2012, http://aaemonline.org/wifischool.html.

24. Rochman, B. (2012): «Pediatricians say cell phone radiation standards need another look», *Time*, 20 de julio de 2012, http://healthland.time.com/2012/07/20/pediatricians-call-on-the-fcc-to-reconsider-cell-phone-radiation-standards/. La Academia Estadounidense de Pediatría se dirige a la Comisión Federal de Comunicaciones y a la Agencia de Alimentos y Medicamentos de EE. UU. en lo tocante a la reevaluación de los límites y las políticas de los límites a los campos electromagnéticos de electrofrecuencias, 29 de agosto de 2013, http://apps.fcc.gov/ecfs/document/view?id=7520941318.

25. Herbert, M. y Sage, C. (2012): «Findings in autism (ASD) consistent with electromagnetic fields (EMF) and radiofrequency radiation (RFR)», *BioInitiative 2012*, http://www.bioinitiative.org/report/wp-content/uploads/pdfs/sec20_2012_Findings_in_Autism.pdf. Byun, Y-H. *et al.* (2013): «Mobile phone use, blood lead

levels, and attention deficit hyperactivity symptoms in children: A longitudinal study».

26. HERTZ-PICCIOTTO, I. y DELWICHE, L. (2009): «The rise in autism and the role of age at diagnosis», *Epidemiology*, vol. 20, núm. 1 (enero de 2009), pp. 84-90; doi:10.1097 /EDE.0b013e3181902d15.

27. HERBERT, M. y SAGE, C. (2012): «Findings in autism (ASD) consistent with electromagnetic fields (EMF) and radiofrequency radiation (RFR)».

28. EMRE, M. *ET AL.* (2011): «Oxidative stress and apoptosis in relation to exposure to magnetic field», *Cell Biochemistry and Biophysics*, vol. 59, núm. 2 (marzo de 2011), pp. 71-77; doi:10.1007/s12013-010-9113-0. JARUPAT, S. *ET AL.* (2003): «Effects of the 1900MHz electromagnetic field emitted from cellular phone on nocturnal melatonin secretion», *Journal of Physiological Anthropology and Applied Human Science*, vol. 22, núm., pp. 61-63. EBERHARDT, J. L. *ET AL.* (2008): «Blood-brain barrier permeability and nerve cell damage in rat brain 14 and 28 days after exposure to microwaves from GSM mobile phones». SALFORD, L. G. *ET AL.* (2003): «Nerve cell damage in mammalian brain after exposure to microwaves from GSM mobile phones». BLANK M. y GOODMAN, R. (2009): «Electromagnetic fields stress living cells». RAO, V. S. *ET AL.* (2008): «Nonthermal effects of radiofrequency-field exposure on calcium dynamics in stem cell-derived neuronal cells: Elucidation of calcium pathways». LEWCZUK, B. *ET AL.* (2014): «Influence of electric, magnetic, and electromagnetic fields on the circadian system: Current stage of knowledge».

29. DE LUCA, C. *ET AL.* (2014): «Metabolic and genetic screening of electromagnetic hypersensitive subjects as a feasible tool for diagnostics and intervention», *Mediators of Inflammation*, vol. 2014, article ID 924184; doi:10.1155/2014/924184. JOHANSSON, O. (2006): «Electrohypersensitivity: State-of-the-art of a functional impairment».

30. JOHANSSON, O. (2006): «Electrohypersensitivity: State-of-the-art of a functional impairment».

31. LEVALLOIS, P. *ET AL.* (2002): «Study of self-reported hypersensitivity to electromagnetic fields in California», *Environmental Health Pers-*

pectives, vol. 110, supl. 4 (agosto de 2002), pp. 619-623. Schrott-
ner, J. y Leitgeb, N. (2008): «Sensitivity to electricity – Temporal
changes in Austria», *BMC Public Health*, vol. 8, núm. 1, p. 310.

32. Board of the American Academy of Environmental Medicine: «Wireless radiofrequency radiation in schools», 14 de noviembre de 2013, http://aaemonline.org/docs/WiredSchools.pdf.

33. «Blue light has a dark side», *Harvard Health Publications* (1 de mayo
de 2012), http://www.health.harvard.edu/newsletters/Harvard_He-
alth_Letter/2012/May/blue-light-has-a-dark-side/. Chamorro, E.
et al. (2013): «Effects of light-emitting diode radiations on human
retinal pigment epithelial cells *in vitro*».

34. «Safer Use of Computers», *Create Healthy Homes*, http://www.crea-
tehealthyhomes.com/safercomputers.php.

35. «Los Angeles Unified School District removes Wi-Fi routers from
classroom after teacher experiences adverse health effects», *Stop
Smart Meters Irvine*, (10 de octubre de 2014), http://stopsmart-
metersirvine.com/2014/10/10/los-angeles-unified-school-district-
removes-wi-fi-routers-from-classroom-after-teacher -experiences-
adverse-health-effects/.

36. Organización Mundial de la Salud (OMS): «IARC classifies
radiofrequency electromagnetic fields as possibly carcinogenic to
humans», comunicado de prensa núm. 208 (31 de mayo de 2011),
www.iarc.fr/en/media-centre/pr/2011/pdfs/pr208_E.pdf.

ÍNDICE ANALÍTICO

471

tamaño de las pantallas, reducción, 211, 324, 340

tareas domésticas, 41, 159, 178, 200, 253, 304, 307, 309, 329, 340, 361

tabla 1, 178

tareas escolares, 17, 28, 65, 71, 94, 99-100, 135, 157, 179-180, 188, 204, 207, 211-213, 236, 242, 246, 250-251, 253-254, 259, 267, 270, 274-275, 281, 304, 307, 309, 314, 327-331, 336, 340, 344-345, 347-348, 361, 363, 365, 368, 379

tartamudeo, 31, 136, 147, 178

tecnología, 12, 40, 44, 63-65, 75, 100-101, 105, 112, 118, 120, 125, 138-139, 146, 158, 164, 213, 228, 263, 279, 282, 299, 316-317, 322, 326, 341-344, 349-357, 362, 365, 367-374, 377, 380-384, 397, 402-406, 409-413, 416

teléfono fijo, con cable, 225, 323, 401

teléfonos móviles, 9-12, 14, 16, 33, 39, 62-63, 90-91, 109, 112, 121, 135, 146, 165, 167-168, 203-205, 207-209, 213, 226, 234, 247-251, 253, 256-257, 260, 276, 282, 310, 323-324, 348, 352, 363, 392, 394-395, 399-402, 413

teléfonos móviles inteligentes, 16, 91, 112, 121, 135, 146, 208-209, 226, 324, 402

televisor/ver la televisión, 33-36, 38, 65, 90-91, 95-96, 108-109, 111-112, 133-134, 137, 143-144, 150, 164, 168, 176, 183, 197, 203, 205, 209-212, 216-217, 233, 260, 262, 304, 308, 314, 323-325, 345, 401, 407

temporizadores, uso de, 232-233, 308, 333, 401

tendencia a discutir, 108

tendencias adictivas, 32, 111, 414

teoría de la restauración de la capacidad de atención, 102, 333

terapeutas ocupacionales, 282, 382

terrores nocturnos, 132-133

texto hipervinculado, 347

tics nerviosos, 10, 16, 31, 59-60, 77, 126, 133-136, 147, 178, 205-207, 261, 270, 291-293, 301, 306, 353, 388, 400, 408

tiempo frente a pantallas, 11, 29-30, 32-37, 41-47, 53-59, 63-64, 66, 68-69, 73-74, 76-79, 81-82, 85-86, 89, 92, 94-95, 98, 101-104, 106-109, 113, 115-119, 122, 128-129, 131, 133, 135-138, 140-142, 145-147, 151-152, 154-156, 161, 163-165, 168-169, 176, 181, 183-184, 186, 193, 195-201, 205, 207, 209-210, 212-215, 217, 222-223, 226-228, 230-231, 233, 236-237, 240-244, 251-253, 258-259, 262-265, 267, 269, 272, 274, 276, 281, 283, 286, 288-291, 293-317, 321-322,

Acerca de la autora

Victoria L. Dunckley, licenciada en medicina, es una psiquiatra integral que trabaja con niños, adolescentes y adultos y que tiene más de quince años de experiencia clínica en los sectores de la salud pública y privada. Asesora regularmente a escuelas, a equipos de tratamiento interdisciplinarios y a juzgados, y está especializada en el trabajo con niños y familias que no han logrado responder a tratamientos anteriores mediante el uso de intervenciones en el entorno y el estilo de vida, medicinas naturales y estrategias de tratamiento convencionales. Es una comentarista que aparece con frecuencia en los medios y ha participado, como especialista en salud mental, en medios de comunicación como el programa *TODAY*, el informativo nocturno *NBC Nightly News* y la cadena de televisión Investigation Discovery. La doctora Dunckley ha obtenido numerosos galardones por el cuidado de sus pacientes, entre los que se incluyen el Patient's Choice Award y el Compassionate Doctor Award por parte de Vitals.com, y ha recibido recientemente el reconocimiento como «una de las mejores psiquiatras de Estados Unidos» por parte del Comité de Investigación de los Consumidores de EE. UU.

La doctora Dunckley obtuvo su título médico en el Albany Medical College de Nueva York y completó su formación en psiquiatría infantil y de adultos en el Instituto Neuropsiquiátrico de Irvine de la Universidad de California. Cuenta con la certificación del Colegio de Psiquiatría y Neurología de Estados Unidos, la Academia Estadounidense de Psiquiatría Infantil y Adolescente, y el Colegio de Medicina Holística Integral de Estados Unidos. Es miembro activo del consejo de Doctores por unas Escuelas más Seguras, y en la actualidad tiene una consulta privada en el Centre for Life en Los Ángeles. Escribe en el blog de *Psychology Today*.

Para obtener más información, visita sus páginas web: www.Dr-Dunckley.com

Índice

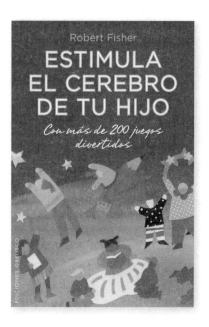

Todos los niños necesitan amor y protección, pero también necesitan jugar para poder estimular su capacidad de razonamiento y aumentar el poder de su mente. Jugando con sus padres, abuelos y cuidadores desarrollan sus habilidades sociales y creativas, y estimulan su cerebro. En esta obra, Robert Fisher recurre a sus 30 años de investigación en el campo del pensamiento y el aprendizaje de los niños para ofrecerte más de 200 juegos con el fin de ayudar a tu pequeño a desarrollar su pensamiento, razonamiento numérico, lenguaje y habilidades sociales.

Música, juegos con pintura, mapas del tesoro, juegos de cartas, de palabras y batallas de números…, en esta obra hay juegos para toda la familia con el objetivo de crear vínculos afectivos y recuerdos que ayudarán a estimular la mente de tu hijo. También hallarás los juegos más populares y muchos de los más nuevos, pero lo que tienen en común todos ellos es que propician la interacción con otras personas y no con pantallas electrónicas. La comunicación y el juego con los demás establecen las bases para desarrollar las habilidades de los niños.

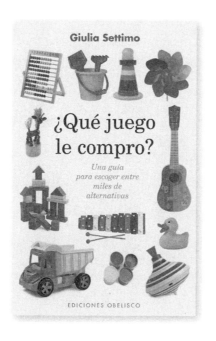

Giulia Settimo

¿Qué juego
le compro?

*Una guía
para escoger entre
miles de
alternativas*

EDICIONES OBELISCO

Cuando nos proponemos regalar un juego a un niño, quien en muchas ocasiones suele estar acostumbrado a recibir una gran cantidad de obsequios, con frecuencia nos sentimos desorientados ante la variedad y el número de opciones tan distintas que nos ofrece el mercado. Al final, escogemos el juguete más caro o el más vistoso, para acabar comprobando más tarde que, lamentablemente, el niño se lo está pasando mejor con el envoltorio que con el contenido. Escrito a partir de las respuestas de los especialistas (psicólogos infantiles, pediatras, educadores, maestros…), que ofrecen sus diferentes puntos de vista junto con numerosos consejos prácticos fruto de su experiencia, este libro pretende ser una guía argumentada, irónica y divertida para que podamos escoger el juguete «adecuado», elaborada a partir de las voces de los expertos y de quienes están más directamente interesados en el tema: los niños. **Manual para ayudar a los padres en la difícil tarea de educar a sus hijos eligiendo los juegos más adecuados de entre miles de alternativas.**